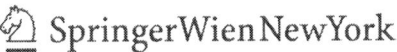

Dominik Batthyány und Alfred Pritz

Rausch ohne Drogen

Substanzungebundene Süchte

SpringerWienNewYork

Dr. phil. Dominik Batthyány
„Grüner Kreis" – Verein zur Rehabilitation und Integration suchtkranker Personen

Univ.-Prof. Dr. phil. Alfred Pritz
Sigmund Freud PrivatUniversität Wien

Das Werk ist urheberrechtlich geschützt.
Die dadurch begründeten Rechte, insbesondere die der Übersetzung, des Nachdruckes, der Entnahme von Abbildungen, der Funksendung, der Wiedergabe auf photomechanischem oder ähnlichem Wege und der Speicherung in Datenverarbeitungsanlagen, bleiben, auch bei nur auszugsweiser Verwertung, vorbehalten.

© 2009 Springer-Verlag/Wien
Printed in Germany
Springer-Verlag Wien New York ist ein Unternehmen von Springer Science + Business Media
springer.at

Die Wiedergabe von Gebrauchsnamen, Handelsnamen, Warenbezeichnungen usw. in diesem Buch berechtigt auch ohne besondere Kennzeichnung nicht zu der Annahme, daß solche Namen im Sinne der Warenzeichen- und Markenschutz-Gesetzgebung als frei zu betrachten wären und daher von jedermann benutzt werden dürfen.
Produkthaftung: Sämtliche Angaben in diesem Fachbuch/wissenschaftlichen Werk erfolgen trotz sorgfältiger Bearbeitung und Kontrolle ohne Gewähr. Insbesondere Angaben über Dosierungsanweisungen und Applikationsformen müssen vom jeweiligen Anwender im Einzelfall anhand anderer Literaturstellen auf ihre Richtigkeit überprüft werden. Eine Haftung des Autors oder des Verlages aus dem Inhalt dieses Werkes ist ausgeschlossen.

Umschlagbild: iStockphoto / Thornberg, Wackerhausen
Mit 7 Abbildungen in S/W

Satz: PTP-Berlin Protago-T$_E$X-Production GmbH, 10781 Berlin, Deutschland
www.ptp-berlin.eu
Druck: Strauss GmbH, 69509 Mörlenbach, Deutschland

SPIN: 12192915

Bibliografische Informationen der Deutschen Nationalbibliothek
Die Deutsche Nationalbibliothek verzeichnet diese Publikation in der Deutschen Nationalbibliografie; detaillierte bibliografische Daten sind im Internet über http://dnb.d-nb.de abrufbar.

ISBN 978-3-211-88569-7 SpringerWienNewYork

Vorwort

Rausch ohne Drogen – substanzungebundene Süchte

In unserer globalisierten und akzelerierten Welt suchen immer mehr Menschen Zuflucht in Zuständen, die den Druck auf die Person scheinbar reduzieren und weniger spürbar machen. Rauschzustände werden zu Rückzugsräumen, sie entlasten kurzfristig und versetzen in einen anderen Bewusstseinszustand. Diese Zuflucht aber kann den Charakter des Rückzugs von der eigenen Gefühlswelt, den Charakter der Flucht vor einer Realität, deren Teil man selbst ist und die als feindlich empfunden wird, annehmen.

Beginnt der Rauschzustand die Herrschaft über den Willen dauerhaft zu übernehmen, sprechen wir von Sucht. Der Rückzugsraum bläht sich im Leben des Betroffenen auf und nimmt ihn gefangen, die Aufmerksamkeit fokussiert sich auf den nächsten Rauschzustand, soziale Beziehungen, Interessen und andere Bezugspunkte des Lebens reduzieren sich dramatisch, die Arbeitsleistung sinkt, die Betroffenen können verwahrlosen, die Suchterkrankung wird zur existenziellen Not.

Bisher standen vor allem Süchte, die von psychotropen Substanzen ausgelöst werden, im Vordergrund der wissenschaftlichen und öffentlichen Wahrnehmung: Alkohol, Heroin, Designerdrogen wie LSD und Ecstasy, Tabak kosten vielen Menschen die Existenz und nicht selten auch das Leben.

Heute aber drängt eine neue Gruppe von „Süchten" in unser Bewusstsein. Sie entfalten sich ohne Zuführung von Substanzen. Man spricht hier etwa von Internet-, Sex-, Kauf-, Spiel-, Sport-, Arbeitssucht, etc. Die Fachwelt beobachtet, dass Tätigkeiten, die zu suchtartigen Ausprägungen führen können, erstaunlich unterschiedlich und zahlreich sind. Erste Hinweise aus der Hirnforschung belegen ferner, dass hier ähnliche Hirnprozesse zu beobachten sind wie bei den so genannten substanzgebundenen Süchten.

Vorwort

Im vorliegenden Buch werden die „neuen Süchte", die so neu oft gar nicht sind – denken wir nur an Dostojewskis „Der Spieler" –, sondern lediglich nicht im Aufmerksamkeitsfokus der Experten standen, in den Blick genommen und der aktuelle Stand der wissenschaftlichen Forschung diskutiert. Die Beiträge dieser Anthologie zeigen dabei selbst die Symptome, die für die Diskussion dieser „Suchtformen" typisch sind: dass über dieses Phänomen noch nicht in einer einheitlichen Sprache gesprochen werden kann und die Begrifflichkeiten noch nicht im gewünschten Ausmaß gesichert sind. Dies liegt einerseits an sprachlichen Vorlieben der Autoren selbst, andererseits aber in unterschiedlichen Auffassungen zur Frage der Klassifikation dieses Störungsbildes. So finden sich in diesem Buch Begriffe, wie beispielsweise „pathologisches Kaufen", „Arbeitssucht", „stoffungebundene" bzw. „nichtsubstanzgebundene Abhängigkeit" oder „Verhaltenssucht", etc. Sie implizieren nosologisch unterschiedliche Sichtweisen, stehen nebeneinander und sind als solche symptomatisch für die gegenwärtige Diskussion. – Wir haben uns aus diesem Grunde dazu entschieden, unterschiedliche Begrifflichkeiten zuzulassen und zunächst keine Vereinheitlichung anzustreben.

Da einige der beschriebenen „Suchtformen" erst in den letzten 20 Jahren Eingang in die wissenschaftliche Literatur gefunden haben und weitgehend Unklarheit über deren Epidemiologie herrscht, sind therapeutische Ansätze in diesem Buch noch dementsprechend zurückhaltend formuliert.

Die Sigmund Freud PrivatUniversität in Wien hat es sich zur Aufgabe gemacht, die Entwicklung therapeutischer Angebote für jene Menschen zu forcieren, die einen Weg aus ihrer Sucht suchen und bereit sind, an diesen Abhängigkeiten zu arbeiten. Vor diesem Hintergrund planen wir als Ergänzung zu diesem Band eine Beschreibung der therapeutischen Aspekte in der Behandlung so genannter substanzungebundener Süchte.

Der vorliegende Band umfasst achtzehn Kapitel, die von in ihrem Feld herausragenden Autoren verfasst wurden. Ihnen gilt unser großer Dank für die hervorragende Zusammenarbeit. Besonders danken möchten wir auch dem Verlag Springer WienNewYork und seiner Lektorin, Mag. Renate Eichhorn, für deren große Unterstützung bei der Entstehung dieses Buches.

Wien, im März 2009 *die Herausgeber*

Inhaltsverzeichnis

Vorwort V

Verhaltenssucht 1
Carolin N. Thalemann

Sollen „stoffungebundene Süchte" als eigenständige
Krankheitskategorie gelten? 19
Alfred Springer

Neurobiologie der Glücksspielsucht 45
Jobst Böning und Sabine Grüsser-Sinopoli

Pathologisches Glücksspielverhalten:
Diagnose – Komorbidität – Behandlung 67
Malgorzata Zanki und Gabriele Fischer

Prävalenz des pathologischen Spielverhaltens in Deutschland 83
Tilman Becker

Kaufsucht als nichtstoffgebundene Abhängigkeit entwickelter
Konsumgesellschaften. Wesen, Entwicklungstendenzen und
Forschungsperspektiven 95
Gerhard Raab und Michael Neuner

Phänomenologie, psychische Komorbidität und
Behandlungsmöglichkeiten bei pathologischem Kaufen 109
Astrid Müller und Martina de Zwaan

Das Messie-Syndrom 123
Katharina Reboly und Alfred Pritz

Arbeitssucht – Neuere Erkenntnisse in Diagnose,
Intervention, Prävention 141
Michaela Städele und Stefan Poppelreuter

Arbeitssucht und Hochleistung 163
*Robert Weimar, Diana Braakmann, Omar Gelo
und Ursula della Schiava-Winkler*

Primäre Sportsucht und bewegungsbezogene Abhängigkeit –
Beschreibung, Erklärung und Diagnostik 191
Simone Breuer und Jens Kleinert

Syndrome sexueller Sucht 219
Peer Briken, Andreas Hill und Wolfgang Berner

Sexsucht – Störung im Spannungsfeld von Sex, Sucht und Trauma 239
Kornelius Roth

Internetabhängigkeit – Symptomatik, Diagnostik und Therapie 257
Bert Theodor te Wildt

Online – zwischen Faszination und Sucht 281
Hubert Poppe und Michael Musalek

Computerspielsucht 291
Klaus Wölfling und Kai W. Müller

Suche, Sog, Sucht:
Was Online-Gaming problematisch machen kann 309
Jürgen Fritz und Tanja Witting

Die Sucht nach Macht. Notizen zu einer Psychoanalytischen
Politikwissenschaft 325
Paul Parin

Autorenverzeichnis 357

Sachverzeichnis 367

Verhaltenssucht

Carolin N. Thalemann

1. Einleitung

In der gegenwärtig lebhaft geführten Diskussion um Prävention und Therapie von Drogenabhängigkeit und Verhaltenssucht gerät häufig die Tatsache außer Acht, dass die Induktion veränderter körperlicher Zustände durch die Zuführung psychotroper Substanzen oder die Herstellung eines anderen Bewusstseinszustandes mittels körpereigen modulierter biochemischer Veränderungen (z. B. „runner's high", Wagemaker und Goldstein 1980; Trancetanz der Derwische, wikipedia 2008) seit Bestehen der Menschheit kulturübergreifend ein wesentliches Merkmal menschlicher Zivilisation ist. Dabei unterscheiden sich Art bzw. Konsumform der verwendeten Substanz, die bevorzugte Substanz selbst sowie die Legitimation durch die Gesellschaft je nach Kulturkreis, Gesellschaftsschicht oder Religionszugehörigkeit. Zuweilen finden sich unterschiedliche Herangehensweisen im Umgang mit illegalen bzw. nichtlegalen Substanzen auch in sich kulturell und politisch recht ähnlichen Ländern (vgl. Umgang mit Cannabis in Niederlanden, Schweiz und Deutschland); die Klassifikation einer Substanz als legal bzw. illegal scheint häufig auch von wirtschaftlichen und politischen Interessen abhängig und einem schnellen Wechsel unterworfen (Prohibition in USA), zeitweise dient der Anbau und Handel mit illegalen Substanzen der Aufrechterhaltung wirtschaftlicher Systeme ganzer Staaten. Pauschale Aussagen über Drogen bzw. Drogenabhängigkeit gestalten sich schon in einem relativ kleinen Gebiet wie dem mitteleuropäischen Raum als schwierig, da je nach Geisteshaltung und teilweise politischer Einstellung der Menschen bereits die Definition von Droge immens differieren kann: So ist für den Einen eine

„Droge" eine illegale, psychotrope Substanz, während ein Anderer auch Nikotin und Kaffee als „Drogen" bezeichnet. Der Drogenmissbrauch bzw. die Drogenabhängigkeit im klinischen Sinne ist jedoch eindeutig festgelegt und bildet so einen verbindlichen Konsens der Staaten, der sich bei der Klassifikation von Krankheiten auf die Weltgesundheitsorganisation (World Health Organization, WHO) bezieht. In der „Internationalen statistischen Klassifikation der Krankheiten und verwandter Gesundheitsprobleme" (ICD) finden sich die Kriterien für die Abhängigkeit von psychotropen Substanzen im Kapitel F unter „psychischen und Verhaltensstörung durch psychotrope Substanzen". Hier finden sich eine Vielzahl von Störungen unterschiedlichen Schweregrades mit verschiedenen klinischen Erscheinungsbildern, deren Gemeinsamkeit der Gebrauch einer oder mehrerer psychotroper Substanzen ist. Unterschieden wird dabei zwischen den verursachenden Substanzen und den klinischen Erscheinungsbildern (z. B. akute Intoxikation unmittelbar nach dem Konsum, schädlicher Gebrauch (Missbrauch), Abhängigkeitssyndrom).

2. Verhaltenssucht

Für den Abhängigkeitsbegriff im klinischen Alltag gibt es verbindliche Definitionen; Entstehungs- und Aufrechterhaltungsmechanismen, Prävalenzen, Komorbiditäten sowie therapeutische Maßnahmen sind gut erforscht. Dies gilt bezüglich des Konzepts der Verhaltenssucht nicht. Während sich in der Öffentlichkeit längst eine Akzeptanz des Phänomens der Verhaltenssucht zeigt, gab es in Fachkreisen lange Zeit eine eher kritisch distanzierte Haltung. Gerade in den letzten Jahrzehnten ist es zu einer verstärkten Auseinandersetzung mit dem Thema gekommen, bei der sich Befürworter und Gegner des Konzeptes in wissenschaftlichen Diskursen auseinandersetzen (zur Einordnung s. Grüsser et al. 2007). Sowohl die steigende Zahl von Fachpublikationen zu dem Thema als auch die breite Präsenz von Studien zum Gegenstand der Verhaltenssucht auf Kongressen oder Tagungen zeigt jedoch einen Wandel auch bei Fachvertretern an. Bezüglich einzelner Formen der Verhaltenssucht bestehen bereits Überlegungen, sie explizit in Diagnosesysteme aufzunehmen (beispielsweise Computerspielsucht in das „Diagnostische und Statistische Manual psychischer Störungen" der American Psychiatric Association; vgl. Kapitel Computerspielsucht in diesem Buch).

Damit zeichnet sich eine Rückbesinnung auf frühere Konventionen ab. Die allgemeinen Merkmale sowohl von stoffgebundenen als auch von nichtstoffgebundenen Suchterkrankungen wurden bereits gegen Ende des 19. Jahrhunderts formuliert (Trunk-, Morphium-, Kokain- und Spielsucht; Erlenmeyer

1887; vgl. auch Kellermann 1998). Im Jahre 1954 postulierte von Gebsattel, dass „der Begriff menschlicher Süchtigkeit sehr viel weiter reicht als der Begriff der Toxikomanie es abgesteckt hat" und gab an, dass „jede Richtung des menschlichen Interesses süchtig zu entarten vermag" (S 221). Auch Gabriel (1962) unterschied zwischen „Suchten nach chemisch definierbaren Substanzen" und „Tätigkeitssüchten" (beispielsweise Sexsucht, Sammelsucht und Spielsucht) und sprach sich damit gegen eine Reduktion des Begriffes Sucht auf die von psychotropen Substanzen induzierte Abhängigkeit aus (vgl. auch Gabriel und Kratzmann 1936).

Als problematisch erweist sich die heutzutage in der Alltagssprache häufig analoge Verwendung der Begriffe Abhängigkeit und Sucht. Während die WHO im Jahre 1950 noch von Drogensucht sprach, wurde der Begriff im Jahre 1964 durch die Bezeichnung der Drogenabhängigkeit ersetzt. Doch auch diese festgelegte Bezeichnung der (stoffgebundenen) Abhängigkeit konnte den Suchtbegriff nicht aus der Alltagssprache verdrängen. Vielmehr zeigte sich eine Ausdehnung des Abhängigkeitsbegriffes auf nichtstoffgebundene Suchtformen (Poppelreuter 1997). Um im Folgenden Unklarheiten zu vermeiden, wird daher der Begriff Sucht (für die Verhaltenssucht) in Abgrenzung zur (stoffgebundenen) Abhängigkeit verwendet (in Anlehnung an Gross 1995, 2004; Kellermann 1987; Poppelreuter 1997).

3. Definition und Klassifikation von Abhängigkeit

Unter der Annahme, dass es sich bei der Verhaltenssucht um eine Abhängigkeitserkrankung handelt, ist es für die Einordnung und Klassifikation des Störungsbildes notwendig, sich mit den Kriterien der Abhängigkeit von psychotropen Substanzen auseinanderzusetzen. Abhängigkeit von psychotropen Substanzen wird, wie bereits erwähnt, im ICD-10 (Dilling et al. 2000) genau definiert. Innerhalb der letzten 12 Monate müssen von den folgenden 6 Kriterien mindestens 3 gleichzeitig vorhanden sein, um die Abhängigkeitsdiagnose stellen zu können:
1. Ein starker Wunsch oder eine Art Zwang, psychotrope Substanzen zu konsumieren.
2. Verminderte Kontrollfähigkeit bezüglich des Beginns, der Beendigung und der Menge des Konsums.
3. Ein körperliches Entzugssyndrom bei Beendigung oder Reduktion des Konsums, nachgewiesen durch die substanzspezifischen Entzugssymptome oder durch die Aufnahme der gleichen oder einer nahe verwandten Substanz, um Entzugssymptome zu mildern oder zu vermeiden.

4. Nachweis einer Toleranz. Um die ursprünglich durch niedrigere Dosen erreichten Wirkungen der psychotropen Substanz hervorzurufen, sind zunehmend höhere Dosen erforderlich.
5. Fortschreitende Vernachlässigung anderer Vergnügen oder Interessen zu Gunsten des Substanzkonsums, erhöhter Zeitaufwand, um die Substanz zu beschaffen, zu konsumieren oder sich von den Folgen zu erholen.
6. Anhaltender Substanzkonsum trotz Nachweises eindeutiger schädlicher Folgen. Es sollte dabei festgestellt werden, dass der Konsument sich tatsächlich über Art und Ausmaß der schädlichen Folgen im Klaren war oder zumindest davon auszugehen ist.

Dabei gilt als wesentliches Charakteristikum ein aktueller Konsum oder der starke Wunsch nach der psychotropen Substanz.

Das DSM-IV-TR (Saß et al. 2003) verwendet ähnliche Kriterien für die Diagnosestellung einer Abhängigkeit. Wesentlich ist hier, dass eine Unterteilung in „mit körperlicher Abhängigkeit" oder „ohne körperliche Abhängigkeit" vorgenommen werden kann.

4. Definition und Klassifikation von Verhaltenssucht

Bei einer Verhaltenssucht handelt es sich um eine nichtstoffgebundene Sucht, das bedeutet, es werden keine psychotropen Substanzen von außen zugeführt bzw. eingenommen. Dass dennoch ein psychotroper Effekt stattfindet, lässt sich durch körpereigene biochemische Veränderungen erklären, die durch bestimmte exzessive belohnende Verhaltensweisen ausgelöst werden (Böning 1991; Grüsser und Rosemeier 2004; Holden 2001; Marks 1990; Poppelreuter und Gross 2000). Gemeinsames Merkmal der verschiedenen Formen der Verhaltenssucht ist dabei die exzessive Ausführung des Verhaltens, also eine Ausführung über das normale Maß hinaus.

Wie bereits erwähnt, gestaltet sich die Klassifikation der einzelnen Formen der Verhaltenssucht schwierig. Da das Konzept der Verhaltenssucht sich bislang nicht in den internationalen Diagnosesystemen (ICD-10, DSM-IV-TR) finden lässt, existieren keine einheitlichen Kriterien für die Diagnosestellung. Dies hat zur Folge, dass in den unterschiedlichen Forschungsarbeiten zu den einzelnen Formen der Verhaltenssucht verschiedene Kriterienkataloge verwendet werden. So orientieren sich einige der formulierten Kriterien an den Diagnosekriterien für das pathologische Glücksspiel. Bei dem pathologischen Glücksspiel handelt es sich um eine exzessiv ausgeführte Verhaltensweise, die inzwischen in weiten Kreisen der Fachöffentlichkeit als Verhaltenssucht anerkannt ist. Die Kriterien für die Diagnosestellung eines pathologischen Glücksspielverhaltens finden sich im ICD-10 unter der Kategorie der „Persönlichkeits- und Verhaltensstörungen" als „abnorme Gewohnheiten und Störungen der Impulskontrolle" (Dilling et al. 2000). Andere Kriterien für das Vorliegen einer Verhaltenssucht nehmen die Abhängigkeitskriterien als Grundlage. Hierdurch entstehen nicht zuletzt Probleme in der Vergleichbarkeit der einzelnen Studien, allgemeingültige Aussagen über die untersuchten Störungsbilder sind kaum möglich. Allein dieser Umstand macht die Notwendigkeit eines verbindlichen Kriterienkatalogs deutlich. Weiterhin zeigt sich für den praktisch arbeitenden Arzt oder Therapeuten eine Problematik bei der Diagnosestellung Betroffener. Bislang ist es nur möglich, die verschiedenen Formen der Verhaltenssucht unter „abnorme Gewohnheiten und Störungen der Impulskontrolle" zu diagnostizieren, also als Verhaltensstörungen, die einen unkontrollierbaren Impuls beschreiben. Zahlreiche Studien, Fallberichte und Gespräche mit Betroffenen verdeutlichen jedoch, dass das Störungsbild durch diese Kriterien nur unzureichend beschrieben wird.

Grüsser und Thalemann (2006) leiten aus dem aktuellen Diskussions- und Forschungsstand 12 diagnostische Merkmale ab, die sich sowohl an den Kriterien für eine Abhängigkeit als auch an den Kriterien für pathologisches Glücksspiel orientieren:

- Verhalten wird über längeren Zeitraum (mind. 12 Monate) in einer exzessiven, von der Norm und über das Maß (z. B. Häufigkeit) hinaus abweichenden Form gezeigt
- Kontrollverlust über das exzessiv ausgeführte Verhalten (Dauer, Häufigkeit, Intensität, Risiko)
- Belohnung (das exzessive Verhalten wird als unmittelbar belohnend empfunden)
- Toleranzentwicklung (das Verhalten wird länger, häufiger und intensiver durchgeführt, um den gewünschten Effekt zu erhalten, bei gleichbleibender Intensität und Häufigkeit des Verhaltens bleibt die gewünschte Wirkung aus)
- anfänglich angenehmes belohnendes Verhalten wird im Verlauf der Suchtentwicklung zunehmend unangenehmer
- unwiderstehliches Verlangen, das Verhalten ausüben zu wollen/müssen
- Funktion (das Verhalten wird vorrangig eingesetzt, um die Stimmung/Gefühle zu regulieren)
- Wirkungserwartung (Erwartung eines angenehmen/positiven Effektes durch die exzessive Verhaltensausführung)
- eingeengtes Verhaltensmuster (gilt auch hinsichtlich Vor- und Nachbereitung des Verhaltens)
- gedankliche Beschäftigung mit Vorbereitung, Durchführung und Nachbereitung des exzessiven Verhaltens und unter Umständen den antizipierten Folgen der exzessiven Verhaltensdurchführung

- irrationale, verzerrte Wahrnehmung bezüglich verschiedener Bereiche des exzessiven Verhaltens
- Entzugserscheinungen (psychische und physische Entzugserscheinungen)
- Fortsetzung des exzessiven Verhaltens trotz schädlicher Folgen (gesundheitlich, beruflich, sozial)
- konditionierte Reaktionen (treten bei Konfrontation mit internalen und externalen Reizen auf, die mit dem exzessiven Verhalten assoziiert sind sowie bei der kognitiven Beschäftigung mit dem exzessiven Verhalten)
- Leidensdruck

4.1. Nosologische Diskussion im Überblick

Obwohl es sich unbestreitbar um die gleichen Phänomene handelt, die gegenwärtig in der Forschung untersucht werden, zeigen sich die unterschiedlichen Herangehensweisen der einzelnen Autoren nicht nur in der Verwendung der Kriterien, sondern auch in der Benennung der Störungsbilder: Die Bezeichnungen reichen von „problematischem Verhalten" (Hand und Kaunisto 1984) über „excessive appetites" (Orford 1985) und „patterns of excess" (Shaffer und Hall 2002) bis zu „Verhaltensexzessen" (Hand 1998; vgl. auch Bühringer 2004). Aus den verschiedenen Begrifflichkeiten und Ansätzen lassen sich unterschiedliche Konzeptualisierungen ableiten: Der exzessiven belohnenden pathologischen Verhaltensweise als Impulskontrollstörung bzw. Zwangsspektrumsstörung (z. B. Hand 2003; Hollander und Wong 1995; Lesieur 1979; Linden et al. 1986) steht die Definition als Verhaltenssucht gegenüber (z. B. Griffiths 2005; Grüsser et al. 2005; Grüsser et al. 2007; Grüsser et al. 2004; Holden 2001; Lejoyeux et al. 2000; Marks 1990; Petry 2003; Poppelreuter und Gross 2000; Reuter et al. 2005).

Befürworter der Kategorisierung als Impulskontrollstörung geben an, dass sich exzessive, belohnende Verhaltensweisen durch die Kriterien einer Störung der Impulskontrolle beschreiben lassen. Bei dieser Gruppe von Störungen handelt es sich um Verhaltensweisen, bei denen der Betroffene nicht in der Lage ist, dem Impuls, Trieb oder der Versuchung zu widerstehen, eine Handlung auszuführen, die für die Person selbst oder andere schädlich ist. Meistens fühlt der Betroffene eine zunehmende Spannung oder Erregung, bevor er die Handlung durchführt, und erlebt dann Vergnügen, Befriedigung oder ein Gefühl der Entspannung während der Durchführung der Handlung (ICD-10, Dilling et al. 2000). Dennoch handelt es sich bei diesen Kriterien um sehr allgemein gehaltene Aussagen. Insgesamt bleibt der Eindruck, unter Impulskontrollstörungen würden empirisch ungenügend abgesichert verschiedene Störungsbilder in einer „Restkategorie" mangels Alternative zusammengefasst (Bühringer 2004).

Bei der Einordnung als Zwangsspektrumstörungen („obsessive-compulsive spectrum disorder") wird das Verhalten einer Gruppe von Störungen zugeordnet, die durch den intensiven Drang charakterisiert ist, ein spezifisches Verhalten durchführen zu müssen. Dieser Drang wird von unangenehmen Gefühlen begleitet, die nur durch die Durchführung des Verhaltens reduziert werden können (Cartwright et al. 1998; Hantouche und Merckaert 1991; Hollander et al. 1996; McElroy et al. 1992). Es wird dabei postuliert, dass alle Störungen mit dem Charakteristikum des Impulsiven und Zwanghaften auf einer Achse liegen. Dabei stehen am einen Ende der Achse eher zwanghafte Störungen (gekennzeichnet durch Risikovermeidung, exzessive Überkontrolle und Verhaltensinhibition), während sich am anderen Achsenende durch Impulsivität (und damit Verhaltensenthemmung sowie durch mangelnde Kontrolle) gekennzeichnete Störungen befinden (Skodol und Oldham 1996). Zwangshandlungen werden jedoch (auch anfänglich) nicht als angenehm empfunden und gelten häufig als Vorbeugung gegen ein objektiv unwahrscheinlich eintretendes Ereignis, das Unheil anrichten könnte. Die Zwangshandlung wird in der Regel nicht lange vorbereitet und teilweise unmittelbar mehrfach stereotyp wiederholt. Diese Kriterien stehen den Aussagen betroffener Verhaltenssüchtiger entgegen, die zumindest zu Beginn der Suchtentwicklung von einem angenehmen Lustgewinn durch die Durchführung des Verhaltens berichten. So formuliert auch das ICD-10 (Dilling et al. 2000), dass die für pathologisches Glücksspiel häufig verwendete Bezeichnung zwanghaftes Glücksspiel weniger zutreffend ist, da das Verhalten weder im engeren Sinne zwanghaft sei noch mit der Zwangsneurose in Verbindung stehe.

Die Verfechter des Konzeptes der Verhaltensabhängigkeit („behavioral dependence") bzw. „Verhaltenssucht" (Blanco et al. 2001; Böning 1999; Dickerson 1993; Griffiths 1993a, 1993b, 2005; Grüsser 2002; Grüsser et al. 2004; Holden 2001; Jacobs 1986; Meyer und Bachmann 2000; Orford 2001; Petry 2003; Potenza 2002; Potenza et al. 2001) berufen sich in ihren Argumentationen auf die Analogien zwischen den Merkmalen der exzessiven belohnenden Verhaltensweisen (mit Leidensdruck) und denen der Abhängigkeitsstörung. Dabei betonen sie, dass sowohl das Verlangen von Verhaltenssüchtigen, ihrer Verhaltensroutine nachzugehen als auch das auftretende körperliche und psychische Unbehagen und die Nervosität, wenn die Durchführung des Verhaltens verhindert wird, die Verlangens- und Entzugssymptomatik von Substanzabhängigen widerspiegelt. Des Weiteren wird von einer homöostasegeleiteten kompensatorischen Reaktion des Organismus (Toleranzentwicklung) bei der Ausübung des Verhaltens ausgegangen. Aufgrund der Toleranzentwicklung muss ein Verhaltenssüchtiger sein Verhalten immer häufiger und intensiver ausüben, um den gewünschten Effekt bzw. die gewünschte Wirkung zu erhalten.

Weitere Hinweise auf Ähnlichkeiten zwischen der Verhaltenssucht und der Abhängigkeit von psychotropen Substanzen lassen sich auf psychophysiologischer Ebene finden; Befunde und Ergebnisse von bildgebenden Verfahren weisen beispielsweise auf eine Parallelität zwischen der Substanzabhängigkeit und dem pathologischen Glückspiel hin (z. B. Grüsser et al. 2003; Reuter et al. 2005; vgl. auch Thalemann et al. 2007). Zudem deuten Studien darauf hin, dass dem pathologischen Glücksspiel und der Substanzabhängigkeit vergleichbare veränderte neurobiologische Strukturen zugrunde liegen und dieselben biochemischen Botenstoffe involviert sind (z. B. Bechara 2003, Reuter et al. 2005).

5. Erklärungsansätze der Entstehung und Aufrechterhaltung von Verhaltenssucht

Das Konzept der Verhaltenssucht beinhaltet die Annahme, dass der Verhaltenssucht, wie auch jeder anderen Abhängigkeitserkrankung, die gleichen Mechanismen der Entstehung und Aufrechterhaltung zugrunde liegen, wobei sich die Faktoren der Entstehungsmechanismen von den aufrechterhaltenden Faktoren unterscheiden können. Bei einer Abhängigkeit von psychotropen Substanzen wird davon ausgegangen, dass der Suchtmittelkonsum für das Gehirn als belohnend empfunden wird, dabei wird die Belohnung durch die pharmakologischen Substanzen hervorgerufen, die direkt auf Botenstoffe im dopaminergen Belohnungssystem einwirken (Everitt et al. 2001). Der Begriff der Verhaltenssucht impliziert im Unterschied dazu, dass eine Reaktion im dopaminergen Belohnungssystem auch durch Verhaltensweisen ausgelöst werden kann. Wird eine (belohnend erlebte) Verhaltensweise exzessiv ausgeführt, sind die neuroadaptativen Prozesse vergleichbar mit denen einer Abhängigkeitsentwicklung (Böning 1999; Grüsser et al. 2007; Grüsser und Rosemeier 2004; Holden 2001; Marks 1990). Weiter wird postuliert, dass die süchtige Ausübung von Verhalten erlernt ist (Berridge und Robinson 1998; Everitt et al. 2001; O'Brien et al. 1992; Robbins und Everitt 2002). Ebenso wie bei der Abhängigkeit wird also auch bei der Entstehung und Aufrechterhaltung von Verhaltenssucht dem verhaltensverstärkenden Belohnungssystem eine zentrale Bedeutung zugeschrieben. Damit ist das süchtige Verhalten (ob Substanzabhängigkeit oder Suchtmittelkonsum) ein Schnittpunkt zwischen neurobiochemischen, individualpsychologischen und sozialen Bereichen (Böning 1991).

5.1. Kognitive Erklärungsansätze

Auf kognitiver Ebene spielen bei einer Verhaltenssucht Selbstwirksamkeit, Wirkungserwartungen, Kausalattributionen und Entscheidungsprozesse eine wesentliche Rolle (vgl. Marlatt 1985). Jedes gezeigte Verhalten ist dabei das Ergebnis eines Entscheidungsprozesses. Eine geringe Selbstwirksamkeit (individuelle Erwartung bezüglich der eigenen Fähigkeit, Risikosituationen adäquat bewältigen zu können) erhöht die Wahrscheinlichkeit eines Konsums (bzw. einer Verhaltensausführung). Bei der Wirksamkeitserwartung (die von einer Person antizipierten angenehmen und unangenehmen Effekte der Verhaltensdurchführung) erhöhen stark antizipierte positive Effekte bei gleichzeitig geringer Erwartung negativer Effekte die Bereitschaft, das süchtige Verhalten zu zeigen. Das Verlangen nach der Verhaltensausführung führt zu einer Erhöhung der positiven Erwartung an die Wirkung und zu einer Reduktion der Selbstwirksamkeitserwartungen im Umgang mit schwierigen Situationen (vgl. Marlatt 1985; auch Kaplan et al. 1983; Sherman et al. 1989; Weinstein et al. 1997). Kausalattributionen (in den Dimensionen internal – external, stabil – instabil und global – situationsspezifisch) sind individuelle Annahmen des Betroffenen darüber, auf welche Faktoren die süchtige Verhaltensdurchführung ursächlich zurückzuführen ist, auch sie tragen entscheidend dazu bei, ob das süchtige Verhalten gezeigt wird. Dysfunktionale Grundannahmen spielen ebenfalls eine wesentliche Rolle bei der Verhaltenssucht. Grundannahmen sind nach Beck und Kollegen (1993/1997) relativ rigide, überdauernde kognitive Strukturen, die kaum durch Erfahrungen beeinflusst werden können, aber einen starken Einfluss auf Gefühle und Verhalten haben. Für die Verhaltenssucht besonders relevant sind

- antizipatorische Annahmen, die immer die Erwartung einer Belohnung beinhalten
- auf Spannungsreduktion ausgerichtete Annahmen, die auf dem Glauben beruhen, durch die Durchführung des Suchtverhaltens unangenehme Gefühle verschwinden lassen zu können
- erlaubniserteilende Annahmen, dass die Verhaltenssucht trotz potenziell negativer Konsequenzen weiterhin akzeptabel sei.

Parallel zu suchtspezifischen Grundannahmen gibt es Abstinenzgedanken, die die Wahrscheinlichkeit der Verhaltensdurchführung reduzieren können und somit den suchtspezifischen Grundannahmen gegenüberstehen (Beck et al. 1993/1997; für eine genauere Übersicht über die kognitiven Ansätze, s. Grüsser und Thalemann 2006).

5.2. Lerntheoretische Erklärungsansätze

Die entscheidende Rolle von Lernprozessen bei der Entstehung und Aufrechterhaltung von Abhängigkeit konnte vielfach human- und tierexperimentell nachgewiesen werden (z. B. Eikelboom und Stewart 1982; Johnson et al. 1998; O'Brien et al. 1992; Robbins u. Ehrman 1992). Betont wird dabei vor allem die wichtige Rolle der klassisch und operant konditionierten positiven Drogenerwartungen (Beck et al. 1993/1997; Berridge und Robinson 1998). Auch bei der

Verhaltenssucht können nach dem Modell der klassischen Konditionierung zuvor neutrale Reize (z. B. externale Stimuli wie der Anblick eines Geldspielautomaten und/oder internale Reize wie bestimmte Gefühlszustände), die mit dem Suchtverhalten und der Suchtwirkung assoziiert werden, anschließend als erlernte (konditionierte) Reize eine erlernte (konditionierte) Reaktion auslösen und zur erneuten Verhaltensdurchführung motivieren (vgl. z. B. Everitt et al. 2001; O'Brien et al. 1992; Robbins und Ehrman 1992). Dabei wird durch sucht-assoziierte Reize ein motivationaler Zustand als erlernte (konditionierte) Reaktion ausgelöst (Robinson und Berridge 1993, 2001, 2003). Dieser motivationale Zustand führt dann zu Suchtverlangen und zu erneutem Suchtverhalten.

Nach der operanten Konditionierung wirkt der Suchteffekt entweder belohnend (positiv) verstärkend auf das Verhalten (wenn dadurch ein angenehmer Effekt erzielt wird) oder aber negativ verstärkend, wenn durch das Suchtverhalten Entzugserscheinungen oder Anspannungszustände vermieden oder beseitigt werden. Vermittelt werden diese Verstärkungsvorgänge hauptsächlich durch das mesolimbische dopaminerge Belohnungssystem, sie tragen dafür Sorge, dass die Suchtmitteleinnahme wiederholt wird (vgl. z. B. Everitt et al. 2001; Grüsser et al. 1999; O'Brien et al. 1992).

Eine integrative Betrachtung der klassischen und operanten Konditionierung legt nahe, dass durch klassisch konditionierte Schlüsselreize konditionierte Reaktionen hervorgerufen werden, die sich negativ oder positiv verstärkend auf das Suchtverhalten auswirken.

5.3. Integrativer psychobiologischer Erklärungsansatz

In einem lerntheoretische, kognitive und neurobiologische Befunde integrierenden Ansatz fungiert die Erinnerung an die positive Wirkung des süchtig durchgeführten Verhaltens als zentraler Motivator für eine erneute Verhaltensdurchführung (Berridge und Robinson 1998; Everitt et al. 2001; O'Brien et al. 1992; Robbins und Everitt 2002; Robinson und Berridge 1993, 2003). Bei neurobiologischen Betrachtungen von Abhängigkeit spielt das in verschiedenen Strukturen des menschlichen Hirns lokalisierte und für Lust-/Unlustgefühle bedeutsame „Belohnungssystem" (Feuerlein 1989) eine zentrale Rolle. Es wird vor allem durch die Botenstoffe Dopamin, Noradrenalin und Serotonin sowie durch die körpereigenen Opiate moduliert. Verstärkend erlebte Drogenwirkung, verbunden mit Sinneseindrücken oder Schlüsselerlebnissen, kann in Form von spezifischen Gedächtnisengrammen gespeichert werden (Böning 2001; Everitt et al. 2001; O'Brien et al. 1992; Robbins und Everitt 2002). Eine gesteigerte Dopaminaktivität im Nucleus accumbens ist auch eine wesentliche Komponente natürlicher Belohnungsprozesse im Gehirn (wie z. B. bei Nahrungsaufnahme, Sex und körperlicher Betätigung; Di Chiara 1995). Sowohl psychotrope

Substanzen als auch abhängige Verhaltensweisen sind in der Lage, die Dopaminausschüttung verstärkt zu aktivieren (Berhow et al. 1996; Koob und Bloom 1988; Phillips und Shen 1996; Schultz et al. 1997; Wise und Bozarth 1987).

Robinson und Berridge (1993, vgl. auch Berridge und Robinson 1998; Robinson und Berridge 2000, 2001, 2003) integrieren die Befunde verschiedener neurobiologischer Studien mit lerntheoretischen Erklärungsansätzen in ihrer „incentive salience-theory of addiction", die auch für die Verhaltenssucht Gültigkeit zu haben scheint (vgl. Thalemann et al. 2007). Die Theorie postuliert, dass süchtiges Verhalten die Folge der persistierenden Neuroadaptation durch chronischen Drogenkonsum bzw. chronische Verhaltensdurchführung ist. Nach mehrfacher Durchführung der belohnenden Verhaltensweise kommt es zu einer Sensitivierung des dopaminergen Belohnungssystems, wobei sich die Veränderungen sowohl neurobiochemisch als auch im Verhalten manifestieren und so das langfristige morphologische Korrelat von Verlangen (Craving) und Rückfall bilden. Die suchtassoziierten Reize erfahren einen erhöhten Anreiz und lösen einen konditionierten motivationalen Zustand aus, der unabhängig von der emotionalen Komponente der konditionierten Reaktion (euphorisches Gefühl, Entzugserscheinungen) Verlangen auslöst. Positive Konsequenzen/Empfindungen eines Verhaltens lösen neuronale Substrate für positive Verstärkung aus. Diese positiven Empfindungen werden an einen neutralen Reiz (z. B. Umgebung) klassisch konditioniert. Die assoziative Verbindung der Reizpräsentation mit der Aktivität des mesolimbischen Dopaminsystems (dieser Attributionsvorgang der Assoziation läuft unbewusst ab) kennzeichnet den entsprechenden, ehemals neutralen – nun konditionierten – Reiz zukünftig im Verhältnis zu anderen Reizen als positiv; in der Folge wird dieser als attraktiv und erwünscht hervorgehoben. Dies wird als Anreizhervorhebung („incentive salience") bezeichnet (Robinson und Berridge 1993; 2001).

Die Autoren (1993, Berridge und Robinson 1998) nehmen eine erhöhte Dopamintransmission im Nucleus accumbens und im Striatum an. Sie bildet die Grundlage für die Anreizhervorhebung („incentive salience"), das bedeutet, dass die Wahrnehmung für bestimmte konditionierte Stimuli sich verändert und diese als besonders attraktiv hervorgehoben werden. Dieser Attributionsvorgang zeigt sich dann in einer erhöhten Aufmerksamkeit für bzw. im bevorzugten Aufsuchen von suchtrelevanten Stimuli und stellt eine eigenständige Komponente der Motivation und Verstärkung dar, wobei das Dopaminsystem ein neuronales Korrelat für die Antizipation der Belohnungseffekte zu sein scheint (Garris et al. 1999). Dabei wird die Sensitivierung des mesolimbischen dopaminergen Systems entscheidend durch Konditionierungsprozesse beeinflusst (Di Chiara 1995).

5.4. Funktionalität der Verhaltenssucht

Wenn ein als belohnend empfundenes Verhalten ausgeführt wird, kommt es zu einer Aktivierung des Belohnungssystems, entweder durch den primär positiven Effekt oder durch die Beseitigung unangenehmer Gefühlszustände. Liegt bei der durchführenden Person ein biochemisches Ungleichgewicht der Botenstoffe vor (Transmitterimbalance, z. B. aufgrund einer psychischen Störung wie einer Depression oder Angststörung), kann von einer sich potenzierenden Wirkung des Belohnungseffektes ausgegangen werden. Im Sinne der klassischen Konditionierung werden bei mehrfacher Wiederholung des belohnenden Verhaltens durch assoziative Vorgänge ehemals neutrale internale und externale Reize an das belohnende Verhalten gekoppelt und avancieren zu erlernten verhaltensassoziierten Reizen, die dann einen konditionierten motivationalen Zustand auslösen, der erneut zu der Verhaltensdurchführung führt. Im Laufe einer Suchtentwicklung bekommt das belohnende Verhalten immer mehr die Funktion, Stresssituationen inadäquat zu bewältigen bzw. zu verarbeiten. Somit wird das belohnende Verhalten weiter – nun vor allem negativ – verstärkt und häufig zweckentfremdet ausgeführt. Im Mittelpunkt steht nun nicht mehr die ursprüngliche Funktion des Verhaltens, sondern die Wirkung bzw. der psychische Effekt, der durch das Verhalten ausgelöst bzw. bezweckt wird. Das Verhalten wird dysfunktional eingesetzt, es dient der schnellen und effektiven, aber inadäquaten Regulation von Emotionen und Affekten. Durch die psychobiologischen Adaptationsvorgänge ist das süchtige Verhalten letztendlich das einzig noch wirkungsvolle Verhalten, um ein Wohlbefinden herzustellen und das dopaminerge Belohnungssystem zu aktivieren. Es kommt daher zu einer Intensivierung dieses Verhaltens, während andere Verhaltensalternativen in den Hintergrund gedrängt werden (vgl. Grüsser und Thalemann 2006). Darüber werden adäquate Strategien für eine angemessene Auseinandersetzung mit den Anforderungen der alltäglichen Umwelt „verlernt" (oder bei Jugendlichen gar nicht erst erworben). Im Laufe der Entwicklung einer Verhaltenssucht wird das dysfunktional eingesetzte Verhalten oftmals zur noch einzig vorhandenen Verarbeitungsstrategie, um psychische Belastungen/Stressoren (z. B. Ängste, Einsamkeit) oder andere schwierige Entwicklungsprozesse zu bewältigen (Petry et al. 2007). Es dient beispielsweise zur Stimmungsveränderung, Selbstverwirklichung, zum Aufbau einer Selbstidentität und zur Spannungsreduktion (Orford 1985), es geht dem Süchtigen nicht um die der Verhaltensweise typischen Konsequenzen, sondern um „die Befriedigung, die mit den sogenannten Akten verknüpft ist" (von Gebsattel 1954, S 224). Es kommt zu einem Teufelskreis: Das süchtige Verhalten ist also eine Reaktion auf ursächliche Faktoren, wird aber auch als Bewältigungsstrategie für die Folgen süchtigen Verhaltens im Sinne einer Selbstmedikation eingesetzt. Belastungen im Alltag, unangenehme emotionale Zustände, Versagenserlebnisse oder Gruppendruck werden durch das Verhalten unterdrückt bzw. reduziert. Sie sind jedoch kurz vorher präsent und somit an das Verhalten assoziiert, daher können sie wiederum als konditionierte Reize das Suchtverhalten auslösen.

Die zur Sucht gewordene belohnende Verhaltensweise wird im Verlauf zum einzig belohnenden Verhalten. Andere ehemals belohnende Verhaltensweisen wirken nicht mehr so effektiv auf das Belohnungssystem und werden daher nur noch selten gezeigt. Therapeutische Interventionen zielen darauf ab, den Betroffenen alternative Verhaltensweisen (wieder) an die Hand zu geben. Die Motivation, die belohnende süchtige Verhaltensweise zu Gunsten von (zunächst noch) belohnungsärmeren Verhaltensweisen zu reduzieren, ist bei den Betroffenen gering. Der Betroffene kann sich jedoch erst dann effektiv langfristig davor bewahren, in Stresssituationen wieder in sein altes süchtiges „wirkungsvolles" Verhaltensmuster (oder ein anderes neues Suchtverhalten im Sinne einer Suchtverlagerung) zurückzufallen, wenn das süchtige Verhalten bzw. die damit assoziierten Reize an Anreiz verloren haben (und somit die positive Wirkungserwartung seitens des Betroffenen reduziert ist) und alternative Verhaltensweisen an Anreiz und Belohnungseffekten gewonnen haben (Grüsser und Thalemann 2006).

6. Literatur

Bechara A (2003) *Risky business: emotion, decision-making and addiction.* J Gambl Stud 19: 23–51

Beck AT, Wright FD, Newman CF, Liese BS (1997) *Kognitive Therapie der Sucht (J Lindenmeyer Übers.).* Beltz, Weinheim (Original veröffentlicht 1993)

Berhow MT, Hiroi N, Nestler EJ (1996) *Regulation of ERK (extracellular signal regulated kinase), part of the neurotrophin signal transduction cascade, in the rat mesolimbic dopamine system by chronic exposure to morphine or cocaine.* J Neurosci 16: 4707–4715

Berridge KC, Robinson TE (1998) *What is the role of dopamine in reward: hedonic impact, reward learning, or incentive salience?* Brain Res Brain Res Rev 28: 309–369

Blanco C, Moreyra P, Nunes EV, Saiz-Ruiz J, Ibanez A (2001) *Pathological gambling: Addiction or compulsion?* Semin Clin Neuropsychiatry 6: 167–176

Böning J (1991) *Glücksspielen als Krankheit? Kritische Bemerkungen zur Inflation der Süchte.* Nervenarzt 62: 706–707

Böning J (1999) *Psychopathologie und Neurobiologie der „Glücksspielsucht".* In: Alberti G, Kellermann B (Hrsg.) Psychosoziale Aspekte der Glücksspielsucht. Neuland, Geesthacht

Böning J (2001) *Neurobiology of an addiction memory.* J Neural Transm 108: 755–765

Bühringer G (2004) *Wenn Arbeiten, Einkaufen oder Glücksspielen pathologisch eskalieren: Impulskontrollstörung, Sucht oder Zwangshandlung?* Verhaltenstherapie 14: 86–88

Cartwright C, De Caria C, Hollander E (1998) *Pathological gambling: a clinical review.* Journal of Practical Psychiatry and Behavioral Health 4: 277–286

Di Chiara G (1995) *The role of dopamine in drug abuse viewed from the perspective of its role in motivation.* Drug Alcohol Depend 38: 95–137

Dickerson MG (1993) *Internal and external determinants of persistent gambling: problems in generalising from one form of gambling to another.* J Gambl Stud 9: 225–245

Dilling H, Mombour W, Schmidt MH (2000) *Internationale Klassifikation psychischer Störungen, ICD-10, Kapitel V (F).* Hans Huber Verlag, Bern

Eikelboom R, Stewart J (1982) *Conditioning of drug-induced physiological responses.* Psychol Rev 89: 507–528

Erlenmeyer A (1887) *Die Morphinsucht und ihre Behandlung, 3. Aufl.* Heuser, Berlin, Leipzig

Everitt BJ, Dickinson A, Robbins TW (2001) *The neurobiological basis of addictive behaviour.* Brain Res Brain Res Rev 36: 129–138

Feuerlein W (Hrsg.) (1989) *Alkoholismus – Mißbrauch und Abhängigkeit.* Thieme

Gabriel E (1962) *Die Süchtigkeit – Psychopathologie der Suchten.* Neuland, Geesthacht

Gabriel E, Kratzmann E (1936) *Die Süchtigkeit.* Neuland, Berlin

Garris PA, Kilpatrick M, Bunin MA, Michael D, Walker QD, Wightman RM (1999) *Dissociation of dopamine release in the nucleus accumbens from intracranial selfstimulation.* Nature 398: 67–69

Gebsattel VE von (1954) *Prolegomena einer medizinischen Anthropologie.* Springer, Berlin

Griffiths M (1993a) *Factors in problem adolescent fruit machine gambling.* J Gambl Stud 9: 31–45

Griffiths M (1993b) *Tolerance in gambling: an objective measure using the psychophysiological analysis of male fruit machine gamblers.* Addict Behav 18: 365–372

Griffiths M (2005) *A 'components' model of addiction within a biopsychosocial framework.* J Subst Abuse 10: 1–7

Gross W (1995) *Was ist das Süchtige an der Sucht? 2. Aufl.* Neuland, Geesthacht

Gross W (2004) *Stoffungebundene Suchtformen: Die Drogen im Kopf.* Psychomed 16: 136–141

Grüsser SM (2002) *Glücksspielsucht.* In: Schwarzer R, Jerusalem M, Weber H (Hrsg.) Gesundheitspsychologie von A – Z. Hogrefe, Göttingen

Grüsser SM, Rosemeier HP (2004) *Exzessive belohnende Verhaltensweisen oder nichtstoffgebundene Sucht.* Psychomed 16: 132–135

Grüsser SM, Thalemann CN (2006) *Verhaltenssucht.* Hans Huber Verlag, Bern

Grüsser SM, Flor H, Heinz A (1999) *Drogenverlangen und Drogengedächtnis.* In: Gölz J (Hrsg.) Moderne Suchtmedizin, 3. NL, 11, B2. Thieme, Stuttgart

Grüsser SM, Plöntzke B, Albrecht U (2003) *Event-related potentials and craving in active and abstinent pathological gamblers, casino employees and healthy controls [abstract].* Society of Neuroscience, 33rd Annual meeting, New Orleans, 111.10.

Grüsser SM, Plöntzke B, Albrecht U (2005) *Pathologisches Glücksspiel – eine empirische Untersuchung des Verlangens nach einem nichtstoffgebundenen Suchtmittel.* Nervenarzt 76: 592–596

Grüsser SM, Thalemann C, Albrecht U (2004) *Exzessives zwanghaftes Kaufen oder „Verhaltenssucht"? Ein Fallbeispiel.* Wiener Klinische Wochenschrift 116: 201–204

Grüsser SM, Poppelreuter S, Heinz A, Albrecht U, Sass H (2007) *Verhaltenssucht. Eine eigenständige diagnostische Einheit?* Nervenarzt 78(9): 997–1002

Hand I (1998) *Pathologisches Kaufen – Kaufzwang, Kaufrausch oder Kaufsucht?* In: Lenz G, Demal U, Bach M (Hrsg.) Spektrum der Zwangsstörungen. Forschung und Praxis. Springer Wien, NewYork, Wien

Hand I (2003) *Störungen der Impulskontrolle: Nichtstoffgebundene Abhängigkeiten (Süchte), Zwangsspektrums-Störungen ... oder?* Suchttherapie 4: 51–53

Hand I, Kaunisto E (1984) *Multimodale Verhaltenstherapie bei problematischem Verhalten in Glücksspielsituationen („Spielsucht"). Eine Kritik am Suchtmodell und erste empirische Ergebnisse nach dem Neurosemodell zur Ableitung therapeutischer Interventionen.* Suchtgefahr 31: 1–11

Hantouche E, Merckaert P (1991) *Nosological classifications of obsessive-compulsive-disorder.* Annals of Medical Psychology 149: 393–408

Holden C (2001) *„Behavioral" addictions: do they exist?* Science 294: 980–982

Hollander E, Wong CM (1995) *Obsessive-compulsive spectrum disorders.* J Clin Psychiatry 56: 3–6

Hollander E, Skodol A, Oldham J (1996) *Impulsivity and compulsivity.* American Psychiatric Press, Washington DC.

Jacobs DF (1986) *A general theory of addictions: a new theoretical model.* Journal of Gambling Behavior 2: 15–31

Johnson BA, Chen YR, Schmitz J, Bordnick P, Shafer A (1998) *Cue Reactivity In Cocaine-Dependent Subjects: Effects of cue type and cue modality.* Addict Behav 23: 7–15

Kaplan RF, Meyer RE, Stroebel CF (1983) *Alcohol dependence and responsivity to an ethanol stimulus as predictors of alcohol consumption.* Br J Addict 78: 259–267

Kellermann B (1987) *Pathologisches Glücksspielen und Suchtkrankheiten – aus suchtpsychiatrisch-therapeutischer Sicht.* Suchtgefahr 33110–33120

Kellermann B (1998) *Pathologisches Glücksspielen als typische Suchtform*. In: Füchtenschnieder I, Witt H (Hrsg.) Sehnsucht nach dem Glück – Adoleszenz und Glücksspielsucht. Neuland, Geesthacht

Koob GF, Bloom FE (1988) *Cellular and molecular mechanisms of drug dependence* Science 242: 715–723

Lejoyeux M, McLoughlin M, Adès J (2000) *Epidemiology of behavioral dependence: literature review and results of original studies*. Eur Psychiatry 15: 129–134

Lesieur HR (1979) *The compulsive gambler's spiral of options and involvement*. Psychiatry 42: 79–87

Linden R, Pope H, Jonas J (1986) *Pathological gambling and major affective disorder: preliminary findings*. J Clin Psychiatry 41: 201–203

Marks I (1990) *Behavioural (non-chemical) addictions*. Br J Addict 85: 1389–1394

Marlatt GA (1978) *Craving for alcohol, loss of control, and relapse: A cognitive-behavioral analysis*. In: Nathan PE, Marlatt GA, Loberg T (Hrsg.) Alcoholism. New directions in behavioral research and treatment. Plenum Press, New York

Marlatt GA (1985) *Cognitive factors in the relapse process*. In: Marlatt GA, Gordon JR (Hrsg.) Relapse prevention: maintenance strategies in the treatment of addictive behaviors. Guilford Press, New York

McElroy S, Hudson J, Pope H, Keck P, Aizley H (1992) *The DSM-II-R Impulse control disorder not elsewhere classified: clinical characteristics and relationship to other psychiatric disorders*. Am J Psychiatry 149: 318–327

Meyer G, Bachmann M (2000) *Spielsucht – Ursachen und Therapie*. Springer, Heidelberg

O'Brien CP, Childress AR, McLellan AT, Ehrman T (1992) *A learning model of addiction*. In: O'Brien CP, Jaffe J (Hrsg.) Addictive States. Raven Press Ltd, New York

Orford J (1985) *Excessive appetites: a psychological view of addictions*. Wiley, Chichester

Orford J (2001) *Addiction as an excessive appetite*. Addiction 96: 15–31

Petry J (2003) *Glücksspielsucht: Entstehung, Diagnostik und Behandlung*. Hogrefe, Göttingen

Petry NM, Litt MD, Kadden R, Ledgerwood DM (2007) *Do coping skills mediate the relationship between cognitive-behavioral therapy and reductions in gambling in pathological gamblers?* Addiction 102(8): 1280–1291

Phillips TJ, Shen EH (1996) *Neurochemical bases of locomotion and ethanol stimulant effects*. Int. Rev. Neurobiol 39: 243–282

Poppelreuter S (1997) *Arbeitssucht*. Beltz, Weinheim

Poppelreuter S, Gross W (Hrsg.) (2000) *Nicht nur Drogen machen süchtig*. Beltz, Weinheim

Potenza MN (2002) *Gambling: an addictive behavior with health and primary care implications.* J Gen Intern Med 17: 721–732

Potenza MN, Kosten TR, Rounsaville BJ (2001) *Pathological Gambling.* JAMA 286: 141–144

Reuter J, Raedler T, Rose M, Hand I, Glascher J, Büchel C (2005) *Pathological gambling is linked to reduced activation of the mesolimbic reward system.* Nat Neurosci 8: 147–148

Robbins SJ, Ehrman RN (1992) *Designing studies of drug conditioning in humans.* Psychopharmacology 106: 143–153

Robbins TW, Everitt BJ (2002) *Limbic-striatal memory systems and drug addiction.* Neurobiol Learn Mem 78: 625–636

Robinson TE, Berridge KC (1993) *The neural basis of drug craving: an incentive-sensitization theory of addiction.* Brain Res Brain Res Rev 18: 247–291

Robinson TE, Berridge KC (2000) *The psychology and neurobiology of addiction: an incentive-sensitization view.* Addiction 95(suppl. 2): 91–S117

Robinson TE, Berridge KC (2001) *Incentive-sensitization and addiction.* Addiction 96: 103–114

Robinson TE, Berridge KC (2003) *Addiction.* Annu Rev Psychol 54: 5–53

Saß H, Wittchen HU, Zaudig M, Houben I (2003) *Diagnostisches und Statistisches Manual Psychischer Störungen (DSM-IV-TR).* Hogrefe, Göttingen

Schultz W, Dayan P, Montague PR (1997) *A neural substrate of prediction and reward.* Science 275: 1593–1599

Shaffer HJ, Hall MN (2002) *The natural history of gambling and drinking problems among casino employees.* J Soc Psychol 142: 405–424

Sherman JE, Zinser MC, Sideroff SI, Baker TB (1989) *Subjective dimensions of heroin urges: influence of heroin-related and affectively negative stimuli.* Addict Behav 14: 611–23

Skodol AE, Oldham JM (1996) *Phenomenology, differential diagnosis and comorbidity of the impulsive-compulsive spectrum disorders* In: Oldham JM, Hollander E, Skodol A (Hrsg.) Impulsivity and compulsivity. American Psychiatric Press, Washington

Thalemann R, Wölfling K, Grüsser SM (2007) *Specific cue reactivity on computer gamerelated cues in excessive gamers.* Behav Neurosci 121(3): 614–618

Wagemaker H, Goldstein L (1980) *The runner's high.* Am J Sports Med 20: 227–229

Weinstein A, Wilson S, Bailey J, Myles J, Nutt D (1997) *Imagery of craving in opiate addicts undergoing detoxification.* Drug Alcohol Depend 25: 25–31

Wikipedia-Artikel zum Thema Derwisch: http://de.wikipedia.org/wiki/Derwisch, 26. März 2008

Wise RA, Bozarth MA (1987) *A psychomotor stimulant theory of addiction.* Psychol Rev 94: 469–492

Sollen „stoffungebundene Süchte" als eigenständige Krankheitskategorie gelten?

Alfred Springer

1. Zur Begrifflichkeit

Der Begriff „stoffungebundene Sucht" ist recht vage und uneinheitlich gefasst. In populären Informationsmaterialien wird einerseits definitorisch von einer psychischen Krankheit gesprochen, in der ein „Drang" als pathogenes Moment gilt („Alkoholikerforum.de"), während andererseits in einer anderen Definition die Abhängigkeit vom Verhalten als entscheidendes Kriterium gilt und weder von Krankheit noch von unüberwindlichem Drang gesprochen wird („Rat auf Draht – Info des ORF"). Die populären Informationen spiegeln damit die theoretische und begriffliche Unschärfe, von der das Konstrukt gekennzeichnet ist, wider.

Allen Definitionen ist gemeinsam, dass dem Verhalten eine „Schädlichkeit" zugeordnet wird, aus der ihr Suchtcharakter abgeleitet wird, soll sie als krankhaft und/oder therapiebedürftig gelten: „Dieses Suchtverhalten geht oft so weit, dass sich der Betroffene gesellschaftlich – sozial – und finanziell völlig ruiniert". Damit wird es möglich, das Suchtverhalten in den Kontext des erweiterten Krankheitsbegriffes der WHO zu rücken, nach dem Gesundheit als ein Zustand vollkommenen körperlichen, geistigen und sozialen Wohlbefindens zu verstehen ist. Allerdings – krankhaft ist nach dieser Definition der Zustand, der durch das süchtige Verhalten ausgelöst wird, die Suchtkrankheit, und nicht das Verhalten selbst. Insofern ist aus dem Krankheitsbegriff der WHO nicht abzuleiten, dass das süchtige Verhalten als Krankheit klassifiziert werden kann oder soll.

1.1. Die theoretische Unsicherheit – die Ausgangslage

Dass bei all diesen terminologischen Unschärfen in einer bestimmten relevanten therapie- und präventionsorientierten Literatur der Begriff „nichtstoffgebundene Süchte/Abhängigkeiten" allgemein anerkannt zu sein scheint (Flick et al. 2004; Grüsser-Sinopoli und Thalemann 2006), sollte nicht darüber hinwegtäuschen, dass über ihn und seine Bedeutung keineswegs Konsens besteht. Eine Diskussion besteht auch hinsichtlich der Bedeutung diagnostischer Zuordnungen, die sich aus der Begrifflichkeit ergeben (z. B. Hand vs. Lindenmeyer 2004, hinsichtlich pathologischen Spielverhaltens in der „Neurose vs. Suchtmodell-Debatte").

Damit wieder verbunden gibt es einen Diskurs, in dem gegensätzliche theoretische Positionen vertreten werden. So äußerten Werdenich und Padlesak in einem sehr umfassenden Handbuchartikel (2000) die Auffassung, dass der Begriff „nicht-stoffgebundene Süchte" für die klinischen Erscheinungsformen, die sich aus einer Einschränkung der Fähigkeit des Umganges mit Impulsen ergeben, „weder für ein Erklärungsmodell dieser Störungen noch für Behandlungsüberlegungen einen substanziellen Gewinn" bedeutet. Bei diesen Störungsbildern handle es sich, wie die AutorInnen ausführen, um eine „Ansammlung verschiedener – zum Teil sehr schwer wiegender und existenziell bedrohlicher – Erscheinungsformen des Umgangs mit – offenbar übermächtigen – Impulsen". Die Gemeinsamkeit dieser Erscheinungsformen beschränke sich auf die wahrgenommenen Impulsdurchbrüche bzw. die Unmöglichkeit, sie adäquat zu kontrollieren. Manche dieser Erscheinungsformen erinnern an Suchtverhalten, sind aber vom Suchtverhalten dadurch abgegrenzt, dass es sich dabei nicht um von einer Substanz ausgelöste Zustandsbilder handelt. Mit diesen Ausführungen bekannten sich Werdenich und Padlesak zur geläufigen, weil auch durch die Klassifikationsschemata ICD und DSM vorgegebene, Praxis, den Krankheitswert der Suchtphänomene im Kontext von Störungen der Impulskontrolle zu suchen.

2. Die geläufige Suchtdiagnostik

2.1. Nicht-stoffgebundene Abhängigkeiten in den internationalen Klassifikationssystemen

Im ICD-10 der WHO werden „nicht-stoffgebundene Abhängigkeiten" innerhalb der psychischen und Verhaltensstörungen (F00-F99) den Persönlichkeits- und Verhaltensstörungen (F60-F69) und in besonderer Weise den unter F63 erfassten „Abnormen Gewohnheiten und Störungen der Impulskontrolle" zugeordnet. In dieser Kategorie sind verschiedene, nicht an anderer Stelle klassifizierbare, Verhaltensstörungen zusammengefasst. Die Störungen sind wegen deskriptiver Ähnlichkeiten gemeinsam aufgeführt, nicht weil sie andere wichtige Merkmale teilen. Das heißt, dass die Klassifikation lediglich aufgrund des Erscheinungsbildes der Phänomene erfolgt. Der entsprechende Merkmalskatalog erlaubt dann, z. B. im aktuellen Diskurs, die Zuordnung von epochentypischen Phänomenen, wie „Kaufsucht" oder „Sexsucht".

Ätiologische Überlegungen haben in diesem Kontext keine Bedeutung, obgleich andererseits wieder ätiologische Zuordnungen als Ausschlusskriterien eine große Rolle spielen.

2.1.1. Die diagnostische Konfusion

Die Anwendung der Diagnostik nach ICD-10 bei exzessivem belohnendem Verhalten weist etliche Probleme auf. Eine ausführliche Diskussion dieser Problematik findet sich im zitierten Handbuchartikel von Werdenich und Patlesak (2000), sodass hier auf weitere Ausführungen verzichtet werden kann.

Hervorzuheben ist jedoch, dass die diagnostischen Zuordnungen keineswegs von ausschließlich theoretischem Interesse sind. Der Diagnosestellung kommen Funktionen auf verschiedenen Ebenen zu. Sie dient der Herstellung des Arzt-Patienten-Verhältnisses, sie kommuniziert ein gewisses Einverständnis hinsichtlich der Ursache und der Prognose der Störung, sie dient der gesundheitspolitischen Verwaltung von Krankheitsphänomenen. Sie hat aber vor allem großen Einfluss auf die Bewertung des Phänomens selbst, auf die davon Betroffenen und auch auf die therapeutischen Empfehlungen und die Möglichkeit, Therapie zu verwirklichen.

Insgesamt resultiert aus der diagnostischen Unschärfe ein Ungenügen, das unter anderem auch den Hintergrund der Forderung bildet, die in den letzten Jahren von Seiten bestimmter Suchtexperten immer wieder vorgebracht wird: die Phänomene, die als stoffungebundene Abhängigkeiten aufgelistet sind, in den diagnostischen Klassifikationssystemen als eigenständige Kategorien psychischer Krankheiten zu führen.

Die Befürworter dieser Neuorganisation bekommen scheinbar Schützenhilfe von Seiten prominenter Vertreter der neurowissenschaftlichen Forschung. Volkow und O'Brien (2007) empfehlen zum Beispiel die Aufnahme „bestimmter" – entsprechend ihrem Konzept „krankheitswertiger" – Ausprägungen exzessiver Formen der Nahrungsaufnahme in die nächste Version des DSM (DSM-V). „Mit DSM-V eröffnet sich uns die Möglichkeit, eine Komponente der Fettleibigkeit als Geisteskrankheit zu erfassen. Wegen der komplexen Ideologien hinsichtlich Fettleibigkeit wird es wichtig sein, Leitlinien zu erstellen, welche Spielart es verdient, als Geisteskrankheit klassifiziert zu werden und welche nicht. Diese Vorgangsweise würde es erleichtern, Fettleibigkeit nicht nur als Stoffwechselstörung, sondern, wenn angezeigt, auch als Geisteskrankheit zu behandeln" (Volkow und O'Brien 2007; übersetzt vom Verfasser).

Dieses Zitat weist auf eine grundsätzliche Problematik hin, die in der Folge genauer abgehandelt werden soll: Die Aufnahme in die diagnostischen Manuale bedeutet nicht nur, dass ihnen ein eigenständiger Wert zuerkannt wird, sondern schreibt sie als geistige Krankheiten fest.

3. Der Hintergrund der gebräuchlichen Situation der Diagnostik

Die aktuelle Situation der Zuschreibung als „krankhaft" definierter Ausprägungen „exzessiver Verhaltensweisen" bzw. „stoffungebundener Abhängigkeiten" zu anderen psychischen Störungen leitet sich schlüssig aus der historischen Entwicklung der klinischen Interpretation der Suchtphänomene ab. In der damit verbundenen Lehre von einer „Grundstörung der Sucht" sind zwei theoretische Bezugspositionen wirksam: die psychiatrische Nosologie und die charakterologisch-anthropologische Lehre von der „Süchtigkeit."

3.1. Historischer Exkurs

a. Komorbidität und Disposition in der psychiatrischen Nosologie

Seit man das Auftreten von Suchtverhalten problematisiert (dem späten 19. Jahrhundert), wird sein Stellenwert als eigenes Krankheitsgeschehen eher skeptisch gesehen und es anderen Formen psychischer Fehlentwicklung zugeordnet (Gerard 1889; Gumbail 1892; Chambard 1893). Die meisten Fälle, über die Beobachtungen veröffentlicht wurden, litten unter anderen psychischen Erkrankungen, wobei eine besondere Verschränkung mit Hysterie beschrieben wurde (Regnier 1890). Süchte wurden als Repräsentanten pathologisch übersteigerter Bedürfnisse angesehen, die vor allem bei „Minderwertigen" im Sinne der psychiatrischen und anthropologischen Degenerationstheorie auftreten. Es wurde angenommen, dass zur erblichen Belastung auch ein besonderer Zustand des Nervensystems als „prädisponierender" Faktor hinzutrete. Eine Unterscheidung zwischen „stoffgebundenen" und „stoffungebundenen" Abhängigkeiten wurde dabei nicht getroffen.

Der deutsche frühere Suchtexperte Erlenmayer fand das Charakteristikum der „Sucht" in der „pathologischen leidenschaftlichen, unmotivierten Suche des

Individuums nach Morphium, Alkohol, Spiel, etc." Wie die französischen Autoren verstand er die Abhängigkeit als sekundäres „komorbides" Phänomen: „Es besteht die Gewohnheit, die Morphiumsucht als Krankheit für sich, als eine primäre Erkrankung anzusehen und nach diesem fehlerhaften Standpunkt die therapeutischen Maßregeln zu treffen; dagegen erscheint es durchaus notwendig, die Morphiumsucht als eine sekundäre, als eine Folgekrankheit zu begreifen, wenn therapeutisch mehr erreicht werden soll, als das bloße Entziehen des Alkaloides" (Erlenmayer 1887).

Als häufigste primäre Erkrankung im psychiatrischen Sinn bei Morphinismus imponierte Erlenmayer die hypochondrisch-melancholischen Depressionszustände mit Selbstunterschätzung, Energielosigkeit und Willensschwäche. Als weitere häufige Ursachen führte er an: „…die große Reihe der Angst- und Erregungszustände: Melancholie, Neurasthenie, Hysterie, Platzfurcht, die ersten ratlosen Stadien der Paranoia" und schließlich auch die charakterologischen Eigenschaften „Wissensdrang, Nachahmung und Verführung".

Auch Erlenmayer schrieb von einer „Disposition" zur Morphiumsucht: „Es sind dieselben charakterschwachen Menschen, welche disponiert sind zu gewissen Formen von Nervenkrankheiten, zu gewissen Formen von Seelenstörungen, zur Trunksucht, zur Spielsucht." Er vermeinte demgemäß eine gemeinsame Wurzel für stoffgebundene Abhängigkeiten und für Verhaltenssüchte zu wissen. Für ihn konstituierte diese Disposition den „Krankheitscharakter" der Abhängigkeit. Ohne sie laufe die Morphiumsucht wie eine andere krankhafte Leidenschaft, ein Laster, ab. Und wieder fasste Erlenmayer stoffgebundene und stoffungebundene exzessive Bedürfnisse in eins: „Sie steht dann sittlich auf derselben niedrigen Stufe, wie die Trunksucht, die Spielsucht und wie all die Leidenschaften heißen mögen, die die Wahrheit scheuen, die Lüge lieben, und ihr Dasein im Dunkel der Geheimnisse fristen."

Ganz analog zu dieser Interpretation hatte Krafft-Ebing die sexuelle Perversion auf dispositioneller Basis als Krankheit von der Stilbildung „Perversität" als Laster abgegrenzt.

Die Art dieser „Disposition" blieb damals im Dunkeln. Man nahm an, dass sie einer Störung der Gehirnfunktion entsprach, wobei von dem Wiener Neuropathologen und Psychiater Meynert und Anderen angenommen wurde, dass das Stirnhirn in besonderer Weise betroffen sei. Der psychiatrischen Degenerationslehre galt sie als hereditäre Komponente.

Bedeutsam für den aktuellen Diskurs und unsere Fragestellung ist, dass in diesem traditionellen theoretischen Zugang nicht die „Sucht" bzw. das „exzessive Verhalten" als Krankheit angesehen wurde, sondern eben die Disposition, die krankhafte „Veranlagung", die im klinischen Symptom „Sucht" sichtbar wird.

b. Das Konstrukt „Süchtigkeit"

Neben der klinisch-psychiatrischen Interpretation entwickelte sich ein anthropologischer und psychodynamischer Standpunkt, dessen Vertreter eine allgemeine Persönlichkeitsdimension „Süchtigkeit" postulierten. Diese Annahme ermöglichte es, exzessive Verhaltensweisen aller denkbaren Art in den Kontext einer generellen „Suchttheorie" zu rücken. Das Konstrukt „Süchtigkeit" wurde jedoch in der Folge auch bestimmend für das psychiatrische Verständnis der Suchtphänomene und trug zur Konstitution einer interdisziplinären umfassenden Suchttheorie bei, die, nicht anders als die klassische psychiatrische Interpretation, nicht zwischen stoffgebundenen und stoffungebundenen Süchten unterscheidet.

Als Beispiele für diese Entwicklung können einige Standpunkte aufgezeigt werden, die den Wiener Diskurs zu diesem Thema charakterisierten. Wilhelm Stekel entwickelte in den 20er Jahren des 20. Jahrhunderts einen Zugang, der der aktuellen Begrifflichkeit und klassifikatorischen Zuordnung recht nahe steht, da er die verschiedenen Spielarten des süchtigen Verhaltens – einschließlich der Rauschgiftsuchten – den „Impulshandlungen" zuordnete. Er schrieb auch ausführlich über die „Komorbidität" dieser Impulshandlungen und darüber, dass zwischen den verschiedenen Impulshandlungen Verschränkungen bestehen. Zur selben Zeit definierte der bedeutende Wiener Psychoanalytiker Paul Federn „Süchtigkeit" als einen „Reaktionshabitus", der in einem „auflebenden Bedürfnis nach sofortiger Erleichterung von quälenden Seelenzuständen durch Einverleibung bestimmter Medikamente oder Hingabe an bestimmte Funktionen" besteht. Außerdem erkannte er ihr den Stellenwert einer Struktur zu, die einen gewissen Zwang repräsentiert: Das Individuum kann der Bedürfnisspannung, die es verspürt, nicht anders als durch diese Form der Erleichterung Herr werden. Wie Stekel fasste auch Federn stoffgebundene und -ungebundene Süchte in eins und meinte, dass analog zur Schlafmittelsucht auch normale Funktionen und Betätigungen zu Süchten werden, zum Beispiel zur Esslust, Schlaflust, Kauf- und Herumlauf-, auch Unterhaltungssucht. Nebenbei bemerkte er, dass auch manches „Rauchertum als gewöhnlichste für normal geltende Sucht anzusehen ist". Federn war auch vielleicht der erste Autor, der Abstinenzerscheinungen als charakteristisches Phänomen jeglicher „echten Süchtigkeit" beschrieb. Damit nahm er die Auffassung der Vertreter des aktuellen Suchtmodells behavioristischer Prägung vorweg. In nosologischer Hinsicht verstand auch Federn Suchtphänomene als prinzipiell sekundäre Erscheinungen in einem komorbiden Geschehen.

Ganz ähnlich wie Federn formulierten etwa gleichzeitig die damals auf die Suchtproblematik spezialisierten (nicht-psychoanalytischen) Autoren Gabriel und Kratzmann (1936): „Sucht ist das drängende Verlangen nach Beseitigung einer dauernden, in der Anlage der Persönlichkeit gegebenen, quälenden seelischen Gleichgewichtsstörung mithilfe äußerer Mittel", wobei sie von einer Vielzahl und großen Varianz dieser Mittel ausgingen. Unter dem Suchtbegriff vereinten auch sie demgemäß nicht nur stoffgebundene Süchte, sondern auch Erscheinungen, die „bislang als Leidenschaften galten", wie die Spielleidenschaft, sexuelle Leidenschaften und auch so genannte „Steckenpferde", d. h. die einseitige und ausschließliche Hingabe an ein bestimmtes, und meist eng umschriebenes, Betätigungsfeld (Sammelleidenschaft, Vereinsmeierei), Monomanien und Erscheinungsformen des impulsiven Irrseins) Kleptomanie, Pyromanie, Poriomanie, etc.). Dabei stellten sie die nosologische Begrifflichkeit auf den Kopf, die „Süchtigkeit" wurde von ihnen zum vorherrschenden Prinzip erklärt, die geläufige begriffliche und diagnostische Aufsplitterung in „Suchten", „Leidenschaften", „Perversionen", „Monomanien" und „Anomalien" erschien ihnen „verwirrend und der Erkenntnis hinderlich".

In ihrer Monografie über „Die Süchtigkeit" (1936) haben sie in Verfolgung dieser Auffassung dann erstmals stoffgebundene Süchte und stoffungebundene Süchte in ein gemeinsames Konzept integriert, wobei sie zwischen zwei Gruppen unterschieden: einer, die zu chemischen Mitteln greift und einer, die „seelische Reizmittel" einsetzt. Schließlich unterschieden sie „Rauschgiftsuchten" und „Tätigkeitssuchten", die auch jene Verhaltensauffälligkeiten einschlossen, die heute in ICD und DSM als „Störungen der Impulskontrolle" imponieren.

c. Allgemeine Psychopathologie

In der Entwicklung der Lehre der Psychiatrie und der Theorie einer allgemeinen Psychopathologie ist eine vergleichbare Tendenz zu beobachten. Jaspers ordnete in seiner erstmals 1913 erschienenen grundlegenden Darstellung die Süchte den „abnormen Triebregungen" zu, wobei er davon ausging, dass „Triebe unter Umständen in Suchten verwandelt" werden. Jaspers meinte, nicht anders als die erwähnten Wiener Autoren, dass die Sucht auf dem Empfinden einer abnormen Unerträglichkeit aufbaue, die durch die Sucht aufgehoben werden soll. Mit Gebsattel teilte er die Auffassung, dass jede Richtung menschlichen Interesses süchtig entarten kann, indem sie in den Dienst eines Dranges der Leere gestellt wird: neben Rauschmitteln daher auch Arbeit, Sammeln, Erwerb, Machtstreben, sentimentales Fühlen, Schönheitskult, etc. Ebenfalls wie Gebsattel, dem die frühe Bearbeitung des Verhältnisses von Sucht und Sexualität zu verdanken ist, vertrat Jaspers die Auffassung, dass alle Perversionen süchtig seien.

Diese frühen theoretischen Überlegungen blieben auch weiterhin bestimmend für das Suchtverständnis in der allgemeinen Psychopathologie (z. B. Battegay 1982).

Aktuellere Definitionen zur Psychopathologie süchtigen Verhaltens können diesem Standpunkt wenig hinzufügen. So schrieb z. B. Wanke(1991) in einem viel zitierten Aufsatz zur Begriffsbestimmung der Sucht: „Sucht ist ein unabweisbares Verlangen nach einem bestimmten Erlebniszustand. Diesem Verlangen werden die Kräfte des Verstandes untergeordnet. Es beeinträchtigt die freie Entfaltung der Persönlichkeit und zerstört die sozialen Bindungen und Chancen des Individuums."

Hinsichtlich des „Wesens der Sucht" wird hier, wie der historisierende Rückblick auf die Entwicklung des Begriffs „Süchtigkeit" zeigen sollte, nichts Neues geboten; allerdings wird eventuell der zerstörerische Charakter des Phänomens schärfer hervorgehoben. Das ist vielleicht ein genereller Wesenszug der Entwicklung der professionellen Einstellung zur Droge und zum Drogengebrauch. Der „war on drugs" hinterlässt seine Spuren und wird am Patienten zunehmend zum „war on addiction".

3.2. Nosologische Überlegungen – Die Definition des Krankheitswertes der Sucht und der „Süchtigkeit"

Das nosologische Konzept ist eine bestimmende Dimension der medizinischen Interpretation. Nach der am Kausalitätsmodell orientierten nosologischen Vorstellung hat jede Krankheit eine Ursache (man spricht von Ätiologie), die zu einer bestimmten Schädigung des Organismus führt, die wieder in spezifischen und unspezifischen Symptomen zu Tage tritt und einen krankheitstypischen Verlauf zeigt.

Aufgrund der Beobachtungen und Hypothesen über die vielschichtigen ätiologischen Bedingungen, die der klinischen Ausprägung der Süchtigkeit im Sinne einer Suchtkrankheit zugrunde liegen, wurde von Anfang an das lineare nosologische Modell zunächst unstrukturiert erweitert und schließlich vom ausformulierten Konzept der „Multikonditionalität" abgelöst. Diesem zufolge gilt heute die Suchtkrankheit als Ergebnis der wechselseitigen Beeinflussung mehrerer Bedingungskomplexe: den Wirkungen einer Droge oder eines exzessiven Verhaltens, den körperlichen und psychischen Eigenschaften und Bedingungen des Individuums und den Einflüssen der Umwelt. Bedeutung und Stellenwert des Konstrukts „Süchtigkeit" in diesem Bedingungsgefüge bleiben allerdings unklar.

3.2.1. Der nosologische Stellenwert der Süchtigkeit

Der Begriff der „Süchtigkeit", wie er in den 30er Jahren des 20. Jahrhunderts entstand, bezeichnete sowohl bei Stekel wie auch bei Federn, Gabriel und Kratzmann und den klinisch-psychiatrischen Psychopathologen eine allgemeine Dimension der menschlichen Existenz, die unter bestimmten Umständen eine pathologische Valenz annehmen kann, wobei diese Umstände verschieden interpretiert wurden. Alle drei Konzepte repräsentieren einen Frühzustand der aktuellen Auffassung von der multikausalen Ätiologie der Suchtkrankheit, da in ihnen dem Zustand der Gesellschaft der Rang eines Kausalfaktors zugewiesen wurde.

3.2.2. Der Krankheitswert der „Süchtigkeit"

Während darüber Konsens besteht, dass den psychoaktiven Stoffen in nosologischer Hinsicht der Rang einer Noxe (eines schädigenden Einflusses) zukommt, die stoffgebundene Abhängigkeit den Regeln der Nosologie entspricht und daher in diesem Fall mit Fug und Recht von „Suchtkrankheit" gesprochen werden kann, ist der Krankheitscharakter der psychischen Dimension oder Struktur „Süchtigkeit" innerhalb des wissenschaftlich-klinischen Diskurses stets umstritten gewesen. Am schärften formulierten dies Gabriel und Kratzmann (1936): „Die Süchtigkeit, wie wir sie verstehen, ist keine „Krankheit" im gewöhnlichen Sinn des Wortes, sie ist konstitutionell bedingt und kann nicht „geheilt" werden."

Ähnlich ergab sich für Jaspers (1948) die Formel vom Wesen der Süchtigkeit als unveränderbare charakterologische Bedingung: „Dementsprechend kann man sagen, dass Giftsüchtige eine ursprüngliche seelische Bereitschaft mitbringen, und dass daher zwar eine Sucht durch eine andere Sucht sich ersetzen lässt, man sich aber von keiner verlässlich befreien kann, da der Grund der Süchtigkeit unaufhebbar ist".

Trotz dieser Feststellungen, die als „therapeutischer Nihilismus" imponieren, wurde eine pathologische Ausprägung der ubiquitären Disposition zur Abhängigkeit als behandlungsbedürftiger Zustand anerkannt.

Es entstanden in diesem Kontext therapeutische Vorstellungen, die nichts an ihrer Aktualität eingebüßt haben: „Eine Therapie, die sich auf bloßen Entzug von Rauschgiften oder auf die Verhinderung an den Suchtäußerungen, also auf ein bloßes Einsperren des Patienten beschränken wollte, ist daher völlig wertlos." Und als Empfehlung bleibt dann: „...dass nur eine solche (Heilbehandlung) Aussicht auf Erfolg hat, die streng individuell vorgeht und jeden Kranken genau nach der für ihn zutreffenden Ursache seiner Sucht behandelt, die immer nur nach den tiefsten seelischen Gründen der Sucht forscht und hier einsetzt; keineswegs aber sich mit der oberflächlichen Verhinderung seiner Süchtigkeit zu betätigen begnügt, die fast stets wirkungslos bleiben muss" (Gabriel und Kratzmann 1936).

3.2.3.

Zusammenfassend kann man sagen, dass bereits die Stammväter des „erweiterten Suchtbegriffs" eine gemeinsame Basis für stoffgebundene und stoffungebundene Abhängigkeit annahmen und ausführten, dass das von ihnen beschriebene Phänomen der „Süchtigkeit" nicht die Kriterien einer klar umschriebenen pathologischen Einheit im Sinne einer Krankheit erfüllte. Aus der älteren Literatur lässt sich dementsprechend die Begründung des Status quo der Zuordnung in den diagnostischen Manualen ableiten. Ebenso wird aus diesem Rückblick deutlich, warum die stoffungebundenen Süchte bis heute nicht als eigenständige Krankheitszustände aufgelistet werden.

3.3. Die Separation zwischen stoffgebundenen und stoffungebundenen Abhängigkeiten

Die Spaltung zwischen diesen beiden klinischen Manifestationen der „Süchtigkeit" wurde offenkundig nicht innerhalb der klinischen Krankheitslehre entwickelt. Dass es dazu kam, dass die Suchtmittelabhängigkeit aus dem Bereich der allgemeinen Süchtigkeit herausgelöst und als eigenständige Krankheitskategorie formuliert wurde, ist einerseits eine Folge der Krankheitskonzepte bezüglich Alkohol (Jellinek 1960) und Morphinismus (Dole und Nyswander 1954), ist aber auch auf gesundheitspolitische Ursachen und die rechtliche und gesundheitspolitische Sonderposition der stoffgebundenen Abhängigkeit zurückzuführen. Ausschlaggebend war wohl auch, dass man einer Kategorisierung bedurfte, die die Klassifizierung der WHO widerspiegelte und dass für bestimmte substanzspezifische Krankheitssymptome stoffgebundener Abhängigkeitstypen eine adäquate Behandlung zur Verfügung stand. Insofern erfüllte die Klassifizierung den Sinn der Diagnostik: Sie baute ein generelles Verständnis auf und ermöglichte den Einsatz einer adäquaten und verfügbaren Behandlung. Das gilt allerdings nur für jene stoffgebundenen Abhängigkeiten, die spezifische körperliche Abhängigkeitssymptome einschließen. Je größer der Anteil an „psychischer Abhängigkeit" bei einer Substanzabhängigkeit ist, umso näher steht das Erscheinungsbild den stoffungebundenen Abhängigkeitsphänomenen. Auch daraus ergibt sich ein Ungenügen an den traditionell gewordenen kategoriellen Zuordnungen.

4. Grundlagen für eine Neukategorisierung

Um eine neue Klassifizierung der exzessiven Verhaltensweisen bzw. der Verhaltenssüchte als eigenständige Kategorie innerhalb des psychiatrischen Diagnosekatalogs vorzunehmen, müsste deutlich werden, dass tatsächlich neue Erkenntnisse vorliegen, die

- das „Grundstörungskonzept" und den geläufigen psychiatrischen Zugang infrage stellen,
- den eigenständigen Krankheitscharakter der psychopathologischen Phänomene der „stoffungebundenen Süchte" beweisen, bzw. auch,
- dass neue und allgemein anerkannte therapeutische Möglichkeiten mit bestätigter Wirkung gegeben sind, die durch die Neuklassifizierung zum Wohle der betroffenen Klientel besser zugänglich gemacht werden können.

Diese neuen Erkenntnisse könnten sowohl aus den Neurowissenschaften hinsichtlich der biologischen Basis der Abhängigkeiten als auch aus der psychiatrischen Nosologie und Psychopathologie und aus Berichten über Therapieerfahrungen gewonnen werden. Was ergibt nun eine Überschau über die Innovationen und Entwicklung des Erkenntnisstandes in diesen Disziplinen?

4.1. Das aktuelle Suchtmodell

4.1.1. Aktuelle Konzepte und Methoden in der neurowissenschaftlichen Suchtforschung

In der letzten Entwicklung der Suchtforschung ist das Bemühen zu orten, eine aktualisierte theoretische Vorstellung der biologisch bedingten Abhängigkeit zu entwickeln, die sich nicht auf Substanzen eingrenzt, sondern eine umfassendere Konzeption, die auch stoffungebundene Abhängigkeiten einschließen würde, ermöglichen soll. Ergebnisse, denen in dieser Hinsicht Relevanz zukommt, stammen aus der neurophysiologischen, biochemischen und molekulargenetischen Forschung zur Bedeutung der Transmittersubstanzen des „Belohnungssystems" und bestimmter Regionen des Vorderhirns für den Suchtprozess. In methodologischer Hinsicht gewinnen neue Untersuchungsmethoden im Sinne bildgebender Verfahren, wie z.B. die Positronen-Emissions-Tomographie (PET), zunehmende Bedeutung. In der Folge sollen in gebotener Kürze (und Verkürzung) einige prägnante Entwicklungen vorgestellt werden.

4.1.1.1. Forschung am dopaminergen System

Die US-amerikanische Wissenschafterin Nora Volkow entwickelte die Theorie, dass alle Abhängigkeiten einer bestimmten Funktionslage des Gehirnstoffwechsels zuzuschreiben sind, und dass alle Abhängigkeiten, sowohl jene von Drogen, Tabak und Alkohol wie auch von Sexualität, Spiel und Nahrungsaufnahme, in ätiologischer Hinsicht große Ähnlichkeiten aufweisen. Die Ergebnisse ihrer Untersuchungen mit Kokain, Amphetaminen und mit Nahrungsaufnahme (bei Fettleibigen und Kontrollpersonen) sprachen dafür, dass die Ausstattung des dopaminergen Systems die Bereitschaft zu exzessiven Erfahrungen bedingt, und dass die Dichte an Dopaminrezeptoren in einer bestimmten Region des Gehirns der entscheidende Faktor ist, ob Abhängigkeit entsteht oder nicht. Eine große Anzahl dieser Rezeptoren scheint vor Abhängigkeit zu schützen, während eine niedrige Anzahl die Entstehung von Abhängigkeit begünstigt. Dieser Teil des Theoriengebäudes, das von Volkow entwickelt wurde, kann als Bestätigung des alten bio-psychologischen Konzepts des „Sensation Seeking" von Zuckermann verstanden werden.

Die zentrale These in Volkows Annahmen über die neurobiologischen Ursachen der Sucht besagt, dass Drogengebrauch die Funktion eines Katalysators für bestimmte zerebrale Neustrukturierungen und damit für die Entwicklung eines „süchtigen Gehirns" annehmen kann. Daraus wieder resultiert, hinsichtlich ätiologischer Überlegungen und der Bewertung des Krankheitswertes der Sucht, eine Akzentuierung der Auffassung, dass die Suchtkrankheit als Ausdruck einer „Erkrankung des Gehirns" verstanden werden kann: „Drogenabhängigkeit ist eine Erkrankung des Gehirns, die jene Kreisläufe befällt, die Bestrafung und Belohnung vermitteln und hemmende Kontrolle ausüben. Als Folge dieser Krankheit gestaltet sich die Suche der drogenabhängigen Person zwanghaft, selbst wenn sie von ihrem Bewusstsein her eigentlich nicht mehr möchte und trotz der Androhung einer strengen Bestrafung, wie Haftstrafe oder Aberkennung des Sorgerechts und dem Verlust von natürlichen Verstärkern wie Familie und Freunde". (Volkow 2006, Zeugenaussage vor dem „subcommittee on crime, terrorism, and homeland security")

Diese Auffassung ergab sich für Volkow daraus, dass sie Zusammenhänge zwischen Sucht und jenen Hirnarealen zu erfassen meinte, die mit Impulskontrolle, überlegendem Denken und obsessiv-zwanghaftem Verhalten assoziiert sind. Dabei ist sie bemüht, darauf hinzuweisen, dass der Umstand, dass die gleichen Hirnregionen (die orbitofrontale Rindenregion und das vordere Zingulum) für süchtiges Verhalten und zwanghaftes und impulsives Verhalten verantwortlich zeichnen, nicht bedeutet, dass die beiden Störbilder eine Einheit repräsentieren oder miteinander vergleichbar seien. Die Definition der Sucht schließt ein Zwangsphänomen ein; die Symptome überlappen sich als Folge der

Lokalisation. Diese Theorie liest sich wie eine Bestätigung der alten Annahmen über die nebulose „süchtige Disposition", deren Wesen möglicherweise durch die Dopaminforschung aufgeklärt wurde. Interessant ist, dass in Volkows Theorie die alte psychiatrische Krankheitsdefinition reproduziert wird. Wie einst Erlenmayer meint auch sie, dass nicht die sichtbaren Phänomene des Drogengebrauches und der exzessiven Verhaltensweisen die Krankheit konstituieren: die Krankheit ist der abweichende Funktionszustand in den betroffenen Regionen des Gehirns.

4.1.1.2. Die Rolle des Azetylcholin

Der Bedeutung des Botenstoffes Azetylcholin für abhängiges und exzessives Verhalten widmet sich ein Forscherteam in der experimentellen Psychiatrie in Innsbruck. Im Kontext der Forschung zu Dopamin ergab sich bei Rattenexperimenten als Zufallsbefund, dass offenkundig in den Initialphasen der Sucht nicht Dopamin, sondern Azetylcholin der fatal wirksame Transmitter ist, wobei die Azetylcholinausschüttung spezifisch für Drogeneffekte zu sein scheint. In einer weiteren Studie ließ sich nämlich nachweisen, dass der Anstieg von Acetylcholin nur bei der Belohnung mit Drogen, nicht aber mit Futter auftritt. Die gezielte lokale Blockade der Acetylcholin-Rezeptoren im Kerngebiet des Nucleus accumbens konnte nur den Verstärkereffekt der Drogen, nicht aber den von Futter, bremsen.

4.1.1.3. Das Suchtgedächtnis

Eine Metatheorie, die im Kontext der Thesen zur biologischen Lustverankerung und der Annahme, dass übermäßige Stimulation in der betroffenen Region überdauernde Veränderung der neuronalen Strukturen bewirkt, einige Bedeutung gewonnen hat, ist die Annahme eines „Suchtgedächtnisses" (Böning 1991, 1994, 1996, 2000).

4.2. Das „Suchtmodell" als Vorhaben einer behavioristischen allgemeinen Suchttheorie

Das Suchtgedächtnis-Konstrukt und die Hypothesen, die aus der neurowissenschaftlichen Forschung abgeleitet wurden, spielen eine große Rolle für die Entwicklung einer bio-behavioristischen Suchttheorie, das in der deutschen Fachliteratur so genannte „aktuelle Suchtmodell" (Grüsser-Sinopoli 2005; Lindenmeyer 2001). In diesem Modell werden Gemeinsamkeiten und Übereinstimmungen zwischen den Störungsbildern „Abhängigkeit von psychotropen Substanzen" und „exzessive, belohnende Verhaltensweisen" im emotionalen

Erleben, auf der kognitiven Ebene, auf der Verhaltensebene sowie in der peripher-physiologischen, subkortikalen und kortikalen Verarbeitung von suchtmittelassoziierten Reizen erfasst und zu einer gemeinsamen Theorie zusammengefasst.

Als gemeinsame Basis aller „Suchtstörungen" wird in diesem Modell angenommen, dass das symptomatische Verhalten und der mit ihm verbundene Lernprozess zu einer dauerhaften neurostrukturellen Veränderung des Gehirns führt. Das Verhalten wird neurobiologisch verankert und läuft demgemäß automatisiert ab.

4.2.1. Mit dem neuen Suchtmodell verbundene therapeutische Vorstellungen

Aus dem Kreis der neurowissenschaftlichen Forschung werden Vorstellungen über die Entwicklung suchtspezifischer therapeutischer Interventionen auf Basis neurowissenschaftlicher Erkenntnisse generiert. Dabei wird darauf hingewiesen, dass die Erkenntnisse über die molekularen Verhältnisse, die der Sucht zugrunde liegen, imstande sein sollten, ein Umdenken einzuleiten, und neue Techniken, das abhängige Verhalten zu durchbrechen, ermöglichen sollten. Gemeint ist damit eine medikamentöse Manipulation der pathophysiologischen Verhältnisse. In diesem Sinn werden – analog zu aktuellen Bestrebungen in der Behandlung der Demenz und des Morbus Parkinson – „neuroprotektive" Konzepte erarbeitet, die eine quasi medikamentös-psychochirurgische Zugangsweise ermöglichen sollen: Einerseits sollen zentral wirksame Substanzen entwickelt werden, die eine Modulation des Azetylcholinstoffwechsels bewirken, sodass dieser Botenstoff seine angenommene suchtfördernde Wirkung einbüßt, für andere Aufgaben sollen Substanzen entwickelt werden, die das dopaminerge System modifizieren und die Dichte der Dopaminrezeptoren optimieren, sodass dieses Transmittersystem seine Funktion im Aufbau abhängigen Verhaltens und hinsichtlich der Störung der Impulskontrolle einbüßt. Zu diesen Aufgaben zählt die Optimierung der neuronalen Kommunikationsabläufe zwischen bestimmten Regionen des Gehirns, sowie ein steuernder Einfluss auf jene Prozesse, die Craving, konditionierte Reaktionen oder die Einschränkung beziehungsweise den Verlust der Hemmungsfunktion auslösen. Derartige Arzneimittel könnten – nach der Vorstellung von Volkow – auch in kombinierten Behandlungskonzepten, etwa in Kombination mit kognitiver Verhaltenstherapie, zum Einsatz kommen.

4.3. Neue Erkenntnisse in der psychopathologischen Bewertung der Suchtphänomene

In der psychopathologischen Forschung haben sich keine umwälzenden neuen Erkenntnisse ergeben. Auffällig wird lediglich aus dem aktuellen „Komorbiditäts-Diskurs", dass sich generell eine Umschiftung ergeben hat. Bei vielen Suchtexperten gilt nicht mehr die Sucht als „komorbides Phänomen", sondern wird vielmehr von einer „Komorbidität der Sucht" gesprochen; damit wird der Eindruck erweckt, dass ein eigenständiger Krankheitswert der Abhängigkeitsstörung bereits bewiesen wäre. Demgegenüber tritt die traditionelle Interpretation, dass die klinische Ausprägung der Abhängigkeit eher regelmäßig einer Basispathologie bedarf, in den Hintergrund. Dieser definitorische Prozess ist einerseits der Klassifizierung nach ICD oder DSM zuzuschreiben, die die Diagnose eines komplexen Störungsmusters behindert und zu fragmentierender Diagnostik verleitet, eventuell aber auch als Resultat eines Prozesses zu verstehen, in dem die Psychiatrie sich zunächst der Suchtkrankheit entäußern wollte und sich ihrer nunmehr zunehmend wieder zu bemächtigen versucht. Man kann diese Neuorientierung aber nicht als neue Erkenntnis heranziehen, um den Krankheitswert der Abhängigkeit neu zu definieren, obwohl die Frage der Komorbidität bei den stoffungebundenen Abhängigkeiten von zentraler Bedeutung für klassifizierende Vorstellungen ist.

5. Bewertung des aktuellen Erkenntnisstandes

5.1. Der Zustand und die Bedeutung der neurobiologischen Suchtforschung

Die vorhin zitierten Forschungsergebnisse könnten zur Annahme verleiten, dass der Suchtmechanismus geklärt ist: Azetylcholin vermittelt den Lernprozess, der das süchtige Drogenbedürfnis steuert (Crespo et al. 2006, 2008), und das dopaminerge System trägt einerseits zur Abhängigkeitsentwicklung bei, indem es die Drogenerfahrung mit belohnender Lust verknüpft, und steuert andererseits auch den Verlauf der Abhängigkeit, indem die Dichte der Dopamin-Rezeptoren in bestimmten Regionen des Vorderhirns darüber entscheidet, wie die Kontrollfähigkeit einer Person ausgebildet ist und inwieweit deren „Süchtigkeit" insofern organisch verankert ist, als sie aufgrund ihrer zerebralen Ausstattung hilflos ihren Impulsen ausgeliefert ist (Volkow et al. 2000, 2003). Insofern scheint auch das Dunkel, das über der „Disposition" zur Sucht lastet, gelichtet. Das

Suchtgedächtnis letztlich scheint den hartnäckigen Charakter der Abhängigkeit und die Rückfallneigung zu erklären.

Wenn es der Forschung tatsächlich gelungen wäre, alle Unklarheiten bezüglich des Wesens der menschlichen Süchtigkeit und der Suchtkrankheiten zu beseitigen, dann wäre es tatsächlich an der Zeit, den Süchten aller Art einen eigenen Platz im psychiatrischen Krankheitskatalog einzuräumen.

Aber leider lässt sich das oben angedeutete, in sich geschlossene, Suchtmodell nicht aufrechterhalten. Man muss bedenken, dass die aktuelle Forschung zwar große Fortschritte gemacht hat, aber dennoch bestimmten methodischen Problemen unterliegt, die ihre Aussagekraft einschränken (Mobbs et al. 2007), dass aufgrund der exorbitanten Kosten der neuen Methoden mit geringen Fallzahlen gearbeitet wird und, da die PET lediglich ein statistisches Bild und kein Abbild der tatsächlichen Gehirnaktivierung oder -durchblutung vermittelt, die Interpretationen von Untersuchervariablen beeinflusst („gebiast") sein können und die abgeleiteten Theorien oft recht spekulativ sind (Boeker 2007). Auch handelt es sich bei der Forschung mit bildgebenden Verfahren bei exzessiven Verhaltensstörungen um ein sehr junges Forschungsgebiet, weshalb Bedacht darauf zu nehmen ist, dass die Ergebnisse vorsichtig interpretiert werden, da die vorliegenden Daten noch nicht umfangreich genug sind, um eindeutige Aussagen treffen zu können. Auch muss noch abgeklärt werden, ob die Befundlage ausreichend spezifisch ist (Pujol et al. 2002; Kopelman et al. 2005) und wie die funktionellen Konsequenzen, der mittels der PET-Untersuchungen dargestellten neuroanatomischen Verhältnisse, zu bewerten sind.

Insgesamt haben die neuen bildgebenden Methoden zwar vermocht, den „gehirnmythologischen" Anteil der traditionellen neurobiologischen Suchttheorie zu reduzieren, haben bislang aber nicht zu einer Verfeinerung nosologischer Überlegungen geführt, da sie die alten Vorstellungen lediglich dadurch erweitern, dass sie pathophysiologische Hinweise darauf zu finden meinen, den Drogengebrauch oder bestimmte Ausprägungen exzessiven Verhaltens als Noxe im Sinne einer Ursache für dauernde Veränderungen bestimmter Hirnstrukturen definieren zu können. Insofern könnte die Auffassung sogar als konzeptueller Rückschritt angesehen werden.

Vergleichbare Einwände gelten auch für die theoretische Nutzung des „Suchtgedächtnis"-Konstruktes, dessen Kritiker meinen, dass es weit davon entfernt ist, ein brauchbares wissenschaftliches Instrument zu sein (Körkel 2005; Tretter 2000). Es wird bemängelt, dass „hinter der rhetorischen Bühne andeutungsreicher Aneinanderreihungen hirnphysiologischer, neurobiologischer und psychologischer Begrifflichkeiten" ein großes Verstehens-, Erklärungs- und Prognosedefizit erkennbar wird.

Zuletzt ist noch darauf hinzuweisen, dass etliche der Spekulationen zum Suchtmodell auf Ergebnissen von Tierexperimenten beruhen. Hinsichtlich der

Übertragbarkeit derartiger Befunde auf menschliche psychische Verhältnisse besteht bislang kein ausreichender Konsens.

Bei dieser Problemlage des Erkenntnisstandes der neurobiologischen Forschung ist es verfrüht ist, davon zu sprechen, dass eine neue „evidenzbasierte" Suchttheorie gefunden wurde.

Hinsichtlich der Bedeutung der Forschungserkenntnisse für eine Neukategorisierung der „stoffungebundenen Abhängigkeit" ist zu sagen, dass die Gemeinsamkeit, die Volkow und O'Brien im neuronalen Hintergrund aller Süchte zu finden vermeinen, in der Erkenntnis besteht, dass sowohl Substanzabhängigkeit wie exzessive Nahrungsaufnahme als Form der stoffungebundenen Süchte, in jener Region ihr somatisches Substrat finden, in der Impulskontrolle reguliert wird. Die „Gehirnkrankheit" tritt lediglich in Gestalt süchtigen Verhaltens in Erscheinung, essenziell besteht sie in einem gestörten Funktionszustand des Vorderhirns aufgrund pathophysiologischer Verhältnisse. Und dieser Funktionszustand wieder soll eine Störung der Impulskontrolle bewirken. Insofern kann die spekulative Theorie von Volkow und O'Brien nicht als Beleg für den eigenständigen Krankheitswert der Sucht herangezogen werden. Diese Auffassung erlaubt es auch nicht, eine psychiatrische Krankheitskategorie „stoffungebundene Sucht" einzuführen, sondern sie spricht eher dafür, dass man die Kategorie „Abhängigkeit" als eigenständige Krankheit generell streicht und, wie einst Wilhelm Stekel, alle Süchte als pathologische Impulshandlungen den Störungen des Trieb- und Affektlebens zuordnet. Ganz in diesem Sinn möchte Volkow zwar, dass bestimmte Spielarten exzessiven Verhaltens von besonderem Schweregrad als Geisteskrankheiten gelten sollen und schlägt vor, das exzessive Essverhalten analog zum pathologischen Spielverhalten zu klassifizieren, will aber vermeiden, dass generell stoffungebundene Süchte als psychiatrische Krankheit angesehen werden sollen.

Zusammenfassend liegt dementsprechend von Seiten der Forschung alles in allem bislang keine ausreichende Begründung für eine Neuorientierung hinsichtlich der Kategorisierung der exzessiven Verhaltensweisen als psychiatrische Krankheitseinheit vor, auch wenn im Rahmen des „aktuellen Sucht modells" aus den Ergebnissen und Spekulationen der neurowissenschaftlichen Forschung ein Krankheitskonzept der süchtigen und exzessiven Verhaltensweisen konstruiert wurde.

6. Nutzen und mögliche Risken der Klassifizierung „stoffungebundener Süchte" als eigenständige psychische Krankheitskategorie

Bei den Überlegungen zu einer neuen Klassifizierung wird bislang eine Abwägung des Nutzens und der Risken, die eine Veränderung des Status quo mit sich bringen könnte, unterlassen.

Als Nutzen wird von Befürwortern der Neuklassifizierung der „stoffungebundenen Süchte" ins Treffen geführt, dass damit der Krankheitscharakter der Sucht ins Bewusstsein gerückt und dadurch wieder der Zugang zur Therapie erleichtert wird. Volkow hat diese Argumentation aufgegriffen, als sie ausführte, dass die Aufnahme bestimmter Formen exzessiver Nahrungsaufnahme ins DSM Verständnis für den Krankheitscharakter des Verhaltens wecken und den therapeutischen Zugang erleichtern könne.

Diesen grob materialistischen Nutzen der Klassifizierung erkennt zum Beispiel auch Musalek (2008) als Notwendigkeit an, auch wenn er prinzipiell den Wert der „kategoriellen Diagnostik" die durch die Klassifikationsschemata erzwungen wird, infrage stellt: „Ein Verzicht auf die Krankheitskategorie ‚Sucht' bzw. ‚Abhängigkeitserkrankung' in den DSM-IV bzw. ICD-10 würde nämlich die Gefahr eines Rückfalls in die dunklen Anfänge des Umganges mit Suchtkranken ... bedeuten, ... wo Sucht nicht als Erkrankung, sondern noch als Delikt gesehen wurde...". Allerdings meint dann Musalek auch, dass mit dem Bekenntnis zur Notwendigkeit der Kategorien – aus letztlich gesundheitspolitischen und ideologischen Gründen – keineswegs verbunden ist, dass die davon abhängige Gestalt der Diagnostik ausreicht, einen zielführenden Umgang mit Suchtkranken, gute Prognostik und geeignete Therapiekonzepte zu garantieren.

Den Risken, bzw. denkbaren problematischen Auswirkungen der Festschreibung der „stoffungebundenen Sucht" als eigenständige Kategorie innerhalb des Katalogs psychiatrischer Krankheitsbilder, auf der Basis des aktuellen Wissensstandes, wird nur wenig Aufmerksamkeit geschenkt. Zur Bewertung dieser Risken ist es notwendig, die konzeptuelle Basis der Krankheitszuschreibung zu berücksichtigen. In der aktuellen Situation ist das Konzept, das am ehesten auch ein Krankheitsmodell anzubieten scheint und insofern der Begründung einer neuen Klassifizierung dienen kann, das neuropsychologische Konstrukt des Suchtmodells, das mit dem Prozess der süchtigen Entwicklung eine dauerhafte neurostrukturelle Veränderung des Gehirns junktimiert.

Die Fokussierung auf den somatischen, molekularen Hintergrund und die neurobiologische Verankerung der Sucht birgt jedoch nicht nur jene Chancen, mit denen ihre Proponenten argumentieren, sondern auch Risken in sich, die vor allem auch den therapeutisch-psychotherapeutischen Umgang mit den

Suchtphänomenen betreffen. Da Krankheitszuschreibungen und ihre Festschreibung in diagnostischen Manualen weitreichende therapeutische Implikationen haben können (vgl. Kemper 2008), sind aufgrund dieser theoretischen Verankerung mit der Festschreibung der nichtstoffgebundenen Süchte als Kategorie psychischer Krankheit, Probleme auf der theoretischen, der praktischen und der ethischen Ebene zu befürchten. In ihnen wird nicht berücksichtigt, dass es eventuell noch verfrüht ist, aus den Forschungsergebnissen derart weit reichende Vorstellungen über gezielte medikamentöse Eingriffe abzuleiten. Auf der praktischen Ebene kann die Fokussierung auf „suchtspezifische Behandlungsstrategien", die sich systematisch medikamentöser Manipulation neuromolekularer Prozesse und manipulativer und edukativer psychotherapeutischer Methoden bedienen wollen, zu einer Verarmung des therapeutischen Angebotes und zu einem folgenschweren Paradigmenwandel der therapeutischen Zielvorstellung von der Behandlung des suchtkranken Subjekts zur Bekämpfung der Sucht im menschlichen Objekt führen. In ethischer Hinsicht ist zu diskutieren, inwieweit die biologistische Konzeption nicht geeignet ist, neue Formen von Stigmatisierung zu generieren, die auf einer Privatisierung der Suchtphänomene und der Pathologisierung und Medikalisierung adaptiver neuronaler Vorgänge und psychodynamischer Prozesse beruhen. Peter Cohen äußerte diese Befürchtungen, als er 2002 in kritischer Weise von einer „Volkovianischen Welt" sprach, in der vom „süchtigen Gehirn" gesprochen wird, in der der Drogengebraucher nicht mehr länger ein komplexes menschliches Wesen mit einer langen Geschichte ist, und in der die „Person zum versklavten Träger eines derangierten Gehirns reduziert wird."

7. Schlussfolgerung

Werdenich und Padlesak (2000) sind in ihrem Handbuchartikel zum Schluss gekommen, dass von einer Klassifizierung der stoffungebundenen Abhängigkeit(en) unter Berücksichtigung des derzeitigen Standes der wissenschaftlichen Auseinandersetzung und unter Berücksichtigung der Art der diagnostischen Vorgangsweise, die durch das ICD-10 oder das DSM-IV vorgegeben ist, abzuraten ist.

Ähnlich schlug Kemper (2008) in seinen Reflexionen zu dieser Thematik vor, aufgrund theoretischer Unklarheiten auf eine zwingende Kategorisierung exzessiven Verhaltens als Sucht zu verzichten. Insbesondere sollte, aufgrund des derzeitigen Kenntnisstandes zu den verschiedenen zusammenwirkenden Ursachen bei der Suchtentstehung, der individuellen Betrachtung des Betroffenen der Vorrang gegenüber einer Einheitsdiagnose gegeben werden. Diese

Auffassung scheint nach der kritischen Revision des Kenntnisstandes durchaus gerechtfertigt, versteht sich aber, bedenkt man die Positionierungen der Suchtexperten, nicht von selbst und muss entsprechend begründet werden.

7.1. Die Vorteile der geläufigen Praxis

Die geläufige Vorgangsweise, die stoffungebundenen Abhängigkeiten anderen Kategorien psychischer Störung zuzuordnen, eröffnet die Möglichkeit, eine diagnostische Zuordnung zu treffen, die der Komplexität der Suchtphänomene dadurch gerecht wird, dass man nicht von einem „Entweder-Oder" ausgeht, sondern im einzelnen Fall Dimensionen des exzessiven Verhaltens, des Zwangs, der Impulskontrollstörung und der Süchtigkeit nebeneinander und in Verschränkung erkennt und in der Beurteilung berücksichtigt. Dies scheint in einer Situation, die durch die zunehmende Spezialisierung der therapeutischen Zugangsweisen und Interventionsstrategien charakterisiert ist, notwendig, um die erforderliche breite Palette therapeutischer Maßnahmen zu garantieren.

Wie vorhin aufgezeigt, gilt als wichtigste Begründung der Verfechter einer Neuordnung der Suchtdiagnostik, die Annahme, dass damit der Krankheitscharakter der Sucht ins Bewusstsein gerückt wird und dadurch wieder der Zugang zur Therapie erleichtert wird. Diese Bedeutung ist eventuell in diesem Diskurs überschätzt. Die Krankheitszuschreibung hat noch nie entstigmatisierend gewirkt, sondern lediglich den Fokus der Stigmatisierung verschoben.

Grundsätzlich darf nicht infrage gestellt werden, dass Sucht-„krankheit" als behandlungsbedürftiger Zustand erfasst wird und dass ein Ziel darin bestehen muss, Behandlung zu optimieren und zugänglich zu machen. Darüber hinaus muss aber auch bedacht werden, wie der Krankheitscharakter der Sucht definiert wird, welche Mittel als „Therapie der Wahl" gelten und ob der therapeutische Zugang Individualisierung der Behandlung und Diversifizierung der Methoden ermöglicht. In diesem Kontext birgt die derzeit dominierende biologistische Ausrichtung der Suchtforschung und die daraus abgeleitete „suchtspezifische" Behandlung im Sinne einer gezielten medikamentösen Einflussnahme auf neurobiologische Parameter und verhaltensmanipulierender Psychotherapie Probleme in sich, die eine allzu breite Zuordnung von PatientInnen zu einer neuen psychiatrischen Kategorie „stoffungebundene Abhängigkeit" recht problematisch erscheinen lassen würde. Insofern sind die Bedenken, die Kemper (2008) äußerte, voll zu unterstreichen. Er betonte, dass die Gefahr nicht unterschätzt werden sollte, dass eine „frühzeitige Zuordnung impulsiven/exzessiven Verhaltens zu den Suchtstörungen und die Einleitung einer „suchtspezifischen" Behandlung den Blick auf einen weiteren Behandlungsbedarf für komorbide Störungen verstellt". Man sollte vielleicht korrigieren: Es wird nicht lediglich der Blick auf „komorbide Störungen" verstellt, sondern auf die Komplexität der Suchtkrankheit als Erkrankung der Gesamtpersönlichkeit und eben nicht nur des Gehirnes, die auf einer Verschränkung biologischer Prädisposition, verschiedener – nebeneinander und miteinander bestehender – psychopathologischer Konditionen und lebensgeschichtlicher und umweltbedingter Einflüsse, aufbaut.

Ich selbst habe 1991 im Rahmen jener Tagung in Tutzing, bei der Böning vielleicht erstmals sein Konzept des Suchtgedächtnisses in einem größeren Kreis zur Diskussion stellte, die Auffassung vertreten, dass sich die Suchtforschung nicht den Erkenntnissen der neuen neuropsychologischen Forschung entziehen kann und soll. Damals schlug ich vor, dass man diese Erkenntnisse mit den Ergebnissen der psychodynamischen und der lerntheoretischen Forschung in Bezug bringen sollte, um zu einer Neubestimmung der mehrdimensionalen Suchttheorie zu gelangen. Dabei war mir – ausgehend von meinem psychodynamischen Grundverständnis – wichtig, darauf hinzuweisen, dass sich aus einer derartigen Neubestimmung Implikationen für die therapeutischen Zielvorgaben ergeben könnten. Dabei dachte ich damals besonders an eine Relativierung des Abstinenzparadigmas in Anbetracht der Möglichkeit, dass in bestimmten Fällen die „Bekämpfung der Sucht" am einzelnen Patienten andere autodestruktive Tendenzen in den Vordergrund treten lassen könnte. Diesen Einwand möchte ich aufrecht erhalten – und wegen der, gegen die neurophysiologischen Determinanten der Süchtigkeit gerichteten, „suchtspezifischen" medikamentösen Vorstellungen noch verschärfen.

Bevor daran gedacht werden kann, den kategoriellen Rang der Suchtphänomene neu zu bestimmen, muss ein Diskurs stattfinden, an dem sich nicht nur die Verfechter des gerade aktuellen Suchtmodells beteiligen, sondern die Vertreter aller Zugänge, die bislang zur Entwicklung eines theoretischen Verständnisses der Suchtphänomene und zur Behandlung der Suchtkrankheiten beigetragen haben; das heißt, Vertreter des anthropologischen Zuganges, der humanistischen Schulen, der Systemtheorie und der Tiefenpsychologie und der außermedizinischen Disziplinen. In diesem Kontext müssten auch die therapeutischen Vorstellungen, die aus der neurowissenschaftlichen Forschung generiert werden, diskutiert werden und ihr Wert und Rang innerhalb des Spektrums therapeutischer Angebote definiert werden.

Nur auf diesem Weg kann ein neues Suchtmodell entstehen, das neue Erkenntnisse bewertet und berücksichtigt, nicht aber gleichzeitig einen Verzicht auf sich als brauchbar und notwendig erwiesene Konzepte mit sich bringt, den Blick auf die Bedeutung der Sucht im Einzelfall verstellt und insgesamt eine radikale Einschränkung der Komplexität des Umganges mit den Suchtphänomenen bewirkt. Dieser Diskurs ist leider bisher erst ansatzweise zu orten.

Kemper (2008) führt aus, dass man sowohl bei der Bewertung exzessiv erscheinenden Verhaltens als auch um zu sinnvollen Therapieentscheidungen zu gelangen, nicht auf eine differenzierte und differenzierende diagnostische Vorgangsweise verzichten kann. In jedem einzelnen Fall ist abzuklären, ob es sich um eine primäre oder sekundäre Störung handelt, welche Art der Komorbidität vorliegt, welche Bedingungen zur Entstehung des Verhaltens beigetragen haben, welche Auslöser und Konditionierungen zu finden sind, auf welche Weise sich die „Störung der Impulskontrolle" manifestiert und welche psychoökonomische Bedeutung und Funktion dem süchtigen Verhalten zuzuordnen ist.

Einer derartigen differenzialdiagnostischen Vorgangsweise stellt die aktuelle Klassifikation, die eine differenzierte diagnostische Zuordnung süchtiger Verhaltensweisen zu verschiedenen Kategorien ermöglicht, sicherlich günstigere Bedingungen zur Verfügung, als die Konstituierung nichtstoffgebundener Süchte als eigenständiges psychiatrisches Krankheitsgeschehen in der aktuellen Gestalt der internationalen Diagnoseschemata, die den ätiologischen Hintergrund vernachlässigen und den diagnostischen Prozess auf die Erfassung von recht unspezifischen Merkmalsbündeln reduzieren, die wenig mit den psychischen Bedingungen der Suchtkrankheit zu tun haben und außerdem im Katalog der sozialbezogenen Merkmale dem jeweils aktuellen gesellschaftlichen (Kontroll-)Standpunkt verpflichtet sind.

8. Literatur

Battegay R (1982) *Vom Hintergrund der Süchte*, 4. Aufl. Blaukreuz, Bern

Boeker MM-A (2007) *Neurotransmitterkonzentrationen im anterioren Zingulum und Zerebellum von Patientinnen mit Borderline-Persönlichkeitsstörung: Eine MR-Spektroskopiestudie*. Inaugural-Dissertation zur Erlangung des Medizinischen Doktorgrades der Medizinischen Fakultät der Albert-Ludwigs-Universität Freiburg im Breisgau

Böning J (1991) *Zur Neurobiologie und Psychopathologie süchtigen Verhaltens*. In: Wanke K, Bühringer G (Hrsg.) op. Cit. 1991

Böning J (1994) *Warum muss es ein „Suchtgedächtnis" geben? Psychopathologische Empirie und neurobiologischer Zugang*. In: Trabert W, Ziegler B (Hrsg.) Psychiatrie und Zeitgeist. Profil, München, S 53–64

Böning J (1996) *Warum muss es ein „Suchtgedächtnis" geben? Klinische Empirie und neurobiologische Argumente*. Sucht 40: 244–252

Böning J (2000) *Stellungnahme zu den kritischen Anmerkungen zum Konstrukt „Suchtgedächtnis"*. Sucht 46: 281–283

Bruno BA (2008) *Obesity and Brain Disorder. Letter to the editor*. Am J Psychiatry 165: 138

Chambard (1893) *Les Morphinomanes*. Paris, Rueff

Crawford R (1980) *Healthism and the medicalization of everyday life*. Int J Health Serv. 10(3): 365–88

Cohen P (2004) *Bewitched, bedevilled, possessed, addicted. Dissecting historic constructions of suffering and exorcism.* Presentation held at the London UKHR Conference, 4–5 March 2004

Crespo JA, Stöckl P, Zorn K, Saria A, Zernig G (2008) *Nucleus Accumbens Core Acetylcholine is Preferentially Activated During Acquisition of Drug – vs Food-Reinforced Behavior.* Neuropsychopharmacology. 2008 Apr 16, [http://dx.doi.org/10.1038/npp.2008.48]

Crespo JA, Sturm K, Saria A, Zernig G (2006) *Activation of Muscarinic and Nicotinic Acetylcholine Receptors in the Nucleus Accumbens Core Is Necessary for the Acquisition of Drug Reinforcement.* The Journal of Neuroscience, May 31, 2006, 26(22): 6004–6010

Erlenmayer A (1887) *Die Morphiumsucht*, 3. Aufl. Heuser, Berlin

Federn P (1935) *Zunahme der Süchtigkeit.* In: Psychoanalytischer Almanach, S 54–60

Flick U, Hoefert HW, Rosemayer HP (2004) *Stoffungebundene Süchte.* Reinhardt, München

Gabriel E, Kratzmann E (1936) *Die Süchtigkeit.* Neuland, Berlin

Gebsattel VE (1932) *Süchtiges Verhalten im Gebier sexueller Verirrungen.* In: Prolegomena einer medizinischen Anthropologie. Springer, Berlin/Heidelberg

Gerard J (o.J.) *La Grande Neurose.* Marpon, Paris

Giese H (1958) *Der homosexuelle Mann in der Welt.* Enke, Stuttgart

Grüsser-Sinopoli SM (2005) *Lerntheoretischer Erklärungsansatz zur Entstehung und Aufrechterhaltung von abhängigem Verhalten: empirische Erhebungen des Verlangens, Habilitationsschrift.* Berlin-Charite

Grüsser-Sinopoli SM, Thalemann R (2006) *Computerspielsüchtig? Rat und Hilfe.* Huber, Bern

Grüsser-Sinopoli SM, Thalemann CN (2006) *Verhaltenssucht: Diagnostik, Therapie, Forschung.* Huber, Bern

Guimbail H (1892) *Les Morphinomanes.* Baillicre, Paris

Hand I (2004) *Negative und positive Verstärkung bei pathologischem Glücksspielen: Ihre mögliche Bedeutung für Theorie und Therapie von Zwangsspektrumsstörungen.* Verhaltenstherapie 2004; 14, S 133–144

Jaspers K (1948) *Allgemeine Psychopathologie.* Springer, Berlin/Heidelberg: (1. Auflage, Berlin 1913)

Kemper U (2008) *Annäherung an den Suchtbegriff.* In: DHS (Hrsg.) Jahrbuch Sucht 08. Neuland, Geesthacht

Kopelman A, Andreasen NC, Nopoulos P (2005) *Morphology of the Anterior Cingulate Gyrus in Patients With Schizophrenia: Relationship to Typical Neuroleptic Exposure.* Am J Psychiatry 162: 1872–1878

Körkel J (2005) *Willensfreiheit – Eine nützliche Illusion in der Psychotherapie. Zwischen freiem Willen und biologischem Determinismus.* In: Fontane-Klinik Motzen (Hrsg.) Willensfreiheit – eine nützliche Illusion in der Psychotherapie. Fachtagung vom 1.9.2004. Mittenwalde

Liao YC, Liu RS, Lee YC, Sun CM, Liu CY, Wang PS, Wang PN, Liu HC (2003) *Selective hypoperfusion of anterior cingulate gyrus in depressed AD patients: a brain SPECT finding by statistical parametric mapping.* Dementia Geriatr Cogn Disord, 16(4): 238–44

Lindenmeyer J (2001) *Neue Erklärungsansätze zur Behandlung von Verlangen nach Alkohol;* In: Dohrenbusch R, Kaspers F (Hrsg) *Fortschritte der Klinischen Psychologie und Verhaltensmedizin.* Pabst Publishers, Lengerich, S 147–162

Lindenmeyer J (2004) *Vom allgemeinen Defizitmodell zum situationsspezifischen Rückfallrisiko – Anmerkungen zur Sucht-Neurose-Debatte.* Verhaltenstherapie 2004; 14, S 145–146

Mobbs D, Lau HC, Jones OD, Frith ChD (2007) *Law, Responsibility, and the Brain.* PLoS Biology, 5(4): e103

Morgan S (2006) *A Question for Dr. Volkow.* Posted in Speakeasy Main by on Mon, 09/11/2006

Musalek M (2005) *Unser therapeutisches Handeln im Spannungsfeld zwischen Warum und Wozu – Krankheitskonzepte und ihre Auswirkung auf die tägliche Praxis.* In: Wr. Z. Suchtforschung Jg 28: 5–22

Pujol J, Lopez A, Deus J, Cardoner N, Vallejo J, Capdevila A, Paus TV (2002) *Anatomical Variability of the Anterior Cingulate Gyrus and Basic Dimensions of Human Personality.* NeuroImage Volume 15, Number 4: 847–855(9)

Regnier L (1890) *Intoxication chronique par la Morphine.* Lecrosnier, Paris

Roth K (2007) *Sexsucht,* 2. Aufl. Ch. Links, Berlin

Springer A (1991) *Trauma und Affekt als Hintergrund süchtiger Entwicklung.* In: Wanke K, Bühringer G (Hrsg.) op. cit.

Stekel W (1922) *Impulshandlungen.* Urban und Schwarzenberg, Berlin/Wien

Tretter F (2000) *Anmerkungen zum Konstrukt „Suchtgedächtnis".* Sucht, 46: 276–280

Volkow ND, Hitzemann R, Wang G-J, Fowler JS, Wolf AP, Dewey SL (1992) *Longterm frontal brain metabolic changes in cocaine abusers.* Synapse 11: 184–190

Volkow ND, Ding Y-S, Fowler JS, Wang G-J (1996a) *Cocaine addiction: hypothesis derived from imaging studies with PET.* J Addict Dis 15: 55–71

Volkow ND, Wang G-J, Fowler JS, Logan J, Hitzemann RJ, Ding Y-S, Pappas NS, Shea C, Piscani K (1996b) *Decreases in dopamine receptors but not in dopamine transporters in alcoholics.* Alcohol Clin Exp Res 20: 1594–1598

Volkow ND, Fowler JS (2000) *Addiction, a disease of compulsion and drive: Involvement of the orbitofrontal cortex.* In: Cerebral Cortex, Vol. 10, No 3: 318–325

Volkow ND, Fowler JS, Wang G-J (2003) *The addicted human brain: insights from imaging studies.* J.Clin.Invest.111(10): 1444–1451

Volkow ND, Wise RA (2005) *How can drug addiction help us understand obesity?* Nature Neuroscience 2005; 8: 555–60

(Volkow, N.D.) *Addiction Research Moves Beyond the Pleasure Pathway New Treatment Approaches Target Multiple Brain Systems*

Volkow ND, O'Brien CP (ed.) (2007) *Editorial: Issues for DSM-V: Should Obesity Be Included as a Brain Disorder?* Am J Psychiatry 164 (5): 708–710

Wang G-J, Volkow ND, Logan J, Pappas NR, Wong CT, Zhu W, Netusil N, Fowler JS (2001) *Evidence of brain dopamine pathology in obesity.* Lancet 357: 354–357

Wanke K, Bühringer G (1991) *Grundstörungen der Sucht.* Springer, Berlin/Wien

Werdenich W, Padlesak S (2000) In: Beiglböck W, Feselmayer S, Honemann E (Hrsg.) *Handbuch der klinisch-psychologischen Behandlung*, 2. Aufl. Springer, Wien

Medical News Today, 16 May 2007: NIDA: *Brain Images Offer Clues About Addiction, Obesity, Mental Illness, And Adolescent Behavior*

Neurobiologie der Glücksspielsucht

Jobst Böning und Sabine Grüsser-Sinopoli*

1. Aufriss zum Problem

Glück – Spiel – Sucht: Diese drei zunächst kategorial ganz unterschiedlichen, aber in der Evolution von Gehirn besitzenden Lebewesen irgendwie doch miteinander in Beziehung stehenden Begriffe sollen allein durch ein begriffliches Aneinanderreihen eine Krankheitsentität „Glücksspielsucht" hergeben können? Immerhin legen der klinisch-empirische Erkenntnisstand zur (Neuro-)Psychopathologie der Glücksspielsucht (Böning 1999) und die auf unterschiedlichen Untersuchungs- und Funktionsebenen gewonnenen Forschungsergebnisse aus der biopsychologischen Lerntheorie und systemischen Neurobiologie nahe, dass im Rahmen eines integrativen Modells zur Entstehung und Aufrechterhaltung süchtigen Verhaltens gleichermaßen stoffgebundene wie nichtstoffgebundene Süchte in denselben zentralnervösen Mechanismen verankert sind (Potenza 2001, 2006; Böning 2005; Böning und Grüsser-Sinopoli 2008).

1.1. Dynamische Entwicklung im bio-psycho-sozialen Suchtmodell

Dabei kommt auch unter Berücksichtigung interagierender psychischer, soziostruktureller, kulturanthropologischer sowie biologischer (Petry 2003; Meyer

---

* ehem. Leiterin der Medizinischen Psychologie und Medizinischen Soziologie an der Klinik und Poliklinik für Psychosomatische Medizin und Psychotherapie der Johannes Gutenberg-Universität Mainz (verstorben am 3.1.2008)

und Bachmann 2005; Grüsser und Thalemann 2006) und genetischer (Tsuang und Lyons 2002; Xian et al. 2007) Einflussfaktoren neuroplastischen Lern- und Prägeprozessen von kognitiv-emotionalen Verarbeitungsmustern im jeweils individuellen „set" und „setting" eine zentrale Bedeutung zu. Sehr wahrscheinlich wird in den Gehirnen unterschiedlicher Menschen je nach individueller Vulnerabilität die entsprechende emotional modifizierte Lerngeschichte in verblüffend ähnlicher Weise verarbeitet und abgespeichert. Zudem trachtet nach Roth (2007) das Gehirn immer danach, „Dinge zu automatisieren, Gewohnheiten auszubilden, und besetzt dies mit deutlichen Lustgefühlen."

Selbst kognitiv-behaviorale Entstehungskonzepte süchtigen Verhaltens, wie Modelle der kognitiven Etikettierung und der positiven Erwartungen oder Hypothesenkonstrukte, wie das duale Affektmodell und das kognitive Prozessmodell mit Automatisierung des süchtigen Verhaltens (Grüsser und Thalemann 2006), sind nur im Zusammenhang mit neurobiologischen Vorgängen im (sub-)molekularen Bereich und in den verhaltensbiologischen Hirnregelkreisen zu verstehen (vgl. Nestler 2002). Hier werden Informationsverarbeitungs-, Entscheidungs- und Gedächtnisprozesse als syndromkonstituierende Mechanismen für individuell gelerntes süchtiges Verhalten angesehen (Böning 2001, 2005).

1.1.1. Vom Symptom „Problemspielen" zum Syndrom „Glücksspielsucht"

Klinisch unterliegt der unterschiedlich lange Weg von einer zunächst willentlich zugelassenen „Spiellust" über eine sich zunehmend einschleifende „Spielgewohnheit" als Leidenschaft bis zur finalen Entwicklung einer manifesten Glücksspielsucht einer Reihe sich gegenseitig modifizierender Einfluss- und Prägefaktoren. Vor allem Kellermann (1987) und Meyer und Bachmann (2005) haben aufgrund empirisch-klinischer Erfahrungen eine pragmatische, aber keineswegs immer geradlinig verlaufende, *dreiteilige Stadieneinteilung* in der Entwicklung einer behandlungsbedürftigen Glücksspielsucht abstrahiert, wobei das Geschehen auf jeder Stufe stecken bleiben kann.

Zu Beginn steht das harmlos gestartete *Gelegenheits- oder Problemlösungsspielen* mit positivem Erleben, gesteigertem Selbstwertgefühl, Gewinnfantasien mit unrealistischem Optimismus und Entlastungscharakter (positives Anfangsstadium – „Gewinnphase"). Im zweiten *kritischen Gewohnheitsstadium* („Verlustphase") liegt mit zunehmender Risikobereitschaft, gesteigerter Spielintensität, wachsenden beruflichen und sozialen Konflikten mit Realitätsverleugnung sowie Chasing ein grenzpathologisches Spielen vor. Aus diesem kann sich unmerklich fortschreitend das dritte *Suchtkrankheitsstadium* („Verzweiflungsphase") mit Kontrollverlust, sozialem Abstieg mit Persönlichkeitsveränderungen und illegalen Handlungen sowie Hoffnungslosigkeit mit gesteigerter Suizidalität entwickeln. Hier läuft das inzwischen neurobiologisch verankerte Spielsuchtverhalten reflexartig nur noch zur „Betäubung mit dem Ziel der Realitätsflucht" oder zur Abwehr von drohenden Entzugssymptomen ab (Kellermann 1987).

1.2. Gemeinsamkeiten stoffgebundener und nichtstoffgebundener Süchte

Deshalb muss gerade die sog. psychische Abhängigkeitsdimension – die eigentliche „Süchtigkeit" im Erleben und Verhalten – als substanzunabhängig aufgefasst werden. Folgerichtig haben sich Begrifflichkeiten, wie „Verhaltensabhängigkeit" („behavioral dependence") im angloamerikanischen (Holden 2001; Rosenthal 2003; Shaffer und Kidman 2003; Petry 2006; Potenza 2006) und „Verhaltenssucht" – insbesondere für den Prototyp der Glücksspielsucht – im deutschen Sprachraum (Petry 2003; Meyer und Bachmann 2005; Grüsser und Thalemann 2006) zunehmend etabliert. Aber schon vor Jahrzehnten war unter dem Synonym der „Tätigkeitssucht" (Gabriel) postuliert worden, das allgemeine Phänomen Sucht besser an den nichtstoffgebundenen als an den stoffgebundenen Formen zu studieren (Gabriel 1962; Bochnik und Richtberg 1980; Wanke 1987).

Die Gemeinsamkeiten sind jedenfalls wesentlich ausgeprägter und die Unterschiede weitaus geringer, als viele Kritiker dieses Konzeptes glauben. Die Fokussierung auf Suchtmittelabhängigkeiten mit allen einseitig richtunggebenden hirntoxischen Systemschäden und Folgestörungen verstellt eher den Zugang für den eigentlichen Kern süchtigen Verhaltens in „reiner Form" (Wanke 1987). Bereits Erlenmeyer hatte 1887 auf die Wesensgleichheit – gemeint war die „innere Verwandtschaft" – von Morphinsucht, Kokainsucht, Trunksucht und Spielsucht hingewiesen und Wiesenhütter (1974) vermutete „weniger die Trunksucht als vielmehr die Spielsucht" als die primäre „Ursucht".

Dieses Argument trifft auch auf die klinische Beobachtung zu, dass sowohl der Zusammenhang zwischen Stress bzw. Stresserleben (Friedland et al. 1992; Coman et al. 1997; Sharpe 2002; Grüsser et al. 2005) als auch das sehr häufige Auftreten von psychiatrisch komorbiden Störungen *gleichermaßen* bei stofflichen Süchten wie bei der Glücksspielsucht (Slutske et al. 2000; Dannon et al. 2004; Potenza et al. 2005) vorkommen. Hier wirkt die „Umfunktionalisierung" des Glücksspiels als alleiniges Mittel zur Gefühlsregulation (Ricketts und Macaskill 2003) genau so wie ein stoffliches Suchtmittel. Auch das signifikant erhöhte Auftreten von traumatischen – und selbstverständlich auch neuroplastisch früh in noch reifenden Gehirnen engrammierten – Kindheitserlebnissen bei pathologischem Glücksspielverhalten (Scherer et al. 2007) ist unspezifisch wie bei stoffgebundenen Süchten oder anderen psychiatrischen Erkrankungen.

1.3. Psychophysiologie, Bildgebung und neuronales Verhalten

Weiterhin deuten verschiedene neuropsychologische und neurokognitive Befunde sowie aktuelle Forschungsergebnisse psychophysiologischer Studien (Grüsser 2005; Crockford et al. 2005; Grüsser et al. 2005; Mörsen et al. 2009) und Neuroimaging-Studien (u. a. Potenza et al. 2003a,b; Reuter et al. 2005) auf eine Übereinstimmung der Mechanismen bei stoffgebundener Sucht und der klassischen Verhaltensabhängigkeit Glücksspielsucht hin. Allerdings bleibt bei der nur vordergründigen „Überzeugungskraft der faszinierenden bunten Bilder" kritisch anzumerken, dass die bislang nicht geschlechtsspezifisch erhobenen Befunde aufgrund unterschiedlicher Reizparadigmen nur begrenzt vergleichbar sind. Vorerst handelt es sich nur um wenig spezifisch aussagefähige, da nur relativ grobe Vorher-Nachher-Vergleiche in den gemessenen Hirnaktivierungsmustern.

Da mentale Prozesse ihrer Natur nach bisher nicht separierbar sind, lassen sich in den Untersuchungen z. B. Aufmerksamkeits-, Wahrnehmungs- und Gedächtnisfunktionen nicht eindeutig voneinander trennen. Allerdings zeichnet sich immer deutlicher eine Konsistenz zwischen bestimmten neuroanatomischen Arealen und einzelnen Hirnfunktionen ab. Tierexperimentell ist inzwischen mittels genetischer Protein-Markierung die „Messung" des unmittelbaren Lernens im Millisekundenbereich möglich geworden (Livet et al. 2007). Außerdem weisen Spielexperimente mit bekanntlich „neugierigen" und „spielfreudigen" Ratten zu Auswirkungen des Spiels auf die Gehirnfunktion darauf hin, dass es bei den Tieren in der Spielgruppe zu einem Anstieg des hirneigenen Wachstumsfaktors für Nervenzellen (BDNF-mRNA) im frontalen Kortex und den Mandelkernen kommt (Gordon et al. 2003).

Dies ist deshalb so interessant, als es sich bei den beiden Hirnregionen um solche handelt, die für kognitive Planungsprozesse sowie für affektive und soziale Verarbeitungsprozesse eine große Rolle spielen. Denn gerade die Verbindungen zwischen Mandelkernen und frontalem Kortex sorgen beim Menschen für die Regulation und Kontrolle von Emotionen, worauf entsprechende Befunde der Bildgebung hinweisen (Spitzer 2005). Spielen allgemein scheint also ein „Erfahrung erwartender und ermöglichender Prozess" zu sein, der Lernen nicht nur direkt bewirkt, sondern auch für nachfolgendes Lernen gleichsam den neuronalen Boden bereitet (Spitzer 2008). Insgesamt scheinen die neuronalen Transformationsprozesse der kognitiv-emotionalen „limbischen Schleife" (Robbins und Everitt 2002) die „Eintrittsstellen" und Umschaltstellen zu sein, in denen somatosensorische, visuelle, auditive und andere komplexe Signale aus den Assoziationsarealen der Großhirnrinde in das limbische System weitergeleitet und in kognitionsgebundene Emotionen übersetzt werden (Aggleton und Mishin 1986; Mumford 1991).

1.4. Der leidige Dissens „Zwang" oder Sucht

Auch die nie enden wollende und immer wieder neu aufgelegte Kontroversdiskussion „Sucht oder Zwang" scheint trotz eigentlich klarer anthropologischer und psychopathologisch-phänomenologischer Trennschärfe im Lichte neuropathoplastischer Symptomgenese weitgehend auflösbar zu sein. Kritiker des Konzeptes von Verhaltenssüchten postulieren besonders auch die Nähe glücksspielsüchtigen Verhaltens zu den „Zwangsspektrumsstörungen" (Hand 2004) aufgrund einer gemeinsam (serotonerg) gestörten Impulskontrolle. Für die Aufrechterhaltung eines in der Syndromgenese über neuronale Konditionierungs- und Bahnungsprozesse gelernten und schließlich autonom werdenden Verhaltens (Böning 2005) ist indes anzunehmen, dass dies durch *permanent exzessive belohnungssuchende* Verhaltensweisen (Grüsser et al. 2005) ausgelöst wird.

Es ist nämlich zwischen *initial ich-syntonem* verstärkendem (süchtigem) Belohnungsverhalten und finalem *ich-dystonem* „zwanghaften Sich-so-Verhalten-Müssen" zu differenzieren (Böning 1991). Offenbar kann Letzteres inzwischen „impulsgestört-zwanghaft" anmutendes Verhalten durch langfristige repetitive Aktivierung und Hemmung derselben orbitofronto-striato-thalamischen Hirnregelkreise in Gang gesetzt werden, die auch an der Entstehung von primären Zwangssymptomen beteiligt sind (Heinz 1999; Volkow und Fowler 2000).

2. Mechanismen der Entstehung und Aufrechterhaltung süchtigen Verhaltens

Als hochkomplexe Kommunikationszentrale zwischen *innerorganismischem Mikrokosmos* des Individuums und seinem *Makrokosmos im sozialen Feld* sowie in der Funktion als *initial* personale Entscheidungsinstanz stellt sich folgende Frage: Wie geht dieses menschliche Gehirn damit um, ob und wie lange gezielt angestrebte Befindlichkeitsmanipulation „ungestraftes Glück des Augenblicks" bleibt? Oder unter welchen individuell prägenden Bedingungen klinisch manifest gewordene Sucht nach einer gewissen Zeit als so tief in die hirnphysiologische Funktionsstruktur „verleiblicht" ist, dass sie als „Panne der Natur" einen schwerwiegenden Unfall bei der fehlgeschlagenen Suche nach dem Glück darstellt?

Unser Gehirn ist nämlich einerseits ein entwicklungsgeschichtlich sehr altes und instinktgeleitetes (z. B. für vielfältige Funktionen überlebenswichtiger Verstärkungen) und gleichzeitig prädestiniertes (z. B. für die archaischen Phänomene Furcht und Schmerz), andererseits ein nach allen Seiten hin offenes biologisches Lernsystem. Dies gilt insbesondere für die phylogenetisch jüngere Fähigkeit zum Lustgewinn (Ploog 1986). Deshalb können sich alle emotional-affektiv getönten Erfahrungen und Kognitionsstile aus dem Alltag einer Suchtbiografie durch gezielte Beeinflussung (einseitig exzessive Belohnung) verhaltensspezifischer neuronaler Regelkreise als nicht mehr löschbare Erinnerungsprogramme, bis hin zu einem jeweils individuell geprägten *Suchtgedächtnis* (Böning 1992, 1994, 2001, 2005), einschleifen.

Die *belohnende* sowie *stress-* und *gefühlsreduzierende Wirkung* der *Befindlichkeitsmanipulation* (durch ein Suchtmittel oder eine exzessive Handlungswiederholung) wird in bestimmten – im Verlauf einer Suchtentwicklung dann alltäglichen – Situationen gelernt und erinnert. Diese gefühlsregulierende Funktionsweise verankert sich fest in den Kognitionen und somit auch in den Grundannahmen (z. B. „nur Spielen hilft mir..."). Alternative Verhaltensweisen, um Gefühle zu regulieren (z. B. Stressverarbeitungsstrategien) fallen ungenutzt dem Vergessen anheim bzw. werden erst gar nicht erlernt. Durch die einseitig richtunggebende Bedeutung wird das exzessive süchtige Belohnungsverhalten zur wichtigsten Aktivität des Betroffenen und dominiert Denken, Gefühle und übriges Verhalten (Böning und Grüsser-Sinopoli 2008).

2.1. Neurobiologische Lernprozesse

Es werden verschiedene Arten des Lernens diskutiert, wobei diese natürlich auch auf die formbare neuronale Plastizität treffen. Neben dem *Lernen am Modell* (z. B. die Eltern haben ebenfalls Suchtmittel konsumiert oder Glücksspiele getätigt) wird vor allem der *erlernten positiven Substanz(Handlungs-)wirkung* und der daraus resultierenden *Wirkungserwartung* eine besondere Bedeutung bei der Identifizierung der involvierten psychobiologischen Mechanismen zugemessen (Berridge und Robinson 1998; Grüsser et al. 1999). In zahlreichen Untersuchungen aus den letzten Jahren spielen insbesondere zwei Arten des Lernens – die *klassische* und die *operante Konditionierung* – eine wesentliche Rolle, um die zugrunde liegenden Mechanismen einer süchtigen Entwicklung zu erklären.

2.1.1. Operante Konditionierung

Das Modell der *operanten Konditionierung* hat maßgeblich zur Entstehung süchtigen Verhaltens beigetragen. Nachdem das süchtige Verhaltensmuster ausgeführt wurde, wirkt der angenehme Suchtmitteleffekt oder der entsprechende Handlungseffekt (z. B. Euphorie) belohnend – also (positiv) verstärkend – auf das Verhalten. Damit steigt die Wahrscheinlichkeit, dass dieses gelernte Verhalten auch wiederholt wird. Wenn nun Entzugserscheinungen oder Anspannungszustände, als unangenehme Situationen, vermieden oder beseitigt werden, wirken diese ebenfalls (nun aber negativ) verhaltensverstärkend. Demnach tragen sowohl *positives Verstärkungslernen* als auch *negatives Vermeidungslernen* dazu bei, dass entsprechend suchtpotente Verhaltenssequenzen wiederholt werden (O'Brien et al. 1992; Grüsser et al. 1999).

Das Entscheidende bei diesem Konditionierungsmodell ist aber, dass hierfür die Funktionsweise des evolutionär sehr alten (vorwiegend dopaminerg gesteuerten) mesolimbo-kortikalen *Belohnungs-* bzw. *Verstärker-* und *Motivationssystems* die neurobiologische Basis abgibt. Allerdings verdichtet sich in letzter Zeit die Erkenntnis, dass Dopamin weniger ein ausschließlicher „Belohnungstransmitter" ist, sondern vielmehr als ein *Lernsignal* für *Aufmersamkeitsprozesse* fungiert.

Für das Gehirn ist es zunächst nicht von Bedeutung, ob sich bei diesen Konditionierungsvorgängen ein sinnvolles, oder ein letztlich krankhaftes Verhalten entwickelt. Es registriert lediglich, dass sich das für eine Verhaltensstabilisierung verantwortliche neurobiochemische Gleichgewicht im System wieder eingestellt hat. Bei stoffgebundener Suchtentstehung werden die durch Suchtmittel oder konditionierte Reize ausgelösten, vorwiegend dopaminergen Sensitivierungsprozesse im Belohnungssystem (Di Chiara 1995) als „Drogengedächtnis" (Heyne et al. 2000; Spanagel 2001) bezeichnet. Dies wird als völlig unbewusstes und reflexartig ablaufendes molekulares „Erinnerungsvermögen an spezifische situationsbezogene Drogenwirkungen" (Heyne et al. 2000) verstanden.

2.1.2. Klassische Konditionierung

Das Modell der *klassischen Konditionierung* hat ebenso mit dazu beigetragen, die Entstehung des Suchtverhaltens zu erklären, insbesondere aber auch die Mechanismen des Rückfalls (z. B. O'Brien et al. 1992; Everitt et al. 2001). So können zuvor neutrale Reize (z. B. externale Stimuli, wie der Anblick eines Bierglases oder eines Spielautomaten oder internale Reize, wie bestimmte Gefühls- oder Stresszustände) mit dem Suchtverhalten und der Suchtmittelwirkung assoziiert werden und dann als erlernte (konditionierte) Reize eine erlernte (konditionierte) Reaktion auslösen. Die Art der erlernten Reaktion kann gegensinnig, aber auch gleichsinnig sein. Süchtige Glücksspieler beschreiben, z. B. ein Kickerleben, wenn sie bestimmte Kleidungsstücke für den Gang in die Spielstätte anziehen. So werden zwei Kategorien, suchtmittelgegensätzliche (konditionierte Toleranz und konditionierte Entzugserscheinungen) und suchtmittelgleichsinnige (positiv emotional gefärbte Zustände/Euphorie), konditionierte Reaktionen unterschieden (O'Brien et al. 1992; Grüsser et al. 1999).

So kann der Anblick eines Sportereignisses, einer Jackpotzahl, eines Kartenspiels oder das Klimpern von Jetons bei einem süchtigen Spieler einen dem

Suchtmittelverhalten gleichsinnigen, also euphorisierenden und positiv erregenden Zustand auslösen. Oder er vermag einen der Wirkung gegenläufigen (kompensatorisch vorbereitenden) Zustand, z. B. in Form von Unruhe und Nervosität auszulösen. Unabhängig jedoch von der Richtung und der Art der erlernten Reaktion, entsteht ein erlernter (konditionierter) *motivationaler* Zustand, der das Verlangen nach einem Suchtmittel oder einer potenten Suchthandlung auslöst und zum erneuten Suchtverhalten motiviert. Es ist also ein Zusammenhang zwischen den erlernten Stimuli (z. B. Anblick des Spielautomaten) und einer erhöhten Rückfallgefährdung in das alte Suchtverhalten zu sehen.

Erschwerend kommt hinzu, dass das durch die Stimuli ausgelöste Verlangen kaum der bewussten Verarbeitung zugänglich ist. Die automatische Handlungsschablone wird dann ohne ein klar formuliertes Verlangen „angeworfen". Die Lerngeschichte des Reiz-Reaktions-Lernens ist individuell und entsprechend sind auch die jeweiligen Reize, an die der „Spieldruck" und das Glücksspielverhalten assoziiert sind, für den Betroffenen meist sehr individuell.

So kann es, z. B. für den Automatenspieler, das Klingeln des Automaten und der Geruch der nikotingeschwängerten Spielhalle, für den Lottospieler die Lotto-/Jackpotzahlen und das beängstigende Gefühl drohender Armut und für den Roulettespieler das Rollen der Kugel im Kessel sein, oder ganz unspezifisch der „Ärger mit der Frau". Für alle Glücksspielarten können z. B. das innere Gefühl der Leere und der Langeweile oder unangenehm erregende Gefühle, wie starke Versagensängste, als Auslöser wirken (Grüsser und Albrecht 2007). Diese gedächtnismäßig im jeweiligen „setting" wirksam werdenden spezifischen und unspezifischen Rückfall-Stimuli vermögen in Einheit mit den oben diskutierten operanten Konditionierungsprozessen in geradezu exemplarischer Weise das hierarchisch strukturierte Hypothesenkonstrukt eines individuell gelernten *Suchtgedächtnisses* zu stützen.

So hat auch der automatisch-reflexartige Rückfall eines Glücksspielsüchtigen etwas mit der plötzlichen Reaktivierung gedächtnismäßig fest programmierter süchtiger Verhaltensschablonen zu tun. Nicht anders ist nämlich zu erklären, dass z. B. ein längere Zeit abstinent gebliebener Automatenspielsüchtiger allein bei unvorbereiteter, zufälliger Konfrontation mit der „akustischen Faszination" der Daddelkästen innerhalb von Sekunden von heftigsten psychovegetativen Entzugssymptomen und dranghafter Unruhe mit „Angst-Lust-Schweiß auf der Stirn" ergriffen wird, wie wir es sonst nur bei akuten Entzugssymptomen stoffgebundener Süchte sehen (Böning 1991). Auch das rauschartige „Außersichsein" von exzessiven Spielern bei gewonnenem Spiel, ist mit dem durch Amphetamin vermittelten Gefühlszustand vergleichbar (Jasinski et al. 1985).

Abschließend lassen sich somit nach Grüsser und Albrecht (2007) die unterschiedlich konditionierten Lernprozesse folgendermaßen fassen:

- Glücksspiel hat eine euphorisierende und stress-regulierende Wirkung und löst somit eine als belohnend empfundene Reaktion aus,
- die Wahrscheinlichkeit, dass das als positiv empfundene Glücksspielverhalten erneut durchgeführt wird, erhöht sich somit,
- zuvor nicht mit dem Glücksspiel in Verbindung gebrachte visuelle, akustische (z. B. Geldscheine, Zahlen), aber auch emotional-motivationale (Stress) Zustände werden in Verbindung mit dem Glücksspiel gebracht,
- nach mehrfachem gemeinsamen Auftreten (oder Darbietung) mit dem Glücksspiel können diese Reize nun als erlernte (konditionierte) glücksspielassoziierte Reize eine (erlernte/konditionierte) Reaktion auslösen, die zu einem nur schwer kontrollierbaren bzw. unwiderstehlichen Verlangen und einem erneuten Glücksspielverhalten führen,
- durch die erzielte erwünschte und als belohnend empfundene Wirkung des erneuten Glücksspiels wird das Glücksspielverhalten wiederum verstärkt,
- diese Verhaltensverstärkung bewirkt eine weitere Erhöhung der Wahrscheinlichkeit, dass dieses Verhalten in einer bestimmten Reizkonstellation bzw. Situation wieder durchgeführt wird,
- je häufiger ein Verhalten in bestimmten Situationen durchgeführt wird, um so automatischer läuft es – erst einmal angetriggert – ab; im Laufe einer Abhängigkeitsentwicklung wird dann durch die Reize ausschließlich das Glücksspielverhalten ausgelöst, wobei andere Verhaltensschablonen nicht mehr aktiviert werden.

2.2. Erworbenes Suchtgedächtnis als Teil des autobiografischen Gedächtnisses

Zentrales Merkmal jeder Sucht ist der erworbene irreversible Kontrollverlust über eigenes Erleben und Verhalten im Sinne einer (nichthomöostatisch) eingeschränkten motivationalen Verhaltensvariabilität, was insbesondere auf Prozessen der klassischen Konditionierung an Hinweisreize beruht (Birbaumer und Schmidt 2005). Neurobiologische Grundlage dafür ist der Verlust neuronaler Plastizität mit der möglichen Konstituierung eines *Suchtgedächtnisses*. Trotz der Schlüsselrolle des glutamatergen NMDA-Rezeptorsystems für molekulare Gedächtnisbildung (Collingridge und Davies 1989) sowie für Lern- und Konditionierungsprozesse (Morris et al. 1989) handelt es sich bei der erlebens- und erfahrensgesteuerten neuronalen Plastizität keineswegs nur um eine elementare „Biochemie der Gefühle". Vergleichbar zur empirisch-klinischen Akzeptanz eines inzwischen auch grundlagenwissenschaftlich begründbaren *Schmerzgedächtnisses* (Sandkühler 2000) und *Angstgedächtnisses* (Ledoux 1999) sind offenbar motivational verstärkte Lernprozesse auch an der Entstehung eines *individuellen Suchtgedächtnisses* beteiligt (Einzelheiten bei Böning 2005).

2.2.1. Neuronale Basis und Transfer des süchtigen Verhaltenscodes

War lange Zeit der Transfer vom Verhaltenscode zum hirnlokalisatorisch fixierten Funktionscode ungeklärt (Ploog 1986), so wird es in Zukunft sehr wahrscheinlich möglich sein, mit Ultra-Hochfeld-MRT-Scannern und hochauflösendem „Optical Neuroimaging" millimetergenaue und „zeitnahe" Kartierungen der Aktivitäten einzelner Hirnleistungsfunktionen zu erstellen. Sie lassen dann validere Einsichten in die dynamischen Wechselwirkungen „vom Molekül über den Endophänotyp bis hin zum Verhalten" erwarten. Dabei werden Anteile des frontalen Kortex (orbitofrontaler und dorsolateraler präfrontaler Kortex), das rostrale Cingulum, Hippocampus und die Amygdala, die Insula sowie das ventrale und dorsale Striatum am konstantesten als aktivierbare und miteinander agierende Regionen genannt. Dieselben Bereiche springen eben auch bei Spielsüchtigen an, denen „Reizfotos" von Glücksspielautomaten gezeigt werden. Insgesamt gilt dies für alle Suchtformen und wohl auch für andere menschliche Verhaltensweisen.

Aufgrund eines tierexperimentellen Modells (Bonson et al. 2002) wird Teilen der Amygdala und dem unmittelbar benachbarten rhinalen Kortex eine Funktion bei der Integration von Umwelteindrücken mit motivationalen Prozessen auf der Basis früher Erfahrungen zugesprochen. Dagegen soll das rostrale Cingulum wesentlich verantwortlich sein für die Verknüpfung gegenwärtiger Umweltstimuli mit emotional positiv gefärbten Erinnerungen früherer Erfahrungen. Der frontale Kortex ist indes für Handlungsplanung sowie für Gewichtungs-, Bewertungs- und Abwägungsprozesse von Bedeutung (Bonson et al. 2002).

Im Zuge der suchtfördernden Prozesse der klassischen und operanten Konditionierung kommt es dann zu den entscheidenden neuronalen Veränderungen im *ventralen* und *dorsalen Striatum*. Zum Beginn der Suchtentstehung spielt die reizinduzierte Aktivität im ventralen Striatum („action learning" = „drug memory") eine bedeutende Rolle. Für die Aufrechterhaltung und „substratfixierte" Etablierung süchtigen Verhaltens ist jedoch die reizinduzierte Aktivität im dorsalen Striatum („habit-learning" = „addiction memory") entscheidend (Everitt und Wolf 2002). In diesem gewissermaßen *autonom gewordenen Prägungszustand* vermag der für „Vernunft" und Handlungsplanung zuständige Präfrontalkortex die tiefen subkortikalen Hirnstrukturen (u. a. ventrales Tegmentum, Striatum und Amygdala) nicht mehr zu kontrollieren (vgl. Goschke 2003).

Mit den genannten funktionellen Zuschreibungen von wichtigen Hirnarealen kommt man in Verbindung mit zukünftig noch subtileren Imaging-Methoden langsam dem Ziel etwas näher, ein „neuronales Kommunikationsmodell" der Suchtmanifestation (Böning 2005) zu entwickeln und die zugrunde liegenden Interaktionsmechanismen besser zu erfassen (Volkow et al. 2002; Paulus et al. 2002).

Die sich gegenseitig aktivierenden oder hemmenden Wechselwirkungen der frontalen, subkortikalen und limbischen Hirnregelkreise nach Art eines „Ping-Pong-Effektes" stehen unter Einschluss der verhaltensmodulierenden Hirnbotenstoffe Dopamin, Glutamat, Endorphine, Cannaboide und weiterer Neuropeptide für die *Trias Lernen, Gedächtnis und Sucht* als ein komplementäres und in sich widerspruchsfreies Erklärungsmodell für süchtiges Verhalten. Nicht nur Suchtmittel, sondern auch Handlungssequenzen mit Suchtpotential scheinen im Verlauf der „süchtigen Hirnprägung" zu Mutationen von Signalproteinen der einzelnen Hirnbotenstoffe führen zu können, die für Motivation, Lernen, Gedächtnisformung und Suchtentstehung mitverantwortlich zeichnen (vgl. Kelly 2004).

2.2.2. Tierexperimenteller Exkurs zur Verhaltensabhängigkeit

Auch das relativ wirklichkeitsnah übertragbare tierexperimentelle *Langzeit-Lernmodell* einer durch *„Suchtgedächtnis, Kontrollverlust und reizinduziertes Craving"* charakterisierten Verhaltenssucht bei Ratten (Wolffgramm und Heyne 1995; Heyne et al. 2000; Wolffgramm et al. 2000) vermag die Entstehungsbedingungen einer gedächtnismäßig gespeicherten Sucht beim Menschen überzeugend zu stützen. Da gerade aus evolutionärer Sicht bei diesem Geschehen bei Mensch wie Tier homologe – und in der Evolution nicht veränderte – Funktionsmechanismen im Gehirn zugrunde liegen, sprechen diese Befunde für die zwar oft bei stofflichen Süchten gemeinsame, aber prinzipiell getrennt voneinander ablaufende Entwicklung, einer *physischen und psychischen (süchtigen) Verhaltensabhängigkeit.*

2.2.3. Klinische Relevanz

Verhaltenspsychologische Lern- und Konditionierungsprozesse scheinen also im stets spezifischen Kontext der Biografie tatsächlich für die Entwicklung und Aufrechterhaltung eines individuell erworbenen Suchtgedächtnisses von Bedeutung zu sein (Schrappe 1978; Böning 1994, 2001, 2005; O'Brien 1998; Hyman 2005). Letzteres zeichnet dafür verantwortlich, dass, selbst nach abgeschlossenem Entzug und „erfolgreicher" Entwöhnungsbehandlung mit sicher gewähnter Abstinenz, die längst „vergessen geglaubte" Verhaltensweise in bestimmten emotional-affektiven und/oder reizspezifischen Schlüsselsituationen erneut reaktiviert wird und damit einen plötzlichen Rückfall auslösen kann (Schrappe 1978; Böning 1994).

Demzufolge kann auch ein derart charakterisiertes Suchtgeschehen als eine chronische, mit Rückfällen einhergehende Funktionsstörung des menschlichen Gehirns gesehen werden (Leshner 1997). Es können also individuell und situ-

ationsspezifisch als „verstärkt" gelernte neuronale Engramme ein Suchtprogramm – selbst mit plötzlich ausgelösten Entzugserscheinungen – auslösen, wo Entgiftung und Entwöhnung längst abgeschlossen sind (Schrappe 1978; Böning 1994). Rückfälle haben unseres Erachtens also zwingend etwas mit dem Suchtgedächtnis zu tun, das durch drei Grundkonstellationen des Erlebens aktivierbar ist:
- Suchtstoff-, aber auch nichtsuchtstoffbezogene individuelle Hinweisreize (Cues)
- Erleben jeglicher Art von Stress
- oder – bei stofflichen Süchten – Aufnahme gelegentlich selbst kleinster Mengen eines Suchtstoffes (Priming).

2.2.4. Neuropsychologie des Suchtgedächtnisses

Neuropsychologisch ist für das Konstrukt Suchtgedächtnis aus den deklarativen Gedächtnissystemen (Birbaumer und Schmidt 2005) das auf der höchsten Hierarchieebene stehende *episodische (autobiografische) Gedächtnis* maßgeblich von Bedeutung. Es ist nach Markowitsch (2008) ein biokulturelles Relais zwischen Individuum und Umwelt, wobei die Erlebnisse der eigenen Autobiografie mit klarem Raum- und Zeitbezug abgespeichert werden. Als ein wesentliches funktionell-anatomisches Hirnkorrelat wird der linke Präfrontalkortex angenommen. Dieses autobiografische Gedächtnis steht also auch für erfahrungsgesteuerte zwischenmenschliche Erinnerungen. Als zentraler Anteil unserer Persönlichkeit macht es damit den Kern unseres Ichs aus, ist dynamisch veränderbar, aber gleichzeitig auch fragil (Markowitsch 2008).

Das episodische Gedächtnis umgreift autobiografische, größtenteils singuläre Ereignisse sowie nach Ort und Zeit bestimmbare, früher erlebte Fakten und ermöglicht somit jederzeit eine „Zeitreise in die Vergangenheit" (Pritzel et al. 2003). Oft entscheidet eine emotionale Komponente mit darüber, ob Informationen überhaupt aufgenommen werden und später durch entsprechend verstärkte Stimuli aus dem episodischen Gedächtnis wieder aktivierbar sind.

Bei der Konstituierung eines postulierten Suchtgedächtnisses sind aber offensichtlich noch zwei bzw. drei hierarchisch vorgeschaltete Langzeitgedächtnissysteme (Markowitsch und Welzel 2006) in Betracht zu ziehen. Diese manifestieren sich beim Erlernen einer prozeduralen Fertigkeit, beim sog. *Priming* (Bahnung und Erwartung im Rahmen der klassischen und operanten Konditionierung) und dem *perzeptuellen Gedächtnis*, das sich auf das Wiedererkennen von Reizen aufgrund von Familiaritäts- und Bekanntheitsurteilen bezieht. Beide Systeme stehen offenbar für eine bessere Wiedererkennungsleistung von zuvor *unbewusst* Wahrgenommenem aufgrund von perzeptuellen Fragmenten (Pritzel et al. 2003). Diese Prozesse laufen weitgehend unabhängig vom bewussten Reflektieren ab, steuern das Verhalten implizit und stehen somit für erleichtertes Erinnern von ähnlich erlebten Situationen oder früher wahrgenommenen Reizmustern (vgl. Markowitsch und Welzer 2006).

2.2.5. Schlussfolgerung

Insgesamt dürfte die „neuronale" Repräsentation der Außenwelt – also die Aktivitätsmuster, in denen unser Gehirn die im Laufe des süchtigen Programmierungsprozesses erhaltenen Informationen darstellt und speichert – niemals streng lokalisiert sein, sondern hochkompliziert in allen struktur- und funktionstragenden Arealen und neuronalen Netzen der infrage kommenden Gedächtnissysteme verankert sein. Aus all diesen beschriebenen grundlagenwissenschaftlichen Hinweisen und insbesondere aus empirisch-klinischer Erfahrung wird auch für die Krankeitsentität der Glücksspielsucht verständlich, warum einem, von der *molekularen Trägerebene*, über die *neuronale Musterebene* bis zur *psychologischen Bedeutungsebene* im *episodischen Gedächtnis* und damit zum *Bestandteil der Persönlichkeit* gewordenen, Suchtgedächtnis therapeutisch so schwer beizukommen ist (Böning 1994, 2001, 2005).

So werden die mit einer Glücksspielsucht assoziierten Lernprozesse nachhaltig gespeichert und können auch noch nach jahrelanger Abstinenz bei fehlendem Aufbau alternativer belohnender Verhaltensweisen in bestimmten Situationen wieder aktiviert werden. Letztlich sind wir tatsächlich wohl *auch* ein „biologischer Computer, erfunden durch die Evolution, gebaut durch die Genetik und programmiert durch die Umwelt" (Vohs und Schooler 2008).

3. Genetische Disposition

Zu fragen ist, wie es kommt, dass der eine Mensch so gründlich am exzessiv getätigten Glücksspiel „kleben" bleibt und der andere trotz möglicherweise gleicher Startbedingungen, und ebenso langer Spieldauer, von einer Suchtentwicklung verschont bleibt. Eine Zwillings-Registerstudie mit diagnostischen Interviews an 3200 männlichen Zwillingspaaren (Tsuang und Lyons 2002), Untersuchungen zur Gen-Umwelt-Interaktion (Sherrer et al. 2005; Xian et al. 2007) sowie Studien zur genetischen Beziehung zu komorbiden psychischen Störungen (Slutske et al. 2000; Potenza et al. 2005) kommen zum Ergebnis, dass ein signifikanter Anteil individueller Variationen in den Symptomen pathologischen Spielens vererbbar ist und eine einzige Dimension der genetischen Vulnerabilität für alle Schweregrade der Glücksspielprobleme verantwortlich zeichnet. Auch die Komorbidität zu anderen Störungen ist wenigstens zum Teil von genetischen Faktoren abhängig, die jede dieser Störungen beeinflussen.

Wahrscheinlich kommt der bislang unterschätzten genetischen Konfundierung zu „*suchtaffinen*" Persönlichkeitsmerkmalen (Böning 1991, 2005) eine besondere Bedeutung zu. Dies nicht im persönlichkeitspsychologischen Sinne, sondern als Kombination von teilgenetisch determinierten Personenmerkmalen, wie z. B. „novelty seeking", „impulsive sensation seeking" oder „harm avoidance" (Cloninger et al. 1993; Zuckermann 1994). Die „unglückliche" Kombination dieser zu 50% genetisch bedingten Personenmerkmale mag für die Affinität zur vielschichtigen Lernfähigkeit süchtigen Verhaltens beitragen, wo auch „rückverstärkendes" Belohnungs- oder Vermeidungslernen zusätzlich zum Tragen kommt.

Blum et al. (1996) und Comings (1998) hatten bereits vor Jahren aufgrund molekulargenetischer Ergebnisse gemutmaßt, dass Individuen mit polygenetischen Defekten, die direkt oder indirekt die Funktion der vorwiegend dopaminergen „Rückverstärkerbahnen" im Belohnungssystem stören, ein erhöhtes Risiko für Suchtverhalten allgemein zeigen und kreierten ein sog. „Reward-Deficiency-Syndrome". Die hieraus abgeleitete Anfälligkeit gegenüber einem erhöhten Spielsuchtrisiko wurde mit dem Impulsstörungskonzept in Zusammenhang gebracht.

Klinisch fakultative „Impulsive Disorders" sind Antisoziale Persönlichkeit (ASP), Oppositionelle Persönlichkeitsstörung (ODD) oder Aufmerksamkeits-Hyperaktivitäts-Syndrom (ADHS), welche die klinische Manifestationsmöglichkeit sowohl für pathologisches Spielen und „novelty seeking" als auch für Substanzmissbrauch, „food abuse" und andere süchtige Verhaltensweisen abgeben sollen. Dieses molekulargenetisch gestützte (Perez des Castro et al. 1999) Konstrukt der basalen Impulskontrollstörung dürfte aber nur für eine bestimmte, klinisch und psychopathologisch mehrfach beschriebene Subgruppe von pathologischen Glücksspielern gelten. So haben Grüsser et al. (2007) etwa am Beispiel der Computerspielsucht auch die Interdependenzen von Abhängigkeit und Aggression diskutiert.

4. Integratives Vulnerabilitäts-Stress-Modell pathologischen Glücksspiels

Analog zur stressinduzierten Rückfallgefahr im Kontext des Suchtgedächtnisses konnte gezeigt werden, dass ein im zeitlichen Zusammenhang nicht nur mit der Drogeneinnahme stehendes erhöhtes Stresserleben einerseits die Sensivierungsprozesse in mesolimbischen dopaminergen Strukturen verstärkt und andererseits diese Sensitivierungsprozesse wiederum zu einer erhöhten Stressvulnerabilität führen. Dies könnte erklären, warum Suchtentwicklung, Drogen-(Handlungs)verlangen und Rückfälle v. a. in starken Stresssituationen auftreten (Kalivas und Stewart 1991; Greeley et al. 1992; Piazza und Le Moal 1998; Stewart 2000). So werden etwa Ängste, Einsamkeit und Versagenserlebnisse im Sinne einer „Selbstbehandlung" durch exzessives Glücksspiel verdrängt bzw. unterdrückt. Die fehlende Aufarbeitung dieser Ursachen verschlimmert sich weiter im Laufe der Zeit und wirkt – da kurz vorher dem Glücksspiel präsent und an das Verhalten assoziiert – wiederum auch als erlernter (konditionierter) Reiz mit Motivierung zum erneuten Glücksspiel. So schließt sich das Bedingungsgefüge im „Teufelskreis" der Glücksspielsucht.

Entsprechend gibt es auch ein *integratives Vulnerabilitäts (Verletzlichkeits)-Stress-Modell* für die Entstehung und Aufrechterhaltung der Glücksspielsucht. In diesem Modell werden verschiedene (kognitive, lerntheoretische, physiologische) Bedingungsfaktoren berücksichtigt (Sharpe 2002). So wird zunächst von einer genetischen Vulnerabilität ausgegangen, die durch neurochemische Veränderungen in den dopaminergen, noradrenergen und/oder serotonergen Systemen bedingt ist. Diese genetische Vulnerabilität bedingt wiederum psychische Auffälligkeiten. Weiterhin gelten auch frühkindliche Erfahrungen und unzureichend entwickelte oder fehlende Bewältigungs- bzw. Problemlösefähigkeiten, Substanzgebrauch oder das Auftreten lebenskritischer bzw. traumatisierender Ereignisse, wie z. B. der Tod naher Angehöriger, als Vulnerabilitätsfaktoren (Sharpe 2002). Sie können den Kontrollverlust über ein einmal etabliertes Glücksspielmuster begünstigen, das mit der zunehmenden Häufigkeit des Glücksspiels immer automatisierter und eigendynamischer abläuft.

Dieses bio-psycho-soziale Integrationsmodell steht nicht im Gegensatz zum hypothetischen Vulnerabilitätsmodell von Petry (1996, 2003), das zumindest initial sich mehr auf die Wechselwirkungen der spezifischen Bedürfnisstruktur „anfälliger" Spieler, mit dem dazu passenden Anforderungscharakter eines speziellen Glücksspielangebotes, konzentriert. Im Zentrum der inneren Bedürfnisstruktur steht häufig eine schwere Selbstwertstörung, bei der das Selbst als „Leere" oder als ein „Nichts" erlebt wird (Bergler 1957; Custer und Milt 1985). Mit der fortschreitenden Bindung an die Glücksspielaktivität korrespondiert eine Zunahme sozial eingrenzender Reaktionen. Dies führt aufgrund der verinnerlichten Ambivalenz zu Schuld- und Schamgefühlen, die weiterer Motor der Suchtentwicklung sind (Orford 2001).

4.1. Der Ausstieg

In dieser sich zunehmend verselbstständigenden und inzwischen auch neurobiologisch dimensionalisierten Psychopathologie glücksspielsüchtigen Verhaltens, und angesichts der Orientierung an den kurzfristig positiven Konsequenzen unter Vernachlässigung der langfristigen Nachteile, kann sich der ständige Kreisprozess von Schuld- und Schamgefühlen weiter über Jahre erstrecken. Erst wenn die sozialen, psychischen und körperlichen Kosten den subjektiven Nutzen überwiegen und der Leidensdruck stark genug ist, ist der Glücksspielsüchtige endlich bereit, sein süchtiges Verhalten mit fremder Hilfe zu verändern (Petry 2003).

5. Resumee

Zusammenfassend sind hinreichend klinisch-psychopathologische, empirische und grundlagenwissenschaftliche Argumente ätiopathogenetischer Wirkmächtigkeit dafür an die Hand geliefert worden, dass bei vulnerablen Individuen mit exzessiv belohnungssuchendem Spielverhalten sich unter bestimmten Konstellationen eine Krankheitsentität Glücksspielsucht entwickeln kann. Sie besitzt als der klassische Prototyp einer Verhaltenssucht alle Wesensmerkmale einer echten nichtstoffgebundenen Suchterkrankung. Schließlich empfinden sich die so Betroffenen auch selber „durch und durch süchtig" und werden von ihren Angehörigen ebenso gesehen.

Glück – Spiel – Sucht: „Diese Drei" sind also stärker in der Individualität des menschlichen Seins miteinander verbunden als zunächst zu vermuten wäre. Das sehnsüchtige Streben nach punktuell wiederholungsfähigem Glück, die Pervertierung des an sich zweckfreien und zur gesunden Entwicklung notwendigen Spiels und die prinzipiell in jedem Menschen schlummernde „Fähigkeit zur Süchtigkeit" geben als drei miteinander in Konflikt liegende menschliche Strebungen bzw. Versuchungen offenbar den anthropologischen Hintergrund ab für einen fakultativ fehlgeschlagenen Lebensentwurf mit dem Resultat einer Krankheit Glücksspielsucht (Böning 1999).

6. Literatur

Aggleton JP, Mishin M (1986) *The amygdala: sensory gateway to the emotions.* In: Plutchik R, Kellermann N (eds.) Emotion theory, research and experience, vol 3. Academic Press, Orlando

Bergler E (1958) *The psychology of gambling.* Hanison, London

Berridge KC, Robinson TE (1998) *What is the role of dopamine in reward: hedonic impact, reward learning, or incentive salience?* Brain Res Brain Res Rev 28: 309–369

Birbaumer N, Schmidt R (2005) *Biologische Psychologie.* Springer, Berlin, Heidelberg

Blum K, Wood R, Sheridan P et al.(1995) *Dopamine D2 receptor gene variants: association and linkage studies in impulsive, addictive and compulsive disorders.* Pharmacogenetics 5: 121–141

Bochnik H, Richtberg W (1980) *Depravation. Ausdruck und Folgen einer suchtspezifischen Besinnungsstörung.* In: Keupp W (Hrsg.) Folgen der Sucht. Thieme, Stuttgart, S 83–99

Bonson KR, Grant SJ, Contoreggi CS et al. (2002) *Neural systems and cue-induced cocaine craving.* Neuropsychopharmacol 26: 376–386

Böning J (1991) *Zur Neurobiologie und Psychopathologie süchtigen Verhaltens.* In: Wanke K, Bühringer G (Hrsg.) Grundstörungen der Sucht. Springer, Berlin, S 1–27

Böning J (1992) *Zur Neurobiologie und Phänomenologie eines „Suchtgedächtnisses".* Sucht 38: 105–106

Böning J (1994) *Warum muß es ein „Suchtgedächtnis" geben? Klinische Empirie und neurobiologische Argumente.* Sucht 40: 244–252

Böning J (1999) *Psychopathologie und Neurobiologie der „Glücksspielsucht".* In: Alberti G, Kellermann B (Hrsg.) Psychosoziale Aspekte der Glücksspielsucht. Neuland, Geesthacht, S 39–50

Böning J (2001) *Neurobiology of an addiction memory.* J Neural Transm 108: 755–765

Böning J (2005) *Allgemeine und spezielle Modellvorstellungen zur Sucht.* In: Riederer P, Laux G (Hrsg.) Neuro-Psychopharmaka, Bd 6, 2. Aufl. Springer, Wien, S 209–233

Böning J, Grüsser-Sinopoli SM (2008) *Wie kann süchtiges Verhalten entstehen?* In: Gebhardt I, Grüsser-Sinopoli SM (Hrsg.) Glücksspiel in Deutschland. Ökonomie, Recht, Spielsucht. De Gruter, Berlin, New York, 5561–574

Cloninger CR, Svrakic DM, Przybeck TR (1993) *A psychobiological of temperament and character.* Arch Gen Psychiatry 50: 975–990

Collingridge GL, Davies SN (1989) *NMDA receptors and long-term potentation in the hippocampus.* In: Watkins JC, Collingridge GL (eds.) The NMDA receptor. IRL Press, Oxford, New York, Tokyo, pp 123–136

Coman GJ, Burrows GD, Evans BJ (1997) *Stress and anxiety as factors in the onset of problem gambling: implications for treatment.* Stress Medicine 13: 235–244

Comings DE (1998) *The molecular genetics of pathological gambling.* Int J Neuropsychiatric Med 3: 20–37

Crockford DN, Goodyear B, Edwards J et al.(2005) *Cue-induced brain activity in pathological gamblers.* Biological Psychiatry 58: 787–95

Custer R, Milt H (1985) *When luck runs out: help for compulsive gamblers and their families.* Fact On File Publications, New York

Dannon P, Sason M, Shalgi B et al.(2004) *Comorbid psychiatric symptoms in pathological gamblers: anxiety, depression and substance abuse.* Harefuah 143: 643–646, 695

Di Chiara G (1995) *The role of dopamine in drug abuse viewed from the perspective of the role in motivation.* Drug Alc Depend 38: 95–137

Everitt B, Dickinson A, Robbins T (2001) *The neuropsychological basis of addictive behavior.* Brain Res Brain Res Rev 36: 129–138

Everitt B, Wolf M (2002) *Psychomotor stimulant addiction: a neural systems perspective.* J Neurosci 22: 3312–3320

Friedland N, Keinan G, Regev Y (1992) *Controlling the uncontrollable: effects of stress on illusory perceptions of controllability.* J Personal Soc Psychol 63: 923–931

Gabriel E (1962) *Die Spielsüchtigkeit: Psychopathologie der Sucht.* Neuland, Hamburg

Gordon NS et al. (2003) *Socially-induced brain "fertilization": play promotes brain derived neurotrophic factor transcription in the amygdala and dorsolateral frontal cortex in juvenile rats.* Neurosci Lett 341: 17–20

Goschke T (2003) *Voluntary action and cognitive controll from a cognitive neuroscience perspective.* In: Maasen S, Prinz W, Roth W (eds.) Voluntary action. Oxford University Press. Oxford, New York

Greeley JD, Swift W, Heather N (1992) *Depressed affect as a predictor of increased desire for alcohol in current drinkers of alcohol.* Brit J Addiction 87: 1005–1012

Grüsser SM (2005) *Pathological gambling: A psychophysiological investigation.* 6th European Conference on Gambling Studies Policy Issues. Malmö

Grüsser SM, Flor H, Heinz A (1999) *Drogenverlangen und Drogengedächtnis.* In: Gölz J (Hrsg.) Moderne Suchtmedizin. Stuttgart, Thieme, S 611–614

Grüsser SM, Plöntzke B, Albrecht U (2005) *Pathologisches Glücksspiel – eine empirische Untersuchung des Verlangens nach einem stoffungebundenen Suchtmittel.* Nervenarzt 76: 592–596

Grüsser SM, Thalemann CN (2006) *Verhaltenssucht – Diagnostik, Therapie, Forschung.* Huber, Bern

Grüsser SM, Albrecht U (2007) *Rien ne va plus. Wenn Glücksspiele Leiden schaffen.* Huber, Bern

Grüsser SM, Thalemann R, Griffiths MD (2007) *Excessive computer game playing: evidence for addiction and aggression?* Cyber Psychology Behav 10: 290–292

Hand I (2004) *Negative und positive Verstärkungen bei pathologischen Glücksspielen: Ihre mögliche Bedeutung für die Theorie und Therapie von Zwangsspektrumsstörungen.* In: Hand I (Hrsg.) Impulskontrollstörungen – Nichtstoffgebundene Abhängigkeiten – Zwangsspektrumsstörungen. Verhaltenstherapie 14: 133–144

Heinz A (1999) *Neurobiological and anthropological aspects of compulsions and rituals.* Pharmacopsychiatry 32: 1–7, 223–229

Heyne A, May T, Goll P et al. (2000) *Persisting consequences of drug intake towards a memory of addiction.* J Neural Transm 107: 613–638

Holden C (2001) *"Behavioral" Addictions: do they exist?* Science 294: 980–982

Hyman S (2005) *Addiction: a disease of learning and memory.* Am J Psychiatry 162: 1414–1422

Jasinski DR, Johnson RE, Hickey JE et al. (1985) NIDA research monograph 55: 59-65

Kalivas PW, Stewart J (1991) *Dopamine transmission in the initiation and expression of drug- and stress-induced sensitization of motor activity.* Brain Res Brain Res Rev 16: 223-244

Kellermann B (1987) *Pathologisches Glücksspielen und Suchtkrankheit – aus suchtpsychiatrisch-therapeutischer Sicht.* Suchtgefahren 33: 110-120

Kelley AE (2004) *Memory and addiction; shared neural circuitry and molecular mechanisms.* Neuron 44: 161-179

Ledoux JE (1999) *Das Gedächtnis für Angst.* Spektrum der Wissenschaft, S 16-23

Leshner A (1997) *Addiction is a brain disease, and it matters.* Science 278: 45-47

Livet J, Weissman TA, Kang H et al. (2007) *Transgenic strategies for combinational expression of fluorescent proteins in the nervous system.* Nature 450: 56-62

Markowitsch HJ (2008) *Autobiographical memory: a biocultural relais between subject and anvironment.* Arch Psychaitry Clin Neurosci 258 (Suppl 5): 98-103

Markowitsch HJ, Welzer H (2006) *Das autobiographische Gedächtnis. Hirnorganische Grundlagen und biosoziale Entwicklung.* Klett, Stuttgart

Meyer G, Bachmann M (2005) *Spielsucht - Ursachen und Therapie.* Springer, Heidelberg

Morris RCM, Davis S, Butcher SP (1989) *The role of NMDA receptors in learning and memory.* In: Watkins JC, Collingridge GL (eds.) The NMDA receptor. IRL Press, Oxford, New York, Tokyo, pp 241-268

Mörsen Ch, Albrecht U, Wölfling K, Grüsser SM (2009) *Gambling related cues evoke physiological processes relates to addition memory.* Addition 104 (ip)

Mumford D (1991) *On the computational architecture of the neocortex.* Biol Cybern 65: 133-145

Nestler EJ (2002) *Common molecular and cellular substrates of addiction and memory.* Neurobiol Learn Mem 78: 637-647

O'Brien CP, Childress AR, McLellan AT, Ehrman RN (1992) *A learning model of addiction.* In: O'Brien CP, Jaffe JH (eds.) Addictive States. Raven Press, New York, pp 157-177

O'Brien CP, Childress AR, Ehrman RN et al. (1998) *Conditioning factors in drug abuse: can they explain compulsion?* Psychopharmacol 12: 15-22

Orford J (2001) *Excessive appetites: a psychological view of addictions.* Chichester, Wiley

Paulus MP, Hozack N, Frank L, Brown GG (2002) *Error rate and outcome predictability affect neural activation in prefrontal cortex and anterior cingulated during decision-making.* Neuroimage 15: 836-846

Perez des Castro I, Ibánez A, Saiz-Ruiz P, Fenandez-Piqueras J (1999) *Genetic contribution to pathological gambling: association between a functional DNA polymorphism at the serotonin transporter gene (5-HT) and affected males.* Pharmacogenetics 9: 397-400

Petry J (1996) *Psychotherapie der Glücksspielsucht.* Psychologie Verlags Union, Weinheim

Petry J (2003) *Glücksspielsucht: Entstehung und Behandlung.* Hogrefe, Göttingen

Petry NM (2006) *Should the scope of addictive behaviors be broadened to include pathological gambling?* Addiction (Suppl 1): 152–160

Piazza PV, Le Moal M (1998) *The role of stress in drug self-administration.* Trends in Pharmacol Sciences 19: 67–74

Ploog D (1986) *Zur Psychopathologie der Emotionen unter neuroethologischem Aspekt.* In: Heimann H, Gärtner HJ (Hrsg.) Das Verhältnis der Psychiatrie zu ihren Nachbardisziplinen. Springer, Berlin, Heidelberg, New York, S 15–31

Potenza MN (2001) *The neurobiology of pathological Gambling.* Sem Clin Neuropsychiatry 6: 217–226

Potenza MN (2006) *Should addictive disorders include non-substance-related conditions?* Addiction (Suppl 1): 142–151

Potenza MN, Leung H-Ch, Blumberg HP et al. (2003a) *An fMRI stroop task study of ventromedial prefrontal cortical function in pathological gamblers.* Am J Psychiatry 160: 1990–1994

Potenza MN, Steinberg MA, Skudlarski P et al. (2003b) *Gambling urges in pathological gambling.* Arch Gen Psychiatry 60: 828–836

Potenza MN, Xian H, Shah K et al. (2005) *Shared genetic contributions to pathological gambling and major depression in men.* Arch Gen Psychiatry 62: 1015–1021

Pritzel M, Brand M, Markowitsch AJ (2003) *Gehirn und Verhalten.* Spektrum, Heidelberg, Berlin

Reuter J, Raedler T, Rose M et al. (2005) *Pathological gambling is linked to reduced activation of the mesolimbic reward system.* Nature Neuroscience 8: 147–148

Ricketts T, Macaskill A (2003) *Gambling as emotional management: developing a grounded theory of problem gambling.* Addict Res Theory 11: 383–400

Robbins TW, Everitt BJ (2002) *Limbic-striatal memory systems and drug addiction.* Neurobiol Learn Mem 78: 625–636

Rosenthal RJ (2003) *Distribution of the DSM-IV criteria for pathological gambling. Commentaries.* Addiction 98: 1674–1675

Roth G (2007) *Persönlichkeit, Entscheidung und Verhalten. Warum es so schwierig ist, sich und andere zu verändern.* Klett-Cotta, Stuttgart

Sandkühler J (2000) *Learning and memory in pain pathways.* Pain 88: 113–118

Scherrer JF, Xian H, Shah KR et al. (2005) *Effect of genes, environment, and lifetime co-occurring disorders on health-related quality of live in problem and pathological gamblers.* Arch Gen Psychiatry 62: 677–683

Scherrer JF, Xian H, Kapp JM et al. (2007) *Association between exposure to childhood and lifetime traumatic events and lifetime pathological gambling in a twin cohort.* J Nerv Ment Dis 195: 72–78

Schrappe O (1978) *Abhängigkeit – Symptom oder Krankheit?* In: Keup W (Hrsg.) Sucht als Symptom. Thieme, Stuttgart, S 29–37

Shaffer HJ, Kidman R (2003) *Shifting perspectives on gambling and addiction.* J Gambling Studies 19: 1–6

Sharpe L (2002) *A reformulated cognitive-behavioral model of problem gambling: a biopsychosocial perspective.* Clin Psycho Rev 22: 1–25

Slutske WS, Eisen S, True WR et al. (2000) *Common genetic vulnerability for pathological gambling and alcohol dependence in men.* Arch Gen Psychiatry 57: 666–673

Spanagel R (2001) *Gibt es ein Drogen und Suchtgedächtnis? Hinweise aus tierexperimentellen Untersuchungen.* Sucht 47: 365–367

Spitzer M (2005) *Frontalhirn an Mandelkern.* Nervenheilkunde 23: 431–434

Spitzer M (2008) *Spielen und Lernen.* Nervenheilkunde 27: 458–462

Stewart J (2000) *Pathways to relapse: the neurobiology of drug and stress-induced relapse to drug-taking.* J Psychiat Neuroscience 25: 125–136

Tsuang MT, Lyons ML (2002) *Genetics of pathological gambling.* Biol Psychiatry 51: 149–150

Volkow ND, Fowler JS (2000) *Addiction, a disease of compulsion and drive. involvement of orbitofrontal cortex.* Cereb Cortex 10: 318–325

Volkow ND, Fowler JS, Wang GJ (2002) *Role of dopamine in drug reinforcement and addiction in humans: results from imaging studies.* Behav Pharmacol 13: 355–366

Vohs KD, Schooler JW (2008) *The value of believing in free will.* Psychol Science 19: 49–54

Wanke K (1987) *Zur Psychopathologie der Sucht.* In: Kisker KP, Lauter H, Meyer JE, Müller Ch, Strömgen E (Hrsg.) Psychiatrie der Gegenwart, Bd. 3, Abhängigkeit und Sucht. Springer, Berlin, S 19–52

Wiesenhütter E (1974) *Spielsucht. Tiefenpsychologie der Hand(lung).* Klin Psychol Psychother 22: 147–160

Wolffgramm J, Heyne A (1995) *From controlled intake to loss of control: the irreversible development of drug addiction in the rat.* Behav Brain Res 70: 77–94

Wolffgramm J, Galli G, Thimm F et al. (2000) *Animal models of addiction: models for therapeutic strategies?* J Neural Transm 107: 649–668

Xian H, Scherrer JE, Slutske WS et al. (2007) *Genetic and environmental contributions to pathological gambling symptoms in a 10-year follow-up.* Twin Res Hum Genet 10: 174–179

Zuckermann M (1994) *Behavioral expressions and biosocial bases of sensation seeking.* Cambridge University Press, New York

Pathologisches Glücksspielverhalten: Diagnose – Komorbidität – Behandlung

Malgorzata Zanki und Gabriele Fischer

1. Kontroverse um die nosologische Klassifikation des Pathologischen Glücksspielverhaltens

Die offizielle Anerkennung des Pathologischen Glücksspielverhaltens als eigenständige psychische Störung begann 1980 mit der Aufnahme in das psychiatrische Klassifikationssystem „Diagnostic and Statistical Manual of Mental Disorders" (DSM-III) der American Psychiatric Association (APA). 1991 folgte dann die Aufnahme in die „Internationale Klassifikation psychischer Störungen" (ICD-10) der Weltgesundheitsorganisation WHO. Die beiden Klassifikationssysteme ordnen das Pathologische Glücksspielverhalten den Störungen der Impulskontrolle zu.

Im ICD-10 wird das Pathologische Glücksspielverhalten (F63.0) im Rahmen der Persönlichkeits- und Verhaltensstörungen (F6) unter abnormen Gewohnheiten und Störungen der Impulskontrolle (F63) eingeordnet. Im DSM-IV gehört Pathologisches Glücksspielverhalten zu den Störungen der Impulskontrolle, die nicht andernorts klassifiziert sind (312.31), wie z. B. Kleptomanie. Die diagnostischen Leitlinien sind in beiden Klassifikationssystemen unterschiedlich ausführlich. Im DSM-IV müssen für die Klassifikation pathologischen Spielverhaltens zumindest fünf von zehn diagnostischen Kriterien erfüllt werden. Die auf der kognitiven, emotionalen, sozialen und auf der Verhaltensebene beschriebenen Symptome, wie das Kontrollverlustphänomen, Toleranzentwicklung *(Steigerung der Einsätze)*, Entzugserscheinungen *(Unruhe und Gereiztheit beim Versuch, das Spiel zu kontrollieren, einzuschränken oder auf-*

zugeben) oder die Fortsetzung des Verhaltens trotz starker negativer Konsequenzen *(illegale Handlungen zur Finanzierung des Spielens, Gefährdung oder Verlust wichtiger Beziehungen, von Arbeitsplatz und Zukunftschancen),* erinnern sehr stark an Kernmerkmale der substanzgebundenen Abhängigkeit. Die Leitlinien von ICD-10 sind weniger präzise, sie berücksichtigen lediglich spielbedingte negative Konsequenzen auf der sozialen Ebene, wie Verarmung, gestörte Familienbeziehungen und Zerrüttung der persönlichen Verhältnisse.

Die Diskrepanz zwischen nosologischer Klassifikation des Pathologischen Glücksspielverhaltens als Impulskontrollstörung, bei gleichzeitiger Operationalisierung als Abhängigkeit, erschwert die inhaltliche Ableitung eines klaren Behandlungskonzeptes für das Störungsbild (Grüsser et al. 2005; Meyer und Bachmann 2003).

Neben der Zuordnung zur Impulskontrollstörung (Dilling et al. 2005; Saß et al. 1998) bzw. der Suchtstörung (Petry 2006; Potenza 2006; Grüsser et al. 2005) wird auch die Zugehörigkeit zur Zwangsspektrumstörung (Hand 1997) diskutiert.

Die nächste Hürde in der Diagnostik der Glücksspielsucht bilden die Ausschlusskriterien. Im ICD-10 wird differenzialdiagnostisch die Diagnose für Pathologisches Glücksspielverhalten bei manischen Patienten und bei Personen mit antisozialer Persönlichkeitsstörung ausgeschlossen, da es in diesen Fällen lediglich ein Symptom einer anderen Störung darstellt. Das Pathologische Glücksspielverhalten wird auch differenzialdiagnostisch von „gewohnheitsmäßigem Spielen" abgegrenzt, weil es sich dabei um Personen handelt, die ihr exzessives Spielverhalten angesichts negativer Auswirkungen selbsttätig einschränken können.

Die diagnostischen Kategorien für Pathologisches Glücksspielverhalten im Rahmen der Impulskontrollstörung werden als unbefriedigend empfunden (Bühringer 2004), die Diagnosestellung selbst ist wegen der zu berücksichtigenden Differenzialdiagnose komplex (Bühringer et al. 2007). Die Kriterien orientieren sich hauptsächlich an von außen beobachtbaren Symptomen des Pathologischen Glücksspielens. Intrapsychische Prozesse, wie Selbstwertproblematik, emotionale Störungen, Auffälligkeiten der Persönlichkeitsentwicklung und kognitive Verzerrungsmuster, die für die Entstehung und Aufrechterhaltung des süchtigen Verhaltens mitverantwortlich sind, werden nicht erfasst (Petry 1996).

In der Kontroverse über die Einordnung der Glücksspielsucht als Suchterkrankung, Zwangsspektrumsstörung oder Impulskontrollstörung geht es nicht nur um eine theoretische Problemstellung. Im Vordergrund steht die Frage nach alternativen Behandlungsstrategien. Die Beantwortung dieser Frage fällt gleichzeitig mit der Entscheidung für einen entsprechenden Behandlungsrahmen zusammen.

Die Reduzierung der Glücksspielsucht auf eine Störung der Impulskontrolle kann verhindern, dass geeignete Elemente aus der Behandlung suchtkranker Patienten in der Therapie eingesetzt werden (Potenza 2006; Meyer und Bachmann 2005; Bühringer 2004; Petry 1996). Sowohl die Diagnosestellung als auch die Betrachtungsweise, wie es zu der Entwicklung der Störung gekommen ist, beeinflussen die Behandlung.

Die Erreichung eines Konsensus über die Klassifikation des Glücksspielverhaltens als einer Suchterkrankung und eine erhöhte Aufmerksamkeit auf die mögliche Komorbidität stellen wichtige Voraussetzungen für die Entwicklung von adäquaten Therapieformen dar.

2. Genese und Verlauf der Spielsucht

Die Suchtentwicklung unterliegt einem dynamischen Prozess, der sich auf einem Kontinuum, vom Gebrauch über Missbrauch bis zur Abhängigkeit bewegt. Biologische, psychologische und soziale Faktoren bedingen eine individuelle Vulnerabilität, die als Prädisposition betrachtet werden kann. Ob sich aufgrund einer Prädisposition ein Suchtverhalten entwickelt, ist größtenteils von ungünstigen Lebensumständen und Komorbiditäten abhängig. Nicht bei allen Glücksspielern wirken alle Faktoren und Mechanismen gleichermaßen.

Die Ursachen für stoffgebundene und stoffungebundene Abhängigkeit sind weitgehend vergleichbar. Im Gehirn laufen ähnliche biochemische Prozesse ab, die den Weg in das süchtige Verhalten bis zum totalen Kontrollverlust leiten. Die aktuellen psychophysiologischen Befunde von bildgebenden Verfahren (fMRT) veranschaulichen eindrucksvoll die angenommene Parallelität zwischen Substanzabhängigkeit und Pathologischem Glücksspielverhalten (Reuter et al. 2005).

Als prädisponierende Faktoren werden folgende Aspekte in der Literatur diskutiert: ein chronisch erhöhtes oder erniedrigtes Erregungsniveau, ein vermindertes Selbstwertgefühl, Angst und Depressivität, eine geringe Frustrationstoleranz mit dem Drang nach unmittelbarer Bedürfnisbefriedigung, Störung der Gefühlsregulation und der Beziehungsbildung, Suche nach Erregung, Stimulation und Risiko. Die Erfassung dieser Bereiche hilft, die Funktionalität des Glücksspielens zu verstehen. Das Glücksspielverhalten bietet Ersatzhandlungen an, die darauf gerichtet sind, das Selbstwertgefühl zu steigern, unangenehme Gefühle zu vermeiden, Spannungen abzubauen, einen aktionsreichen Erregungszustand zu erleben und Interaktionsmuster herzustellen, die nahe Beziehungen und damit die Angst vor Zurückweisung ausschließen (Petry 2003b).

Das Glücksspielverhalten wird zu Beginn durch positive Gefühle und Gewinnerwartungen motiviert. Im weiteren Verlauf wird es durch depressive Stimmungen angetrieben und durch das starke Verlangen, diesen Zustand zu überwinden. Für den Spieler verdichtet sich das ganze Leben auf das Spiel, als einzig wahre Realität. Alles andere wird als Störung empfunden. Das soziale Umfeld verliert immer mehr an Bedeutung. Er leidet unter Spannungszuständen, Angstzuständen, bis zu Schlafstörungen. Wenn er spielt, kommt es zu kurzfristiger Erleichterung, meist aber auch zu großen Schuldgefühlen, die dann wieder zu Spannungszuständen führen, und diese Spannungszustände sind dann wieder der Ausgangspunkt zum Spielen. Er ist ein Gefangener seines Spielsuchtverhaltens.

Der Spieler hat keine Kontrollfähigkeit, seine Handlungen zu reflektieren, Entscheidungen zu treffen und zwischen Verhaltensalternativen zu wählen. Sein gesamtes Verhalten und Erleben konzentriert sich auf das Glücksspiel (Petry 1996).

Die meisten Glücksspielsüchtigen versuchen, so lange es geht, ihre Krankheit zu verheimlichen, die Normalität nach außen aufrechtzuerhalten und verwickeln sich immer mehr in ein dichtes Lügengerüst. Meist dauert es Jahre, bis sich ein Spieler seine Krankheit eingesteht. Oft erst im Zustand der totalen psychischen Erschöpfung und des finanziellen Ruins wird professionelle Hilfe aufgesucht. Ein relativ hoher Anteil der süchtigen Glücksspieler, die hilfesuchend in die ambulanten oder stationären Institutionen kommen, ist zu diesem Zeitpunkt suizidal.

3. Therapiebezogener diagnostischer Prozess

Zur Urteilsbildung über die Schwere der Erkrankung können vielfältige Kriterien, wie z. B. die negativen Folgen des Glücksspiels, Befunde aus Screeningverfahren, Persönlichkeitsmerkmale und glücksspielspezifische irrationale Einstellungen herangezogen werden. Eine therapiebezogene Diagnostik soll neben der mittels Erstinterview erfassten Anamnese der Glücksspielsucht und psychiatrischer Abklärung auch die Funktionalität des Glücksspielverhaltens (Motive zum Glücksspiel, Wirkungen des Glücksspiels), und kognitive Variablen (verzerrende Einstellungen, Attributionen, glücksspielspezifische Informationsverarbeitungsmechanismen) einbeziehen (Petry 1996).

Die störungsspezifische Diagnostik der Glücksspielsucht befindet sich noch in ihren Anfängen. Als Messinstrumente für Glücksspielverhalten haben sich Screeningverfahren bewährt, die das Vorhandensein und die Schwere der vorliegenden Problematik erfassen können (Petry 2003b). Der von Petry und

Baulig (Petry 1996) entwickelte Kurzfragebogen zum Glücksspielverhalten (KFG) orientiert sich an dem Phasenkonzept der Glücksspielsucht von Custer und Lesieur, das eine zunehmende Einschränkung der Wahlmöglichkeiten im Verlauf der fortschreitenden Involviertheit in das Glücksspielverhalten gut beschreibt (Petry 2003b). Am weitesten verbreitet und weltweit eingesetzt, sowohl in der klinischen Praxis als auch in der epidemiologischen Forschung zu pathologischem Spielen, ist das von Lesieur und Blume 1987 entwickelte Screeninginstrument „South Oaks Gambling Screen" (SOGS). SOGS kann in der Therapie auch zur Evaluierung der Veränderungen im Spielverhalten in den letzten 30 Tagen eingesetzt werden. Die Validität dieses Zugangs ist jedoch fraglich, weil ein Monat eine zu kurze Zeitspanne für eine genaue Einschätzung der Veränderungen in Bezug auf die glücksspielspezifische Problematik sein kann (Petry 2005).

Im Vordergrund der therapiebezogenen Diagnostik steht das klinische Interview, d.h. die Erfassung der Entwicklungsgeschichte der Glücksspielsucht, einschließlich der psychosozialen Entstehungsbedingungen und vorliegenden Bewältigungsversuche.

Ein Erstinterview ist eine emotional belastende Situation für den Glücksspielsüchtigen, weil er sich den Lebensproblemen stellen muss, denen er mit Hilfe des Glücksspiels ausgewichen ist. Durch eine einfühlsame und behutsame Gesprächsführung wird eine schrittweise Annäherung an die Spielproblematik angestrebt (Petry 1996).

Faktoren, die im Individualfall zur Entwicklung des süchtigen Glücksspielverhaltens geführt haben und im therapeutischen Prozess entdeckt werden, bestimmen die Inhalte im therapeutischen Vorgehen.

Die therapeutische Arbeit an den Faktoren der Genese verfolgt das Ziel, Ursachen für die Spielproblematik zu beleuchten, Verständnis für Zusammenhänge zu fördern und alternative Verhaltensweisen zum Glücksspielen zu entwickeln (Meyer und Bachmann 2005).

Die Anamneseerhebung orientiert sich an der lerntheoretisch begründeten Verhaltensdiagnostik und kognitiven Psychodiagnostik. Es werden erfasst: die Art des bevorzugten Glücksspiels und Glücksspielortes, der Beginn und Verlauf der Glücksspielproblematik, die Häufigkeit und Intensität des vorliegenden Glücksspielverhaltens, die Motive und unmittelbaren Wirkungen des Glücksspiels sowie die langfristigen negativen Konsequenzen. Neben familiären Belastungsbedingungen, einschließlich bestehender Suchtprobleme im Familiensystem, werden bereits erzielte Abstinenzzeiten, körperliche und psychische Reaktionen, aufgrund des Einstellens des Glücksspielsverhaltens, und bereits vorliegende Behandlungserfahrungen erfragt. Es wird die vorliegende Veränderungs- und Behandlungsmotivation eingeschätzt.

Im zweiten Schritt erfolgt eine weitergehende Erfassung der Funktionalität des Glücksspielverhaltens und damit verbundener verzerrender Informationsverarbeitungsmechanismen, d.h. Kontrollillusionen, Kontrollüberzeugungen, verzerrte Bewertungen von Gewinn- und Verlustwahrscheinlichkeiten, kognitive Verarbeitung von Geldgewinnen und -verlusten sowie von Beinahegewinnen, Fehlattributionen und irrationale Denkweisen. Weiters werden erhoben: subjektive Wahrnehmung des Glücksspielverhaltens und seine Begründung, Bewältigungsformen und Selbstaussagen, bezogen auf das Selbstwertgefühl (Petry 1996).

Die Aufgabe therapiebezogener Diagnostik ist, alle Problembereiche und Funktionalitäten der Spielsucht zu erfassen, um für den Einzelfall geeignete Methoden mit konkreten Therapiezielen und Veränderungsschritten auszuwählen (Petry 1996).

4. Komorbidität

Zahlreiche Untersuchungen belegen, dass pathologische Glücksspieler häufig an komorbiden psychischen Erkrankungen leiden, und dass das Vorliegen von psychiatrischer Komorbidität wesentlich das Risiko für die Entstehung und Aufrechterhaltung des problematischen oder Pathologischen Glücksspielens erhöht. Dabei divergieren die Angaben für das Auftreten komorbider Störungen sehr stark auseinander und lassen keine eindeutigen Schlüsse zu. Grüsser und Albrecht (2007) berichten von Studien, in denen sich die Angaben zur Prävalenz bei Angststörungen zwischen 9% und 38%, und bei affektiven Störungen zwischen 21% und 75% bewegen. Bei bis zu 60% der Glücksspieler wird neben der Glücksspielsucht eine substanzgebundene Abhängigkeitserkrankung, wie Koffein-, Nikotin-, Alkohol- und/oder Kokainabhängigkeit, diagnostiziert (Grüsser und Albrecht 2007). Studien zur Komorbidität von Persönlichkeitsstörungen und Pathologischen Glücksspielen zeigen ebenfalls große Schwankungen in Prävalenzraten. Unter Glücksspielern werden vor allem Impulsivität als Persönlichkeitsmerkmal, Borderline, antisoziale, histrionische und narzisstische Persönlichkeitsstörungen diagnostiziert. Die Raten schwanken, je nach Persönlichkeitsstörung, von 18% bis zu 93% (Grüsser und Thalemann 2006).

Das gemeinsame Vorkommen von Spielsucht mit anderen psychischen Erkrankungen lässt auf eine tiefer liegende Problematik schließen, die sich nach außen als exzessives Spielen manifestiert. Es wird vermutet, dass Pathologisches Glücksspielverhalten im Sinne einer Selbstmedikation zur effektiven, wenn auch inadäquaten, Gefühlsregulation (zur Reduktion von Angstgefühlen bzw. Erregungszuständen, zur Stressverminderung oder zur Unterdrückung von negativen Gefühlen) eingesetzt wird. Die bisherigen Forschungsbefunde konnten aber nicht hinreichend klären, ob bestimmte psychische Auffälligkeiten bereits vor der Glücksspielsucht präsent waren, oder ob sie infolge der Glücksspielsucht entstanden sind (Grüsser und Albrecht 2007).

Die Diagnose der Komorbidität ist nicht nur wichtig für ein genaueres Verständnis der Psychopathologie des jeweiligen Patienten, sondern auch für eine umfassende Therapie. Die Wechselwirkungen und Beeinflussungen zwischen Glücksspielsucht und komorbiden psychischen Störungen können den Krankheitsverlauf und die Behandlungsergebnisse negativ beeinflussen. Eine genaue psychiatrische Abklärung zu Beginn der Behandlung und anschließende therapeutische Bemühungen, die Funktionalität des Glücksspielens zu entdecken, mit dem Ziel, eine umfassende und individuelle Intervention zu planen, kann ein weiteres Glücksspielen oder die Entwicklung eines weiteren psychischen Krankheitsgeschehens verhindern.

5. Behandlungsschwerpunkte

Eine multifaktorielle Genese und die Funktionalität der Glücksspielsucht sind im Behandlungskonzept zu beachten. Glücksspieler bilden keine homogene Gruppe, daher sollte sich die Behandlung idealerweise an den individuellen Bedürfnissen der Betroffenen orientieren. Biopsychosoziale Aspekte, die die Entstehung und Aufrechterhaltung problematischen Glücksspiels beeinflussen, sollten Behandlungsschwerpunkte bestimmen. Als prädisponierende Faktoren werden psychosoziale Bedingungen (z. B. sozialisationsbedingte Selbstwertproblematik) und neurobiologische Anfälligkeiten angenommen. Störungen des dopaminergen und serotonergen Systems werden mit Persönlichkeitseigenschaften, wie Impulsivität, in Verbindung gebracht und als ein erhöhtes Risiko für die Entwicklung eines problematischen Spielverhaltens diskutiert (Meyer und Bachmann 2005). In diesem Zusammenhang richtet sich der Focus der Behandlung auf inadäquate Bewältigungsstile in Problemsituationen. Eine verminderte Aktivierung des mesolimbischen Belohnungssystems bei pathologischen Spielern konnte nachgewiesen werden (Reuter et al. 2005). Die Daten stützen die Annahme, dass der Spielsucht eine zu geringe Aktivierbarkeit des Belohnungssystems durch alltägliche Belohnungssituationen zugrunde liegt. Um das Belohnungssystem zu aktivieren, greifen die Betroffenen zu stärkeren Belohnungsreizen, wie z. B. Kokain oder Glücksspiel. Eine Fehlfunktion des dopaminergen Systems kann die Wirkung des Spielens verstärken. Pharmakotherapie, die zur Behandlung der Fehlfunktion des dopaminergen und serotonergen Systems eingesetzt wird, scheint auch einen positiven Einfluss auf die Reduktion der Glücksspielsymptomatik zu haben (Raylu und Oei 2002; Petry 2005). Aufrecht erhaltende Faktoren, wie z. B. kognitive Verzerrungen, irrationale Überzeugungen, Einstellung zum Glücksspiel und zum Geld, machen einen wesentlichen Teil der Psychotherapie aus.

Im Rahmen individueller Therapiepläne wird durch Stärkung allgemeiner und rückfallspezifischer Kompetenzen die Veränderung des Lebensstiles gefördert (Petry 1996).

Die Behandlung sollte ressourcenorientiert verlaufen. Der Schwerpunkt liegt darauf, in Anknüpfung an Ressourcen des Spielers, Problemlösungsstrategien auszuarbeiten, Copingfertigkeiten zu erlernen sowie die Eigenverantwortung des Spielers und seine Kompetenzen zu stärken (Meyer und Bachmann 2005).

5.1. Motivation

Die ersten therapeutischen Bemühungen zielen auf den Aufbau der Motivation zu einer umfassenden Veränderung ab. Den Veränderungsaufgaben werden ambivalente Gefühle entgegengebracht. Die Veränderung bedeutet Verzicht auf eine Lebensführung, die zwar massive negative Konsequenzen mit sich gebracht hat, aber gleichzeitig zum Lebenssinn geworden ist und noch immer mit Hoffnungen und guten Erinnerungen verbunden ist. Der Spieler kommt bereits mit Erfahrungen von gescheiterten Versuchen, dem Verlangen zu widerstehen und sein Spielverhalten einzuschränken bzw. aufzugeben.

Es ist im Erstinterview von Bedeutung, die Erwartungen und Ziele des Spielsüchtigen zu erfahren, und ihm zu erklären, dass in der Therapie seine aktive Rolle auf der Suche nach Problemlösungsstrategien erwartet und unterstützt wird.

Auch die Krankheitseinsicht bildet, neben der notwendigen Motivation, eine wichtige Voraussetzung für die Therapie. Es macht keinen Sinn, mit dem Patienten an den Ursachen seiner Erkrankung zu arbeiten, wenn er sich nicht als behandlungsbedürftig erlebt und keine Krankheitseinsicht zeigt (Meyer und Bachmann 2005).

5.2. Therapeutisches Geld- und Schuldenmanagement

Die massive Verschuldung eines Glücksspielers ist ein wesentliches Motiv, eine Behandlung aufzusuchen. Die Klärung bzw. Verbesserung der finanziellen Situation ist eine relevante therapeutische Aufgabe.

Das Geldmanagement umfasst zwei Aufgaben: Haushaltsplanung und Schuldenregulierung. Das therapeutische Grundprinzip des Geldmanagements besteht darin, die Selbstkontrolle und Selbstverantwortung bei Veränderung des finanziellen Verhaltens sowie des Umgangs mit bestehenden Schulden zu fördern. Eine Fremdkontrolle soll nur in einer Krisensituation im Sinne einer vorübergehenden Unterstützung stattfinden. Die wesentliche therapeutische

Strategie zur Veränderung des glücksspielspezifischen Umgangs mit Geld besteht darin, die im Laufe der Spielsucht eingetretene Geldentwertung – Geld als Spielgeld – stufenweise abzubauen. Im Sinne eines therapeutisch geleiteten Lernprozesses werden detaillierte Haushaltslisten erstellt und Haushaltsanalysen durchgeführt. Der Glücksspieler muss lernen, dass er nicht über sein gesamtes Gehalt oder das gerade in der Brieftasche vorhandene Geld verfügen kann, sondern nach der Festlegung seiner festen und variablen Monatsausgaben nur über einen verbleibenden Restbetrag frei entscheiden kann (Petry 1996). Ein möglicher Zugriff auf verfügbares Geld und der Besitz einer Bankomatkarte, bzw. von Bargeld, stellen für den Spieler primär eine Risikosituation, in der er dem Spielverlangen nicht widerstehen kann, dar. Daher müssen mit dem Betroffenen Lösungen ausgearbeitet werden, die darauf ausgerichtet sind, den Kontakt mit dem Bargeld auf ein Minimum einzuschränken.

Trotz einer hohen Verschuldung, und daraus resultierenden geringen finanziellen Möglichkeiten, muss von Anfang an darauf geachtet werden, dass der Betroffene kleine Beträge an seine Gläubiger leistet und somit ein Zeichen der Verantwortungsübernahme für sein Spielverhalten setzt. Der Patient lernt, dass eigene und fremde Bedürfnisse zu berücksichtigen sind, was in der aktiven Glücksspielphase nicht der Fall war. An diesen Maßnahmen sind für Spieler die ersten Erfolge in der Therapie erlebbar und messbar, sie stärken den Selbstwert und fördern die Motivation für nächste Schritte. Das Gefühl für die eigenen Kompetenzen wird somit gestärkt (Petry 2003b).

5.3. Glücksspielabstinenz und Rückfallprophylaxe

Eine wesentliche verhaltenstherapeutische Maßnahme im Rahmen der Spielsuchttherapie stellt die Rückfallprophylaxe dar. Abhängig vom Modell, das der Behandlung zugrunde liegt, gibt es hinsichtlich der Abstinenz bedeutende Unterschiede. Nach dem Suchtmodell wird abstinenzorientiert gearbeitet und vom Patienten sofortige Abstinenz, als eine Voraussetzung für den Therapiebeginn, gefordert. Orientiert man sich in der Behandlung von pathologischen Spielern an dem „Neurosemodell" von Hand (2004), ist die Abstinenz weder Ziel noch Voraussetzung der Behandlung. Im Mittelpunkt steht die verhaltenstherapeutische Behandlung der zugrunde liegenden konfliktreichen Bedingungen, vor allem negative Befindlichkeit und Depressionen. Das Neurosemodell geht davon aus, dass das Spielen bei Personen unterschiedliche Funktionalitäten hat. Das Ziel ist Rückkehr in ein selbstbestimmtes Leben und das Erlernen von Stressbewältigungstechniken sowie der Umgang mit psychischen Belastungen (Hand 2004).

Zur Entstehung und Aufrechterhaltung der Suchterkrankung tragen entscheidend Lernprozesse und neurobiologische Vorgänge bei (Grüsser et al. 2005).

Die klassische Konditionierung bewirkt, dass Reize der Spielumgebung mit der subjektiv wahrgenommenen Erregung assoziiert werden und zu erlernten (konditionierten) Auslösereizen für Spielverlangen werden. Beispielsweise können der Anblick bunter Lichter, der Klang von fallenden Münzen oder die Erinnerung an Konfliktsituationen das Spielverlangen unbewusst auslösen. Diese erlernten Reize bedeuten ein Rückfallrisiko. Bei der Entstehung des Suchtgedächtnisses spielt der Neurotransmitter Dopamin eine besondere Rolle, indem er die Aufmerksamkeit für Außenreize steigert. Neutrale situative Stimuli werden mit der positiven Wirkung verknüpft und werden zu konditionierten Auslösereizen. Dopamin fungiert als Signal für die Assoziation von Belohnung und bestimmten Ereignissen (Meyer und Bachmann 2005). Der situative Effekt kann sehr lange anhalten und erklärt das Phänomen, dass es auch nach jahrelanger Abstinenz zu situativ ausgelösten Rückfällen kommen kann (Grüsser et al. 2005).

Bei der Entstehung der Spielgewohnheiten und Spielmuster wirken die Lernprozesse der operanten Konditionierung über die variabel und intermittierend auftretenden Gewinne, die als positive Verstärkung des Spielverhaltens aufgenommen werden. Zusätzlich wird das Spielverhalten über negative Verstärkung aufrechterhalten bzw. verstärkt, da Ängste, Depressionen, Langeweile und Stress durch positive Erregung des Spielens reduziert werden (Blaszczynski und Nower 2002).

Rückfälle bilden einen Bestandteil der Suchterkrankung und haben immer einen Aufforderungscharakter zur Reflexion und Analyse über auslösende innere und situative Reize.

Typische Risikofaktoren, wie Langeweile, innere Unruhe, Misserfolge und alltägliche Konfliktsituationen, lassen sich als Vorbote eines Rückfalles herausarbeiten und rückfallspezifische Bewältigungsreaktionen einüben (Petry 2003b).

Wenn es im Rahmen der Behandlung gelingt, die wesentlichen Auslösereize zu erkennen und bewusst zu machen, kann der Betroffene in die Lage versetzt werden, diese Reize zu vermeiden oder durch Erlernen von neuen Verhaltensstrategien mit ihnen adäquat umzugehen. Je besser es im Zuge der Abstinenz gelungen ist, andere Verhaltensweisen in Risikosituationen einzusetzen, desto stabiler wird die Abstinenz (Grüsser und Albrecht 2005).

Selbstwertvermindernde Schuldgefühle sollten nach einem Glücksspielrückfall bearbeitet werden, um ein erneutes dauerhaftes Glücksspielverhalten zu verhindern (Petry 2003b).

Auch wenn das Abstinenzprinzip nicht das eigentliche Ziel der Behandlung ist, bildet es für fortgeschrittene Formen der Glücksspielsucht den notwendigen Rahmen, eine zufriedenstellende Lebensbewältigung zu gewährleisten. Während der Behandlung sollte zunächst die vollständige Glücksspielabstinenz gefordert werden, um die Funktionalität des Glücksspielverhaltens erlebbar und analysierbar zu machen. Nach Abschluss einer Behandlung kann individuell entschieden werden, ob Spiele ohne Geldeinsatz, wie z. B. Schach, gespielt werden können (Petry 2003b).

Bei Spielern ist das Interessenspektrum stark eingeschränkt. Alternative Verhaltensweisen zu Glücksspielen sowie eine sinnvolle Tagesstrukturierung und Freizeitgestaltung sind daher besonders wichtig. Abstinenz wird nur dann dauerhaft eingehalten, wenn sie einen Vorteil darstellt, wenn eine möglichst abwechslungsreiche und erlebnisreiche Lebensgestaltung an die Stelle des Spielens tritt. Nicht „das Verzichten" soll im Mittelpunkt stehen, sondern das konkrete Umsetzen von positiven Alternativen, die den Stellenwert oder die Bedeutung des Glücksspiels stark herabsetzen (Meyer und Bachmann 2005).

5.4. Verzerrte Informationsverarbeitungsmechanismen

Im Bereich der Kognition wird mit einer Kombination von behavioralen und kognitiven Techniken gearbeitet (Dickerson und O'Connor 2006; Petry 1996). Durch die Zunahme der glücksspielbedingten Handlungen entstehen stark verzerrte und gestörte kognitive Schemata. Diese Schemata gestalten Annahmen im Bereich: Attribution, persönliche Fertigkeiten und Kontrolle über Spielausgänge, verzerrte Bewertungen von Ereignissen, falsche Wahrnehmungen, abergläubisches Denken und falsche Wahrscheinlichkeitsannahmen. Die Stärke und Wirksamkeit dieser falschen Annahmen und Kognitionen erhöhen sich mit zunehmendem Glücksspiel (Blaszczynski und Nover 2002).

Es kommt zu verzerrten Ergebniserwartungen, indem Gewinne den eigenen Kompetenzen und Verluste äußeren Hindernissen zugeschrieben werden. Besonders wichtig ist die Nachbesprechung von Beinahegewinnen, die nicht als Verlust, sondern als Anreiz zum Weiterspielen erlebt werden. Das Aufdecken von Kontrollillusionen als Schutzmechanismen des bedrohten Selbstwertes und das Erkennbar-Machen, dass die Welt des Glücksspielens nur scheinbar kontrollierbar ist, leiten den Weg in eine aktivere Lebensgestaltung in der realen Welt ein (Petry 2003b).

5.5. Gefühlsregulation und Aufbau alternativer Verhaltensweisen

Das Glücksspielen erfüllt individuelle Funktionen. Es lenkt von Problemen ab, es fördert eine Flucht vor Konflikten. Psychische Belastungen treten in den Hintergrund. Im therapeutischen Prozess ist es wichtig, die Funktionalität des Glücksspielens zu erfassen. Es kann z. B. als Selbstmedikation bei depressiven Spielern oder als Stressverarbeitungsmechanismus vor allem bei ängstlichen Glücksspielern fungieren (Raylu 2002). Es sollten daher Stressverarbeitungsstile und psychische Störungen, wie Depression und Angststörungen, in die Therapie einbezogen werden (Petry 2003a).

Zur Bewältigung einer Glücksspielproblematik ist es erforderlich, die zugrunde liegenden Störungen der Erregungsregulation und Gefühlsverarbeitung in Verbindung mit Einschränkungen der Problemlösekompetenz aufzugreifen.

Glücksspieler zeigen die Tendenz zum Vermeidungsverhalten, um bedrohlich erlebte Gefühle zu verhindern. Das Therapieziel der glücksspieltypischen Störung der Gefühlregulation ist es, zu einer verbesserten Wahrnehmung negativer Erlebniszustände zu gelangen und die zunächst als bedrohlich erlebten Empfindungen zu bewältigen. Da negative Gefühle, wie Depression, Angst vor Ablehnung, Einsamkeit, Ärger und Aggression, bisher durch das Glücksspielverhalten kurzfristig bewältigt wurden, werden in der Therapie alternative Verhaltensweisen erlernt, die einen adäquaten Umgang mit Emotionen fördern. Stressmanagement sowie Training der Problemlösefertigkeiten können hilfreich bei der Behebung der Ursachen der Glücksspielprobleme sein. In der Konsequenz müssten auch die Glücksspielprobleme abnehmen (Petry 2003b).

6. Integrativer Behandlungsansatz

Meyer und Bachmann (2005) postulieren den integrativen Behandlungsansatz als ein effektives Therapiekonzept, in dem Methoden verschiedener Schulen je nach Bedarf integrierbar sind. Nur ein integrativer Psychotherapieansatz kann der Komplexität der Spielsucht gerecht werden. In diesem Modell können z.B. Elemente aus der Psychoanalyse und Gesprächstherapie eingesetzt werden, die darauf abzielen, sich selbst und sein eigenes Verhalten besser zu verstehen und die Fragen nach dem „Warum" zu beantworten. Durch verhaltenstherapeutische Maßnahmen werden Strategien zur Bewältigung konkreter Probleme erlernt. Beide Aspekte sind wichtig und vervollständigen sich gegenseitig (Meyer und Bachmann 2005).

7. Telefonische Spielsuchtberatung – Helpline der Suchtforschung & Suchttherapie der Medizinischen Universität Wien

Das seit November 2006 laufende Projekt „Helpline zur Spielsucht" ist die erste Hilfseinrichtung dieser Art in Österreich. Helpline-Beraterinnen sind Psychologinnen der Suchtforschung & Suchttherapie der Medizinischen Universität

Wien, mit Erfahrung in der Suchttherapie und ganz speziell in der Arbeit mit Glücksspielsüchtigen. Sie sind werktags direkt und persönlich erreichbar.

Eine wichtige Rolle der Helpline ist es, eine Ansprechperson in einer belastenden Situation zu sein, wenn es darauf ankommt, rasche Hilfe unter Wahrung der Anonymität zu bekommen. Das Gespräch bietet eine Möglichkeit, offen über eigene Probleme reden zu können, die bisher mühevoll geheim gehalten wurden.

Unter negativen Konsequenzen der Glücksspielsucht leiden Spieler und ihre Angehörigen. Personen aus dem nahen sozialen Umfeld der Betroffenen machen knapp die Hälfte unserer Anrufer aus. Für einen Angehörigen, der selbst nicht süchtig ist, ist das unstillbare Verlangen des Spielsüchtigen, trotz aller schon erlittenen und noch drohenden negativen Konsequenzen, das Glücksspiel weiterhin fortsetzen zu müssen, erfahrungsgemäß nur beschränkt nachvollziehbar. So tendiert die soziale Umwelt des Spielsüchtigen dazu, sein süchtiges Glücksspielverhalten als einen frei gewählten Lebensstil aufzufassen, den der Betroffene einfach aufgeben soll. So halten die Angehörigen eine Spielabstinenz für leicht einhaltbar und die immer wieder nach vielen Versprechungen stattfindenden Rückfälle für einen Ausdruck der Charakterschwäche und nicht für ein Symptom der Krankheit. Eine weitere wichtige Aufgabe der Helpline ist es, den Angehörigen zu helfen, mit der Suchterkrankung der ihnen nahestehenden Person umzugehen, ohne sich selbst zu Ko-Abhängigen zu machen. Mit viel Empathie gehen Helpline-Beraterinnen auf die Betroffenheit der Angehörigen ein und bieten Antworten und Informationen zu Fragen, die Glücksspielsucht und die Möglichkeiten der Beratung und Behandlung betreffen.

Helpline-Beraterinnen informieren Anrufer aus Wien und aus anderen Bundesländern über regionale Beratungsstellen, Therapieeinrichtungen und Selbsthilfegruppen.

8. Behandlungseffektivität

Seit der Einführung des sozialkognitiven Rückfallpräventionsmodells wird der Rückfall nicht länger als ein Alles-oder-Nichts-Ereignis betrachtet, und die Abstinenz nicht als einziges Erfolgskriterium der Behandlung. Trotz Rückfallepisoden können positive Veränderungen in der psychosozialen Lebenssituation eintreten, die als Behandlungseffektivität anzusehen sind. Als Erfolgskontrolle sollte ein Vorher-Nachher-Vergleich in Bezug auf folgende Bereiche erfolgen: Veränderung beim Konsum von stofflichen Suchtmitteln, Veränderungen in den partnerschaftlichen Beziehungen, der Berufstätigkeit, der finanziellen Situation und der psychischen bzw. psychosomatischen Gesundheit (Petry 2003b).

Meyer und Bachmann (2003) bewerten als Kriterien des Therapieerfolges die Krankheitseinsicht des Spielers, Arbeit an den Ursachen seiner Suchtentwicklung, Entwicklung einer Zukunftsperspektive und Arbeit an deren Umsetzung, Verbesserung von Problemlösekompetenzen und Einsatz von Alternativen zum Glücksspielen.

Die aktuelle Literatur deutet daraufhin, dass Pathologisches Glücksspielverhalten erfolgreich behandelt werden kann. Die meisten Studienergebnisse sprechen für Effektivität von kognitiv-behavioralen Interventionen (Petry et al. 2007; Dickerson und O'Connor 2006; Raylu und Oei 2002). Pharmakologische Behandlung mit SSRI (wie Clomipramine und Fluvoxamine) scheint darüber hinaus erfolgversprechend zu sein. Für verlässlichere Aussagen werden allerdings weitere kontrollierte klinische Studien mit größeren Patientengruppen benötigt (Raylu und Oei 2002).

9. Literatur

Blaszczynski A, Nover L (2002) *A pathways model of problem and pathological gambling.* Addiction 97(5): 487–99

Bühringer G, Kraus L, Sonntag D, Pfeiffer-Gerschel T, Steiner S (2007) *Pathologisches Glücksspiel in Deutschland: Spiel- und Bevölkerungsrisiken.* Sucht 53(5): 296–308

Bühringer G (2004) *Wenn Arbeiten, Einkaufen oder Glücksspielen pathologische eskalieren: Impulskontrollstörung, Sucht oder Zwangshandlung? (Editorial).* Verhaltenstherapie 14: 86–88

Dickerson M, O'Connor J (2006) *Gambling as an addictive behaviour: Impaired Control, Harm Minimisation, Treatment and Prevention.* Cambridge University Press, New York

Dilling H, Mombour W, Schmidt MH (Hrsg.) (2005) *Internationale Klassifikation psychischer Störungen,* 5. Aufl., ICD-10 Kapitel V (F) Klinisch-diagnostische Leitlinien. Huber, Bern

Grüsser SM, Albrecht U (2007) *Rien ne va plus – wenn Glücksspiele Leiden schaffen.* 1. Aufl., Huber, Bern

Grüsser SM, Thalmann CN (2006) *Verhaltenssucht: Diagnostik, Therapie, Forschung.* 1. Aufl., Hans Huber, Bern

Grüsser SM, Plöntzke B, Albrecht A (2005) *Pathologisches Glücksspiel: Eine empirische Untersuchung des Verlangens nach einem stoffungebundenen Suchtmittel.* Nervenarzt 76: 592–596

Hand I (2004) *Negative und Positive Verstärkung bei pathologischem Glücksspielen: Ihre mögliche Bedeutung für Theorie und Therapie von Glücksspielen: Zwangsspektrumsstörungen.* Verhaltenstherapie 14: 133–144

Hand I (1997) *„Zwangs-Spektrum-Störungen" oder „Nicht-stoffgebundene Abhängigkeiten"?* In: Mundt Ch, Linden M, Barnett W (Hrsg.) Psychotherapie in der Psychiatrie. Springer, Wien, New York

Meyer G, Bachmann M (2005) *Spielsucht: Ursachen und Therapie.* 2. Auflage, Springer, Berlin

Pertry J (2003a) *Glücksspielsucht: Entstehung, Diagnostik und Behandlung.* Hogrefe, Göttingen

Pertry J (2003b) *Pathologisches Glücksspielverhalten: Ätiologische, psychopathologische und psychotherapeutische Aspekte.* Neuland, Geesthacht

Petry J (1996) *Psychotherapie der Glücksspielsucht.* Beltz Psychologie-Verlags-Union, Weinheim

Petry NM, Litt MD, Kadden R, Ledgerwood DM (2007) *Do coping skills mediate the relationship between cognitive-behavioral therapy and reductions in gambling in pathological gamblers?* Addiction 102: 1280–1291

Petry NM (2006) *Should the scope of addictive behaviors be broadened to include pathological gambling?* Addiciton 101 (Suppl.1): 152–160

Petry NM (2005) *Pathological gambling: Etiology, Comorbidity, and Treatment.* American Psychological Association, Washington, DC

Potenza MN (2006) *Should addictive disorders include non-substance-related conditions?* Addiction 101 (Suppl.1): 142–151

Raylu N, Oei TPS (2002) *Pathological gambling: a comprehensive review.* Clinical Psychology Review, 22: 1009–1061

Reuter J, Rädler T, Rose M, Hand I, Gläscher J, Büchel Ch (2005) *Pathological gambling is linked to reduced activation of the mesolimbic reward system.* Nature Neuroscience, 8(2): 147–148

Saß H, Wittchen HU, Zaudig M, Houben I. (1998) *Diagnostische Kriterien des Diagnostischen und Statistischen Manuals Psychischer Störungen DSM IV.* Hogrefe, Göttingen

Prävalenz des pathologischen Spielverhaltens in Deutschland

Tilman Becker

1. Einleitung

Es ist das Ziel dieser Untersuchung, die Prävalenz des pathologischen Glücksspielverhaltens bei den unterschiedlichen Formen des Glücksspiels, die in Deutschland angeboten werden, miteinander zu vergleichen. Dabei wird zuerst auf die Prävalenz des pathologischen Spielverhaltens generell eingegangen. Die hierzu vorliegenden Untersuchungen werden vorgestellt. In einem weiteren Teil wird dann auf die Prävalenz bei verschiedenen Formen des Glücksspiels eingegangen.

2. Prävalenz des pathologischen Glücksspiels in Deutschland

Die vorliegenden Prävalenzschätzungen für Deutschland basieren auf unterschiedlichen Methoden und kommen daher auch zu unterschiedlichen Ergebnissen.

2.1. Prävalenzschätzungen aufgrund der Therapienachfrage

Nach der Suchthilfestatistik für das Jahr 2006 meldeten 743 ambulante Einrichtungen 3.017 Patienten mit der Hauptdiagnose pathologisches Glücksspiel

(Sonntag et al. 2007, S 31). Da es einige spezialisierte Einrichtungen gibt, die den Großteil der pathologischen Glücksspieler betreuen, ist die Verteilung der Zugänge auf die Einrichtungen sehr ungleichmäßig. Im Jahr 2006 wurden Klienten mit der Hauptdiagnose pathologisches Glücksspiel in 452 der 743 an der Suchthilfestatistik beteiligten Einrichtungen behandelt. Die Autoren der Suchthilfestatistik vermuten weiterhin, dass es einige spezialisierte ambulante Einrichtungen gibt, die möglicherweise an der Suchthilfestatistik 2006 nicht teilgenommen haben. Die Hochrechnung von Sonntag et al. für die 934 ambulanten Beratungsstellen ergibt eine Schätzung von 3.803 Klienten in ambulanter Behandlung mit einer primären Glücksspielproblematik (Sonntag et al. 2007, S 34).

Die 157 meldenden stationären Einrichtungen berichteten von 358 stationär behandelte Patienten mit der Hauptdiagnose pathologisches Spielen. Die Hochrechnung von Sonntag et al. für die 245 stationären Einrichtungen in Deutschland ergibt 559 Patienten mit der Diagnose pathologisches Glücksspielverhalten in stationären Einrichtungen (Sonntag et al. 2007, S 59).

Insgesamt ergibt sich also rechnerisch für das Jahr 2006 eine Zahl von 3.375 Patienten mit der Hauptdiagnose pathologisches Glücksspiel in den meldenden ambulanten und stationären Einrichtungen, bzw. hochgerechnet auf alle Einrichtungen, eine Zahl von 4.362 Patienten.

Meyer (2006, S 125) geht in seinen Berechnungen der Prävalenz in der Bevölkerung aufgrund der Therapienachfrage davon aus, dass nur 3 % – 5 % aller pathologischen Spieler tatsächlich auch eine Therapie nachfragen und orientiert sich damit an dem betreffenden Prozentsatz der Therapienachfrage bei Alkoholabhängigen. Wenn dieser Prozentsatz unterstellt wird, ergeben sich hieraus 87.240 bis 145.400 pathologische Spieler mit der Hauptdiagnose pathologisches Glücksspiel im Jahr 2006.

Bei einer Bevölkerungszahl von 52.616.837 Bundesbürgern zwischen 18 Jahren und 65 Jahren (Statistisches Bundesamt 2005, S 42) und 87.240 bis 145.400 pathologischen Spielern in dieser Bevölkerungsgruppe entspricht dies einer Prävalenzrate von 0,17 % bis 0,28 % in der Bevölkerung.

2.2. Prävalenzschätzungen aufgrund epidemiologischer Studien

Es liegen für Deutschland drei repräsentative epidemiologische Studien vor.

Im Auftrag des Bremer Instituts für Drogenforschung (Buth und Stöver 2008) befragte das Meinungsforschungsinstitut TNS Infratest Sozialforschung GmbH im November und Dezember 2006 insgesamt 7.980 in Deutschland lebende Personen im Alter von 18 bis 65 Jahren zu ihrem Glücksspielverhalten. Personen, die mindestens wöchentlich spielen oder mehr als 50 € im Monat bei einer der Glücksspielarten ausgeben, wurden gebeten, einen Test (basierend auf

DSM-IV) zur Bestimmung eines möglichen pathologischen Spielverhaltens zu absolvieren. Die Befragung erfolgte bei der Hälfte der Personen per Telefon und bei der anderen Hälfte per Internet. Die Ergebnisse wurden gewichtet. Die gewichtete Gesamtstichprobe betrug 7.981 Personen.

Nach den Ergebnissen dieser Befragung (Buth und Stöver 2008) erfüllen 45 Personen oder 0,56 % der befragten Personen der gewichteten Stichprobe in Bezug auf das zurückliegende Jahr die Kriterien einer pathologischen Spielsucht nach den DSM-IV Kriterien (fünf oder mehr der Kriterien sind erfüllt) und bei 0,64 % kann von einem problematischen Spielverhalten (drei oder vier der Kriterien sind erfüllt) gesprochen werden.

Zu einem anderen Ergebnis kommen Bühringer et al. (2007). Die Untersuchung basiert auf Daten aus dem Epidemiologischen Suchtsurvey ESA 2006. Für die Diagnose des pathologischen Spielverhaltens werden ebenfalls Kriterien basierend auf DSM-IV verwendet. Die Stichprobe betrug 7.817 Personen. Alle Personen, die innerhalb der letzten 12 Monate zumindest einmal ein Glücksspiel gespielt haben, wurden gebeten, das jeweils von ihnen präferierte Spiel anzugeben. Der Abfrage der diagnostischen Kriterien des DSM-IV wurde im Fragebogen eine Screeningfrage vorangestellt, sodass nur Personen, die angaben, im vergangenen Jahr mehr als 50 € pro Monat eingesetzt zu haben, die Fragen beantworteten. In der untersuchten Stichprobe wiesen 14 Personen ein pathologisches Spielverhalten und 21 Personen ein problematisches Spielverhalten auf. Nach den Ergebnissen dieser Befragung (Bühringer et al. 2007) liegt die Prävalenz für pathologisches Glücksspiel in der Bevölkerung bei 0,18 % und die Prävalenz für problematisches Spielverhalten bei 0,27 %.

Wenn eine Prävalenzrate von 0,18 % bis 0,56 % unterstellt wird, so bedeutet dies bei einer Bevölkerung von 52.616.837 Bundesbürgern zwischen 18 Jahren und 65 Jahren (Statistisches Bundesamt 2005, S 42) eine Prävalenz von 94.235 und 296.674 pathologischen Spielern.

In einer deutschlandweiten Repräsentativbefragung der 16- bis 65-jährigen Bevölkerung hat die Gesellschaft für Sozialforschung und statistische Analysen mbH (forsa) im Auftrag der Bundeszentrale für gesundheitliche Aufklärung (2008) 10.001 Personen befragt. Die Befragung wurde als computergestütztes Telefoninterview (CATI) durchgeführt. Bei insgesamt 0,2 % der Befragten ist das Glücksspiel als wahrscheinlich pathologisch und bei 0,4 % der Befragten als wahrscheinlich problematisch einzustufen. Die Klassifizierung erfolgt aufgrund des South Oaks Gambling Screens (SOGS). Die Ergebnisse sind mit den Ergebnissen aufgrund des DSM-IV vergleichbar.

Die Ergebnisse zu der Prävalenz des pathologischen Spielverhaltens unterscheiden sich in einzelnen Ländern, je nach Land und eingesetztem Messinstrument. Die vorliegenden Untersuchungen (Becker und Dittmann 2007) kommen zu Prävalenzraten zwischen 0,15 % (in Norwegen) und 2,7 % (in Neuseeland).

Der Mittelwert für die Jahresprävalenzrate liegt bei 0,7 %, für die Lebenszeitprävalenzrate bei 1,17 % und für die Prävalenzrate ohne nähere Angaben bei 1,12 %. Mit einer Jahresprävalenzrate von 0,17 % bis 0,56 % liegt Deutschland damit im Ländervergleich etwas unter dem Durchschnitt. Die Prävalenz des pathologischen Glücksspielverhaltens in der deutschen Bevölkerung liegt im Bereich von 87.240 bis 296.674 Personen.

3. Prävalenz bei den verschiedenen Formen des Glücksspiels

Es gibt eine Reihe von Untersuchungen zum Suchtproblem bei verschiedenen Formen des Glücksspiels. Diese Untersuchungen basieren auf der Befragung unterschiedlicher Personengruppen.

Glücksspieler, die sich einer Selbsthilfegruppe angeschlossen haben, zeigen damit an, dass ihr Spielverhalten für sie selbst und/oder ihr soziales Umfeld zu einem Problem geworden ist. Damit stellt diese Personengruppe eine wichtige Informationsquelle dar. Meyer (1989) hat 1987 die Mitglieder von 54 Selbsthilfegruppen in 45 Städten unter anderem nach der Häufigkeit der Teilnahme an verschiedenen Formen des Glücksspiels und nach den als Problem erlebten Formen des Glücksspiels befragt. Geldspielautomaten sind eindeutig die am häufigsten von pathologischen Spielern frequentierte Form des Glücksspiels. Es folgen Lotto/Toto, Glücksspielautomaten, Roulette, illegale Glücksspiele sowie PS-Sparen. Bei den als Problem erlebten Formen des Glücksspiels liegen Geldspielautomaten mit 91,8 % der Nennungen an erster Stelle, gefolgt von Glücksspielautomaten (25,4 %), Roulette (15,6 %) und illegalem Glücksspiel (12,4 %). Es folgen Black Jack (6,4 %), private Spielcasinos (5,0 %), Lotto/Toto (5,0 %) und Baccara (4,3 %). Pferdewetten (2,3 %), Rubbellotto (1,6 %), PS/Gewinnsparen (0,7 %), Börsenspekulationen (0,5 %) und Fernsehlotterien (0,2 %) haben kaum eine Bedeutung. Obwohl Lotto das in der Bevölkerung am häufigsten gespielte Glücksspiel ist und auch die Personen, die sich in Selbsthilfegruppen organisiert haben, häufig an diesem Glücksspiel teilnahmen, wird diese Form des Glücksspiels nur von wenigen Mitgliedern der Selbsthilfegruppen als Problem erlebt. Klassenlotterien werden von keinem der befragten 437 Mitglieder der Selbsthilfegruppen als Problem erlebt, obwohl Mehrfachnennungen möglich waren.

Kellermann und Sostman (1992) geben einen Überblick über die während des Zeitraumes von einem halben Jahr auf den beiden Ochsenzoller Suchttherapiestationen aufgenommenen 145 Patienten. Hiervon waren 24 pathologische Glücksspieler. Davon spielten 62,5 % ausschließlich oder überwiegend an den

Geldspielautomaten (Geldspielgeräte mit Gewinnmöglichkeit), 16,6 % spielten intensiv sowohl an den Geldspielautomaten als auch den Glücksspielautomaten in Spielbanken, 8,3 % spielten sowohl Roulette als auch an den Geld- und Glücksspielautomaten. Das Lottospiel wird in der Untersuchung nicht erwähnt.

In einer Untersuchung von, im Zeitraum 1986 bis 1993 in der psychosomatischen Fachklinik Münchwies aufgenommenen, 206 pathologischen Glücksspielern kommt Petry (1994) zu dem Ergebnis, dass mit ca. 90 % die Geldspielautomatenspieler dominieren.

In einer Untersuchung von Meyer et al. (1997) wurden Mitglieder von 31 Selbsthilfegruppen aus 29 Städten und Klienten aus ambulanten Beratungs- und Behandlungseinrichtungen sowie Patienten in stationären Einrichtungen befragt. Die Befragungen fanden 1995/96 statt. Die Stichprobe bestand aus Spielern aus Selbsthilfegruppen, Klienten der Suchtberatungsstellen und Patienten aus stationären Einrichtungen. In die Endauswertung gingen 300 Spieler ein. Es wurden bei der Endauswertung Spieler ausgeschlossen, bei denen die Phase regelmäßigen Spielens länger als 1 Jahr zurücklag. Nach der Form des Glücksspiels befragt, die bei den Probanden zu Problemen geführt hat, wobei wieder Mehrfachnennungen möglich waren, nannten 91,3 % der Spieler das Geldautomatenspiel. 42,7 % der Spieler haben ausschließlich das Spielen an diesen Automaten als Problem erlebt. Es folgen Karten- und Würfelspiele mit 31,1 % und Glücksspielautomaten mit 30,1 % der Nennungen. Roulette wird von 16,1 % bzw. das 24er Roulette von 11,4 % der Befragten, Black Jack/Baccara von 11 % und Rubbellotterien von 6,7 % als problembehaftet erlebt. Lotto/Toto (6,4 %), Pferdewetten (6 %) und Börsenspekulationen (1,7 %) spielen als problembehaftete Spielform wieder nur eine untergeordnete Rolle.

In einer Untersuchung von Denzer et al. (1995) wurden Glücksspieler erfasst, die 1993 Kontakt zu einem der 13 Beratungs- und Behandlungszentren aufgenommen haben, die an der Untersuchung teilnahmen. Es handelt sich insgesamt um 558 Spieler aus diesen 13 ambulanten und stationären Beratungs- und Behandlungszentren. Befragt nach der „Art des dominierenden Glücksspiels" benannten 93,7 % der Spieler Geldspielautomaten, wobei 69,9 % reine Automatenspieler waren. Casinospiele wurden an zweiter Stelle mit 19,1 % der Nennungen und Karten- und Würfelspiele an dritter Stelle mit 12,4 % genannt. Hingegen spielten „Lotto/Toto/Rennquintett/Spiel 77" mit 7,5 % sowie Pferdewetten mit 3,6 % nur eine nebensächliche Rolle.

Zu dieser Stichprobe listet Petry (1996) weitere Befunde auf. Für immerhin 415 der 558 Probanden (74,4 %) ist nur eine einzige Form des Glücksspiels problembehaftet und für 143 Probanden (25,6 %) eine Kombination aus verschiedenen Formen des Glücksspiels. Nur eine Person (0,2 %) gibt die Kategorie „Lotto/Toto/Rennquintett/Spiel 77" als ausschließliches Problem aus dem Spektrum der abgefragten Glücksspielformen an.

Schwarz und Lindner (1990) kommen für den Zeitraum 1985 bis 1989 aufgrund der Untersuchung von 58 Patienten, bei denen die Diagnose pathologisches Glücksspiel gestellt wurde und die stationär behandelt wurden, zu den folgenden Ergebnissen. Die Mehrzahl (82,8 %) spielte an Geldspielautomaten, 12,1 % spielten an Geldspielautomaten, Glücksspielautomaten und Roulette, 3,4 % spielten Roulette und 1,7 % spielten illegales Glücksspiel.

Es liegen zwei neuere Untersuchungen vor, die jedoch zu ganz ähnlichen Ergebnissen kommen, wie die anderen vorliegenden Untersuchungen.

In einer Untersuchung von Meyer und Hayer (2005) wurde ein Kurzfragebogen an die ambulanten und stationären Versorgungseinrichtungen im Bundesland Nordrhein-Westfalen geschickt, mit der Bitte, diesen Fragebogen beim Erst- oder Zweitkontakt an alle vorstellig werdenden Klienten zu verteilen. Der Untersuchungszeitraum erstreckte sich von Mitte 2002 bis Ende 2004. In der Mehrheit stammten die zurückgeschickten Fragebögen aus der ambulanten Spielerversorgung (62 %), bzw. aus Schwerpunktberatungsstellen (26,6 %). Nur 11,5 % stammen aus stationären Versorgungseinrichtungen. Es wurde nach den problembehafteten Glücksspielformen gefragt. Eine Liste mit 16 verschiedenen Glücksspielformen wurde vorgegeben. Mehrfachnennungen waren möglich. Es nahmen 44 Versorgungseinrichtungen teil und 495 Fragebögen wur-

▼ **Tabelle 1** Problemverursachende Glücksspielformen (Mehrfachnennungen, n = 495)

Glücksspielform	als problembehaftet erlebt von ... % der Befragten
Geldspielautomaten	79,3
Glücksspielautomaten	32,4
Roulette/Black Jack	16,8
Karten-/Würfelspiele um Geld	15,9
ODDSET-/Top-Wette	10,0
Lotto „6 aus 49"	6,0
Sonstige illegale Glücksspiele	5,6
Sportwetten in privaten Wettbüros	5,1
Pferdewetten bei Galopp-/Trabrennen	4,5
Spiel 77/Super 6/Glücksspirale	3,5
Börsenspekulationen	2,7
Rubbellotterien	2,4
Toto	2,2
Glücksspiele im Internet	1,1
Gewinn-/PS-Sparen	0,9
Klassenlotterien	0,7

Quelle: Meyer und Hayer (2005)

den ausgefüllt zurückgesandt. Einige Fragebögen wurden nicht vollständig ausgefüllt. Aus diesem Grund schwanken die in die Berechnung einfließenden Fälle. Auch hier liegen wieder die Geldspielautomaten deutlich an erster Stelle mit 79,3 % der Nennungen. Es folgen die Glücksspielautomaten mit 32,4 % und die traditionellen Casinospiele Roulette/Black Jack mit 16,8 %. Karten- und Würfelspiele um Geld werden von 15,9 % und die staatliche Sportwette ODDSET von 10 % der Befragten genannt. Lotto wird von 6 % der Befragten als eine problembehaftete Form des Glückspiels erlebt. Ganz am unteren Ende liegen die Klassenlotterien, die nur von 0,7 % der Befragten als problembehaftet erlebt werden.

In dem Fragebogen von Meyer und Hayer (2005) wurden nicht nur die problembehafteten Glücksspielformen abgefragt, sondern auch deren jeweiliger Stellenwert. Die Bildung einer Rangreihe der als problembehaftet wahrgenommenen Glücksspielformen kann als Indikator für die relative Bedeutung einer Glücksspielform im Rahmen der Entwicklung glücksspielbezogener Probleme gewertet werden. Mehrheitlich setzten die Probanden die Geldspielautomaten auf Rangplatz 1, gefolgt von Glücksspielautomaten und Roulette/Black Jack. Von den Befragten erfolgten 466 Nennungen für einen ersten Rangplatz, 186 Nennungen für einen zweiten Rangplatz, 97 Nennungen für einen dritten Rangplatz, 48 Nennungen für einen vierten Rangplatz, 19 Nennungen für einen fünften Rangplatz und 12 Nennungen für einen sechsten Rangplatz. Obwohl nach den Rangplätzen gefragt wurde, haben mehr als 60 % der Befragten nur eine einzige Form des Glücksspiels genannt. Dies macht deutlich, dass in der Regel nur eine Form des Glücksspiels als problembehaftet erlebt wird.

Eine etwas andere Vorgehensweise wurde von Becker (2008) gewählt. Es wurden nicht die Klienten der ambulanten und stationären Suchthilfeeinrichtungen befragt, sondern die Therapeuten in diesen Einrichtungen. Mit der Befragung wurden 1.056 im letzten Jahr in ambulanten und stationären Suchthilfeeinrichtungen behandelte Patienten erfasst. Die Anzahl der im Jahre 2006 behandelten Patienten betrug nach der Suchthilfestatistik 3.375 Patienten mit der Hauptdiagnose pathologisches Glücksspiel in den meldenden ambulanten und stationären Einrichtungen. Somit sind mit der vorliegenden Befragung etwa 31 % der in der Suchthilfestatistik angegebenen Patienten eingeflossen. Es wurden jedoch nicht nur die ambulanten und stationären Suchthilfeeinrichtungen angeschrieben, sondern auch Selbsthilfeorganisationen. Die Leiter von Selbsthilfegruppen haben Angaben zu 588 Patienten gemacht und Mitglieder von Selbsthilfegruppen haben Angaben zu 80 Patienten gemacht. Insgesamt bilden also 1724 Patienten die Grundlage für die Befragungsergebnisse. Die befragten Personen sind in der Mehrzahl Mitarbeiter in Beratungsstellen. Stationäre Einrichtungen haben sich nicht an der Befragung beteiligt.

▼ **Tabelle 2** Bedeutung verschiedener Formen des Glücksspiels für das pathologische Spielverhalten aufgrund von Therapeutenbefragungen (Becker 2008) und Klientenbefragungen (Meyer und Hayer 2005)

Hauptproblem	Becker	Meyer und Hayer
Geldspielautomaten in Spielhallen/Gaststätten	69,0 %	63,5 %
Glücksspielautomaten in Spielbanken	11,4 %	13,5 %
Sportwetten (Wettbüros, Internet)	6,8 %	1,7 %
Roulette	5,8 %	6,2 %
Poker (Karten- und Würfelspiele)	3,6 %	1,7 %
ODDSET Kombi-/TOP-Wette	1,6 %	2,8 %
Pferdewetten	0,6 %	1,7 %
Zahlenlotto 6 aus 49	0,5 %	0,9 %
Rubbellose	0,4 %	0,0 %
Toto-/Auswahl-/13er-Wette	0,2 %	0,0 %
Klassenlotterie (SKL/NKL)	0,1 %	0,2 %
Summe gesamt:	100 %	100 %

Quelle: Becker (2008), Meyer und Hayer (2005)

In der Befragung wurde nach der Anzahl der Spieler gefragt, die im letzten Jahr betreut wurden und nach der jeweiligen Form des Glücksspiels, die als Hauptproblem oder als einzige problembehaftete Form erlebt wurden.

Die Ergebnisse der Befragung der Therapeuten stimmen weitestgehend mit den Befragungsergebnissen der Klienten von Mayer und Hayer (2005) überein.

Geldspielautomaten in Spielhallen und Gaststätten stehen in der Rangfolge der als problematisch erlebten Formen des Glücksspiels an erster Stelle mit 63,5 % der Nennungen der Klienten und stellen nach Ansicht der Therapeuten bei 69 % der Klienten die problematischste Form des Glücksspiels dar. Es folgen die Glücksspielautomaten in Spielbanken mit 11,4 % bzw. 13,5 %. Bei Sportwetten von privaten Anbietern differieren die Ergebnisse der eigenen Untersuchung mit 6,8 % von den Ergebnissen von Meyer und Hayer (2005) mit 1,7 %. Dies dürfte darauf zurückzuführen sein, dass die Untersuchung von Meyer und Hayer (2005) bereits einige Jahre zurückliegt und das Problem bei den Sportwetten erst in den letzten Jahren durch das vermehrte Angebot entstanden ist. Ähnliches gilt für die Unterschiede bei Poker zwischen den beiden Untersuchungen. ODDSET, als staatlicher Anbieter von Sportwetten, hat an Bedeutung verloren. Bei Meyer und Hayer (2005) liegt der Prozentsatz noch bei 2,8 %, während er in der eigenen Untersuchung nur bei 1,6 % liegt. Bei Roulette stimmen die Schätzungen wieder sehr genau mit etwa 6 % überein. Auch bei Zahlenlotto und den anderen Lotterien stimmen die Ergebnisse gut überein. Die große Übereinstimmung zwischen den Befragungen von Klienten und der vorliegenden Therapeutenbefragung ist auf die jeweils hohe Anzahl der berücksichtigten pathologischen Spieler zurückzuführen.

In der vorliegenden Befragung der Therapeuten (Becker 2008) wurde nach der jeweiligen Anzahl der Klienten gefragt, die eine bestimmte Form des Glücksspiels als Hauptproblem haben. Damit lassen sich zwar Aussagen zu der relativen Bedeutung der einzelnen Formen des Glücksspiels für das pathologische Spielverhalten machen, aber noch nicht die jeweilige Bevölkerungsprävalenz bzw. -rate abschätzen. Hierfür ist eine Kenntnis der Prävalenz des pathologischen Glücksspiels in der Bevölkerung notwendig. Dies war nicht Inhalt eigener Untersuchungen. Auf die Untersuchungen anderer Autoren, die zu Schätzungen für die Bevölkerungsprävalenz kommen, ist bereits eingegangen worden. Diese Untersuchungen kommen zu Angaben im Bereich von 87.240 bis 296.674 Personen.

Bei einer Anzahl von 87.240 pathologischen Spielern in Deutschland erleben 60.196 von diesen Spielern die Geldspielautomaten in Spielhallen und Gaststätten als das Hautproblem. Nur 9.945 Spieler erleben die Glücksspielautomaten in Casinos als Hauptproblem. Obwohl dieses letztere Angebot sicherlich von der Ausschüttungsquote und den anderen Designeigenschaften her attraktiver ist als das Angebot in Spielhallen und Gaststätten, hat es nicht dieselbe Bedeutung. Dies kann dadurch erklärt werden, dass Spielhallen praktisch

▼ **Tabelle 3** Prävalenz und -rate des pathologischen Spielverhaltens in der Bevölkerung bei den verschiedenen Formen des Glücksspiels

Hauptproblem	Prävalenz	Prävalenzrate in Prozent
Geldspielautomaten in Spielhallen/Gaststätten	60 196 bis 204 705	0,1173 bis 0,3864
Glücksspielautomaten in Spielbanken	9 945 bis 33 821	0,0194 bis 0,0638
Sportwetten (Wettbüros, Internet)	5 932 bis 20 174	0,0116 bis 0,0381
Roulette	5 060 bis 17 207	0,0099 bis 0,0325
Poker (Karten- und Würfelspiele)	3 141 bis 10 680	0,0061 bis 0,0202
ODDSET Kombi-/TOP-Wette	1 396 bis 4 747	0,0027 bis 0,0090
Pferdewetten	523 bis 1 780	0,0010 bis 0,0034
Zahlenlotto 6 aus 49	436 bis 1 483	0,0008 bis 0,0028
Rubbellose	349 bis 1 187	0,0007 bis 0,0022
Toto-/Auswahl-/13er-Wette	174 bis 593	0,0003 bis 0,0011
Klassenlotterie (SKL/NKL)	87 bis 297	0,0002 bis 0,0006
SUMME	87 240 bis 296 674	0,17 bis 0,56

Quelle: Becker (2008)

überall verfügbar sind, Casinos jedoch nicht. Mittlerweile zeichnen sich bereits zumindest 5.932 Personen in der Bevölkerung durch ein pathologisches Spielverhalten bei Sportwetten (außer ODDSET) aus. Hierzu kommen noch die 1.396 Personen unter den pathologischen Spielern in Deutschland, die ausschließlich oder vor allem ein Problem mit ODDSET haben. Damit ist diese Form des Glücksspiels mit insgesamt 7.328 Personen für das pathologische Spielverhalten wichtiger, als Roulette mit 5.060 Personen. Auch die Bedeutung des Pokerspiels drückt sich bereits in Zahlen aus. Es gibt zumindest 3.141 Personen unter den pathologischen Spielern in Deutschland, die Poker als Hauptproblem haben. Es folgen die Pferdewetten mit 523 Personen, Lotto mit 436 Personen, Rubbellose mit 349 Personen, Toto mit 174 Personen und die Klassenlotterien mit 87 Personen.

Bei einer Anzahl von 296.674 pathologischen Spielern in Deutschland ergeben sich folgende Zahlen. Es sind hierunter 204.705 Personen, die als einziges oder hauptsächliches Problem das Automatenspiel in Spielhallen und Gaststätten haben. In Bezug auf das Automatenspiel in Spielbanken sind dies 33.821 Personen. Bei einer geschätzten Prävalenz von 296.674 pathologischen Spielern in Deutschland würde es 20.174 Personen mit einem pathologischen Spielverhalten bei anderen Sportwetten und 4.747 Personen mit einem pathologischen Spielverhalten bei ODDSET geben. Diese Anzahl liegt für Roulette bei 17.207 Personen, für Poker bei 10.680 Personen, für Pferdewetten bei 1.780 Personen, für Lotto bei 1.483 Personen, für Rubbellose bei 1.187 Personen, für Toto bei 593 Personen und für die Klassenlotterien bei 297 Personen.

4. Schlussfolgerungen und Zusammenfassung

Die vorliegenden Untersuchungen machen deutlich, das sich zwischen 87.000 und 296.674 Personen in Deutschland durch ein pathologisches Glücksspielverhalten auszeichnen. Die Schätzungen aufgrund der Therapienachfrage kommen hier zu deutlich geringeren Zahlen als die Schätzungen aufgrund epidemiologischer Untersuchungen. Dies könnte daran liegen, dass der Prozentanteil pathologischer Spieler, der sich in Therapie begibt, geringer als die in Anlehnung an die Therapienachfrage bei Alkoholikern unterstellten 3 % bis 5 % ist. Weitere epidemiologische Untersuchungen wären notwendig, um hier zu genaueren Zahlen zu kommen.

Alle vorliegenden Untersuchungen sind sich jedoch einig, dass das pathologische Spielen an den so genannten Geldspielgeräten mit Gewinnmöglichkeit in Spielhallen und Gaststätten das Hauptproblem darstellt. Dieses wird von etwa 90 % der befragten Klienten mit der Hauptdiagnose pathologisches Glücksspiel als problematisch erlebt und etwa 65% der Klienten haben diese Form des Glücksspiels als einziges, bzw. als Hauptproblem, erlebt. Es folgen die Glücksspielautomaten in Spielcasinos. Diese haben wegen der geringeren Verbreitung keine so große Bedeutung für das pathologische Spielverhalten. In den letzten Jahren haben Sportwetten an Bedeutung für das pathologische Spielverhalten gewonnen. In den neuesten Untersuchungen drückt sich bereits die gestiegene Bedeutung des Pokerspiels in Zahlen zu dem pathologischen Spielverhalten aus.

Zwischen 60.000 und 200.000 Personen in Deutschland sind von den Geldspielautomaten in Spielhallen und Gaststätten abhängig. Von den Glücksspielautomaten in Spielcasinos sind zwischen 10.000 und 35.000 Personen abhängig. Bei Sportwetten sind dies bereits insgesamt 7.000 bis 25.000 Personen, wobei die meisten Personen von den in Deutschland illegalen Sportwetten in den Wettbüros und im Internet abhängig sind. Etwa 500 bis 1.500 Personen in Deutschland haben das Lottospielen als Hauptproblem.

In Deutschland gibt es ein staatliches Monopol für Glücksspiele, weil diese für die Bevölkerung gefährlich sein können. Es ist der erklärte Auftrag des Staates, für eine Kanalisierung des Spieltriebes zu sorgen. Damit der Staat diesem Auftrag gerecht wird, ist eine Änderung der Spielverordnung für Geldspielgeräte mit Gewinnmöglichkeit, d. h. der Geldspielautomaten in Spielhallen und Gaststätten, dringend notwendig. Wie alle Untersuchungen zu dem pathologischen Spielverhalten bei den verschiedenen Formen des Glücksspiels zeigen, stellen die Geldspielautomaten in Spielhallen und Gaststätten das Hauptproblem für pathologische Spieler dar.

5. Literatur

Becker T, Dittmann A (2008) *Gefährdungspotential von Glücksspielen und regulatorischer Spielraum des Gesetzgebers.* In: Ennuschat J (Hrsg.) Aktuelle Probleme des Rechts der Glücksspiele – Vier Rechtsgutachten. Vahlen, München, S 113–156

Becker T (2008) *Prävalenz des pathologischen Spielverhaltens in Deutschland.* Peter Lang, Frankfurt

Bühringer G, Kaus L, Sonntag D, Pfeiffer-Gerschel T, Steiner S (2007) *Pathologisches Glücksspiel in Deutschland: Spiel- und Bevölkerungsrisiken.* Sucht 53: 296–308

Bundeszentrale für gesundheitliche Aufklärung (2008) *Glücksspielverhalten und problematisches Glücksspielen in Deutschland 2007.* Ergebnisbericht

Buth S, Stöver H (2008) *Glücksspielteilnahme und Glücksspielprobleme in Deutschland: Ergebnisse einer bundesweiten Repräsentativbefragung.* Suchttherapie 2008: 3–11

Denzer P, Petry J, Baulig T, Volker U (1995) *Pathologisches Glücksspiel: Klientel und Beratungs-/Behandlungsangebot.* In: Deutsche Hauptstelle gegen die Suchtgefahren (Hrsg.) Jahrbuch Sucht: 279–295. Neuland, Geesthacht

Kellermann B, Sostmann M (1992) *Pathologisches Automaten-Glücksspielen aus der Sicht einer psychiatrischen Suchttherapiestation.* Hamburger Ärzteblatt 46: 169–176

Meyer G (1989) *Glücksspieler in Selbsthilfegruppen – Projektbericht über erste Ergebnisse einer empirischen Untersuchung.* Neuland, Hamburg

Meyer G (2006) *Glücksspiel – Zahlen und Fakten.* In: Deutsche Hauptstelle für Suchtfragen e.V. (Hrsg.) Jahrbuch Sucht 2006: 114–128. Neuland, Geesthacht

Meyer G, Althoff M, Stadler M (1997) *Glücksspiel und Delinquenz – Eine empirische Untersuchung.* Peter Lang, Frankfurt

Meyer G, Hayer T (2005) *Das Gefährdungspotential von Lotterien und Sportwetten – Eine Untersuchung von Spielern aus Versorgungseinrichtungen*

Petry J (1994) *Die Therapie von pathologischen Glücksspielern im stationären Setting.* In: Jahrreiss R (Hrsg.) Die ambulante und stationäre Behandlung von pathologischen Glücksspielern, Münchwieser Hefte: 21–28

Petry J (1996) *Psychotherapie der Glücksspielsucht.* Psychologie Verlags Union, Weinheim

Schmidt L, Kähnert H, Hurrelmann K (2003) *Konsum von Glücksspielen bei Kindern und Jugendlichen – Verbreitung und Prävention.* Abschlussbericht an das Ministerium für Gesundheit, Soziales, Frauen und Familie des Landes Nordrhein-Westfalen

Schwarz J, Lindner A (1990) *Die stationäre Behandlung pathologischer Glücksspieler.* Suchtgefahren: 402–415

Sonntag D, Hellwich A, Bauer C (2007) *Deutsche Suchthilfestatistik 2006 für stationäre Einrichtungen.* Sucht: 42–64

Sonntag, D, Bauer C, Hellwich A (2007) *Deutsche Suchthilfestatistik 2006 für ambulante Einrichtungen.* Sucht: 7–41

Statistisches Bundesamt (2005) Statistisches Jahrbuch für die Bundesrepublik Deutschland 2005

Kaufsucht als nichtstoffgebundene Abhängigkeit entwickelter Konsumgesellschaften

Wesen, Entwicklungstendenzen und Forschungsperspektiven

Gerhard Raab und Michael Neuner

1. Einführung

Die Erkenntnis, dass Kaufen wie das Spielen oder das Arbeiten den Charakter einer Sucht annehmen kann, war in den 1990er Jahren höchst kontrovers. An der Oberfläche betrachtet, fehlen der Kaufsucht tatsächlich einige Merkmale anderer Süchte, Kaufsucht ist eine „saubere" Sucht, die Betroffenen wirken aktiv, erfolgreich, leistungsorientiert und scheinen ihr Leben perfekt im Griff zu haben, während etwa alkoholkranke oder andere Süchtige als labil, willensschwach und außengesteuert gelten (Gross 2003). Die Ursache dieser Anerkennungsresistenz liegt auch in den heute vorfindbaren Bedingungen der postmodernen Konsumgesellschaft, in der Konsum eine bislang nie erreichte Aufwertung erfahren hat (Neuner et al. 2005a,b). Im Rahmen dieses kontinuierlich stattfindenden, von Wirtschaft und Staat gleichermaßen moderierten Aufwertungsprozesses, wurde das Kaufen, auch das übermäßige und unangepasste Kaufen, zuerst in die Nähe einer Norm, dann in die Nähe einer patriotischen Pflicht gerückt (Neuner 2006). Dies führte zur Ausformung entsprechender Erwartungshaltungen. Auf gesellschaftlicher Ebene wird die Annahme, dass ein Zuviel an Konsum nachteilige Konsequenzen für den Einzelnen, sein

Umfeld und die Gesellschaft haben kann, nicht selten als prinzipieller Angriff auf grundlegende Norm- und Wertvorstellungen missverstanden und zurückgewiesen.

Andererseits gibt es die psychologische Erkenntnis, dass jedes menschliche Verhalten süchtig entgleisen kann. Als Abgrenzung zur bloßen Laune und zu lieb gewordenen Gewohnheiten gehört zur Sucht allerdings ein zwanghaftes Moment: Kaufsüchtige Konsumenten können nicht aufhören zu kaufen, sie *müssen* kaufen. Die Auswirkungen süchtigen Kaufverhaltens sind vielschichtig und verheerend, nicht nur für die Betroffenen selbst, sondern auch für deren Familien, für ihr weiteres soziales Umfeld und nicht zuletzt auch für die Gesellschaft insgesamt.

Kaufsucht wird heute als eine der vielen nicht-stoffgebundenen Süchte eingeordnet. Die Süchtigen bleiben zurechnungsfähig und die Therapieverschreibungen knüpfen an grundlegende psychische Störungen wie Depression an. Auch wenn die Diagnose „Kaufsucht" noch keinen Eingang in die Krankheitsmanuale der Mediziner und Psychologen oder in die Leistungskataloge der Krankenkassen gefunden hat, so mehren sich doch die kritischen Stimmen und auch die wissenschaftlichen Befunde, die darauf hinweisen, dass zwanghaftes Kaufverhalten ein zunehmendes und ernst zu nehmendes Problem in entwickelten Gesellschaften darstellt.

2. Überblick über die Kaufsuchtforschung

Während das Phänomen „Kaufsucht" in den USA und Kanada bereits seit Ende 1980 diskutiert wird und sich dort die ersten Selbsthilfegruppen bildeten, wurde der Kaufsucht in Europa erst in den 1990er Jahren breitere gesellschaftliche und wissenschaftliche Aufmerksamkeit geschenkt (Reisch et al. 2004). Dabei waren es der deutsche bzw. schweizer Psychiater Kraepelin (1856–1926) und Eugen Bleuler (1832–1920), die bereits Anfang des 20. Jahrhunderts den Begriff „Oniomanie" für die „krankhafte Kauflust" (Kraepelin 1909, S 408) prägten, die zum „unsinnigen Schuldenmachen" führe (Bleuler 1924, S 412). Die ersten systematischen Studien zur Kaufsucht sind von einer amerikanischen (Faber und O'Guinn, 1989) und einer kanadischen Forschergruppe (d'Astous 1990; Valence et al. 1988) durchgeführt worden. Zeitgleich erschienen in der klinisch-therapeutischen Literatur erste Einzelfalldarstellungen über psychodynamische Therapien betroffener Patienten (Krueger 1988; Lawrence 1990), denen im Laufe der Jahre psychiatrische und psychologische Studien zur Phänomenologie, Ätiologie und Komorbidität folgten (vgl. dazu den Überblick bei Müller et al. 2005).

3. Das Wesen kaufsüchtigen Verhaltens

Kaufsucht lässt sich beschreiben als ein andauerndes und wiederkehrendes, fehlangepasstes Kaufen von Konsumgütern, das persönliche, familiäre und berufliche Zielsetzungen stört, nicht selten sogar sehr schwer belastet. Die Betroffenen negieren die teilweise gravierenden psychologischen, sozialen und ökonomischen Konsequenzen ihres Verhaltens (O'Guinn und Faber 1989). Insbesondere Distress, finanzielle Verschuldung und familiäre Zerwürfnisse bis hin zu Trennungen verursachen einen hohen Leidensdruck bei den Betroffenen (Hanley und Wilhelm 1992; Lejoyeux et al. 1996; Neuner 2001).

Studien haben mehrfach gezeigt, dass es weniger die gekauften Güter, als vielmehr das während des Kaufens empfundene *Suchterleben* ist, wonach eine Abhängigkeit besteht. Da derzeit weder für stoffgebundene Abhängigkeiten noch für stoffungebundene Süchte eine allgemein akzeptierte Auffassung über ihre Entstehung und Entwicklung vorliegt (Poppelreuter und Evers 2000), steht auch für das süchtige Kaufen eine ausgearbeitete Theorie noch aus. Ansätze zur Erklärung der Ätiologie rekurrieren auf verhaltenstheoretische, psychoanalytische und familiendynamische Modelle.

Kaufsucht ist eine eher unauffällige Sucht, die für Außenstehende nur schwer erkennbar ist. Anders als viele andere Süchte wird Kaufen, auch übermäßiges Kaufen, nicht als deviantes oder Norm abweichendes Verhalten problematisiert, sondern ist gesellschaftlich durchaus erwünscht. Hinzu kommt, dass süchtiges Kaufen die Persönlichkeit zumindest im frühen Stadium kaum verändert. In der Suchtforschung wird Kaufsucht oftmals den „stoffungebundenen Süchten" (Grüsser und Thalemann 2005; Poppelreuter 2000) bzw. „Verhaltenssüchten" (Lejoyeux et al. 2000; Marks 1990) zugeordnet. Dabei ist in der Wissenschaft die Frage nach der Zuordnung – Sucht, Zwangshandlung oder Impulskontrollstörung – noch nicht entschieden (Bühringer 2004; Hand 1998; Müller und de Zwaan 2004; Müller et al. 2005, 2008). Süchtiges Kaufverhalten wird bislang oft als „(Nicht näher bezeichnete) Störung der Impulskontrolle" unter der Rubrik 312.30 des DSM-IV-TR bzw. unter F63.8 bzw. F63.9 (ICD-10) eingeordnet (Lejoyeux et al. 2000; McElroy et al. 1992). Deutlich geworden ist allerdings in den letzten Jahren, dass es sich wie beim übermäßigen Arbeiten und Glücksspielen um eine Verhaltensweise handelt, deren exzessive Ausübung pathologischen Charakter annehmen kann und dann einen Behandlungsbedarf begründet. Häufig tritt die Kaufsucht abwechselnd oder gleichzeitig mit anderen Süchten auf (Überblick bei Müller et al. 2005, 2008). So wird eine Komorbidität mit Alkoholismus, Kleptomanie, Spielsucht, Bulimia oder Anorexia nervosa beobachtet. All dies spricht dafür, die allgemeinen Erkenntnisse der Suchtforschung (vgl. etwa Marks 1990; Orford 1985) auf den speziellen Fall der Kaufsucht zu übertragen.

4. Definition und Merkmale der Kaufsucht

Bei nicht stoffgebundenen Süchten ist die Gefahr einer unangemessenen Ausweitung des Suchtbegriffs stets mit zu bedenken. Aus diesem Grunde sind diagnostische Kriterien unerlässlich. Für süchtiges Kaufverhalten sind folgende Kriterien definiert worden (McElroy et al. 1994, in der Übersetzung von Müller et al. 2005):

A. Fehlangepasste starke Beschäftigung mit dem Erwerben bzw. Kaufen oder fehlangepasste Kaufimpulse oder Kaufverhaltensweisen, auf die mindestens eine der folgenden Beschreibungen zutrifft: a) häufige starke Beschäftigung mit Kaufen oder Kaufimpulsen, welche als unwiderstehlich, sich aufdrängend, intrusiv und/oder sinnlos wahrgenommen werden, b) häufiges Kaufen über die eigenen finanziellen Verhältnisse, häufiges Kaufen von Dingen, die nicht benötigt werden, häufiges Kaufen über längere Zeitperioden als geplant.

B. Der Kaufdrang, die Kaufimpulse oder das Kaufverhalten verursachen bei den Betroffenen einen erheblichen Leidensdruck. Sie sind zeitintensiv, beeinträchtigen deutlich die sozialen und beruflichen Beziehungen und Funktionen oder haben finanzielle Probleme in Form von Ver- bzw. Überschuldung zur Folge.

C. Die exzessiven Erwerbs- oder Kaufverhaltensweisen treten nicht ausschließlich in Phasen einer Manie oder Hypomanie auf.

In zahlreichen Fallstudien hat sich gezeigt, dass Kaufsucht mit einer klaren Ausprägung folgender Merkmale einhergeht (Scherhorn et al. 1990): Es besteht eine Abhängigkeit vom Suchtmittel, die bis zum Verlust der Selbstkontrolle reicht. In diesem Sinne betonen Faber (2004) sowie Faber und Vohs (2004) explizit Defizite in der Selbstregulationsfähigkeit von Kaufsüchtigen. Kauferfahrungen werden gedanklich nacherlebt. Versuchen Kaufsüchtige, dem Kaufimpuls zu widerstehen, so stellen sich Entzugserscheinungen ein, sie werden innerlich unruhig, unkonzentriert und gereizt. In Extremfällen kommt es zur Realitätsverfälschung, um die Sucht zu verbergen und zu finanzieren. Betroffene kaufen, um Problemen zu entkommen oder um eine dysphorische Stimmung wie Gefühle der Hilflosigkeit, Schuld, Angst oder Depressionen aufzuhellen (u. a. Miltenberger et al. 2003). Das Kaufen führt kurzfristig zu einer euphorischen Stimmung, die aber bald danach durch eine dysphorische Stimmungslage verdrängt wird.

▼ Tabelle 1 Charakterisierung des „normalen", „kompensatorischen" und „süchtigen" Kaufverhaltens

Unauffälliges Kaufverhalten	Kompensatorisches Kaufverhalten	Süchtiges Kaufverhalten
setzt sich mit Problemen lösungsorientiert auseinander	schiebt Probleme zeitweise vor sich her, löst sie aber dann doch	nutzt Kaufen, um sich vor Problemen des Alltags abzuschirmen
kauft Güter bedarfsorientiert	kauft Güter hin und wieder zur Kompensation (z. B. um sich zu belohnen oder zur Entspannung)	nutzt Kaufen zur Bestätigung des Selbstwerts
eher rationales, vernunftgesteuertes Konsumverhalten	„kontrollierter" temporärer Kontrollverlust	nutzt Kaufen regelmäßig zur Stimulierung und Stimmungsaufhellung
hinterfragt Kaufimpulse	schätzt symbolische Funktionen der Güter	ist unruhig und gereizt beim Versuch, den Kaufimpuls zu unterdrücken
kann Käufe aufschieben oder Kaufabsichten jederzeit aufgeben	betrachtet Shopping als attraktive Freizeitbeschäftigung	häufiger Verlust der Selbstkontrolle (Ausgabenkontrolle)

Quelle: Raab et al. (2005) S 52

5. Abgrenzung: Unauffälliges, kompensatorisches und süchtiges Kaufverhalten

Kaufsucht stellt eine extreme Ausprägung des kompensatorischen, dieses wiederum eine Extremausprägung des unauffälligen Kaufens dar. Kompensatorisches Kaufen und Kaufsucht markieren demnach unterschiedliche Abschnitte auf einem Kontinuum. Kompensatorisch wird ein Verhalten genannt, das nicht vorrangig den Zwecken dient, denen das gleiche Verhalten normalerweise gewidmet ist, sondern Defizite kompensieren soll, die aus dem Nicht-Lösen anderer Probleme entstanden sind (Grønmo 1988). Tabelle 1 zeigt, wie „kompensatorisches" und „süchtiges" in Abgrenzung zum „unauffälligen" Kaufverhalten inhaltlich interpretiert werden kann.

6. Verbreitung und Entwicklung der Kaufsucht

Die ersten Studien zur systematischen Erforschung von Kaufsucht in Deutschland wurden 1989 durchgeführt (Scherhorn 1990; Scherhorn et al. 1989, 1990).

Mithilfe des dabei entwickelten Verfahrens zur Erhebung von kompensatorischem und süchtigem Kaufverhalten wurde in Deutschland im Jahre 1991 die erste und 2001 die zweite bevölkerungsrepräsentative Studie zur Kaufsucht durchgeführt (Raab et al. 2005). Mit dem Anspruch der Repräsentativität für West- bzw. Ostdeutschland hat Lange Untersuchungen speziell zur Verbreitung von Kaufsucht unter Jugendlichen im Alter zwischen 15 und 20 (1995/1996) und zwischen 15 und unter 24 Jahren (2002) in Bielefeld bzw. Halle an der Saale durchgeführt (vgl. Lange 1997, S 140–141; Lange und Choi 2004, S 136–137). Es folgten weitere Studien in Deutschland (Friese 2000), Großbritannien (Dittmar 2005; Elliott 1994), der Schweiz (Maag 2004), Spanien (Rodríguez-Villarino et al. 2001), Frankreich (Lejoyeux et al. 1996, 1997), den USA (Black 1996; Faber et al. 1995; Kyrios 2004) und Südkorea (Kwak et al. 2004), die allerdings nur selten dem Anspruch der Repräsentativität in Bezug auf die Bevölkerung entsprechen. Erst 2006 wurde auch in Bezug auf die USA eine erste bevölkerungsrepräsentative Untersuchung zur Prävalenz durchgeführt (Koran et al. 2006).

Seit einigen Jahren gibt es Beobachtungen, wonach die Anzahl der von Kaufsucht gefährdeten Menschen in den letzten Jahren erheblich zugenommen habe. Die wenigen bislang publizierten Prävalenzraten geben Hinweise auf die Verbreitung von Kaufsucht. Die Raten liegen – je nach Verfahren und Stichprobe – zwischen 2 % (Black 1996) und 16 % (Magee 1994). In Deutschland lag die Quote im Jahre 1991 bei rund 5 % in den alten, und bei nur 1 % in den neuen Bundesländern. Zehn Jahre später, 2001, sind die Werte in den alten Bundesländern auf rund 8 % und in den neuen Bundesländern auf rund 6,5 % angestiegen (Neuner et al. 2005b).

7. Geschlechter- und Altersunterschiede

Zu den konsistentesten Befunden der nunmehr über 30 Jahre währenden systematischen Kaufsuchtforschung zählt das Ergebnis, dass Männer und Frauen ungleich von Kaufsucht betroffen zu sein scheinen. Generell scheinen Frauen nicht nur häufiger, sondern auch stärkere Tendenzen zum kompensatorischen und süchtigen Kaufverhalten aufzuweisen als Männer (vgl etwa d'Astous 1990; Dittmar 2005; Faber und O'Guinn 1992; Haubl 1996; Maag 2004; O'Guinn und Faber 1989; Roberts und Pirog 2004; Scherhorn et al. 1990). Besonders hoch sind die berichteten Geschlechterunterschiede in klinischen Studien (Black und Moyer 1998; Black et al. 2001; Bongers 2000; Christenson et al. 1994; Frost et al. 1998; Krueger 1988; Lawrence 1990, Lejoyeux et al. 1999, 2000; McElroy et al. 1991, 1994; Miltenberger et al. 2003; Ninan et al. 2000; Schlosser et al. 1994; Winestine 1985). Die Bandbreite des Anteils an kaufsüchtigen Frauen in den veröffentlichten Studien reicht von 74 % bis über 93 %. In eigenen Repräsentativstudien erreichen die (signifikanten) Geschlechterunterschiede mit ε = 0,32 eine Effektgröße im unteren Bereich.

Dieser Geschlechterunterschied kann zahlreiche Gründe haben. Dazu zählen kulturelle Normen, rollen- und sozialisationsspezifische Aspekte, etwa der Umstand, dass Frauen mehr Zeit in Geschäften verbringen und damit einer höheren Kaufwahrscheinlichkeit ausgesetzt sind (Dittmar 2005). Unabhängig davon, kann bislang nicht eindeutig ausgeschlossen werden, dass der höhere Frauenanteil zumindest teilweise auch methodisch bedingt ist. Zahlreiche Stichproben beruhen auf einer Selbstselektion der Probanden. Die Therapiewilligkeit von Frauen und Männern beispielsweise wurde dabei nicht kontrolliert. Auch angesichts der oftmals geringen Stichprobenumfänge lassen die berichteten Selektionsraten nur bedingt Rückschlüsse auf die Basisrate zu.

In Bezug auf das Alter haben einige Studien gezeigt, dass kompensatorische und süchtige Käufer im Vergleich zu unauffälligen Käufern jünger sind (Dittmar 2005; Müller et al. 2005; Neuner et al. 2008).

8. Kaufsucht und Internetsucht

Es ist bemerkenswert, dass bislang kaum der Frage nachgegangen wurde, ob und wie sich problematisches Kaufverhalten in der virtualisierten realen Welt, das heißt in ökonomischen Entscheidungen, die im Internet getroffen werden, zeigt. In der Literatur werden vielfach Ähnlichkeiten zwischen der exzessiven Nutzung von Onlinediensten einerseits, sowie anderen Abhängigkeitserkrankungen oder Störungen der Impulskontrolle hervorgehoben (Beard und Wolf 2001; Griffiths 1999). Ähnlichkeiten zeigen sich nicht nur in den Erklärungsansätzen zur Ätiologie, sondern beispielsweise auch in den Definitionen der Kauf- und Internetsucht, bei denen das Merkmal „Kontrollverlust" eine zentrale Rolle spielt. Virtuelle Welten können eine hohe Erlebnisintensität erzeugen und das Agieren in ihnen löst mitunter größere Emotionen aus als eine Handlung in der realen, nicht-virtuellen Welt (Gerhard 2003, S 106).

Im Rahmen einer Untersuchung von Raab und Neuner (2008) ist erstmals das Verhältnis von Kaufsucht und Internetsucht am Beispiel des Auktionsverhaltens von Mitgliedern des virtuellen Internetauktionshauses Ebay untersucht worden. Der Schwerpunkt wurde dabei auf das Verhalten der Mitglieder bei den Kaufauktionen gelegt. Die Ergebnisse zeigen deutlich, dass Kaufsucht und Internetsucht zusammenhängen: Kaufsüchtige verweilen länger auf der Auktionsseite, sie kaufen häufiger und sie geben auch wesentlich höhere Beträge aus als nicht kaufsüchtige Konsumenten. Alle Unterschiede sind statistisch signifikant. Im Rahmen der Untersuchung wurden erstmals auch empirische Anhaltspunkte für die These vorgelegt, dass beide Verhaltenssüchte auf eine gemeinsame Ursache zurückzuführen sind, nämlich auf Defizite in der Selbstregulationsfähigkeit. Zwischen der Ausprägung der süchtigen Verhaltensweisen und der Fähigkeit zur Selbstkontrolle im Rahmen der Ebay-Nutzung besteht ein statistisch hoch signifikanter negativer Zusammenhang, der im Falle des süchtigen Kaufverhaltens bei r = −0,384 (p < 0,001), im Falle der Internetsucht bei r = −0,378 (p < 0,001), liegt.

9. Forschungsperspektiven der Kaufsucht

Zahlreiche Befunde implizieren, den impulsiven Aspekt des kompensatorischen und süchtigen Kaufverhaltens, durch eine Störung der Selbstkontrolle bzw. der Selbstregulation auf theoretischer Ebene zu erklären (Baumeister 2002; Faber 2004; Faber und Vohs 2004; Hoch und Loewenstein 1991). Zur Aufklärung dieses Zusammenhangs können seit einiger Zeit innovative Methoden und Verfahren aus der Neurowissenschaft genutzt werden. Dabei besteht die begründete Hoffnung, durch bildgebende Verfahren wesentliche Erkenntnisfortschritte erzielen zu können. Werden solche Verfahren eingesetzt, so besteht die Möglichkeit, einen zentralen Baustein für eine fundierte Theorie des pathologischen Kaufverhaltens zu erarbeiten.

Im Rahmen eines laufenden Forschungsprojekts der Fachhochschule Ludwigshafen in Kooperation mit dem Universitätsklinikum der Universität Bonn werden derzeit die neurologischen Grundlagen des pathologischen Kaufverhaltens mittels funktioneller Magnetresonanztomographie (fMRT) untersucht. Dabei kann auf die Befunde der Gehirnforschung zur Erklärung der Entstehung von Sucht und Abhängigkeit (Goldstein und Volkow 2002; Wang et al. 1999; Carlson 2004) ebenso aufgebaut werden wie auf Befunde, die im Rahmen der Neuroökonomie generiert worden sind. So haben Studien beispielsweise eine erhöhte Aktivität des präfrontalen Kortex in solchen Situationen nachgewiesen, in denen durch Stimuli der Selbstwert der Konsumenten angesprochen wurde. Dieses Ergebnis kann mit dem stabilen Befund der Kaufsuchtforschung in Zusammenhang gebracht werden, wonach Betroffene über einen signifikant reduzierten Selbstwert verfügen (u. a. Raab et al. 2005).

Forschungen im Rahmen der Neuroökonomie haben gezeigt, dass bei Konsumenten mit einer starken Affinität zu einer Marke andere Hirnbereiche aktiv sind als bei Menschen, die der Marke neutral gegenüber stehen. So verringert sich die Aktivität in Bereichen der vorderen Hirnrinde immer dann, wenn ein Proband eine Marke bevorzugt. Dieser Bereich ist für das rationale Entscheiden zuständig. Andererseits erhöht sich die Aktivität in Arealen, die für die Verbindung von Gefühlen und affektivem Handeln zuständig sind (Raab et al. 2009). Dieser Effekt wird von der Münsteraner Forschergruppe um Dieter Ahlert als „kortikaler Entlastungseffekt" beschrieben. Vor diesem Hintergrund ist anzunehmen, dass bei pathologischen Käufern diesem Entlastungseffekt eine wichtige Rolle zukommt. Auch diese These wäre zu überprüfen. Die Fragestellung verweist darüber hinaus auf ein Lokalisationsproblem: Ist ein „Hirnort" für jeweils verschiedene Störungen (Komorbidität) zuständig (Multifunktionalität der „Hirnorte") oder sind mehrere „Hirnorte" für pathologisches Kaufverhalten zuständig (Multilokalität der psychischen Funktionen). Auch hierauf soll das Projekt eine Antwort liefern.

Würde es gelingen, süchtiges bzw. pathologisches Kaufverhalten durch Strukturen und Prozesse im Gehirn betroffener Konsumenten mit Hilfe entsprechender Verfahren wie fMRT abzubilden, so könnte damit erstmals ein biologischer und damit objektiver Nachweis des pathologischen Kaufverhaltens erbracht werden. Dies hätte zentrale Implikationen in Bezug auf die allgemeine psychologische und praktische Anerkennung der Kaufsucht, beispielsweise durch die Krankenkassen. Darüber hinaus wären im rechtlichen Bereich Fragen der Haftungsfähigkeit überschuldeter Konsumenten berührt.

10. Literatur

Baumeister RF (2002) *Yielding to temptation. Self-control failure, impulsive purchasing, and consumer behaviour.* Journal of Consumer Research 28: 670–676

Black DW (1996) *Compulsive buying: A review.* Journal of Clinical Psychiatry 57: 50–55

Black DW, Monahan P, Schlosser S et al. (2001) *Compulsive buying severity: an analysis of compulsive buying scale results in 44 subjects.* The Journal of Nervous and Mental Disease 189: 123–126

Black DW, Moyer T (1998) *Clinical features and psychiatric comorbidity of subjects with pathological gambling behavior.* Psychiatric Services 49: 1434–1439

Bleuler E (1924) *Textbook of psychiatry.* Macmillan, New York

Bongers A (2000) *Fallbeschreibung einer verhaltenstherapeutisch orientierten Behandlung von Kaufsucht.* In: Poppelreuter S, Gross W (Hrsg) Nicht nur Drogen machen süchtig. Entstehung und Behandlung von stoffgebundenen Süchten. PVU, Weinheim, 165–180

Bühringer G (2004) *Wenn Arbeiten, Einkaufen oder Glücksspielen pathologisch eskalieren: Impulskontrollstörung, Sucht oder Zwangshandlung?* Verhaltenstherapie 14: 86–88

Carlson NR (2004) *Psychology of Behavior.* Allyn & Bacon, Boston

Christenson GA, Faber RJ, de Zwaan M, Raymond NC, Specker SM, Ekern MD, Mackenzie TB, Crosby RD, Crow SJ, Eckert ED, Mussell MP, Mitchell JE (1994) *Compulsive buying: Descriptive characteristics and psychiatric comorbidity.* The Journal of Clinical Psychiatry 55: 5–11

d'Astous A (1990) *An inquiry into the compulsive side of „normal" consumers.* Journal of Consumer Policy 13: 15–31

Dittmar H (2005) *Compulsive buying – a growing concern?* British Journal of Psychology 96: 467–491

Elliott R (1994) *Addictive consumption: Function and fragmentation in postmodernity.* Journal of Consumer Policy 17: 159–179

Faber RJ, O'Guinn TC (1989) *Classifying compulsive consumers: Advances in the development of a diagnostic tool.* In: Srull TK (Hrsg.) Advances in Consumer Research, Vol. 16. Association for Consumer Research, Provo, UT, S 738–744

Faber RJ (2004) *Self-control and compulsive buying.* In: Kasser T, Kanner AD (ed.) Psychology and consumer culture. American Psychological Association, Washington, DC, pp 169–189

Faber RJ, Christenson GA, de Zwaan M, Mitchell J (1995) *Two forms of compulsive consumption: Comorbidity of compulsive buying and binge eating.* Journal of Consumer Research 22: 296–303

Faber RJ, O'Guinn TC (1992) *A clinical screener for compulsive buying.* Journal of Consumer Research 19: 459–469

Faber RJ, Vohs KD (2004) *To buy or not to buy? Self-control and self-regulatory failure in purchase behavior.* In: Baumeister RF, Vohs KD (ed.) Handbook of self-regulation. New York, Guilford Press, pp 509–524

Friese S (2000) *Self-concept and identity in a consumer society.* Tectum, Marburg

Frost RO, Kim H-J, Morris C, Bloss C, Murray-Close M, Steketee G (1998) *Hoarding, compulsive buying and reasons for saving.* Behaviour Research and Therapy 36: 657–664.

Gerhard H (2003) *Zwischen Lifestyle und Sucht.* Psychosozialer Verlag, Gießen

Goldstein RZ, Volkow NF (2002) *Drug addiction and its underlying neurological basis: Neuroimaging evidence for the involvement of the frontal cortex.* American Journal of Psychiatry 159: 1642–1652

Griffiths M (1999) *Internet addiction: Facto or fiction?* Psychologist 12: 246–250

Grønmo S (1988) *Compensatory consumer behaviour: Elements of a critical sociology of consumption.* In: Otnes P (ed.) The sociology of consumption. Solum, Oslo, pp 65–85

Gross W (2003) *Sucht ohne Drogen: Arbeiten, Spielen, Essen, Lieben.* Fischer, Frankfurt a. M.

Grüsser SM, Thalemann CN (2006) *Verhaltenssucht. Diagnostik, Theorie, Forschung.* Huber, Bern

Hand I (1998) *Pathologisches Kaufen – Kaufzwang, Kaufrausch oder Kaufsucht?* In: Lenz G, Demal U, Bach M (Hrsg.) Spektrum der Zwangsstörungen. Springer, Wien, S 123–132

Hanley A, Wilhelm MS (1992) *Compulsive buying: An exploration into self-esteem and money attitudes.* Journal of Economic Psychology 13: 5–18

Haubl R (1996) *Geldpathologien und Überschuldung: Am Beispiel Kaufsucht. Ein von der Psychoanalyse vernachlässigtes Thema.* Psyche 50: 916–953

Hoch SJ, Loewenstein GF (1991) *Time-inconsistent preferences and consumer self-control.* Journal of Consumer Research 17: 492–507

Koran LM, Faber RJ, Aboujaoude E, Large MD, Serpe RT (2006) *Estimated prevalence of compulsive buying behaviour in the U.S.* American Journal of Psychiatry 10: 1806–1812

Kraepelin E (1909) *Psychiatrie. Ein Lehrbuch für Studierende und Ärzte.* Johann Ambrosius Barth, Leipzig

Krueger DW (1988) *On compulsive shopping and spending: A psychodynamic inquiry.* American Journal of Psychotherapy 42: 574–585

Kwak H, Zinkhan GM, Lester-Roushanzamir EP (2004) *Compulsive comorbidity and its psychological antecedents: A cross-cultural comparison between the US and South Korea.* Journal of Consumer Marketing 21: 418–434

Kyrios M, Frost RO, Steketee G (2004) *Cognitions in compulsive buying and acquisition.* Cognitive Therapy and Research 28: 241–258

Lange E (1997) *Jugendkonsum im Wandel. Konsummuster, Freizeitverhalten, Lebensstile und Kaufsucht 1990 und 1996.* Leske + Budrich, Opladen

Lange E (2001) *Jugendkonsum: Zunahme irrationaler Konsummuster?* In: Mansel J (Hrsg.) Zukunftsperspektiven Jugendlicher. Juventa-Verlag, München, S 181–199

Lange E, Choi S (2004) *Jugendkonsum im 21. Jahrhundert. Eine Untersuchung der Einkommens-, Konsum- und Verschuldungsmuster der Jugendlichen in Deutschland.* Verlag für Sozialwissenschaften, Wiesbaden

Lawrence L (1990) *The psychodynamics of the compulsive female shopper.* The American Journal of Psychoanalysis 50: 67–70

Lejoyeux M, Adès J, Tassain V, Solomon J (1996) *Phenomenology and psychopathology of uncontrolled buying.* American Journal of Psychiatry 153: 1524–1529

Lejoyeux M, Haberman N, Solomon J, Adès J (1999) *Comparison of buying behavior in depressed patients presenting with or without compulsive buying.* Comprehensive Psychiatry 40: 51–56

Lejoyeux M, McLoughlin M, Adès J (2000) *Epidemiology of behavioral dependence: Literature review and results of original studies.* European Psychiatry 15: 129–134

Lejoyeux M, Solomon J, Adès J (1997) *Study of compulsive buying in depressive patients.* Journal of Clinical Psychiatry 59: 169–173

Maag V (2004) *Kaufsucht: diskret, legal und stark am Zunehmen.* SozialAktuell (SBS/ASPAS) 11: 1–4

Magee A (1994) *Compulsive buying tendency as a predictor of attitudes and perceptions.* Advances in Consumer Research 21: 590–594

Marks I (1990) *Behavioural (non-chemical) addictions.* British Journal of Addiction, 85: 1389–1394

McElroy S, Hudson JI, Pope HG, Keck PE, Aizley HG (1992) *The DSM-III-R Impulse control disorders not elsewhere classified: Clinical characteristics and relationships to other psychiatric disorders.* American Journal of Psychiatry 149: 318–327

McElroy SL, Keck PE, Pope HG, Smith JM, Strakowski SM (1994) *Compulsive buying: A report of 20 cases.* The Journal of Clinical Psychiatry 55: 242–248

McElroy SL, Satlin A, Pope HG, Keck PE, Hudson JI (1991) *Treatment of compulsive shopping with antidepressants: A report of three cases.* Annals of Clinical Psychiatry 3: 199–204

Miltenberger RG, Relin J, Crosby R, Stickney M, Mitchell J, Wonderlich S, Faber R, Smyth J (2003) *Direct and retrospective assessment of factors contributing to compulsive buying.* Journal of Behavior Therapy and Experimental Psychiatry 34: 1–9

Müller A, de Zwaan M (2004) *Aktueller Stand der Therapieforschung bei pathologischem Kaufen.* Verhaltenstherapie 14: 112–119

Müller A, de Zwaan M, Mitchell JE (2008) *Pathologisches Kaufen.* Deutscher Ärzteverlag, Köln

Müller A, Reinecker H, Jacobi C, Reisch L, de Zwaan M (2005) *Pathologisches Kaufen – Eine Literaturübersicht.* Psychiatrische Praxis 32: 3–12

Neuner M (2001) *Verbraucherinsolvenz und Restschuldbefreiung. Eine kritische Analyse aus verhaltenswissenschaftlicher Sicht.* In: Neuner M, Raab G (Hrsg.) Verbraucherinsolvenz und Restschuldbefreiung. Nomos, Baden-Baden, S 115–142

Neuner M, Raab G, Reisch L (2005a) *Compulsive buying as a consumer policy issue in East and West Germany.* In: Grunert KG, Thøgersen J (ed.) Consumers, policy and the environment. A tribute to Folke Ölander. Springer, Heidelberg, pp 89–114

Neuner M, Raab G, Reisch L (2005b) *Compulsive buying in maturing societies: An empirical re-inquiry.* Journal of Economic Psychology 26: 509–522

Neuner M (2006) *Der Beitrag des Konsums zu einem gelingenden Leben. Eine kritische Betrachtung der Konsumfreiheit.* Zeitschrift für Wirtschafts- und Unternehmensethik 6: 195–214

Neuner M, Raab G, Reisch L (2008) *Kaufsucht bei Jugendlichen.* In: Klein M (Hrsg.) Kinder und Suchtgefahren. Schattauer, Stuttgart, S 162–173

Ninan PT, McElroy SL, Kane C, Knight BT, Casuto LS, Rose SE, Marsteller FA, Nemeroff CB (2000) *Placebo-controlled study of Fluvoxamine in the treatment of patients with compulsive buying.* Journal of Clinical Psychopharmacology 20: 362–366

O'Guinn TC, Faber RJ (1989) *Compulsive buying: A phenomenological exploration.* Journal of Consumer Research 16: 147–157

Orford J (1985) *Excessive appetites. A psychological view of addictions.* John Wiley, New York

Poppelreuter S, Evers C (2000) *Arbeitssucht – Theorie und Empirie.* In: Poppelreuter S, Gross W (Hrsg.) Nicht nur Drogen machen süchtig. Entstehung und Behandlung von stoffungebundenen Süchten. PVU, Weinheim, S 73–93

Raab G, Gernsheimer O, Schindler M (2009) *Neuromarketing.* Gabler, Wiesbaden

Raab G, Neuner M (2008) *Kaufsucht im Internet – Eine Studie am Beispiel des Kauf- und Auktionsverhaltens auf Ebay.* NeuroPsychoEconomics 3: 34–42

Raab G, Neuner M, Reisch L, Scherhorn G (2005) *Screeningverfahren zur Erhebung von kompensatorischem und süchtigem Kaufverhalten – SKSK,* Hogrefe, Göttingen

Reisch L, Neuner M, Raab G (2004) *Ein Jahrzehnt verhaltenswissenschaftlicher Kaufsuchtforschung in Deutschland.* Verhaltenstherapie 14: 120–125

Rodríguez-Villarino R, Otero-López JM, Rodríguez Castro RM (2001) *Adicción a la compra. Una cuestión contemporánea.* University of Basque Country Press, Bilbao, Spain

Saß H, Wittchen H-U, Zaudig M, Houben I (2003) *Diagnostisches und statistisches Manual psychischer Störungen (Textrevision).* DSM-IV-TR, Hogrefe, Göttingen

Scherhorn G, Reisch L, Raab G (1990) *Addictive buying in West Germany: An empirical study.* Journal of Consumer Policy 13: 355–387

Schlosser S, Black D, Repertinger S, Freet D (1994) *Compulsive buying. Demography, phenomenology, and comorbidity in 46 subjects.* General Hospital Psychiatry 16: 205–212

Valence G, d'Astous A, Fortier L (1988) *Compulsive buying. Concept and measurement.* Journal of Consumer Policy 11: 419–433

Wang G-J, Volkow ND, Fowler JS, Cervany P, Hitzemann RJ, Pappas NR, Wong CT, Felder C (1999) *Regional brain metabolic activation during craving elicited by recall of previous drug experiences.* Life Sciences 64: 775–784

Winestine MC (1985) *Compulsive shopping as a derivative of a childhood seduction.* Psychoanalytic Quarterly 54: 70–72

Phänomenologie, psychische Komorbidität und Behandlungsmöglichkeiten bei pathologischem Kaufen

Astrid Müller und Martina de Zwaan

1. Einleitung

Das klinische und wissenschaftliche Interesse an behandlungsbedürftigen Verhaltensexzessen hat in den letzten Jahren sprunghaft zugenommen. Zu diesen Verhaltensexzessen zählt auch das pathologische Kaufen, das laut Schätzungen weit verbreitet zu sein scheint (Neuner et al. 2005; Koran et al. 2006) und das bei den Betroffenen und ihren Angehörigen enormen Leidensdruck auslöst. Gleichwohl wird es in der klinischen Praxis noch häufig übersehen bzw. der Krankheitswert der Verhaltenspathologie angezweifelt. Dabei wurde das Störungsbild bereits Anfang des Jahrhunderts von Kraepelin (1909) als eine Störung der Impulskontrolle beschrieben und als Oniomanie bezeichnet. Systematisch erforscht wird das Phänomen allerdings erst seit den 80er Jahren. Die klassifikatorische Einteilung ist nach wie vor strittig, was sich auch in der Terminologie widerspiegelt. So werden die Begriffe pathologisches Kaufen, Kaufsucht, Impulskäufe und Kaufzwang meistens synonym verwendet. Im Folgenden wird der derzeitige Kenntnisstand zu psychischer Komorbidität und Behandlungsmöglichkeiten zusammengefasst.

2. Phänomenologie

2.1. Fallbeispiel: Frau A.

Seit fünf Jahren sei das Konsumverhalten von Frau A., einer 28-jährigen Studentin, außer Kontrolle geraten. Sie müsse sich ständig „etwas Schönes" kaufen, vor allem Kleidung, Kosmetika und Einrichtungsgegenstände. Es sei ihr wichtig, dass sie „hochwertige Waren" konsumiere und „qualitätsbewusst" einkaufe. Sie benutze die Waren kaum, verschenke sie oder würde sie einfach wegschmeißen. Zu Kaufattacken käme es mindestens einmal in der Woche, wobei sie Kaufhäuser bevorzuge, in denen sie sich „anonym" und unbeobachtet fühlen könne. Außerdem checke sie mindestens 8 Mal täglich die Homepage einer bestimmten Bekleidungsfirma, um das Warenangebot und Preisnachlässe zu verfolgen. Es belaste sie sehr, dass ihr ständig Gedanken ans Einkaufen in den Kopf „schießen" würden. Außerdem würden Ärger über Familienangehörige, Unzufriedenheit mit sich oder manchmal Langeweile Kaufattacken auslösen. Frau A. habe bemerkt, dass sie sich mit dem realen oder Online-Einkaufsbummeln von unangenehmen Aufgaben, wie z. B. der Fertigstellung ihrer Diplomarbeit, ablenken würde. Es käme häufig zu Streit mit ihrem Partner wegen der unangemessenen Einkäufe, die Partnerschaftskonflikte hätten sich durch die Verschuldung (10.000 EUR) in letzter Zeit zugespitzt. Obwohl Frau A. die Sinnlosigkeit und die negativen Konsequenzen längst erkannt habe, könne sie ihr Kaufverhalten nicht einschränken.

2.2. Fallbeispiel: Herr B.

Der ledige 60-jährige Herr B. habe sich schon immer für „Schnäppchen" interessiert. Seitdem er berentet sei, sei sein Konsumverhalten jedoch entgleist. Um Einsamkeitsgefühle zu vermeiden, verlasse er täglich das Haus, gehe in die Stadt und kaufe irgendetwas ein. Meistens handle es sich um preisreduzierte Lederartikel, Kleidungsstücke, Schuhe oder Bücher. Er genieße es, sich von den Verkäufern beraten zu lassen und mit ihnen über den Preis zu verhandeln. In diesen Momenten fühle er sich beachtet und kompetent. Die Käufe seien unvernünftig, viele Dinge habe er in 10-facher Ausfertigung, würde sie nie benutzen oder habe sie völlig vergessen. Bisher seien noch keine Schulden entstanden. Allerdings würden sich die Waren ansammeln. Überall stünden Kisten und große Müllsäcke herum, da der Platz in den Schränken schon längst nicht mehr ausreiche. Er habe Schwierigkeiten, die Dinge wegzuschmeißen oder sich von ihnen zu trennen. Wegen der entstandenen Unordnung könne er keinen Besuch mehr empfangen und vereinsame zunehmend. Obwohl Herr B. unter seinen sinnlosen Käufen leide und sich dafür schäme, seien bisherige Versuche, diese zu stoppen, gescheitert.

2.3. Klinisches Erscheinungsbild

Pathologisches Kaufen liegt vor, wenn das Konsumverhalten nicht am Bedarf orientiert wird, d. h., wenn unnötige Waren gekauft werden oder Waren in unnötiger Stückzahl, die anschließend kaum oder gar nicht benutzt werden. Betroffene verbringen entweder viel Zeit mit realem Einkaufen oder sie berichten über eine störende starke gedankliche Beschäftigung mit dem Thema bzw. über stetige Kaufimpulse. Exzessiver Erwerb ist bei allen Konsumgütern möglich, meistens handelt es sich um Kleidung, Schuhe, Kosmetikartikel, Accessoires, Schmuck, Haushaltswaren, Bücher, Elektro- und Elektronikartikel. Es lassen sich die „Schnäppchenjäger", welche v. a. preisreduzierte Waren oder Sonderangebote konsumieren, von denjenigen Personen unterscheiden, die v. a. exklusive Markenartikel kaufen. Während eine Untergruppe der kaufsüchtigen Personen explizit den Kontakt zu den Verkäufern sucht, sich während des Kaufaktes kompetent fühlt und die exklusive Aufmerksamkeit genießt, bevorzugen andere eher anonyme Kaufsituationen, z. B. im Kaufhaus oder im Internet. Die Einkäufe erfolgen in der Regel ohne vernünftige Motivation, also nicht zielgerichtet, und ohne Abwägen von Bedarf, Nutzen, Kosten und Konsequenzen. Der Verhaltensexzess dient zudem häufig der kurzfristigen Vermeidung negativer Befindlichkeiten. Längerfristige negative Handlungskonsequenzen werden während der Kaufattacken ausgeblendet, führen in der Folge jedoch zu einem enormen Leidensdruck. Bereits nach dem Bezahlen der Ware treten Schuldgefühle und schlechtes Gewissen auf. Der Einkauf wird dann meistens verheimlicht, versteckt, nicht selten noch in der Originalverpackung mit Preisschild aufgehoben und oft „vergessen". In der Folge treten soziale, familiäre, berufliche, finanzielle und juristische Probleme auf, bzw. bereits bestehende Probleme, welche die unangemessenen Kaufhandlungen bedingt hatten, verschärfen sich. Fast immer, allerdings nicht in jedem Fall, führt das pathologische Kaufverhalten zu Verschuldung. Manche Betroffenen betrügen (z. B. Scheckkartenbetrug, Angabe falscher persönlicher Daten beim Online-Einkauf) oder stehlen sogar, um ihrem Kaufdrang nachgeben zu können

3. Diagnostische Kriterien in Anlehnung an das DSM-IV

Pathologisches Kaufen muss grundsätzlich auf der Basis eines ausführlichen klinischen Interviews diagnostiziert werden. Von einer Diagnosestellung allein auf der Grundlage von Fragebogenergebnissen ist abzuraten. Bewährt hat sich ein erstes Screening mit Hilfe eines Fragebogens. Für den deutschsprachigen Raum ist hier das „Screeningverfahren zur Erhebung von kompensatorischem und süchtigem Kaufverhalten" (SKSK) (Raab et al. 2005) zu empfehlen. Anschließend sollten die diagnostischen Kriterien für pathologisches Kaufen von einem erfahrenen Kliniker ausführlich exploriert werden.

3.1. Diagnostische Kriterien für „Compulsive Buying" von McElroy

In Anlehnung an die DSM-III-R-Kriterien für Impulskontrollstörungen formulierten Susan McElroy und Mitarbeiter (1994) folgende diagnostische Kriterien für „compulsive buying":
- Es liegen unangemessene Kaufhandlungen oder Kaufimpulse vor, auf die mindestens eine der folgenden Beschreibungen zutrifft:
  - Unwiderstehliche, sich aufdrängende, intrusive und/oder sinnlose Kaufimpulse oder -handlungen.
  - Erwerb von mehr Waren als man sich leisten kann. Erwerb unnötiger Waren. Einkaufen über längere Zeitspannen als ursprünglich geplant.
- Der Kaufdrang, die Kaufimpulse und -handlungen verursachen einen erheblichen Leidensdruck. Sie sind zeitaufwändig, beeinträchtigen deutlich die sozialen und beruflichen Funktionen und/oder verursachen finanzielle Probleme (Verschuldung oder Konkurs).
- Die Kaufexzesse treten nicht ausschließlich im Rahmen manischer oder hypomanischer Phasen auf.

3.2. Diagnostische Kriterien in Anlehnung an das SCID-I Modul für Impulskontrollstörungen

Hilfreich für eine detaillierte Diagnostik ist das SCID-I Modul für Impulskontrollstörungen, das bislang jedoch nur in einer amerikanischen Forschungsversion (First 2007, unveröff. Manuskript) vorliegt und dessen Validierung noch aussteht. Das Modul enthält Fragen zu folgenden Störungen der Impulskontrolle: Intermittent Explosive Disorder, Kleptomania, Pyromania, Pathological Gambling, Trichotillomania, *Impulsive-Compulsive Buying Disorder*, Impulsive-Compulsive Nonparaphilic Sexual Behavior Disorder, Impulsive-Compulsive Internet Use Disorder und Impulsive-Compulsive Skin Picking Disorder. Mit knapp 30 Fragen allein zu *Impulsive-Compulsive Buying* ermöglicht dieser Interviewleitfaden eine detaillierte Exploration pathologischen Kaufverhaltens.

4. Psychische Komorbidität

4.1. Achse-I Störungen

Patienten mit pathologischem Kaufen berichten extrem häufig über weitere psychische Störungen, was durch bisher vier kontrollierte Untersuchungen, in denen kaufsüchtige Personen mit nicht-klinischen Kontrollpersonen verglichen wurden, bestätigt werden konnte (Black et al. 1998; Christenson et al. 1994; Mitchell et al. 2002; Mueller et al. 2008c). Tabelle 1 fasst die Ergebnisse zur Lebenszeitprävalenz von Achse-I Störungen zusammen. Anzumerken ist, dass die Untersuchung von Black und Mitarbeitern (1998) im Vorfeld einer Medikamentenstudie und die eigene Untersuchung (Mueller et al. 2008c) zu Beginn einer Psychotherapiestudie stattfanden; in beiden Fällen handelte es sich also um Therapie aufsuchende Personen. Auch der direkte Vergleich von deutschen und amerikanischen kaufsüchtigen Patientinnen, die sich für eine ambulante störungsspezifische Verhaltenstherapie zur Behandlung von pathologischem Kaufen angemeldet hatten, ergab in beiden Gruppen mit über 90 % extrem hohe Lebenszeitprävalenzraten für Achse-I Störungen (Mueller et al. 2007).

▼ Tabelle 1 Lebenszeitprävalenz von Achse-I Störungen bei Patienten mit pathologischem Kaufen (* = signifikanter Unterschied zu einer nicht-klinischen Kontrollgruppe, $p < 0{,}05$)

Diagnosen	Quelle			
	Christenson et al. 1994	Black et al. 1998	Mitchell et al. 2002	Mueller et al. 2008
	Stichprobengröße			
	N = 24	N = 33	N = 19	N = 30
	Erhebungsinstrument			
	SCID DSM-III-R	SCID DSM-III-R	SCID DSM-IV	SKID DSM-IV
	Lebenszeitprävalenz [%]			
Affektive Störung	54	64*	58	57*
Substanzabhängigkeit	46*	21	53*	23
Angststörung	50*	42	53	87*
Essstörung	21*	15	5	33*

In der Zusammenschau fällt ein spezifisches Komorbiditätsmuster auf. Während die Befunde zur Komorbidität mit Substanzabhängigkeiten und Essstörungen uneinheitlich sind, scheinen alle Patienten unter affektiven und Angststörungen zu leiden. Höhere Prävalenzraten für Essstörungen wurden allerdings in den beiden Studien berichtet, die die Binge Eating Störung eingeschlossen hatten, welche bei Patienten mit pathologischem Kaufen relativ häufig zu finden ist (Christenson et al. 1994; Mueller et al. 2008c). Bei den Angststörungen wurden meistens soziale Phobien und ungewöhnlich oft Zwangsstörungen diagnostiziert.

4.2. Persönlichkeitsstörungen

Ähnlich wie in anderen klinischen Stichproben sind auch bei Patienten mit pathologischem Kaufen depressive, ängstlich-vermeidende und Borderline-Persönlichkeitsstörungen häufig. Auffallend oft wird zudem eine zwanghafte Persönlichkeitsstörung diagnostiziert (Schlosser et al. 1994), was dem klinischen Bild entspricht. Im Rahmen einer eigenen Psychotherapiestudie wurden 48 Patienten mit pathologischem Kaufen mit dem SKID-II untersucht, dabei wurden folgende Prävalenzraten für Persönlichkeitsstörungen festgestellt: depressive 33 %, selbstunischer-vermeidende 33 %, zwanghafte 29 %, Borderline-Persönlichkeitsstörung 21 % (Mueller et al. 2008a).

4.3. Impulskontrollstörungen

Pathologisches Kaufen scheint mit weiteren Impulskontrollstörungen assoziiert zu sein. Die Ergebnisse der bislang einzigen kontrollierten Studien zeigten, dass bei 21 % (Christenson et al. 1994) bzw. 23 % (Mueller et al. 2008c) der untersuchten kaufsüchtigen Patienten noch mindestens eine weitere Störung der Impulskontrolle vorlag. In der eigenen Untersuchung wurde besonders häufig eine intermittierende explosive Störung (17 %) diagnostiziert, was sich mit den Daten einer früheren offenen Untersuchung von Schlosser et al. (1994) deckt, die bei 20 % diese Form der Impulskontrollstörung gefunden hatten.

4.4. Zwanghaftes Horten

Ungefähr zwei Drittel der Patienten mit pathologischem Kaufverhalten haben einen Sammelzwang, bzw. können sich nicht mehr von den erworbenen Waren trennen, die Einkäufe sammeln sich an, es entsteht Unordnung und weiterer Leidensdruck (Mueller et al. 2007b). Zwanghaftes Horten ist ein heimliches Leiden, das von den Betroffenen zumeist erst auf explizite Nachfrage beschrieben wird. Je ausgeprägter das zwanghafte Horten, desto schwieriger gestaltet sich die Behandlung (Mueller et al. 2008b). Deswegen sollte dieser Problembereich unbedingt im klinischen Interview eruiert werden, um Betroffenen ggf. differentielle Therapieangebote anbieten zu können.

4.5. Pathologisches Kaufen als komorbide Störung bei anderen psychischen Erkrankungen

Zusammenhänge zwischen pathologischem Kaufen und anderen psychischen Erkrankungen wurden in der Vergangenheit häufig erfasst, indem das Störungsbild als eine mögliche komorbide Impulskontrollstörung anderer Erkrankungen diagnostiziert wurde. So wurden mehrere Arbeiten publiziert, die ein gehäuftes Vorkommen von *compulsive buying* bei Patienten mit Depressionen (Lejoyeux et al. 1997), Essstörungen (Fernandez-Aranda et al. 2006; Fernandez-Aranda et al. 2008) oder Zwangsstörungen (Lejoyeux et al. 2005) beschrieben. Zudem wurden Kaufexzesse auch von Patienten berichtet, die primär unter anderen Störungen der Impulskontrolle litten, z. B. dem pathologischen Glücksspiel (Black und Moyer 1998; Grant und Kim 2003), der Kleptomanie (Grant 2003), der exzessiven Computernutzung (Black et al. 1999) und dem psychogenen Aufkratzen (psychogenic excoriation) (Arnold et al. 2001). Pathologisches Kaufen scheint erwartungsgemäß auch bei Patienten mit ADHS häufiger aufzutreten (Brook und Boaz 2005). Dieser Zusammenhang wurde jedoch bisher kaum untersucht.

5. Auslöser und aufrechterhaltende Bedingungen

Patienten mit pathologischem Kaufen berichten über eine erhöhte Impulsivität, die mit „acting without thinking" (Moeller et al. 2001) umschrieben werden kann, und Defiziten in der Selbstregulation und -kontrolle (Faber und Vohs 2004). Diese Komponenten führen dazu, dass Kaufimpulse sofort umgesetzt werden (s. Abb. 1). Außerdem dienen Kaufattacken häufig als (inadäquate) Bewältigungsstrategie und Ablenkung bei Konflikten oder als einzige Möglichkeit der Selbstbelohnung („Sich was Gutes tun"). Negative Befindlichkeiten, z. B. Traurigkeit, Unzufriedenheit, Unsicherheit, Ärger, Einsamkeitsgefühle, Unruhe oder Langeweile, können durch Kaufen verdrängt oder vermieden werden. Kaufen führt zunächst kurzfristig zu einer Reduktion der unangenehmen Gefühlszustände (negative Verstärkung) und zu Lusterleben. Allerdings konnten Silbermann et al. (2008) mit der Methodik des Ecological Momentary Assessement in einer Pilotstudie zeigen, dass bereits kurz nach der Kaufattacke wieder eine Stimmungsverschlechterung eintritt.

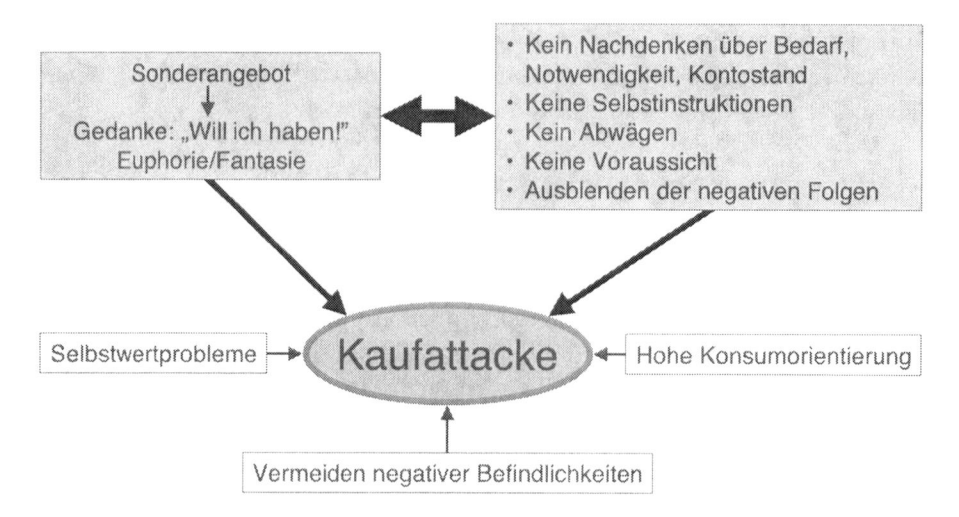

▲ **Abbildung 1** Beispiel für die Störung der Impulskontrolle beim pathologischen Kaufen

Charakteristisch für Betroffene sind zudem Selbstwertprobleme und eine hohe Konsumorientierung, was, in Kombination, das unangemessene Kaufverhalten bedingt. Hinzu kommen vielfältige psychische Probleme, auf die im vorherigen Kapitel bereits ausführlich eingegangen wurde. Im Fokus neurobiologischer Ansätze stehen außerdem Störungen im serotonergen, dopaminergen und Opiatsystem sowie die Rolle des Belohnungssystems. Neben psychologischen und möglichen neurobiologischen Dispositionen spielen aber v. a. soziale Faktoren und der kulturelle Kontext eine entscheidende Rolle bei der Entwicklung und Aufrechterhaltung des Verhaltensexzesses pathologisches Kaufen (Babbar 2007). Eine Medikalisierung der Verhaltenspathologie ist abzulehnen (Lee und Mysyk 2004). Vielmehr sollte die Verhaltenspathologie als kulturspezifischer Ausdruck psychischer Probleme verstanden und auch behandelt werden.

6. Überlegungen zur Klassifikation

Kraepelin (1909) und Bleuler (1923) hatten Anfang des Jahrhunderts die *Oniomanie* als eine Störung der Impulskontrolle beschrieben. Auch die gängigen Klassifikationssysteme ICD-10 und DSM-IV gestatten eine Einordnung des pathologischen Kaufens als *abnorme Gewohnheit und Störung der Impulskontrolle, nicht näher bezeichnet*. Für eine Störung der Impulskontrolle sprechen die Unwiderstehlichkeit der Kaufimpulse, das Fehlen einer vernünftigen Motivation, die mangelnde Selbstkontrolle und die Beibehaltung der unangemessenen Konsummuster trotz negativer Konsequenzen. Die hohe Gegenwartsbezogenheit und ausgeprägte Impulsivität verhindern, dass die negativen Folgen handlungsleitend werden. Hinzu kommen die in Kapitel 5 beschriebenen operanten Konditionierungsprozesse.

Natürlich liegt auch eine Einordnung als stoff-ungebundene Sucht nahe. So erlauben die Parallelen und hohe Komorbidität mit Substanzabhängigkeiten sowie der starke Kaufdrang (Craving), Kontrollverlust, Dosissteigerung und Entzugssymptome eine entsprechende Klassifikation. Allerdings scheinen diese Merkmale nur auf einen Teil der kaufsüchtigen Patienten zuzutreffen. So sind die Befunde zur Komorbidität mit Substanzabhängigkeiten widersprüchlich (vgl. Kap. 8.1). Auch Dosissteigerung im Sinne von „immer mehr, immer teurer, immer öfter" wird nicht von allen Patienten berichtet. Bei den Entzugssymptomen handelt es sich in vielen Fällen um die eigentliche Auslösesymptomatik, die wieder auftritt, wenn auf Kaufen als Kompensations- oder Ablenkungsstrategie verzichtet wird.

Nach dem Modell von Hollander und Wong (1995) wird pathologisches Kaufen als eine Störung der Impulskontrolle innerhalb der Zwangsspektrumsstörungen gesehen (Hand 2004; Hollander et al. 2007). Dieses Konzept fasst die Störungsbilder pathologisches Glücksspiel, Trichotillomanie, Pyromanie, intermittierende explosive Störung, zwanghaft-impulsive Internetnutzung, zwanghaft-impulsives Sexualverhalten, Dermatillomanie und *pathologisches Kaufen* als Impulskontrollstörungen zusammen, welche den Zwangsspektrumsstörungen zugeordnet werden können (Dell'Osso et al. 2006).

7. Behandlung

Aufgrund der vergleichsweise spärlichen Forschungslage existiert noch keine evidenzbasierte Behandlung, wobei für kognitiv-verhaltenstherapeutische Gruppenkonzepte bereits Wirksamkeitsnachweise erbracht wurden (Mitchell et al. 2006, Mueller et al. 2008b).

7.1. Medikamentöse Behandlung

Es wurden kontrollierte Fallstudien mit den Serotonin-Wiederaufnahmehemmern (SSRIs) Fluvoxamin, Citalopram und Escitalopram publiziert. Allerdings konnten die Ergebnisse wegen geringer Fallzahlen, erheblicher Abbruchquoten und hoher Placeboraten nicht überzeugen (Ninan et al. 2000; Black et al. 2000; Koran et al. 2003; Koran et al. 2007). Des Weiteren wurden einige wenige Kasuistiken veröffentlicht, die nahelegen, dass der Opioidantagonist Naltrexon (Kim

1989; Grant 2003) oder das Antiepileptikum Topiramat (Guzman et al. 2007) den Kaufdrang deutlich verringern könnten.

Nach wie vor fehlen randomisierte kontrollierte Medikamentenstudien. Es bleibt festzustellen, dass, aufgrund fehlender Wirksamkeitsnachweise, eine rein medikamentöse Behandlung bis zum jetzigen Zeitpunkt nicht empfohlen werden kann.

7.2. Psychotherapeutische Behandlung

Die ersten psychotherapeutischen Kasuistiken stammen bereits aus den 80er Jahren (Krueger 1988; Winestine 1985; Lawrence 1990) und beschrieben ein psychodynamisches Vorgehen. Es folgten Berichte über verhaltenstherapeutische Einzelbehandlungen (Bongers 2000; Grüsser et al. 2004) und über Gruppentherapieprogramme (Damon 1988; Burgard und Mitchell 2000; Benson und Gengler 2004; Mueller et al. 2008a). Da die Wirksamkeit von Verhaltenstherapie bereits in zwei kontrollierten Studien nachgewiesen werden konnte, wird im Folgenden auf das störungsspezifische verhaltenstherapeutische Vorgehen näher eingegangen.

7.2.1. Störungsspezifische kognitive Verhaltenstherapie

Neben kulturellen und sozialen Bedingungen führen v. a. eine hohe Impulsivität gepaart mit Defiziten in der Selbstkontrolle sowie operante Konditionierungsprozesse zu Kaufattacken. Die verhaltenstherapeutischen Interventionen sollten entsprechend auf eine Verbesserung der Stimuluskontrolle und den Aufbau von Alternativverhalten und -denken sowie von adäquaten Problembewältigungsstrategien für die zugrunde liegenden Konflikte fokussieren. Dabei ist zu beachten, dass es häufig erst die Folgeprobleme der Kaufexzesse sind, die die Patienten veranlassen, sich in Therapie zu begeben. Die angestrebte Normalisierung des Kaufverhaltens beinhaltet jedoch auch den Verzicht auf materielle Dinge und deren Symbolcharakter sowie das Lossagen von zumindest kurzfristig funktionierenden Kompensationsmöglichkeiten für Probleme und Konflikte. Es ist notwendig, diese widersprüchlichen Motive und Ambivalenzen transparent zu machen und stetig an der Änderungsmotivation zu arbeiten. Patienten sollten zum Führen täglicher Kaufprotokolle ermutigt werden, die bei der Erstellung individueller Verhaltensanalysen hilfreich sind, um Ansatzpunkte für die Therapie zu definieren. Wie bei anderen Störungsbildern auch, haben sich die gängigen verhaltenstherapeutischen Techniken wie Stimuluskontrolle, Aufbau von Alternativverhalten, kognitive Umstrukturierung und Expositionsübungen bei der Behandlung von Patienten mit pathologischem Kaufen bewährt. Die Themenbereiche defizitäres Geldmanagement, dysfunktionale

Konsummuster und ggf. auch die Neigung zum zwanghaften Horten sollten genügend Raum in der Therapie einnehmen. Eine detaillierte Anleitung zur Durchführung einer störungsspezifischen Verhaltenstherapie wurde als Behandlungsmanual veröffentlicht (Mueller et al. 2008a).

8. Zusammenfassung und Ausblick

Pathologisches Kaufen ist ein ernst zu nehmendes Störungsbild mit Krankheitswert, das seit einigen Jahren zunehmend in den wissenschaftlichen Fokus rückt. Aufgrund des bislang fehlenden störungsspezifischen Ätiologiemodells und der immensen psychischen Komorbidität stellt sich allerdings die Frage, inwieweit pathologisches Kaufen überhaupt ein eigenes Störungsbild im Sinne einer psychischen Entität darstellt und ob eine störungs- oder eine ursachenspezifische Behandlung angebracht ist. Dabei lässt sich diese kulturspezifische Verhaltenspathologie, die enormen Leidensdruck mit sich bringt, nicht mehr übersehen. Es scheint auch nicht so zu sein, dass die erfolgreiche Behandlung einer komorbiden Störung in jedem Fall die Normalisierung der dysfunktionalen Konsummuster mit sich bringt. Die hohe psychische Komorbidität trägt sicher zur Heterogenität dieser Patientengruppe bei, weswegen differentielle Therapieangebote notwendig sind, um eine nachhaltige Normalisierung der Kaufmuster zu erreichen. Insgesamt besteht nach wie vor großer Forschungsbedarf, um das Phänomen besser verstehen und wirkungsvolle Behandlungskonzepte ableiten zu können.

9. Literatur

Arnold LM, Auchenbach MB, McElroy SL (2001) *Psychogenic excoriation: Clinical features, proposed diagnostic criteria, epidemiology and approaches to treatment.* CNS Drugs 15: 351–359

Babbar J (2007) *Correspondence: compulsive buying a culture bound disorder?* Int J Soc Psychiatry 53: 189–190

Benson A, Gengler M (2004) *Treating compulsive buying.* In: Coombs R (ed.) Addictive disorders: a practical handbook. Wiley, New York, S 451–491

Black DW, Belsare G, Schlosser S (1999) *Clinical features, psychiatric comorbidity, and health-related quality of life in persons reporting compulsive computer use behavior.* J Clin Psychiatry 60: 839–844

Black DW, Gabel J, Hansen J, Schlosser S (2000) *A double-blind comparison of fluvoxamine versus placebo in the treatment of compulsive buying disorder.* Ann Clin Psychiatry 12: 205–211

Black DW, Moyer T (1998) *Clinical features and psychiatric comorbidity of subjects with pathological gambling behavior.* Psychiatric Services 49: 1434–1439

Black DW, Repertinger S, Gaffney GR, Gabel J (1998) *Family history and psychiatric comorbidity in persons with compulsive buying: preliminary findings.* Am J Psychiatry 155: 960–963

Bleuler E (1923) *Lehrbuch der Psychiatrie, 4. Aufl.*, Springer, Berlin

Bongers A (2000) *Fallbeschreibung einer verhaltenstherapeutisch orientierten Behandlung von Kaufsucht.* In: Poppelreuther S, Gross W (Hrsg.) Nicht nur Drogen machen süchtig. Beltz, Weinheim, S 165–180

Brook U, Boaz M (2005) *Attention deficit and hyperactivity disorder/learning disabilities (ADHD/LD): parental characterization and perception.* Patient Educ Couns 57: 96–100

Burgard M, Mitchell JE (2000) *Group cognitive-behavioral therapy for buying disorder.* In: Benson AL (Ed) I shop, therefore I am: compulsive buying and the search for self. Jason Aronson, New York, S 367–397

Christenson GA, Faber RJ, de Zwaan M, Raymond NC, Specker SM, Ekern MD, Mackenzie TB, Crosby RD, Crow SJ, Eckert ED (1994) *Compulsive buying: descriptive characteristics and psychiatric comorbidity.* J Clin Psychiatry 55: 5–11

Damon JE (1988) *Shopaholics: serious help for addicted spenders.* Price Stein Sloan, Los Angeles

Dell'Osso B, Altamura AC, Allen A, Marazziti D, Hollander E (2006) *Epidemiologic and clinical updates on impulse control disorders: a critical review.* Eur Arch Psychiatry Clin Neurosci 256: 464–475

Faber RJ, Vohs KD (2004) *To buy or not to buy? Self-control and self-regulatory failure in purchase behavior.* In: Baumeister RF, Vohs KD (Eds) Handbook of self-regulation: research, theory, and applications. Guilford Press, New York, S 509–524

Fernandez-Aranda F, Jimenez-Murcia S, Alvarez-Moya EM, Granero R, Vallejo J, Bulik CM (2006) *Impulse control disorders in eating disorders: clinical and therapeutic implications.* Compr Psychiatry 47: 482–488

Fernandez-Aranda F, Pinheiro AP, Thornton LM, Berrettini LH, Crow S, Fichter MM, Halmi KA, Kaplan AS, Keel P, Mitchell JE, Rotondo A, Strober M, Woodside DB, Kaye WH, Bulik CM (2008) *Impulse control disorders in women with eating disorders.* Psychiatry Res. 157: 147–157

Grant JE (2003) *Family history and psychiatric comorbidity in persons with kleptomania.* Compr Psychiatry 44: 437–441

Grant JE (2003) *Three cases of compulsive buying treated with naltrexone.* Int J Psychiatry Clin Pract 7: 223–225

Grant JE, Kim SW (2003) *Comorbidity of impulse control disorders in pathological gamblers.* Acta Psychiatr Scand 108: 203–207

Grüsser SM, Thalemann C, Albrecht U (2004) *Exzessives, zwanghaftes Kaufen oder „Verhaltenssucht"? Ein Fallbeispiel.* Wien Klin Wochenschr 116: 201–204

Guzman CS, Filomensky T, Tavares H (2007) *Compulsive buying treatment with topiramate, a case report.* Rev Bras Psiquiatr 29: 383–384

Hand I (2004) *Impulskontrollstörungen – Nichtstoffgebundene Abhängigkeiten – Zwangsspektrumstörungen.* Verhaltenstherapie 14: 86–152

Hollander E, Kim S, Zohar J (2007) *OCSDs in the forthcoming DSM-V.* CNS Spectr 12: 320–323

Hollander E, Wong CM (1995) *Introduction: obsessive-compulsive spectrum disorders.* J Clin Psychiatry 56: 3–6

Kim SW (1998) *Opioid antagonists in the treatment of impulse-control disorders.* J Clin Psychiatry 59: 159–164

Koran LM, Aboujaoude EN, Solvason B, Gamel NN, Smith EH (2007) *Escitalopram for compulsive buying disorder: a double-blind discontinuation study.* J Clin Psychopharmacol 27: 225–227

Koran LM, Chuong HW, Bullock KD, Smith SC (2003) *Citalopram for compulsive shopping disorder: an open-label study followed by double-blind discontinuation.* J Clin Psychiatry 64: 793–798

Koran LM, Faber RJ, Aboujoude E, Large MD, Serpe RT (2006) *Estimated prevalence of compulsive buying behavior in the United States.* Am J Psychiatry 163: 1806–1812

Kraepelin E (1909) *Psychiatrie. Ein Lehrbuch für Studierende und Ärzte.* Johann Ambrosius Barth, Leipzig

Krueger DW (1988) *On compulsive shopping and spending: a psychodynamic inquiry.* Am J Psychother 42: 574–584

Lawrence L (1990) *The psychodynamics of the compulsive female shopper.* Am J Psychoanal 50: 67–70

Lee S, Mysyk A (2004) *The medicalization of compulsive buying.* Soc Sci Med 58: 1709–1718

Lejoyeux M, Bailly F, Moula H, Loi S, Ades J (2005) *Study of compulsive buying in patients presenting obsessive-compulsive disorder.* Compr Psychiatry 46: 105–110

Lejoyeux M, Tassain V, Solomon J, Ades J (1997) *Study of compulsive buying in depressed patients.* J Clin Psychiatry 58: 169–173

McElroy SL, Keck PE, Pope HG, Smith JM, Strakowski FM (1994) *Compulsive buying: a report of 20 cases.* J Clin Psychiatry 55: 242–248

Mitchell JE, Burgard M, Faber R, Crosby RD, de Zwaan M (2006) *Cognitive behavioural therapy for compulsive buying disorder.* Behav Res Ther 44: 1859–1865

Mitchell JE, Redlin J, Wonderlich S, Crosby R, Faber R, Miltenberger R, Smyth J, Stickney M, Gosnell B, Burgard M, Lancaster K (2002) *The relationship between compulsive buying and eating disorder.* Int J Eat Disord 32: 107–111

Moeller FG, Barratt ES, Dougherty EM, Schmitz JM, Swann AC (2001) *Psychiatric aspects of impulsivity.* Am J Psychiatry 158: 1783–1793

Mueller A, de Zwaan M, Mitchell JE (2008a) *Pathologisches Kaufen. Ein kognitiv-verhaltenstherapeutisches Behandlungsprogramm*, Ärzteverlag, Köln

Mueller A, Mitchell JE, Mertens C, Mueller U, Silbermann A, Burgard M, de Zwaan M (2007a) *Comparison of treatment seeking compulsive buyers in Germany and the United States.* Behav Res Ther 45: 1629–1638

Mueller A, Mueller U, Albert P, Mertens C, Silbermann A, Mitchell JE, de Zwaan M (2007b) *Compulsive hoarding in a compulsive buying sample.* Behav Res Ther 45: 2754–2763

Mueller A, Mueller U, Silbermann A, Reinecker H, Bleich S, Mitchell JE, de Zwaan M (2008b) *A randomized controlled trial of group cognitive behavioral therapy for compulsive buying disorder: Posttreatment and 6-month follow-up results.* J Clin Psychiatry 69: 1131–1138

Mueller A, Mühlhans B, Silbermann, Müller U, Mertens C, Horbach T, Mitchell JE, de Zwaan M (2008c) *Psychiatrische Komorbidität bei Patientinnen mit pathologischem Kaufverhalten im Vergleich zu einer nicht-klinischen und einer klinischen Kontrollgruppe.* Psychother Psychosom Med Psychol, im Druck

Neuner M, Raab G, Reisch L (2005) *Compulsive buying in maturing consumer societies: an empirical re-inquiry.* J Econ Psychology 26: 509–522

Ninan PTN, McElroy S, Kane CP, Knight BT, Casuto LS, Rose SE, Marsteller FA, Nemerhoff CB (2000) *Placebo-controlled study of fluvoxamine in the treatment of patients with compulsive buying.* J Clin Psychopharmacol 2: 362–366

Raab G, Neuner M, Reisch LA, Scherhorn G (2005) *SKSK – Screeningverfahren zur Erhebung von kompensatorischem und süchtigen Kaufverhalten. Ein Testmanual.* Hogrefe, Göttingen

Schlosser S, Black DW, Repertinger S, Freet D (1994) *Compulsive buying. Demography, phenomenology and comorbidity in 46 subjects.* Gen Hosp Psychiatry 16: 205–212

Silbermann A, Henkel A, Mueller A, de Zwaan M (2008) *The application of Ecological Momentary Assessment to the study of compulsive buying.* Psychother Psychosom Med Psychol 58: 454–461

Winestine MC (1985) *Compulsive shopping as a derivate of a childhood seduction.* Psychoanal Q 54: 70–72

Das Messie-Syndrom

Katharina Reboly und Alfred Pritz

1. Der Zustand meiner Wohnung ist der Spiegel meiner Seele!

Berta bezeichnet sich als Messie, da sie sich unfähig fühlt, Entscheidungen zu treffen; besonders jene: „Schmeiß' ich das jetzt weg, oder behalt' ich es?" Dabei gehe es manchmal um wirklich unwichtige Dinge, wie ein Blatt Papier, Werbematerial oder Ähnliches. Denn es gibt so vieles, was man vielleicht später noch brauchen könnte. Das sei sehr belastend und kann sich im schlimmsten Fall über Stunden ziehen. Diese Zustände herrschen seit Jahren, werden immer schlimmer und die Aufräumphasen werden viel seltener. Es kommt immer noch mehr dazu, als sie wegwirft, die Unordnung herrscht oft monatelang. Wenn die Antriebslosigkeit nachlässt, putzt sie fast jeden Tag. Sie versucht, System und Ordnung zu schaffen, was nur teilweise und manchmal gelingt. Es ist unbeschreiblich, wie viel das ist!

Wenn es ihr gut geht, braucht sie keine Aufräumpläne, sie fängt einfach an, etwas zu tun; wenn es ihr schlecht geht, leidet sie morgens am meisten und fühlt sich unfähig, Leistung zu erbringen. Am Abend kommt Hoffnung auf und sie schmiedet zuversichtlich Pläne. Am nächsten Morgen beginnt alles von vorne. In fremden Wohnungen gibt es kein Messie-Dasein; da ist sie sehr ordentlich und braucht nur das Nötigste.

Ihr Lieblingsbereich in der Wohnung ist das Sofa im Wohnzimmer. Ihre Schmerzen werden leichter, da gönnt sie sich eine Pause und Ruhe und sieht von früh bis nachts fern. Sie versteht diesen Bereich als Rückzug, Erholung, und er strahlt Wärme aus.

Das Chaos beherrscht sie und sie ist wütend, weil sie sich ausgeliefert fühlt. Der Anblick übervoller Regale, Tische, Kästen, Sessel, Schachteln und Plastiksackerl ist sehr belastend und macht Angst, Leute in die Wohnung zu lassen. Sie ist ständig unzufrieden, fühlt sich unsauber und machtlos.

2. Zur Entstehungsgeschichte einer psychischen Störung

Die amerikanische Sonderschulpädagogin Sandra Felton (1994) prägte den Begriff „Messies" für Menschen, die an dieser Desorganisation, bezogen auf Raum, Zeit und sozialer Integration, leiden und etablierte eine Selbsthilfebewegung in den USA. Aufgrund internationaler Entwicklungen und unseren Erfahrungen, ist anzunehmen, dass unter dem Messietum eine größere Anzahl von Menschen leidet. Derzeit steht fest, dass diese psychische Entität nicht ausreichend wissenschaftlich dokumentiert oder aufgearbeitet ist. Es gibt populärwissenschaftliche Ratgeber – Literatur, die durch Anleitung Verhaltensänderung verspricht oder Darstellungen von einzelnen Fallbeispielen. Die wissenschaftliche Auseinandersetzung im deutschsprachigen Raum begann mit einer Fallstudie zum „Vermüllungssyndrom" (Dettmering 1985), in den USA Anfang der 60er Jahre des vorigen Jahrhunderts mit dem Begriff „compulsive hoarding" (Pritz 2007). Da dieses Leiden nicht als psychische Störung erfasst wurde, ergibt sich derzeit ein Mangel an psychotherapeutischer Kompetenzentwicklung. In der Literatur finden sich einige (historisch) verwandte Bezeichnungen und Erscheinungsbilder, die eine klare Abgrenzung zum Messie-Syndrom ermöglichen.

Die Collyer Brüder. Am 21. März 1947 findet die Polizei in einem Haus in der Fifth Avenue die Leichen zweier Brüder, Homer Lusk und Langley Collyer. Sie sind umgeben von etwa 100 Tonnen Müll. Sie werden bekannt als prototypische Vertreter für zwanghaftes Sammeln, aber auch für Disposophobie, der Unfähigkeit, etwas wegzuwerfen. Man nennt dieses Phänomen auch „Brüder Collyer Syndrom". Das Besondere daran ist nun, dass diese beiden Brüder zwar als leichte Sonderlinge galten, aber ansonsten durchaus integriert in das gesellschaftliche Leben waren. Die Neigung, exzessiv zu sammeln – insbesondere Papier, Bücher, Möbel und andere Dinge – hatte sich im Laufe der Zeit entwickelt und bis zu ihrem Tod angehalten und sogar verstärkt.

Die Sammelleidenschaft. Sammeln an sich zählt in der Menschheitsgeschichte zu den atavistischen Kulturleistungen. Nahrung zu sammeln, damit man in Zeiten der Not nicht verhungert, ist eine kluge Überlebensstrategie. Auch Waren zu sammeln, um sie eintauschen zu können, ist wohl der Beginn des Handels und des Wohlstands.

Schließlich lebt die heutige Welt zu einem beachtlichen Teil vom Horten und Verleihen von Geld, das selbst an sich bereits wieder eine Symbolisierung von Besitz darstellt. Uns allen ist die Komikfigur von Walt Disney bekannt, Dagobert Duck, dessen große und einzige – perverse – Leidenschaft das Sammeln von Geld und Gold ist und der auch gar nichts davon abgeben kann. Besonders beeindruckend: Er genießt es, in seinem materiellen Reichtum richtiggehend und konkret zu baden und so zur Befriedigung zu gelangen. Das Sammeln kann sich ausweiten und zum Zwang, der sich mit Sucht vermischt, werden. Und es gibt kaum einen Lebensbereich, der vom Sammeln nicht erfasst werden kann: Bilder, Bierdeckel, Beziehungen, Autos, Ländereien, – die Liste könnte beliebig fortgesetzt werden. Wir sehen, es kommt zu einer emotionalen Besetzung eines Gegenstandes, eines Objektes oder auch eines Themas, das dazu führt, Libido nur mehr in eine bestimmte Richtung zu fokussieren.

Interessanterweise hat das Sammeln für unsere untersuchte Gruppe – den Messies – ebenfalls eine zentrale Funktion, allerdings können wir einen wesentlichen Unterschied zur oben beschriebenen Sammelfreude feststellen: Die Sammlungen der Messies sind nicht von gesellschaftlichem Wert (siehe auch die Brüder Collyer), sie sind in den Augen der Anderen wertlos oder nur von sehr geringem Wert. Man bezieht schließlich auch den Begriff des „Messies" nicht auf Vermögende, die ihren Reichtum ebenfalls zusammengesammelt haben und nichts mehr davon abgeben. Man könnte es so formulieren: Sammeln ist für Messies essenziell, Sammler sind aber nicht unbedingt Messies.

Das Diogenes Syndrom. Als Diogenes- oder Vermüllungssyndrom (Dettmering et al. 1985/2004), selten auch als Syllogomanie bezeichnet, imponiert diese Störung zunächst durch eine Vernachlässigung des eigenen Körpers, des Wohnbereichs und ist durch sozialen Rückzug und die Ablehnung von Hilfe durch andere gekennzeichnet. Der Begriff „Vermüllungssyndrom" wurde 1984 vom Hamburger Arzt und Psychoanalytiker Peter Dettmering eingeführt. Dettmering sammelte seine Erfahrungen vor allem in der Betreuung von psychiatrischen PatientInnen, die den eben beschriebenen sozialen Rückzug, verbunden mit entsprechender Verwahrlosung, beobachten ließen.

Das Organisations-Defizit-Störung (ODS). Dieser Begriff, von Barocka (2009) geprägt, bezieht sich vor allem auf die Unfähigkeit der betroffenen Personen, sich entsprechend dauerhaft in ihrem Alltag zu organisieren. Die Begrifflichkeit zielt auf ein möglicherweise hirnorganisch mitbedingtes Störungsbild, das ein Hauptproblem von Messies beschreibt, nämlich die – partielle – Unfähigkeit, im unmittelbaren Lebensraum eine Ordnung zu konstituieren. Allerdings darf angemerkt werden, dass viele Messies eine erkennbare Ordnung in der Unordnung erkennen lassen. Chaostheoretisch betrachtet ist die Unordnung die noch nicht erkannte Ordnung.

3. Komorbidität

In der Geschichte der Erforschung des Messie-Seins wurden Organisationsdefizite und -probleme bei verschiedenen Krankheiten beobachtet, die manchmal zum Schluss führten, das Messie-Sein sei ein Teil der beschriebenen Erkrankung (Maier 2004). Tatsächlich kann die Messie-Symptomatik auch Teilsymptom einiger Krankheiten sein.

Das Interesse der amerikanischen klinischen Forschung gilt dabei insbesondere dem *obsessive compulsive hoarding*. In den letzten Jahren publizierte Frost et al. (2003) mehrere klinische Studien mit einer hohen Patientenzahl. Anfänglich zog er in Erwägung, dass es sich bei „compulsive hoarding" um eine Subform des OCD (obsessive compulsive disorder) handelt. Die Forschungsergebnisse zeigten jedoch eine Abweichung hinsichtlich der allgemeinen Psychopathologie – „Hoarders" hatten eine stärkere Komorbidität zu anderen Störungen als non-hoarders. In seinen späteren Publikationen spezifiziert er diesen Unterschied und zeigt wesentliche Zusammenhänge von „Hoarders" mit Depressio und Beziehungsstörungen auf. Der international gebräuchliche Begriff „Hoarding" ist nicht direkt für „Messies" zu übersetzen (Maier 2004); und Maier zeigt in seiner Studie von 2004, dass wiederum bei Menschen mit Vermüllung keine sonstigen psychopathologischen Befunde zu erheben sind. Daraus lässt sich schließen, dass es sich beim Messie-Phänomen um ein Sammelsurium verschiedenster Ausprägungsformen handeln kann (Messie-Formenkreis) und vielschichtige zugrunde liegende psychodynamische Konstrukte beobachtet werden können. Sowohl bei der anankastischen Persönlichkeitsstörung als auch bei der Zwangsstörung beschäftigt sich nach Paulitsch (2004) der Betroffene mit Details, Regeln, Listen und Ordnung. Allerdings sind die Symptome milder und die sozialen Aktivitäten sind in geringerem Maße beeinträchtigt; durch die sozial unverträgliche Symptomatik (wie beispielsweise Waschzwänge oder die Anhäufung von wertlosen Gegenständen) ziehen sich jene PatientInnen mit einer Zwangsstörung häufig zurück, werden meist arbeitslos oder müssen in die Frühpension gehen. Das Vertiefen in Detailarbeit, sodass die eigentliche Arbeit nie zum Abschluss kommt, das gänzliche Widmen der Arbeit und Produktivität bis zur Aufgabe von Freizeitbeschäftigungen und Freundschaften und die häufig außerordentliche Gewissenhaftigkeit, die sich voller Skrupel und unflexibel in Bezug auf Moral- und Wertvorstellungen zeigt, lassen einen Zusammenhang mit betroffenen Messies vermuten. Nach Saß et al. (2003) kommt es vor, dass Menschen mit Zwanghafter Persönlichkeitsstörung nicht in der Lage sind, wertlose und oder abgenützte Dinge wegzuwerfen, selbst wenn diese keinerlei Gefühlswert besitzen. Sie machen sich zu „Packeseln". Sie erachten es als Verschwendung, etwas wegzuwerfen, denn sie denken, „man weiß nie, wann man etwas noch einmal brauchen könnte", und sie geraten außer Fassung, wenn jemand versucht, die Dinge loszuwerden, die sie selbst aufbewahrt haben. Ihre Ehepartner oder auch andere Mitbewohner beklagen sich unter Umständen über den zunehmenden Platzbedarf für alte Gegenstände, Zeitungen, beschädigte Geräte usw. Ein Sammelzwang kann bei 30% der Patienten mit Zwangsstörungen gefunden werden (Frost et al. 1996; Samuels et al. 2006). Aufgaben werden nur ungern delegiert und der Umgang mit finanziellen Möglichkeiten ist durch Geiz und Gier gekennzeichnet. Diese Menschen sind charakterisiert durch Rigidität und Eigensinn: Sie sind so sehr beschäftigt mit dem einzig „richtigen" Weg, die Dinge zu tun, dass es ihnen schwerfällt, die Ideen anderer mitzuverfolgen. Sie planen bis ins kleinste Detail voraus und wollen dabei von Veränderungen nichts wissen. Völlig in die eigene Sichtweise verstrickt, ist es ihnen nahezu unmöglich, die Gesichtspunkte anderer zu berücksichtigen. Freunde und Kollegen können durch diese durchgehende Starrheit frustriert werden. Sogar wenn Menschen mit einer Zwanghaften Persönlichkeitsstörung erkennen, dass Kompromisse auch in ihrem eigenen Interesse sein könnten, werden sie diese doch eigensinnig zurückweisen, indem sie auf Prinzipien verweisen (Saß 2003). Die differenzialdiagnostische Unterscheidung nach DSM-IV ist trotz der Namensähnlichkeit zwischen Zwangsstörung und einer Zwanghaften Persönlichkeitsstörung anhand des Vorliegens echter Zwangsvorstellungen und -handlungen leicht: Laut den Herausgebern des DSM-IV-TR (2003) sollte die Diagnose einer Zwangsstörung vor allem „bei extremer Sammelwut, wenn z. B. die Anhäufung wertloser Objekte eine erhöhte Brandgefahr darstellt und den Durchgang durch ein Haus erschwert", gestellt werden. Liegen Kriterien für beide Störungen vor, so sollten auch beide Diagnosen gestellt werden. Allerdings werden hier keine Angaben zur Begründung genannt, woraus abzuleiten ist, wie schwierig die Messie-Symptomatik in die bestehenden diagnostischen Klassifikationen einzuordnen ist. Zwangsstörungen werden im ICD-10 zu den neurotischen, Belastungs- und somatoformen Störungen, im DSM-IV dagegen zu den Angststörungen gezählt. Daher sollte die Frage nach den psychodynamischen Strukturen im Sinne einer dimensionalen Diagnostik eher Beachtung finden, um Ableitungen für Behandlungskonzepte und prospektive Prognoseerstellungen zu erarbeiten. Obwohl bei einem Vorliegen von Hoarding verschiedene Grundkrankheiten (Dysphorie, Life-Events als Auslöser, Bipolare Störung I, PTBS und Body Dysmorphic Disorder) zugrunde liegen können, zeigen LaSalle-Ricci et al. (2005) in ihrer Studie, dass das Auftreten einer Hoarding-Symptomatik meist mit OCD vergesellschaftet ist. Wie bereits erwähnt, listet weder die ICD-10-Diagnostik, noch der DSM IV Diagnoseschlüssel Hoarding als eigene Klassifikation auf, aber als Symptom bei der Zwangsstörung und bei der Zwanghaften Persönlichkeitsstörung. Die APA Arbeitsgruppe rund um den DSM-V diskutiert die Kategorisierung des Messie-

Phänomens im Rahmen des Zwangsspektrums. Die Komorbiditäten mit Depression, Angststörungen (Spezifische Phobie, Soziale Phobie, Panikstörung, Generalisierte Angststörung) und Persönlichkeitsstörungen (Zwanghafte Persönlichkeitsstörung, Vermeidend-selbstunsichere oder Dependente Persönlichkeitsstörung) und weitere wissenschaftliche Beobachtungen sollten hier in das Gesamtkonzept einfließen. Maier (2004) kritisiert, dass sich bis dato die klinische Forschung (Samuels et al. 2006) mit dem Hoarding-Phänomen ausschließlich im Zusammenhang mit OCD beschäftigt hat und das meist mit einer geriatrischen Personengruppe. Die psychopathologische Struktur kann Elemente des OCD beinhalten, oftmals gehen mit dieser Störung aber Impulskontrollstörungen und schwere Selbstvernachlässigungen einher. Allerdings können sich diese Personen „nicht entschließen, Objekte wegzuwerfen, da sie obsessiv denken, man könnte diese Objekte später noch benötigen. Es handelt sich also nicht eigentlich um den Zwang, etwas zu sammeln, sondern um die Angst zu verhindern, die beim Wegwerfen auftreten würde" (Maier 2004). Wie es sich zeigt, liegt oftmals Hoarding als Symptom bei OCD vor. Daher sollte man in diesem Kontext von „Compulsive Hoarding" sprechen. Bei Patientengruppen, die davon jedoch nicht betroffen sind, bleibt eine andere Formulierung vorbehalten. Es konnte gezeigt werden, dass ein großer Teil der Betroffenen keine klassische Zwangsstörung, sondern nur zwanghafte Elemente aufweist (Steins 2000).

Wu et al. (2008) interpretierten die Ergebnisse ihrer Studie kritisch: Obwohl Hoarding bei einigen Patienten mit OCD beobachtet wird, können keine ausschließlichen Zusammenhänge gefolgert werden. In zwei Studien konnte aufgezeigt werden, wodurch die klassischen Symptome von OCD (wie Zwangshandlungen, Zwangsrituale und Verwahrlosung) interkorrelieren; Hoarding ist nicht nur ein Symptom von OCD oder Depression. Ob es sich bei der Depression schlicht um eine Nebensymptomatik beim Messie-Phänomen handelt, ist fraglich. Gewiss handelt es sich um eine dynamische Wechselwirkung.

Die Untersuchung von Mataix-Cols et al. (2000) an 75 Patienten (OCD mit „Hoarding") ergab, dass bei 37 % eine hohe Korrelation mit dem Erscheinungsbild von Persönlichkeitsstörungen (insbesondere ängstliche Persönlichkeitsstörungen) vorliegt. Es wurde daraus abgeleitet, dass der Zusammenhang zwischen einem Hoarding-Symptom und einer Persönlichkeitsstörung häufig auftreten kann.

Hartl et al. (2005) untersuchten in ihrer Studie Aspekte von posttraumatischen Belastungsreaktionen und Aufmerksamkeitsstörungen bei Hortern. Die untersuchten Messies (n = 26) wiesen signifikant mehr traumatisierte Erlebnisse und markantere Aufmerksamkeitsdefizite (und Hyperaktivität) als die Kontrollgruppe (n = 36) auf. Der gefundene Zusammenhang zwischen einer posttraumatischen Belastungsstörung und ADHS sollte hier gezeigt werden.

Aufgrund der Folgen dieser Stoffwechselstörung (sowohl Konzentrations- und Aufmerksamkeitsstörungen, sowie Unruhezustände) vermuten einige Autoren (vgl. Koch 2001) ein Erklärungsmodell für die Messie-Problematik. Allerdings ist diese Diagnose im Allgemeinen (vor allem bei Erwachsenen) in der psychotherapeutischen Fachwelt sehr umstritten und es empfiehlt sich ein kritischer und reflektierter Umgang.

Die bei Dementen (Hwang 1998), Patienten mit Prader-Willi-Syndrom (Barocka 2009) oder Autismus (Symalla 2002) und Schizophrenen in der Prodromalphase bzw. affektiven Psychosen (Saß et al. 2003) beschriebene Messie-Problematik, entspricht eher stereotypen Verhaltensmustern oder Tics. Hier kann man von einer Begleitsymptomatik ausgehen. Hingegen postuliert Koch (2001) ein kognitives Erklärungsmodell (Störung der willentlichen Handlungssteuerung) als Ursache für das Messie-Syndrom.

Gross (2002) konnotiert häufig die Messie-Symptomatik mit einer Suchterkrankung: Manche Tätigkeiten werden als „zwanghaft" bezeichnet (z. B. Essen, Fernsehen, Glücksspiel), wenn sie exzessiv ausgeübt werden; es handelt sich hier jedoch um keine Zwangshandlungen, da diese Personen meist ein Wohlbefinden durch diese Tätigkeiten erreichen und nur wegen der schädigenden Konsequenzen eine Änderung im Verhalten wünschen (sekundärer Leidensdruck). Im Gegensatz zum „Zwang-Messie" ist das Sammeln des Suchtkranken unstrukturiert, chaotisch, ohne System und kann ebenfalls bis zur Vermüllung gehen. Weiters beobachtet Gross, dass die klassischen Suchtkriterien „Kontrollverlust" und „Abstinenzunfähigkeit" gegeben sind. Eine Entmüllungsaktion des Wohnbereiches löst bei den meisten Betroffenen Panikreaktionen hervor (Dettmering und Pastenaci 2004). Inwieweit diese beschriebene Panikreaktionen ein erhöhtes Suizidrisiko auslösen können, ist noch weitgehend unklar. Einige Betroffene sprechen von einem „unbeschreiblichen Ausnahmezustand". Ein Zusammenhang zwischen Alkoholismus und Messietum wurde von Wustmann et al. (2005) beschrieben. Einige wenige Messies berichten von Alkoholproblemen in der Familienanamnese, auch die primäre Betroffenheit scheint eher gering. Allerdings erlebt der Eine oder Andere sein Verhalten per se als dependent.

4. Psychodiagnostik des Messie-Formenkreises

Es besteht Evidenz, dass Messies über eine gewisse Unfähigkeit, Brauchbares und Unbrauchbares zu trennen, verfügen. Es entsteht Angst, wenn etwas Liebgewordenes, und sei es auch wertlos, wegzuwerfen wäre und Lust, ebensolches zu sammeln. In der Fachwelt diskutiert man die Frage, welcher psychischen

Störung man das Messie-Syndrom zuordnen könnte. Unsere Untersuchungen haben ergeben, dass Zwangskomponenten ebenso wie Suchtkomponenten eine Rolle spielen und dass viele Messies auch depressiv sind. Es gibt also unterschiedliche diagnostische Zuordnungen, die den Schluss erlauben, dass das Messie-Phänomen als solches sich psychodiagnostisch nicht eindeutig zuordnen lässt, sieht man von der Begleitsymptomatik wie unter 3. beschrieben ab (Reboly 2009).

Die propagierten Modelle zur Krankheitsentstehung betonen Zusammenhänge mit der Traumatheorie (Hartl et al. 2005), fehlgeleiteter Trauerarbeit oder – psychoanalytisch betrachtet – einer ambivalenten Mutterbeziehung (Dettmering 1985). Die Diskrepanz zwischen äußerer und innerer Welt (Steins 2000) kann durch eine narzisstische Störung oder eine orale Schädigung bedingt werden (Gross 2002): „Die Betroffenen versuchen unbewusst, die Löcher in der Seele mit Äußerlichkeiten – in diesem Fall mit Horten und Sammeln – zu stopfen. Frühkindliche traumatische Verlusterlebnisse, Bindungsstörungen und kritische Lebensereignisse können eine Einschränkung des emotionalen Erlebens hervorrufen. Es wird dann versucht, dies mit Besitz zu kompensieren: Die Unfähigkeit zu fühlen, bringt Messies dazu, sich für das „Haben" statt für das „Sein" (nach Erich Fromm) zu entscheiden." Die Kulturwissenschaftlerin Annina Wettstein (2005) beschreibt in ihren Ausführungen eine ähnliche Situation bei Messies in der Schweiz: Als subjektive Erklärungsmodelle für das Messie-Sein berichten die Betroffenen von einem angeborenen Leiden, von auslösenden Faktoren in der Kindheit oder im Erwachsenenalter. Folglich kann man verallgemeinernd von einer emotionalen Instabilität sprechen. Das Messie-Phänomen stellt sich differenziert dar. So kann von einem Messie-Formenkreis (gereiht nach Schweregrad und Intensität) gesprochen werden:
1. Das Messie-Verhalten als (Begleit-)Symptom und Ausprägungsform bei zugrunde liegender Psychopathologie.
2. Das Messie-Syndrom bei Chronizität, mäßiger Ausprägung und Leidensdruck ausschließlich am Primärsymptom (Desorganisation in Raum, Zeit und sozialen Beziehungen).
3. Messie-Sein als Lebensstil bei klinischer Unauffälligkeit, geringem bis gar keinem Leidensdruck, als Ausdruck des Zeitgeistes.

Da sich die Messie-Problematik sowohl als Symptom, vor allem im Zuge von Zwangserkrankungen, affektiven Störungen und spezifischen Persönlichkeitsstörungen, als auch als ein für sich stehendes Syndrom zeigen kann, sollte dies in der psychotherapeutischen Praxis unterschieden und erkannt werden. Wie bei anderen Störungen auch, kann die Einschätzung des Patienten der des Psychotherapeuten diskonkordant gegenüberstehen. Für die diagnostische Phase hieße das zum Beispiel, die Art des Sammelns oder die Eigendefinition eines

„Messie" und die dazugehörigen Phantasien und Mythen der konsultierenden Patienten in den Fokus zu stellen. Die Exploration (im Sinne der phänomenologischen Intuition) der individuellen Bedeutung für den Einzelnen bringt Aufschluss über die psychodynamischen Konflikte bzw. über den konkreten primären Leidensdruck. Menschen mit psychischen Problemen zeigen im Ausdruck der Pathologie die ihnen bestmögliche psychische Überlebensstrategie und Abwehr. So eindrucksvolle und kreative Lösungen finden sich selten. Vielleicht geht es in der Psychotherapie um das metaphorische „Sich-Sammeln". Der Philosoph Manfred Sommer (2002) formuliert, dass es sich bei dem, was gesammelt wird, in keinem Fall um Dinge handelt: „Es gehört indes zum Leben, aufs Leben zurückzublicken: Zumindest an den Wendepunkten gibt es ein Sich-Sammeln, eine Rekapitulation der eigenen Lebensgeschichte, um das, was war, so zu ordnen und zu interpretieren, dass es mit hineingenommen werden kann in das, was nun bevorsteht. Es geht um Identität im Übergang."

Menschen, die am Messie-Syndrom leiden, brauchen Unterstützung und Hilfe. Es lassen sich 4 therapeutische Initiativen unterscheiden:
a. Hilfestellung durch konkrete Handlungsanweisungen (oft zuhause aufsuchend)
b. Coaching (konkrete Maßnahmen werden durchdiskutiert, Betroffene motiviert, mehr „Ordnung" in ihr Leben zu bringen)
c. Selbsthilfegruppen (Betroffene schließen sich zu Selbsthilfegruppen zusammen, manchmal unterstützt durch Experten wie Psychotherapeuten oder Psychologen)
d. Psychotherapie (meist Verhaltenstherapie oder psychodynamische Methoden, insbesondere dann indiziert, wenn die Betroffenen das Messie-Sein nicht nur als Ordnungsproblem empfinden, sondern als Teil ihrer Lebensproblematik (Pritz 2007; Frost et al. 1993)

Bei der Fragestellung, inwieweit die therapeutischen Maßnahmen nachweislich helfen, ist man vorwiegend auf Fallbeschreibungen angewiesen. Outcomestudien zeigen, dass Verhaltenstherapie durchaus nützlich sein kann (Frost 2003) Empirische Untersuchungen über die Wirkung von Selbsthilfegruppen und psychodynamischen Therapien bei Messies sind noch ausständig.

Wesentlich ist aber, dass viele persönlich Betroffene verschiedene therapeutische Maßnahmen als für sie sehr sinnvoll und nützlich empfinden, sodass eine psychotherapeutische Unterstützung oder ähnliche Maßnahmen als notwendig vorzusehen sind.

Das folgende Gedicht von Shel Sliverstein illustriert treffend die Messie-Problematik in künstlerischer Form:

Hector The Collector[1]

Hector the Collector
Collected bits of string,
Collected dolls with broken heads
And rusty bells that would not ring.
Pieces out of picture puzzles,
Bent-up nails and ice-cream sticks,
Twists of wires, worn-out tires,
Paper bags and broken bricks.
Old chipped' vases, half shoelaces,
Gatlin guns that wouldnt shoot,
Leaky boats that wouldn't float,
And stopped-up horns that wouldn't toot.
Butter knives that had no handles,
Copper keys that fit no locks,
Rings that were too small for fingers,
Dried-up leaves and patched-up socks.
Worn-out belts that had no buckles,
'Lectric trains that had no tracks,
Airplane models, broken bottles,
Three-legged chairs and cups with cracks.
Hector the Collector
Loved these things with all his soul
Loved them more than shining diamonds,
Loved them more than glistening' gold.
Hector called to all the people,
"Come and share my treasure trunk!"
And all the silly sightless people
Came and looked...and called it junk.

---

[1] aus: Silverstein S (1974) Where the Sidewalk Ends: Poems and Drawings. Harper Collins, renewed 2002 by Evil Eye, LLC

5. Literatur

Barocka A (2009) *Krank oder nicht krank? – Psychiatrische Aspekte einer Organisations-Defizit-Störung (sogenanntes „Messie-Syndrom")* In: Pritz A, Vykoukat E, Reboly K und Agdari-Moghadam N (2009) Das Messie-Syndrom. Phänomen Diagnostik Therapie und Kulturgeschichte des pathologischen Sammelns. SpringerWienNewYork

Barocka A, Seehuber D, Schone D (2004) *Sammeln und Horten – Ein Messie kann nicht anders. Die Wohnung als Müllhalde.* MMW-Fortschr-Med Ausgabe 11

Dettmering P, Pastenaci R (1985/2004) *Das Vermüllungssyndrom – Theorie und Praxis.* 4. Aufl., Verlag Dietmar Klotz

Dettmering P (1985) *Das Vermüllungssyndrom – ein bisher unbekanntes Krankheitsbild.* Öffentliches Gesundheitswesen 47

Faust V *Einsam unter Müll. Vermüllungssyndrom und Diogenes-Syndrom.* www.psychosoziale-gesundheit.net/psychiatrie/vermuellung.html

Felton S (1994) *Im Chaos bin ich Königin – Überlebenstraining im Alltag.* Moers: Brendow

Felton S (1995) *Im Chaos werden Rosen blühen – Tips und Tricks für Messies.* Moers: Brendow

Felton S (1999) *Schritt für Schritt aus dem Chaos. Das Arbeitsbuch für Messies.* Moers: Brendow

Frost RO, Gross RC (1993) *The hoarding of possessions.* Behaviour Research and Therapy 1: 367–381

Frost RO, Hartl T (1996) *A cognitive behavioural model of compulsive hoarding.* Behaviour Research and Therapy 4: 341–350

Gross W (2004) *Hinter jeder Sucht ist eine Sehnsucht. Alltagssüchte erkennen und überwinden. – Chaos als Lebensstil. Von der unbegrenzten Sammelleidenschaft der Messies.* Herder Spektrum, 6. Aufl., Verlag Herder, Freiburg im Breisgau

Gross W (2002) *Messie-Syndrom: Löcher in die Seele stopfen.* Deutsches Ärzteblatt

Guindon H (1996) *Vermüllungssyndrom.* Inauguraldissertation. Universität Erlangen-Nürnberg

Hartl TL, Duffany R, Allen GJ, Steketee G, Frost RO (2005) *Relationships among compulsive hoarding, trauma and attention-deficit/hyperactivity disorder.* Behaviour Research and Therapy 43

Hasler G, LaSalle-Ricci VH, Ronquillo JG, Crawley SA, Cochran LW, Kazuba K et al. (2005) *Obsessive-compulsive disorder symptom dimension show specific relationships to psychiatric comorbidity.* Psychiatry Research 135

Hwang JP, Tsan SJ, Yang CH, Liu KM, Lirng JF (1998) *Hoarding behaviour in dementia: A preliminary report.* American Journal of Geriatric Psychiatry 6

Klosterkoetter J, Peters UH (1985) *Das Diogenes-Syndrom.* Fortschritte der Neurologie. Psychiatrie

Koch C (2001) *Zur Störung der willentlichen Handlungssteuerung als Ursache des Messie-Syndroms.* Diplomarbeit Universität Köln 6

Maier T (2004) *On phenomenology and classification of hoarding: a review.* Acta Psychiatry. Scand.

Maier T (2006) *Vermüllung – Ein Fallbericht.* Nervenarzt 5.2006. 77: 598–600. DOI 10.1007/s00115-005-2034-2. Springer Medizin Verlag 2006

Mataix-Cols D, Baer L, Rauch SL, Jenike MA (2000) *Relation of factor-analyzed symptom dimension of obsessive-compulsive disorder to personality disorders.* Acta Psychiatrica Scandinavica

Mataix-Cols D, Conceicao do Rosario-Campos M, Leckman JF (2005) *A Multidimensional Model of Obsessive-Compulsive Disorder.* American Journal of Psychiatry

Mataix-Cols D, Rosario-Campos MC, Leckman JF (2005) *A multidimensional model of obsessive-compulsive disorder.* American Journal of Psychiatry

Paulitsch K (2004) *Praxis der ICD-10-Diagnostik. Ein Leitfaden für PsychotherapeutInnen und PsychologInnen.* Facultas, Wien

Pritz A (2007) *Das Messie-Syndrom.* Ein Projekt an der SFU: Vorlesung an der Sigmund Freud PrivatUniversität, Wien

Pritz A, Vykoukal E, Agdari-Moghadam N und Reboly K (2009) *Das Messie-Syndrom: Phänomen. Diagnostik. Therapie.* Springer Verlag, Wien NewYork

Reboly K (2009) *Der Messi Formenkreis.* In: Pritz A, Vykoukal E, Reboly K und Agdari-Maghadam N (2009) Das Messi Syndrom. Phänomen Diagnostik Teherapie und Kulturgeschichte des pathologischen Sammelns. SpringerWienNewYork

Samuels JF, Bienvenu OJ, Pinto A, Fyer A, McCracken JT, Rauch SL, Murphy DL, Grados MA, Greenberg BD, Knowles JA, Piacentini J, Cannistraro PA, Cullen B, Riddle MA, Rasmussen SA, Pauls DL, Willour VL, Shugart YY, Liang K, Hoehn-Saric R, Nestadt G (2006) *Hoarding in obsessive-compulsive disorder: Results from the OCD Collaborative Genetics Study.* Behaviour Research and Therapy 7

Saß H, Wittchen H, Zaudig M (2003) *Diagnostische Kriterien. DSM IV TR. 1. Aufl.,* Verlag Hogrefe

Sommer M (2002) *Sammeln. Ein philosophischer Versuch, 1. Aufl.,* suhrkamp taschenbuch wissenschaft

Steins G (2003) *Desorganisationsprobleme: Das Messie-Phänomen – Desorganisationsprobleme.* Pabst Science Publishers

Steins G (2000) *FFM Fragebogen für Messies.* Zeitschrift für Klinische Psychologie und Psychotherapie

Steins G (2000) *Untersuchungen zur Deskription einer Desorganisationsproblematik: Was verbirgt sich hinter dem Phänomen Messie?* Zeitschrift für Klinische Psychologie und Psychotherapie

Steins G, Gerger H, Kley H, Nerowski R, Stahn D, Todorovski S, Trentowska M, Vielhaber T (2004) *Aber Messie bin ich noch! Eine Interventionsfallstudie zum Messie-Phänomen.* Pabst Science Publishers

Symalla R (2005) *Diagnostische Störungen der autistischen Störung. Die Funktion von Stereotypien bei Menschen mit autistischen Störungen – eine Herausforderung für Pädagogen und Therapeuten.* In: Michael Seidel (Hrsg.) Zwänge, Tics und Stereotypien bei Menschen mit geistiger Behinderung. Eine therapeutische und pädagogische Herausforderung. Dokumentation der Arbeitstagung der DGSGB am 5. 3. 2005 in Kassel. Materialien der DGSGB, Band 11, Berlin

Wettstein A (2005) *Messies. Alltag zwischen Chaos und Ordnung.* Zürcher Beiträge zur Alltagskultur. Band 14. Zürich

Wettstein A (2006) *Das Messie-Phänomen aus kulturwissenschaftlicher Perspektive. Referat an Sigmund Freud PrivatUniversität Wien. Vom Sinn der Unordnung.* Erste Österreichische Messie Tagung

Wincze JP, Steketee G, Frost RO (2006) *Categorization in compulsive hoarding.* Behaviour Research and Therapy 3

Wu K, Carter S (2008) *Specific and structure of obsessive-compulsive disorder symptoms.* Depression and Anxiety, Volume 15 Issue 8, 2008 Wiley-Liss, Inc., A Wiley Company

Wustmann T, Brieger P (2005) *Eine Studie über Personen mit Verwahrlosung, Vermüllung oder Horten. Gesundheitswesen.* Georg Thieme Verlag KG Stuttgart – New York

6. Weiterführende Literatur

Abrahamson E, Freedman DH (2007) *Das perfekte Chaos. Warum unordentliche Menschen glücklicher und effizienter sind.* Econ, Ullstein Buchverlage, Berlin

Aigner M (2006) *Horten und Sammeln im Spektrum der Zwangsstörungen.* Universitätsklinik für Psychiatrie. MUW Medizinische Universität Wien

Arlt B (2002) *Wenn Sammeln zum Problem wird. Das Messie-Syndrom: Möglichkeiten und Grenzen professioneller Begleitung durch die Soziale Arbeit.* Diplomarbeit, Katholische Stiftungsfachhochschule München

Arx J (2004) *Verwahrlosung, Vermüllung, Messie? Wenn die Wohnung im Chaos versinkt.* Brügg

Ball SG, Baer L, Otto MW (1996) *Symptom subtypes of obsessive-compulsive disorder in behavioural treatment studies: a quantitative review.* Behaviour research and therapy No 34

Baudrillard J (2001) *Das System der Dinge. Über unser Verhältnis zu den alltäglichen Gegenständen.* Campus Studium. Campus Verlag, Frankfurt/New York

Bausinger H (Hrsg.) (1994) *Ums Leben Sammeln.* Ein Projekt des Ludwig-Uhland-Instituts der Universität Tübingen

Beck AT, Ward CH, Mendelsohn M, Mock J, Erbaugh J (1961) *An inventory for measuring depression.* Archives of General Psychiatry 4: 561–571

Black DW, Monahan P, Gable J, Blum N, Clancy G, Baker P (1998) *Hoarding. A treatment response in 38 nondepressed subjects with obsessive-compulsive disorder.* Journal of Clinical Psychiatry 59(8): 420–425

Bönigk-Schulz M (2002) *Tagungsdokumentation zur Zweiten Messie-Fachtagung. Betroffene im Gespräch mit Fachleuten.* Förderverein zur Erforschung des Messie-Syndroms (FEM) e.V. Bundesgeschäftsstelle der Messies-Selbsthilfegruppen Deutschland, Göppingen

Bönigk-Schulz M (2004) *Tagungsdokumentation zur Dritten Messie-Fachtagung. Betroffene im Gespräch mit Fachleuten.* Förderverein zur Erforschung des Messie-Syndroms (FEM) e.V. Bundesgeschäftsstelle der Messies-Selbsthilfegruppen Deutschland, Göppingen

Bönigk-Schulz M (2005) *Das Messie-Syndrom. Primäre Symptome. Was kann helfen? Ein Versuch der Bewältigung.* Informationsbroschüre des FEM e.V.

Bönigk-Schulz M (2005) *Rat und Hilfe für Angehörige und Freunde der Menschen mit einem Messie-Syndrom. Informationen über diese seelische Störung.* Informationsbroschüre der Bundesgeschäftsstelle der Angehörigen Selbsthilfe von Messies beim FEM e.V.

Bönigk-Schulz M (2002) *Das Messie-Syndrom. Plädoyer für eine Blickwendung.* FEM e.V.

Calmari JE, Wiegartz PS, Jancek AS (1999) *Obsessive-compulsive disorder subgroups: a symptom-based clustering approach.* Behav. Research Therapy

Claus D, Aust-Claus E, Hammer PM (2001) *Das ADS-Erwachsenen-Buch. Aufmerksamkeits-Defizit-Syndrom: Neue Konzentrations- und Organisationshilfen.* Oberste Brink Eltern-Bibliothek

Chiu SN, Chong HC, Lau SPF (2003) *Exploratory Study of Hoarding Behaviour in Hong Kong.* Hong Kong J Psychiatry

Coles ME, Frost RO, Heimberg RG, Rhéaume J. *Not just right experiences: perfectionism, obsessive-compulsive features and general psychopathology.* Behaviour Research and Therapy 2003 Nr. 41

Coles ME, Frost RO, Heimberg RG, Steketee G (2003) *Hoarding behaviours in a large college sample.* Behaviour Research and Therapy

Damecour CL, Charron M (1998) *Hoarding: A Symptom, not a Syndrome.* Journal of Clinical Psychiatry 59

Dilling H, Freyberger HJ (Hrsg.) (2006) *Taschenführer zur ICD-10-Klassifikation psychischer Störungen. 3., vollständig überarbeitete und erweiterte Auflage unter Berücksichtigung der German Modification (GM) der ICD-10.* WHO Weltgesundheitsorganisation

Dilling H, Mombour W, Schmidt MH (Hrsg.) (2000) *Internationale Klassifikation psychischer Störungen. ICD-10 Kapitel V (F). Klinisch-diagnostische Leitlinien. 4., korrigierte und ergänzte Auflage.* Verlag Hans Huber, Weltgesundheitsorganisation

Dilling H (Hrsg.) (2002) *Lexikon. Zur ICD-10-Klassifikation psychischer Störungen. 1. Aufl.,* Verlag Hans Huber, Bern

Döpp HJ (1980) *Die erotischen Wurzeln der Sammelleidenschaft. Psychoanalyse Nr. 4.* Frankfurt/Main

Eggers H (2004) *Bindungen und Besitzdenken beim Kleinkind. Was Kinder Sammeln.* Verlag Vehling

Ecker W (2003) *Verhaltenstherapie bei Zwangserkrankungen. Therapeutische Strategien.* Psychotherapie im Dialog 3

Frost RO, Shows DL (1993) *The nature and measurement of compulsive indecisiveness.* Behaviour Research and Therapy 31: 683–92

Frost RO, Krause MS, Steketee G (1996) *Hoarding and obsessive-compulsive symptoms.* Behaviour Modification 20: 116–132

Frost RO, Kim HJ, Morris C, Bloss C, Murray-Close M, Steketee G (1998) *Hoarding, compulsive buying and reasons for saving.* Behaviour Research and Therapy 36: 657–664

Frost RO, Steketee G, Williams L (2000a) *Hoarding: a community health problem.* Health & Social Care in the Community 8: 229–234

Frost RO, Steketee G, Williams LF, Warren R (2000b) *Mood, personality disorder symptoms and disability in obsessive compulsive hoarders: a comparison with clinical and nonclinical controls.* Behaviour Research and Therapy 38: 1071–1081

Frost RO, Meagher BM, Riskind JH (2001) *Obsessive-compulsive features in pathological lottery and scratch-ticket gamblers.* Journal of Gambling Studies 17: 5–19

Funke D (2006) *Die dritte Haut. Psychoanalyse des Wohnens.* Imago Psychosozial-Verlag, Gießen

Furlani M (2004) *Interventionsmöglichkeiten beim Messie-Syndrom – Psychoanalytische versus verhaltensorientierte Methoden.* Diplomarbeit Universität Essen

Gerstl E (1995) *Kleiderflug. Texte – Textilien – Wohnen.* Edition Splitter, Wien

Gibson K (2006) *Aufgeräumt macht glücklich. Der kleine Entrümpel-Ratgeber.* Herder Spektrum, Verlag Herder, Freiburg im Breisgau

Goodman WK, Price L, Rasmussen SA, Mazure C, Fleischmann RL, Hill CL et al. (1989) *The Yale-Brown Obsessive Compulsive Scale: I. Development, use and reliability.* Archives of General Psychiatry

Grämiger I (2001) *Die Verbalisierungsanalyse (VA) als interdisziplinäres Forschungsinstrument der Schicksalspsychologie. Das Messie-Syndrom (mit Demonstration der Verbalisierungsanalyse).* Szodiana

Grasskamp W (2000) *Konsumglück. Die Ware Erlösung.* Becksche Reihe. Verlag C. H. Beck, München

Greenberg D, Witztum E, Levy A (1990) *Hoarding as a psychiatric symptom.* Journal of Clinical Psychiatry 51

Grill E (2006) *Der Sammler. Roman.* Residenz Verlag

Hautzinger M, Bailer M, Worall H, Keller F (2005) *BDI Beck-Depressions-Inventar. Testhandbuch.* 2., überarbeitete Aufl., Verlag Hans Huber, Hogrefe, Bern

Hegerl U (2004) *Ob Pyromane, Kleptomane, Zocker oder Messie – Die Impulse sind außer Kontrolle.* MMW-Fortschritt Medizin 45

Helmers E (2005) *Sammeln als ästhetisches Verhalten. Eine empirische Studie.* Universität Paderborn

Juergens A (2000) *Das Vermüllungssyndrom.* Psychiatrische Praxis

Jüntschke A (2001) *Im Chaos bin ich der King.* Moers: Brendow

Juuls J (2001) *Zum Selbstkonzept von Personen mit Desorganisationsproblemen.* Diplomarbeit Universität Bielefeld

Karrer-Davaz H (2006) *Überfordert vom normalen Alltag.* Tages Anzeiger, Zürich

Kim HJ, Frost RO, Steketee G, Tarkoff A, Hood S (2006) *Formation of attachment to possessions in compulsive hoarding,* unpublished manuscript

Kriz W (2004) *Personenzentrierung und Systemtheorie. Perspektiven für psychotherapeutisches Handeln.* In: Längle A (2004) Person, System und Sinn, Existenz zwischen Chaos und Ordnung

Künzel-Schön M, Werner A (2001) *Das Vermüllungssyndrom. Symptome-Ursachen-Handlungsmöglichkeiten.* Soziale Arbeit

Langbein U (2002) *Geerbte Dinge. Soziale Praxis und symbolische Bedeutung des Erbens. Alltag und Kultur.* Böhlau Verlag, Köln Weimar Wien. Band 9

LaSalle-Riccia VH, Arnkoff DB, Glass CR, Crawley SA, Ronquillo HG, Murphy DL (2006) *The hoarding dimension of OCD: psychological comorbidity and the five personality model.* Behaviour Research and Therapy 44: 1503–1512

Lath B (2006) *Leitfaden für den Umgang mit Chaos-Wohnungen. Praktische Hilfen im Umgang m. vermüllten und verwahrlosten Wohnungen.* 1. Aufl., Verlag Dietmar Klotz

Linstedt L (2004) *Wohnungsverwahrlosung. Handlungsentscheidungen zwischen Zwangsunterbringung und selbstbestimmten Lebensstil.* Augsburg

Meran C. (Hrsg.) (2005) *an/sammeln – an/denken. Ein Haus und seine Dinge im Dialog mit zeitgenössischer Kunst.* Edition Fotohof im Otto Müller Verlag. Band 29

Mueller A, Reinecker H, Jacobi C, Reisch L, Zwaan M (2005) *Pathologisches Kaufen.* Georg Thieme Verlag KG, Stuttgart-New York

Muensterberger W (1999) *Sammeln – Eine unbändige Leidenschaft. Psychologische Perspektiven.* 1. Aufl., Suhrkamp Taschenbuch, Berlin

Moeller ML (1978) *Selbsthilfegruppen. Selbstbehandlung und Selbsterkenntnis in eigenverantwortlichen Kleingruppen.* Rowohlt, Reinbeck bei Hamburg

Neujahr C (2001) *Eine sozialpsychologische Untersuchung zum Zusammenhang zwischen Kreativität und Desorganisationsstörungen.* Diplomarbeit Universität Bielefeld

Neziroglu F, Bubrick J, Yaryura-Tobias JA (2004) *Overcoming Compulsive Hoarding*

Pohle R (2003) *Weg damit! Die Seele befreien. In sieben Wochen das Leben entrümpeln* Heinrich Hugendubel Verlag, Kreuzlingen/München

Räber S, Rüsch C (2003) *Phänomen Vermüllung: Soziale Arbeit mit Messies.* Edition Soziothek, Bern

Raskob AB (2002) *Bindung, Besitz und Desorganisation: Eine Untersuchung im Kontext der Bindungstheorie.* Diplomarbeit Universität Bielefeld

Rasmussen SA (1992) Eisen JL. *The epidemiology and clinical feature of obsessive-compulsive disorder.* Psychiatric Clinics of North America

Rehberger R (2004) *Muss ich oder will ich?* Psychologie Heute 9

Rehberger R (2000) *Verlassenheitspanik und Trennungsängste – Bindungstheorie und psychoanalytische Praxis bei Angstneurosen,* 2. verb. Aufl. Pfeiffer bei Klett-Cotta Verlag, Stuttgart

Rehberger R (2007) *Messies – Sucht und Zwang. Psychodynamik und Behandlung bei Messie-Syndrom und Zwangsstörung.* Leben Lernen Klett-Cotta, Stuttgart

Ritter T (2004) *Endlich aufgeräumt – Der Weg aus der zwanghaften Unordnung.* Rororo, Hamburg

Renelt H (1999) *Das Vermüllungssyndrom im Alter.* Krankenhauspsychiatrie 10. Sonderheft 2

Rippl G, Gomille M, Assmann A (1998) *Sammler-Bibliophilie-Exzentriker. Literatur und Anthropologie.* Gunther Narr Verlag, Tübingen

Rodat A (2003) *Kampf dem Alltags-Chaos. Wie Messies organisieren lernen.* Falken Taschenbuch

Rohlfs A (2004) *Messies – eine Analyse des Phänomens unter besonderer Berücksichtigung des subjektiven Erlebens.* Diplomarbeit Universität Bielefeld

Roth ES (2005) *Einmal Messie, immer Messie? Momentanaufnahmen aus einem chaotischen Leben. Eine Spurensuche.* Verlag Dietmar Klotz

Roth ES (2005) *Das Messie – Handbuch. Chaos, Unordnung, Desorganisation. Beschreibung und Ursachen.* Verlag Dietmar Klotz

Saxena S, Brody AL, Maidment KM, Smith EC, Zohrabi N, Katz E, Baker S, Baxter LR (2004) *Cerebral Glucose Metabolism in Obsessive-Compulsive Hoarding.* American Journal of Psychiatry 6

Schiesser U (2006) *Weg mit dem Krempel. Skriptum für Betroffene.* Selbstverlag Wien

Schröder T (1999) *Die Bedeutung von Frustrationstoleranz bei Desorganisationsproblematiken.* Diplomarbeit Universität Bielefeld

Schulte W, Tölle R (1975) *Psychiatrie. 3., neubearbeitete und erweiterte Auflage.* Springer-Verlag, Berlin, Heidelberg, New York

Seidler GH (1997) *Scham und Schuld – Zum alteritätstheoretischen Verständnis selbstreflexiver Affekte.* In: Zeitschrift für Psychosomatische Medizin und Psychoanalyse 27. Rüdiger U, Schepanek H. Sonderheft. Verlag Vandenhoeck und Ruprecht, Göttingen

Selle G (2001) *Innen und Außen. Wohnen als Daseinsentwurf zwischen Einschließung und erzwungener Öffnung. Wiener Vorlesungen.* Picus Verlag, Wien Band 83

Siegmund-Schultze N (2005) *Vermüllungssyndrom – Betroffene geraten in Panik, wenn Unbrauchbares weggeworfen werden soll.* Ärzte Zeitung online

Sindelar B (2006) *Müllplatz Kinderseele. Entwicklungspsychologische Gedanken zum Messie-Syndrom.* Erste Österreichische Messie Tagung. Sigmund Freud PrivatUniversität Wien

Smallin D (2005) *Gut aufgeräumt! Platz und Ordnung in Haushalt und Terminkalender.* Mosaik Reihe bei Wilhelm Goldman

Solden S (1999) *Die Chaos-Prinzessin. Frauen zwischen Talent und Misserfolg.* Bundesverband der Elterninitiative zur Förderung hyperaktiver Kinder e.V. (Hrsg.) Selbstverlag Forchheim

Subkowski P (2004) *Zur Psychodynamik des Sammelverhaltens.* In. PSYCHE Zeitschrift für Psychoanalyse und ihre Anwendungen 58(4)

Vykoukal E (2005) *Das Messie-Syndrom. Gedanken nach dem Besuch einer Ausstellung.* WLP-Zeitung. Wien

Vykoukal E (2006) *Days of shaking. Was können wir von unseren Patienten lernen über unsere verrückte Welt?* Cambridge

Vykoukal E (2006) *Vom Reiz des Messie-Seins.* Erste Österreichische Messie-Tagung. Sigmund Freud PrivatUniversität, Wien

Warren LX, Ostrom JC (1988) *Pack rats: world class savers. Hanging on to the things and stuffs creates clutter and conflict.* Psychology today 22

Weimann A (2006) *Desorganisation im Lebensbereich „Wohnen" – Ein soziales Problem?* Diplomarbeit Hochschule für Angewandte Wissenschaften Hamburg

Wu K, Watson D (2005) *Hoarding and its relation to obsessive-compulsing disorder* Elseviert Science Direct Behaviour Research and Therapy 43 (2005) 879–921 Received 15 1. 2004; received in revised form 12. 5. 2004; accepted 11. 6. 2004

Watson D, Wu K, Cutshall C (2004) *Symptom subtypes of obsessive-compulsive disorder and their relation to dissociation* Elsevier Anxiety Disorders 18 (2004) 435–458 received 24. 6. 2002; received in revised form 17. 10. 2002; accepted 16. 12. 2002

Arbeitssucht – Neuere Erkenntnisse in Diagnose, Intervention, Prävention

Michaela Städele und Stefan Poppelreuter

Beschäftigt man sich aus psychologisch-wissenschaftlicher Perspektive mit dem Thema „Arbeit" im menschlichen Dasein, halst man sich eine Menge eben selber auf, denn die Bedeutung von Arbeit, die mannigfaltigen Faktoren, die die Arbeit prägen, beeinflussen, erträglich oder unerträglich machen, die Rolle der Arbeit für unterschiedliche Individuen, Bevölkerungsgruppen, Gesellschaften – all das ist in vielfältiger Art und Weise untersucht, durchleuchtet, analysiert worden. Kulturelle Errungenschaften und Vorgänge im wirtschaftlichen sowie gesellschaftlichen Leben beruhen auf der Arbeit von Menschen, so dass Arbeit als zentrale Grundlage menschlichen Lebens verstanden werden kann (Forschner 1997). Fleiß, Tüchtigkeit und Erfolg gelten als Tugenden und Grundfesten der modernen Leistungsgesellschaft (Poppelreuter und Windholz 2001). Da Menschen mit Arbeit viele Grundbedürfnisse befriedigen, wie z. B. sozialen Kontakt und Selbstverwirklichung, erfüllt sie neben der bloßen Existenzsicherung zahlreiche Funktionen (Jahoda 1981). Wenn jedoch eine Person ihrem Arbeitsverhalten verfällt, weder Umfang noch Dauer der Arbeit selbst bestimmen kann, nicht untätig sein kann und Entzugserscheinungen entwickelt, wenn sie einmal nicht arbeitet (Poppelreuter und Evers 2000), dann nimmt das Arbeitsverhalten pathologische Züge an und wird problematisch. Diese Verhaltensstörung ist in den letzten Jahren als „Arbeitssucht" zunehmend in den Fokus von Wissenschaft und Forschung gelangt.

Dieser Artikel ist Frau Professor Dr. Sabine Grüsser-Sinopoli gewidmet, die im Feld der Erforschung der Verhaltenssüchte in vielerlei Hinsicht Pionierarbeit geleistet hat und die am 03. 01. 2008 auf tragische Weise und viel zu früh verstorben ist. Mit ihr hat die Suchtforschung eine tragende Säule verloren.

Michaela Städele und Stefan Poppelreuter

1. Die etymologische Entwicklung und definitorische Abgrenzung von Arbeitssucht

Arbeitssucht wird zunehmend seit den 1970er Jahren in der Psychologie wissenschaftlich diskutiert. Im Jahre 1968 ‚outete' sich der amerikanische Psychologe Wayne Oates als arbeitssüchtig und entwarf, in starker Anlehnung an die Abhängigkeitsstörung des Alkoholismus, den für das Phänomen der Arbeitssucht berühmten Fachterminus: *Workaholism*. Im deutschen Sprachraum sprach Mentzel im Jahre 1979 von der „Droge Arbeit" (S 115). Sowohl Oates (1971) als auch Mentzel (1979) sehen enge Parallelen zwischen Arbeitssucht und Alkoholismus, wobei Oates (1971) Ähnlichkeiten in Ätiologie und Symptomatik betont und Mentzel (1979) das abweichende Verhalten sowie die langfristigen Folgen für die Betroffenen und deren Umfeld hervorhebt. Allerdings wurde im deutschsprachigen Raum Arbeitssucht bereits früher durch Autoren, wie z. B. Gebsattel (1954) und Laubenthal (1964), thematisiert, die hierzu die Bezeichnung Arbeitswut benutzten.

Obwohl seit der ersten offiziellen Erwähnung der Arbeitssucht durch Oates (1968) die Arbeitssucht-Problematik sich zunehmender Popularität in den Medien erfreute, fand eine wissenschaftliche Auseinandersetzung erst in den 1990er Jahren (Wehner 2006) durch die Forschungsarbeiten von Spence und Robbins (1992) im englischen Sprachraum und Poppelreuter (1996) im deutschen Sprachraum statt. Der aktuelle Wissenstand ist allerdings noch immer als gering einzuschätzen (Poppelreuter 2007). Dennoch deuten mehrere Entwicklungen auf eine wachsende wissenschaftliche und gesellschaftliche Bedeutung der Arbeitssucht hin. Neben einer zunehmenden wissenschaftlichen Auseinandersetzung und einer starken medialen Präsenz steigt die Zahl der Betroffenen (Poppelreuter 2000), Selbsthilfegruppen werden gegründet (Grüsser und Thalemann 2006) und psychosomatische sowie Rehabilitationskliniken öffnen sich gegenüber der Arbeitssucht, obwohl diese noch keine offiziell anerkannte Störung ist und somit nicht über Krankenversicherungen abgerechnet werden kann (Poppelreuter und Mierke 2005).

Die Arbeitssucht teilt das gleiche Schicksal wie die Vielzahl der stoffungebundenen Süchte, denn während die verschiedenen Formen der stoffgebundenen Abhängigkeit klassifiziert und ihre klinischen Erscheinungsbilder genau beschrieben sind, gibt es bisher weder entsprechende Ausführungen, noch eine einheitliche Definition des Störungsbildes der Arbeitssucht (Grüsser und Thalemann 2006). „Formal betrachtet gibt es Arbeitssucht also gar nicht", resümieren Poppelreuter und Windholz (2001, S 63). Auf gesellschaftlicher Ebene wird Arbeitssucht mitunter auch nicht als psychische Störung verstanden, sondern als Tugend glorifiziert (Poppelreuter 1997; Schneider 2001). Dies liegt unter anderem daran, dass der Begriff Sucht von vielen Menschen vorwiegend mit Substanzabhängigkeiten assoziiert und im Zusammenhang mit Arbeit als inkompatibel empfunden wird (Poppelreuter 1997). Menschen erwarten nicht, dass Tugenden, wie z. B. Fleiß und Tüchtigkeit, Symptome einer psychischen Störung sein können (Poppelreuter und Windholz 2005).

Über das allgemeine Definitionsmerkmal hinaus, dass arbeitssüchtige Menschen in einem exzessiven Ausmaß arbeiten und andere Lebensbereiche vernachlässigen, gibt es bisher keine einheitliche Bestimmung von Arbeitssucht (Poppelreuter und Evers 2000). Im Gegensatz zu anderen Suchtformen kann bei Arbeitssucht nicht aus der Intensität des Missbrauchs auf den Grad der Sucht geschlossen werden (Mentzel 1979; Schneider 2001). Bei Arbeitssucht handelt es sich vielmehr um eine spezifische Geisteshaltung (Poppelreuter 1997), die sich als „Ich arbeite, also bin ich" (Robinson 2000, S 102) verstehen lässt. Süchtiges Arbeitsverhalten zeigt sich insbesondere in den negativen gesundheitlichen Folgen, den Beeinträchtigungen im sozialen Bereich und den Einschränkungen im Wohlbefinden des Betroffenen (Schneider 2001). Ein definitorischer Abgrenzungsversuch könnte wie folgt aussehen:

> *Arbeitssucht ist eine Form pathologischen Arbeitsverhaltens und kann definiert werden als ein unkontrollierbarer, innerer Zwang, in der Arbeitswelt, aber auch in der Freizeit und im Privatleben tätig zu werden, während gleichzeitig andere Verhaltensmöglichkeiten dem Arbeiten untergeordnet und den stoffgebundenen Abhängigkeiten ähnlichen Suchtverhaltensweisen gezeigt werden (Städele 2008; Wehner 2006).*

Bei einer bestehenden Arbeitssucht handelt es sich demnach um eine starke psychische Abhängigkeit vom Arbeitsprozess, so dass der Betroffene aus einem Zwang heraus übermäßig viel arbeitet und sogar unter Schuldgefühlen leidet, wenn er einmal nicht arbeitet (Cherrington 1980; Schneider 2001).

Laut Poppelreuter und Evers (2000) ist aufgrund der dünnen Forschungslage lediglich eine operationale Definition der Arbeitssucht möglich, die sich an den allgemeinen Indikatoren nicht-stoffgebundener Süchte orientiert. Die Vielfalt unterschiedlicher Arbeitssucht-Typen, die Vielgestaltigkeit der Symptome und die zahlreichen Folgen erschweren die Entwicklung eines einheitlichen Symptomkataloges (Poppelreuter 2007). Dennoch lässt sich die Arbeitssucht-Symptomatik nach Poppelreuter und Evers (2000) wie folgt zusammenfassen (vgl. Tabelle 1): Der Arbeitssüchtige leidet unter einem *Verfall an das Arbeitsverhalten* und kann sein Arbeitsverhalten nicht mehr kontrollieren (*Kontrollverlust*). Es ist ihm unmöglich, nicht zu arbeiten (*Abstinenzunfähigkeit*), so dass er beim Nicht-Arbeiten unter *Entzugserscheinungen* leidet. Aufgrund der *Toleranzentwicklung* muss er zunehmend mehr arbeiten, um die gewünschten Ef-

▼ **Tabelle 1** Merkmale von Arbeitssüchtigen (in Anlehnung an Poppelreuter und Evers 2000)

Verfall an das Arbeitsverhalten	Der gesamte Vorstellungs- und Denkraum zentriert sich auf die Arbeit. Das Denken und Handeln des Betroffenen sind völlig auf die Arbeit ausgerichtet.
Kontrollverlust	Der Arbeitssüchtige kann weder den Umfang noch die Dauer des Arbeitsverhaltens selbst bestimmen. Er arbeitet aus einem inneren Zwang heraus.
Abstinenzunfähigkeit	Der Betroffene empfindet es als unmöglich, für eine bestimmte Zeit nicht zu arbeiten.
Entzugserscheinungen	Bei gewolltem oder erzwungenem Nicht-Arbeiten treten Entzugserscheinungen und eventuell vegetative Symptome auf. Nach Rohrlich (1984, S 143) zählen hierzu „starke Angst (oft verbunden mit Atemnot, Zittrigkeit, Schwitzen, kalten, feuchten Händen und Appetitlosigkeit), Depression (Gefühle der Hoffnungslosigkeit, Verzweiflung, Verlust des Lebenswillens, intensive Schuldgefühle und das Schwinden aller Interessen, auch am Sex), psychosomatische Erkrankungen (Migräne, Darmentzündungen, Asthma, Zwölffingerdarmgeschwüre) oder sogar ausgesprochene Psychosen (Verlust der Fähigkeit, Wirklichkeit von Phantasie zu unterscheiden, wie sie bei Wahnvorstellungen, Halluzinationen und unzusammenhängenden Reden zu beobachten ist)."
Toleranzentwicklung & Dosissteigerung	Da der Betroffene eine gewisse Toleranz gegenüber der Arbeitsmenge entwickelt, muss er quantitativ immer mehr arbeiten, um die gewünschte Gefühlslage bzw. den angestrebten Bewusstseinszustand zu erreichen.
Psychosoziale & psychoreaktive Störungen	Es ergeben sich Probleme im sozialen und gesundheitlichen Bereich.

fekte zu erzielen (*Dosissteigerung*). Es treten weiterhin *psychosoziale* und bzw. oder *psychoreaktive Störungen* auf.

Bisher ist ungeklärt, wie viele der Indikatoren in welchem Ausmaß über welchen Zeitraum vorhanden sein müssen, um Arbeitssucht zu diagnostizieren (Poppelreuter und Evers 2000). Wie bei allen Suchtformen hat der Betroffene zumindest im Anfangsstadium der Problematik keine Störungseinsicht, sondern leugnet diese oder prahlt mit seinem unermüdlichen Fleiß und Erfolg (Breitsameter und Reiners-Kröncke 1997). Demnach ist Arbeitssucht eine ichsyntone Störung, bei der die „Devianzmuster aus der Eigenperspektive zunächst eher selten als störend oder abweichend erlebt werden" (Davison et al. 2002,

S 454), und eine Störungseinsicht sich erst durch den zunehmenden Leidensdruck ergibt. Allerdings ist die Ich-Syntonie nicht in einem absoluten Sinne zu verstehen, weil der Betroffene die zunehmenden zwischenmenschlichen Schwierigkeiten oder körperlichen Probleme erkennt; er kann diese jedoch nicht auf die vorhandene psychische Störung zurückführen (Fiedler 2007).

2. Epidemiologie

Eine genaue Bestimmung der Prävalenz von Arbeitssucht in der deutschen Bevölkerung wird durch die zahlreichen unterschiedlichen Operationalisierungen des Störungsbildes, die verschiedenen diagnostischen Kriterien und die uneinheitlich verwendeten Diagnostikinstrumente unmöglich (Grüsser und Thalemann, 2006). Frühere Schätzungen gingen von einer sehr hohen Vorkommenshäufigkeit aus, wie z. B. Machlowitz (1981), die 5 % der berufstätigen amerikanischen Bevölkerung als arbeitssüchtig einstufte, und Cherrington (1980), der 10 % der Amerikaner als arbeitssüchtig einschätzte. Burke (1999) konnte 49 % seiner untersuchten Stichprobe (N = 530) als arbeitssüchtig identifizieren. Aktuelle Schätzungen gehen jedoch von ca. 200 000 bis 300 000 Betroffenen in der Bundesrepublik Deutschland aus (Poppelreuter 2004). Es liegen deutliche Hinweise auf die Latenz von Arbeitssucht, insbesondere auf den höheren Hierarchieebenen in Betrieben vor, und die Verbreitung der Arbeitssucht geht weit über Einzelfälle hinaus (Wolf und Meins 2004). Es ist aber anzunehmen, dass die These eines Massenphänomens von Heide (2003) auf Dauer nicht haltbar sein wird.

Auch wenn über die Prävalenz keine genauen Aussagen möglich sind, kann die Frage beantwortet werden, ob Arbeitssucht bei bestimmten Berufsgruppen oder Personen vermehrt vorkommt. Vor ungefähr 20 Jahren wurde Arbeitssucht oft als „Leiden der Leitenden" (Gross 2003, S 124; Hofstetter 1988) und typische Managerkrankheit (Harten 1991) gesehen. Unter anderem Poppelreuter (1996) und Stadele (2008) konnten jedoch empirisch zeigen, dass jeder ungeachtet des Geschlechts, Alters oder des Berufsstatus von Arbeitssucht betroffen sein kann. Dies wird auch durch individuelle Erfahrungsberichte untermauert (Fassel 1991; Schaef und Fassel 1994). Arbeitssucht ist ein universelles Phänomen (Poppelreuter 2004a), wobei „prinzipiell jede Form des produktiven Tätigseins" süchtig machen kann (Poppelreuter 2007, S 175).

Michaela Städele und Stefan Poppelreuter

3. Die Diagnostik von Arbeitssucht

Rohrlich (1984) macht auf ein grundsätzliches Problem bei der Erfassung von Sucht aufmerksam: „Eine Sucht misst man nicht daran, was ein Individuum tut, sondern daran, was es nicht tun kann" (Rohrlich 1984, S 141). Daher reicht eine rein quantitative Bestimmung der Arbeitsintensität für die Feststellung der Arbeitssucht nicht aus. Die Probleme bei der Definition von Arbeitssucht spiegeln sich in diagnostischen Schwierigkeiten wider (Poppelreuter 2007), weil sich die definitorische Vielfalt in einer Vielzahl von Checklisten und Fragebögen zu deren Erhebung niederschlägt (Grüsser und Thalemann 2006). Das Hauptproblem besteht darin, dass viele Instrumente die psychometrischen Mindestanforderungen an ein psychologisches Messinstrument nicht erfüllen, die für eine reliable und valide Erfassung erforderlich sind, weil eine Überprüfung von Item- und Testgütekriterien oft nicht vorgenommen wird (Poppelreuter 2007) und eine theoretische Fundierung fehlt (Grüsser und Thalemann 2006). Allerdings beanspruchen viele Autoren für ihre Instrumente auch nicht den Status eines diagnostischen Testverfahrens zur Arbeitssuchterhebung, denn sie möchten lediglich „Katalysatoren des Nachdenkens über sich selbst" (Poppelreuter 2006, S 331) anbieten. Hier wären z. B. die Fragebögen von Gross (2005), Killinger (1994) und Ruhte (1995) zu nennen.

Im deutschen Sprachraum versuchte erstmals Mentzel (1979), ein Diagnoseinstrument zur Erhebung von Arbeitssucht zu erstellen. Er lehnte sein Messinstrument stark an die Fragebögen der Anonymen Alkoholiker zur Erfassung von Problemen im Umgang mit Alkohol an. Während im englischen Sprachraum schon seit längerer Zeit Bemühungen zur Konstruktion eines reliablen Messinstrumentes zu beobachten sind (Robinson 1996; Robinson und Carroll 1999; Spence und Robbins 1992), finden seit Neuerem auch derartige Bestrebungen im europäischen Raum statt (z. B. Jungkurth 2005; Schneider 2001; Taris et al. 2005). Burke und Ng (2007) konnten eine hohe Übereinstimmung zwischen der Selbstwahrnehmung betroffener Personen und ihrer Fremdwahrnehmung durch Arbeitskollegen feststellen. Dies spricht dafür, dass Arbeitssüchtige ihre Probleme wahrnehmen und die Fremdeinschätzung als Indikator für Arbeitssucht herangezogen werden kann.

4. Ein Erklärungsansatz für die Entstehung von Arbeitssucht: das integrative Modell von Ng et al. (2007)

Zur Erklärung der Entstehung von Arbeitssucht liegen verschiedene Modelle vor. Allerdings gibt es bisher noch keine spezifische Arbeitssucht-Theorie (Voigt 2006) und die theoretische Auseinandersetzung mit der Arbeitssuchtproblematik ist für einen ätiologischen Erklärungsversuch noch unzureichend (Poppelreuter 2000). Entweder werden bei vielen Erklärungsansätzen allgemeine Annahmen zur Suchtentstehung aufgestellt oder wissenschaftliche Erfahrungen aus der Alkoholismusforschung auf die Arbeitssuchtproblematik übertragen. Eine empirische Überprüfung dieser Bemühungen fehlt bisher (Poppelreuter und Evers 2000). „Die Hintergründe der Arbeitssucht sind so vielfältig wie die Menschen, die darunter leiden", fasst Gross (2003, S 116) die Situation zusammen. Poppelreuter (2007) führt suchttheoretische, psychoanalytische, lerntheoretische, persönlichkeitsbasierte, kognitive und systemtheoretische Ansätze auf. An dieser Stelle soll allerdings nicht auf die einzelnen Erklärungsansätze eingegangen werden, sondern es wird das integrative Modell von Ng et al. (2007) vorgestellt, das mit Erkenntnissen aus den verschiedenen Ansätzen ergänzt wird. Die Integration der einzelnen Modellkomponenten basiert auf dem aktuellen Forschungsstand und berücksichtigt zahlreiche empirische Studien der vergangenen 20 Jahre im englischen Sprachraum.

Ng et al. (2007) unterscheiden in ihrem integrativen Modell drei Ebenen: die Vorbedingungen, Auswirkungsdimensionen und Folgen von Arbeitssucht (vgl. Abbildung 1). Gemäß diesem Ansatz spielen für die Entstehung von Arbeitssucht als Vorbedingungen sowohl die Persönlichkeit des Betroffenen (Selbstwertgefühl und Leistungsorientierung) als auch seine individuelle Lerngeschichte (Konditionierung und Erfahrungslernen) eine zentrale Rolle. Gemäß der operanten Konditionierung wird ein Verhalten, dessen Folgen für das Individuum befriedigend sind, wiederholt gezeigt (positive Verstärkung), wohingegen ein Verhalten, das unangenehme Konsequenzen nach sich zieht (direkte Bestrafung), seltener auftritt (Davison et al. 2002). Arbeitssüchtiges Verhalten entsteht dadurch, dass ein gezeigtes Verhalten fortführend wiederholt wird, wenn seine Folgen erwünscht sind und zu Wohlbefinden führen (Poppelreuter 2007). Diese gelernte Erinnerung an die positive Suchtmittelwirkung stellt den zentralen Motivator für die süchtigen, exzessiven Verhaltensweisen dar (Grüsser et al. 2007). Über klassische Konditionierungsprozesse werden Assoziationen zwischen dem Suchtverhalten bzw. der Suchtmittelwirkung und neutralen Reizen gebildet, so dass allein durch den erlernten Stimulus auch unter Abwesenheit des Suchtmittels ein konditionierter motivationaler Zustand ent-

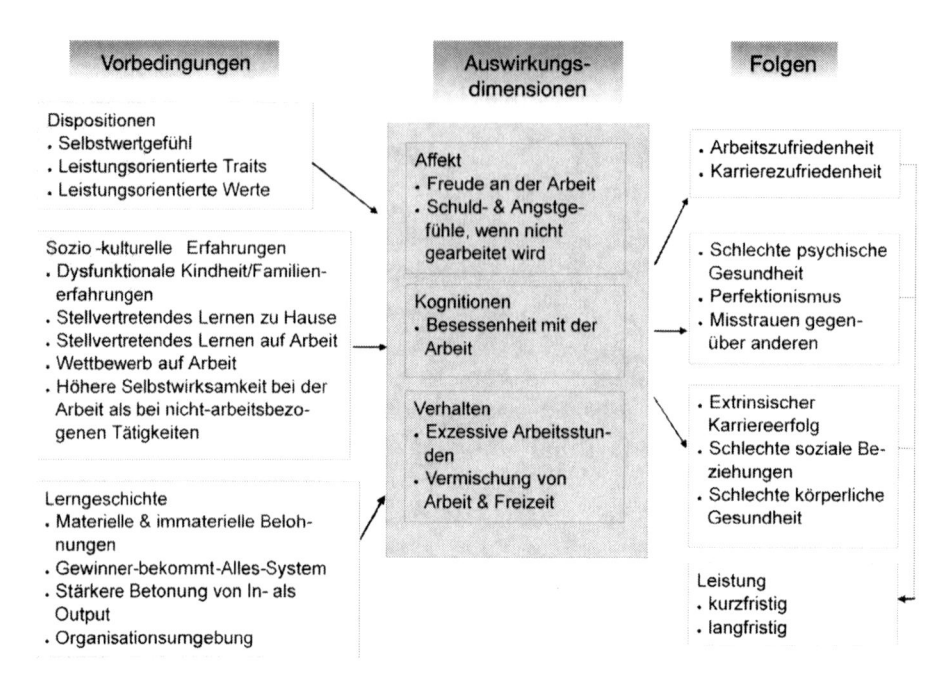

```
Vorbedingungen                    Auswirkungs-              Folgen
                                  dimensionen

Dispositionen
. Selbstwertgefühl
. Leistungsorientierte Traits     Affekt                    . Arbeitszufriedenheit
. Leistungsorientierte Werte      . Freude an der Arbeit    . Karrierezufriedenheit
                                  . Schuld- & Angstge-
                                    fühle, wenn nicht
Sozio-kulturelle Erfahrungen        gearbeitet wird         . Schlechte psychische
. Dysfunktionale Kindheit/Familien-                           Gesundheit
  erfahrungen                     Kognitionen               . Perfektionismus
. Stellvertretendes Lernen zu Hause . Besessenheit mit der  . Misstrauen gegen-
. Stellvertretendes Lernen auf Arbeit Arbeit                  über anderen
. Wettbewerb auf Arbeit
. Höhere Selbstwirksamkeit bei der
  Arbeit als bei nicht-arbeitsbezo- Verhalten               . Extrinsischer
  genen Tätigkeiten               . Exzessive Arbeitsstun-    Karriereerfolg
                                    den                     . Schlechte soziale Be-
                                  . Vermischung von           ziehungen
Lerngeschichte                      Arbeit & Freizeit       . Schlechte körperliche
. Materielle & immaterielle Beloh-                            Gesundheit
  nungen
. Gewinner-bekommt-Alles-System
. Stärkere Betonung von In- als                             Leistung
  Output                                                    . kurzfristig
. Organisationsumgebung                                     . langfristig
```

▲ **Abbildung 1** Das integrative Modell zur Erklärung von Arbeitssucht von Ng et al. (2007, leicht modifiziert; Übersetzung durch Verfasser)

steht, der zu einem starken Suchtmittelverlangen führt und erneutes Suchtverhalten verursacht (Grüsser 2005). Auch das Modelllernen spielt eine wichtige Rolle bei der Suchtentstehung, weil Kinder von frühester Kindheit an auf diese Weise angemessene Verhaltensmuster und resultierende Verhaltenskonsequenzen lernen. Dabei sind Eltern nicht nur positive Vorbilder, sondern auch gesundheitsschädliches Verhalten, wie z. B. Alkoholkonsum und exzessives Arbeiten, werden von Kindern wahrgenommen und gelernt (Poppelreuter und Bergler 2007; Voigt 2006). Das Kind kann aber auch in anderer Hinsicht dysfunktionale Einstellungen und Verhaltensweisen lernen, wenn seine Familie durch dysfunktionale Merkmale gekennzeichnet ist, wie z. B. ein durch starre Regeln und emotionale Distanz gekennzeichnetes Familienklima (Poppelreuter und Evers 2000). In einer solchen Situation wird das Kind überfordert, weil ihm bei gleichzeitig starker Bevormundung in unangemessenem Maße Verantwortung übertragen wird, unrealistische Anforderungen gestellt werden und die Bekundung von Wertschätzung und Liebe immer an bestimmte Bedingungen, wie z. B. gute Schulnoten, geknüpft ist (Schneider und Bühler 2001).

In dem Modell von Ng et al. (2007) haben die Vorbedingungen der Arbeitssucht einen Einfluss auf die einzelnen Auswirkungsdimensionen, d. h. die Lerngeschichte und die Persönlichkeit des Betroffenen haben Auswirkungen auf affektiver, kognitiver und behavioraler Ebene. Der Arbeitssüchtige leidet unter negativen Emotionen, wie z. B. Schuld- und Angstgefühlen, und ist von der Arbeit besessen, weil sich all seine Gedanken um die Arbeit drehen. Aufgrund seiner Erfahrungen in der Kindheit z. B. versucht er, durch exzessives Arbeiten die negativen Gefühle und Ängste auszugleichen und sich seinen eigenen Wert immer wieder zu beweisen (Robinson 2000). Dadurch entsteht eine perfektionistische Grundeinstellung und es tauchen immer wieder Probleme auf, befriedigende Beziehungen aufzubauen (Poppelreuter 2007).

5. Neuere empirische Befunde

Eine aktuelle Studie von Städele (2008) untersuchte die gesundheitlichen und psychischen Beeinträchtigungen, die mit Arbeitssucht einhergehen, und das komorbide Auftreten von Arbeitssucht und einem sorgfältigen Persönlichkeitsstil bzw. einer zwanghaften Persönlichkeitsstörung. Außerdem wurde erforscht, ob es demografische Unterschiede zwischen arbeitssüchtigen und nicht-arbeitssüchtigen Personen gibt, die ein Individuum für Arbeitssucht prädisponieren, und ob Arbeitssüchtige ihre Zeit anders für verschiedene Tätigkeiten einsetzen als Nicht-Arbeitssüchtige.

Im Rahmen der Studie wurden 466 Personen mit einem Fragebogen im World Wide Web zu verschiedenen Aspekten befragt: ihrer Einstellung zur Arbeit, zur eigenen Persönlichkeit, zum Gesundheitszustand, zur Zufriedenheit mit verschiedenen Lebensbereichen sowie zu demografischen Angaben. Die Arbeitssüchtigen und Nicht-Arbeitssüchtigen wurden anhand eines künstlichen Kriteriums identifiziert, indem aus den 20 Items der „Skala für Arbeitssucht" (Schneider 2001) für jeden Studienteilnehmer ein standardisierter Score ermittelt wurde, anhand dessen Extremgruppen gebildet wurden. Die 25 % der Befragten mit den höchsten Werten auf dieser Skala gehörten zu der Gruppe der Arbeitssüchtigen (111 Personen). Diejenigen 25 % mit den niedrigsten Werten kamen in die Gruppe der Nicht-Arbeitssüchtigen (121 Personen). Die beiden Gruppen wurden miteinander verglichen und die Gruppenunterschiede mit nicht-parametrischen Verfahren analysiert.

Die Ergebnisse zeigen, dass Arbeitssüchtige im Vergleich zu Nicht-Arbeitssüchtigen bedeutend mehr über körperliche Beschwerden klagen. In der Gruppe der Arbeitssüchtigen berichten 40 % von Herz- und 54 % von Gliederschmerzen. 43 % der Arbeitssüchtigen leiden unter Magenbeschwerden und 58 % unter einer generellen Erschöpfung (z. B. Müdigkeit, Schwächegefühl). In allen Aspekten können die arbeitssüchtigen Befragten in einem stärkeren Maße der gesundheitlich schwer belasteten Gruppe zugeordnet werden, während die Nicht-Arbeitssüchtigen eher zur unbelasteten oder mittelmäßig belasteten Gruppe gehören. Die Gruppenunterschiede sind statistisch hoch signifikant. Auch wenn keine kausalen Zusammenhänge nachgewiesen werden können, so zeigt sich, dass Arbeitssucht in erhöhtem Maße mit gesundheitlichen Beeinträchtigungen einhergeht.

Arbeitssucht steht aber nicht nur mit gesundheitlichen, sondern auch mit psychischen Beeinträchtigungen in Zusammenhang. Dies wurde indirekt über die Zufriedenheit der Befragten mit verschiedenen Lebensbereichen ermittelt: Arbeit und Beruf, Gesundheit, Freizeit, Ehe und Partnerschaft, Beziehung zu den Kindern, Beziehung zu Freunden und Verwandten. Statistisch signifikante Gruppenunterschiede zeigen sich in fast allen Bereichen, denn Arbeitssüchtige sind mit nahezu allen abgefragten Aspekten unzufriedener als Nicht-Arbeitssüchtige.

Weitere signifikante Gruppenunterschiede wurden im Bereich des sorgfältigen Persönlichkeitsstils und der zwanghaften Persönlichkeitsstörung gefunden. Bei der zwanghaften Persönlichkeitsstörung handelt es sich um ein „tiefgreifendes Muster von starker Beschäftigung mit Ordnung, Perfektion und psychischer sowie zwischenmenschlicher Kontrolle auf Kosten von Flexibilität, Aufgeschlossenheit und Effizienz" (Saß et al. 2003, S 263). Persönlichkeitsstörungen sind extreme, unangemessene Ausprägungen moderater Persönlichkeitsstile (Sachse 2006). In diesem Fall ist die zwanghafte Persönlichkeitsstörung als klinisch bedeutsame Ausprägung des sorgfältigen Persönlichkeitsstils zu verstehen. Es gibt starke phänomenologische Überschneidungen zwischen den Erscheinungsbildern der zwanghaften Persönlichkeitsstörung und der Arbeitssucht (vgl. Tabelle 2).

Beiden Störungsbildern gemeinsam ist der starke Hang zum Perfektionismus. Die extrem ausgeprägte perfektionistische Grundeinstellung hindert den Betroffenen an einer angemessenen Aufgabenerfüllung, weil ihm seine hohen Ansprüche im Weg stehen. Bei beiden Störungen liegt eine Vorliebe für Ordnung und Organisation vor, was durch eine übermäßige Beschäftigung mit Regeln und Details, rigide Verhaltensweisen und eine akribische Terminplanung zum Ausdruck kommt. Diese Auffälligkeiten führen dazu, dass Betroffene ungern mit anderen Menschen zu tun haben bzw. zusammenarbeiten, nur widerwillig Aufgaben an Kollegen delegieren und grundsätzlich auf der eigenen Arbeitsweise beharren. Damit einher geht die Vernachlässigung von Freizeitaktivitäten, weil nur Tätigkeiten, die mit Leistung verbunden sind, einen Wert haben, so dass sie zu Aufgaben mit einem ernstzunehmenden Leistungscharakter umfunktioniert werden. Diese deskriptiven Ähnlichkeiten zwischen

▼ **Tabelle 2** Diagnostische Kriterien der Zwanghaften Persönlichkeitsstörung und charakteristische Merkmale der Arbeitssucht (Städele 2008)

Zwanghafte Persönlichkeitsstörung		Merkmale der **Arbeitssucht** (Städele 2008)
nach DSM-IV-TR	nach ICD-10	
• Perfektionismus, der die Aufgabenerfüllung behindert	• Perfektionismus, der die Fertigstellung von Aufgaben behindert	• Perfektionismus • Hohe Ansprüche an sich & andere
• Übermäßige Beschäftigung mit Details, Regeln, Listen, Ordnung, Organisation & Plänen unter Verlust des wesentlichen Ziels	• Ständige Beschäftigung mit Details, Regeln, Listen, Ordnung, Organisation oder Plänen	• Ausgeprägtes Kontrollbedürfnis • Akribische Terminplanung • Rigide, zwanghafte Arbeitsweise
• Beharren auf eigenem Arbeitsstil • Rigidität, Halsstarrigkeit • Kaum Bereitschaft zur Zusammenarbeit • Widerwille, Arbeiten zu delegieren	• Unbegründetes Bestehen auf der Unterordnung anderer unter eigene Gewohnheiten • Rigidität & Eigensinn • Unbegründetes Zögern, Aufgaben zu delegieren	• Zunehmender Egoismus • Delegationsunfähigkeit • Ablehnung von Teamarbeit • Rigide, zwanghafte Arbeitsweise
• Arbeit & Produktivität unter Ausschluss von Freizeitaktivitäten & Freundschaften (nicht wegen finanzieller Notwendigkeit) • Ehrgeiz	• Vernachlässigung von Vergnügen & zwischenmenschlichen Beziehungen • Übermäßiger Zweifel & Vorsicht	• Ausdehnung der Arbeitszeit auf Freizeit • Übernahme zusätzlicher Arbeit • Distanzierungsunfähigkeit • Zentralität der Arbeit • Verfall an die Arbeit • Kontrollverlust • Vorzug sozialer Isolation • Genussunfähigkeit
• Übermäßige Gewissenhaftigkeit, Skrupelhaftigkeit & Rigidität in Bezug auf Moral, Ethik & Werte	• Übermäßige Gewissenhaftigkeit, Skrupelhaftigkeit & Leistungsbezogenheit • Extreme Pedanterie & Befolgung von Konventionen	• Perfektionismus • Bedeutsamkeit der Pünktlichkeit • Rigide, zwanghafte Arbeitsweise • Grandiositätsvorstellungen
• Geiz; Horten von Geld für befürchtete Katastrophen		• Zeit nur für die Arbeit • Egoismus
• Unfähigkeit, verschlissene oder wertlose Dinge wegzuwerfen		
	• Andrängen beharrlicher & unerwünschter Gedanken/Impulse	

beiden Störungsbildern werden durch die signifikanten Ergebnisse der Studie bestätigt. Ein Drittel der Arbeitssüchtigen kann der Gruppe der zwanghaften Persönlichkeitsstörung zugeordnet werden und mehr als die Hälfte befindet sich in der Gruppe mit der mittelmäßigen Ausprägung eines sorgfältigen Persönlichkeitsstils. Im Vergleich dazu befinden sich 41 % der Nicht-Arbeitssüchtigen in der Gruppe mit der geringen Ausprägung des sorgfältigen Persönlichkeitsstils. Die Gruppenbildung erfolgte durch die Aufteilung der Stichprobe in Quartile, anhand der im „Persönlichkeits-Stil- und Störungs-Inventar" (Kuhl und Kazén 1997) erreichten Werte auf der Skala ‚sorgfältiger Stil und zwanghafte Persönlichkeitsstörung'. Für die Diagnose von Arbeitssucht bedeutet dies, dass zwanghafte Persönlichkeitsmerkmale zuverlässiger für eine Diagnose sind als z. B. die quantitative Stundenanzahl für Erwerbsarbeit pro Woche. Für Therapiemaßnahmen sind die Ergebnisse dahingehend relevant, dass nicht nur die Suchtaspekte der Arbeitssucht Berücksichtigung finden müssen, sondern ebenfalls die für die zwanghafte Persönlichkeitsstörung existierenden Programme helfen können. So sollten z. B. an der perfektionistischen Grundeinstellung gearbeitet und soziale Kompetenzen gefördert werden. Auch das erhöhte Depressionsrisiko muss bei der Behandlung berücksichtigt werden. Nicht umsonst betonen Wissenschaftler immer wieder, dass Arbeitssucht eine Störung mit tödlichen Folgen sein kann (z. B. Poppelreuter 2007).

In der Untersuchung zeigen sich keine bedeutsamen Unterschiede zwischen Arbeitssüchtigen und Nicht-Arbeitssüchtigen bei verschiedenen demografischen Variablen (z. B. Alter, Geschlecht, Familienstand, Bildungsstatus). Daraus ist zu schließen, dass es keine spezifischen Merkmale gibt, die ein arbeitssüchtiges Individuum in besonderem Maße kennzeichnen. Daher kann Arbeitssucht auch nicht als Managerkrankheit oder „Leiden der Leitenden" (Gross 2003, S 124) gelten, weil ebenso Hausfrauen, Rentner und Studenten arbeitssüchtig sein können. Demnach handelt es sich bei der Arbeitssucht um ein universelles Problem, das jeden gleichermaßen treffen kann.

Allerdings unterscheiden sich arbeitssüchtige von nicht-arbeitssüchtigen Personen in der Art, wie sie ihre zur Verfügung stehende Zeit an einem Tag für verschiedene Tätigkeiten verwenden. Arbeitssüchtige unterscheiden sich sowohl in ihrem Arbeits- als auch in ihrem Freizeit- und Schlafverhalten von Nicht-Arbeitssüchtigen. An einem durchschnittlichen Arbeitstag wenden Arbeitssüchtige ca. 1,5 Stunden mehr für Arbeit und sonstige Verpflichtungen auf als Nicht-Arbeitssüchtige. Dadurch bleibt ihnen weniger Zeit für Freizeitaktivitäten und Schlaf. Ähnliche Ergebnisse zeigen sich für arbeitsfreie Tage, nur dass Arbeitssüchtige und Nicht-Arbeitssüchtige in gleichem Maße an einem freien Tag schlafen. Die statistisch signifikanten Gruppenunterschiede verdeutlichen, dass Arbeitssüchtige sich auch in ihrer Freizeit mit Zusatzaktivitäten eindecken, weil sie z. B. sonst wegen des Nichts-Tuns unter Schuldgefühlen leiden oder sogar Entzugssymptome entwickeln können. Diese Ergebnisse sind dahingehend wichtig, als dass Arbeitssucht bisher immer als eine Störung gesehen wurde, die sich vor allem in der Erwerbsarbeit zeigt. Arbeitssucht macht aber nicht vor der Haustür Halt, sondern beeinflusst genauso das Freizeit- und Privatleben. Arbeit muss demnach umfassender als reine Erwerbsarbeit verstanden werden.

6. Die Folgen von Arbeitssucht

Im Falle von Arbeitssucht können spürbare Auswirkungen erst nach Jahren oder Jahrzehnten auftreten. Die Folgen können gesundheitlicher, sozialer und wirtschaftlicher Art sein (Breitsameter und Reiners-Kröncke 1997). Arbeitssucht ist kein individuelles Problem, sondern sie hat Auswirkungen auf das gesamte soziale Netzwerk der Betroffenen, wie z.B. Familie, Freunde, Bekannte, Arbeitgeber und Kollegen (Fassel 1991).

Piotrowski und Vodanovich (2006) integrieren die Studien der letzten 20 Jahre zum Thema „Arbeitssucht und der Konflikt zwischen Arbeit und Familien" hinsichtlich der zahlreichen Auswirkungen auf der individuellen, familiären und Arbeitsebene in einem übergreifenden Modell (vgl. Abbildung 2).

Arbeitssucht ist laut diesem Modell ein Bündel verschiedener progressiver, maladaptiver Verhaltensweisen, die sich mit der Zeit verschlimmern. Dabei liegen zahlreiche, intensive Wechselwirkungen zwischen dem betroffenen Individuum, seiner Arbeit und seiner Familie vor. Der wahrgenommene Stress in der Arbeit und der erlebte Stress im familiären Kontext interagieren miteinander. Die Arbeitssucht beginnt, wenn ein „funktionierendes" Individuum mit Stressoren konfrontiert wird, die arbeitssüchtiges Verhalten fördern und zunächst das persönliche Funktionieren nicht beeinträchtigen. Diese arbeitssüchtigen Verhaltensweisen werden problematisch, wenn die Arbeit die primäre Quelle für Verstärkungen wird und ein Kontrollverlust einsetzt. Die Unfähigkeit, sich von der Arbeit zu distanzieren, führt zu einer Loslösung bzw. Entfremdung von der Familie und vom sozialen Netzwerk. Dadurch entstehen zahlreiche Probleme im familiären Umfeld und in der Arbeit. Die Partner und Kinder von Arbeitssüchtigen leiden unter deren Einstellungs- und Verhaltensmustern (Poppelreuter 2007). Bereits die Bedeutung essenzieller Familienrituale, wie z.B. Geburtstage, wird von Betroffenen heruntergespielt (Robinson 2000). Die erheblichen negativen Auswirkungen von Arbeitssucht auf das Familienleben und die Partnerschaft drücken sich z.B. in Form ineffektiver Problemlöse- und Kommunikationsfähigkeiten, einer geringeren affektiven Einbindung bzw. emotionalen Distanz sowie unklaren Familienrollen aus

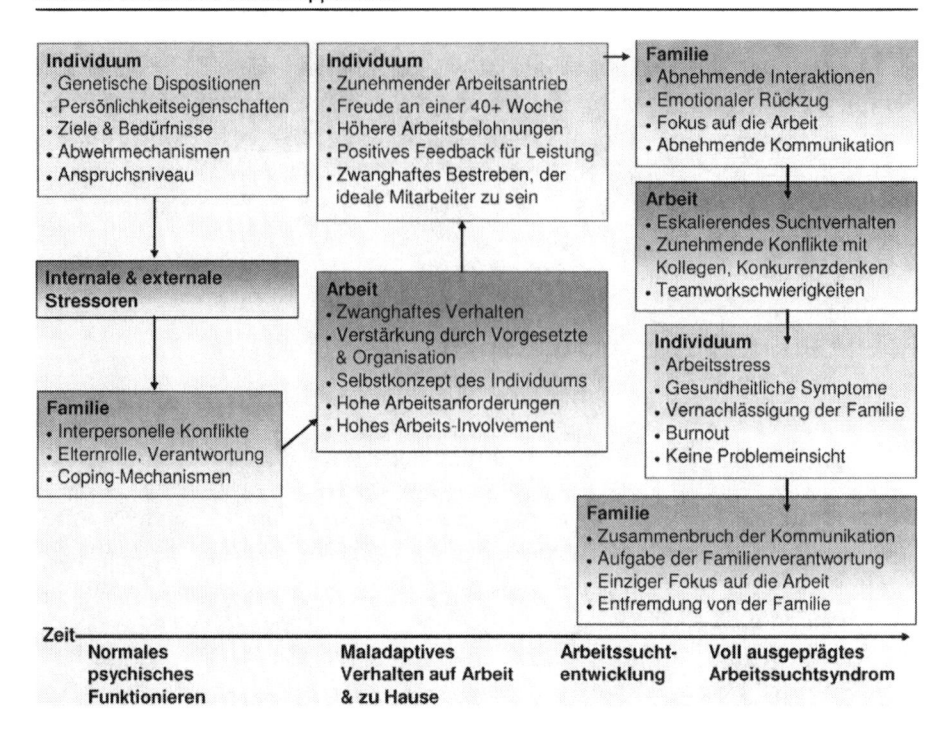

▲ **Abbildung 2:** Die Entwicklung von Arbeitssucht und ihre Folgen für das Individuum, seine Familie und den Arbeitgeber (in Anlehnung an Piotrowski und Vodanovich 2006)

(Porter 2001; Robinson und Post 1997; Robinson et al. 2001). Aber auch Auswirkungen auf Arbeitgeber treten auf: Arbeitssüchtige sind delegationsunfähig und denken, dass sie alles besser können und ohne sie nichts läuft. Daher halten sie sich nicht an Arbeitsteilungen oder Kompetenzzuweisungen und meiden Teamarbeit, so dass die Aufgabenerfüllung des Betroffenen erheblich beeinträchtigt wird (Poppelreuter 1996). Perfektionismus, Pedanterie und Streitigkeiten über das genaue Einhalten von Regeln führen zu Problemen mit Kollegen und zu Schwierigkeiten im Umgang mit der Arbeitszeit (Berger 2000).

Auch die psychische und physische Gesundheit des Individuums leidet. Nach Menzel (1979) ist Arbeitssucht eine progrediente Erkrankung, die anfangs zu psychovegetativen Beschwerden führt, wie z. B. Erschöpfungsgefühlen, Herz-Kreislauf-Beschwerden und Kopfschmerzen. Daraus bilden sich psychosomatische Störungen, die zur Leistungsunfähigkeit oder gar zu einem frühzeitigen Tod führen können. Die Betroffenen ignorieren die Zeichen des körperlichen

Verfalls, so dass sie frühe Warnsignale nicht erkennen und weiter Raubbau am eigenen Körper betreiben (Breitsameter und Reiners-Kröncke 1997; Voigt 2006). Insgesamt betrachtet scheint sich das übermäßige Engagement arbeitssüchtiger Personen für sie nicht zu lohnen, denn sie sind weder mit ihrer Arbeit noch mit ihrer Karriere zufrieden und berichten in stärkerem Maße von psychosomatischen Symptomen und einer geringen Zufriedenheit mit den verschiedensten Aspekten ihres Lebens (Burke 1999a; Städele 2008; Taris et al. 2005).

7. Behandlungs- und Therapiemöglichkeiten

Da Arbeitssucht eine gefährliche und unter Umständen tödlich verlaufende Krankheit ist (Mentzel 1979; Poppelreuter 2007), die erhebliche gesundheitliche, psychische und soziale Beeinträchtigungen für die Betroffenen mit sich bringt, sind Interventions- und Präventionsmaßnahmen von erheblicher klinischer wie auch gesellschaftlicher Bedeutung. Generell ist die therapeutische Behandlung der Arbeitssucht als stoffungebundene Sucht schwierig, da eine dauerhafte Abstinenz vom Arbeiten unmöglich ist, weil es sich um ein menschliches Grundbedürfnis handelt und schon allein zur Existenzsicherung unablässig ist (Poppelreuter 1997; Voigt 2006). Daher kann Abstinenz nicht das Ziel therapeutischer Maßnahmen sein, sondern ein kontrollierter, maßvoller Umgang und eine gesunde Beziehung zur Arbeit müssen aufgebaut werden (Gross 2003; Meißner 2005).

Problematisch ist, dass den Betroffenen oft die Krankheitseinsicht fehlt, so dass die Störung erst sehr spät mit dem Auftreten massiver, gesundheitlicher Langzeitfolgen bemerkt wird. In der Regel nehmen Betroffene nicht wegen des exzessiven Arbeitens Hilfe in Anspruch, sondern Leidensdruck und Veränderungswunsch wachsen durch die zahlreich auftretenden negativen Folgen (Grüsser und Thalemann 2006). Es ist jedoch fraglich, ob die körperlichen Schäden auf eine psychische Störung zurückgeführt werden, oder ob dieser Zusammenhang unentdeckt bleibt (Breitsameter und Reiners-Kröncke 1997; Gross 2003).

Den Ätiologie-Modellen folgend, empfehlen sich verhaltenstherapeutische, psychoanalytische und eklektische Therapiemaßnahmen. Allerdings fehlen gezielte Programme zur Therapie von Arbeitssucht (Wehner 2006). Die einzelnen Maßnahmen lassen sich auf drei Ebenen ansiedeln: Was kann der Betroffene tun? Was können Unternehmen tun? Was ist auf gesellschaftlicher Ebene nötig?

7.1. Individuelle Maßnahmen

Grundsätzlich ist, wie bei jeder Suchtform, für die Behandlung von Arbeitssucht die Einsicht des Betroffenen wichtig (Poppelreuter 2007). Versteht der Betroffene, dass sein Arbeitsverhalten und seine Einstellungen klinisch bedeutsam sind, ist ein wichtiger Schritt zur Bewältigung der Arbeitssucht getan. Eine Faustregel in der Suchtbehandlung besagt, dass der Betroffene erst in eine Therapie einwilligt, wenn der Leidensdruck größer als der Suchtdruck wird (Fengler 2000).

Da es bisher keine speziellen therapeutischen Interventionen für Arbeitssucht gibt, sollten Betroffene dennoch an individual- oder gruppentherapeutischen Maßnahmen teilnehmen oder eine Selbsthilfegruppe aufsuchen, damit der persönliche Hintergrund der Suchtentstehung aufgedeckt und Maßnahmen zur Einstellungs- und Verhaltensänderung eingeleitet werden können (Poppelreuter 2007). Das Ziel verhaltenstherapeutischer und kognitionspsychologischer Behandlungsformen liegt in der Entwicklung und Erprobung alternativer Bewältigungsstrategien (Berger 2000; Fiedler 2007). Alternative Verhaltensweisen zur Konfliktlösung bzw. Copingmechanismen müssen einen neuen Anreiz erhalten, damit das automatische Ausführen exzessiver Verhaltensweisen in Stresssituationen an Attraktivität verliert und die konditionierten Assoziationen mit den Belohnungseffekten der exzessiven Verhaltensweise gelockert werden (Grüsser 2005). Kognitive Therapien konzentrieren sich auf die Umstrukturierung irrationaler Denkweisen und die Stärkung eines authentischen Selbstbildes (vgl. Robinson 2000). Trotz noch unzureichender empirischer Belege, stellen kognitiv-verhaltenstherapeutische Ansätze geeignete Strategien zur Behandlung von Arbeitssucht dar, „weil die Betroffenen oft sehr rational-logisch orientiert sind und sich somit gut auf die disputativen Techniken einlassen können" (Grüsser und Thalemann 2006, S 270). Ein therapeutischer Schwerpunkt ist auf die Verhinderung einer Suchtverschiebung zu legen, damit das zugrunde liegende Suchtproblem gelöst und nicht auf andere Suchtmittel verlagert wird (Gross 2004). Letztlich liegt es am Hilfesuchenden selbst, zu überprüfen, ob die in Anspruch genommene Hilfe ihn ausreichend unterstützt (Poppelreuter und Windholz 2005).

Neben ambulanten Therapien besteht die Möglichkeit einer stationären Arbeitssuchtbehandlung. Berger (2000) gibt einen Überblick über Inhalt und Ablauf eines stationären konflikt- und lösungsorientierten Therapieaufenthaltes in einer Fachklinik für Psychotherapie und Psychosomatik. Allerdings ist erst ein halbes Jahr nach Entlassung feststellbar, ob der Betroffene einen angebrachten Umgang mit der Arbeit gelernt hat (Voigt 2006).

Da Arbeitssucht auch Auswirkungen auf das unmittelbare Umfeld des Betroffenen hat, kann eine Familientherapie unter Einbezug nahe stehender Personen sinnvoll sein (Robinson 2000; Schneider und Bühler 2001). Es ist notwendig, die vollständige Rückkehr des Betroffenen in das Familiensystem schrittweise zu unterstützen, so dass eine „Neukalibrierung des Systems" (Breitsameter & Reiners-Kröncke 1997, S 101) erfolgreich stattfinden kann.

Die Genesung von der Arbeitssucht ist ein langwieriger Prozess, wobei der wichtigste und grundlegendste Schritt für die Behandlung der Arbeitssucht in der Krankheitseinsicht des Betroffenen liegt. Da es sich bei der Arbeitssucht um ein komplexes Störungsbild handelt, das emotionale, kognitive und behaviorale Auswirkungen und für das Umfeld des Betroffenen negative Folgen hat, ist für die Behandlung eine dem Einzelfall angepasste, eklektische Vorgehensweise unter Einbezug wichtiger Bezugspersonen wünschenswert (Städele 2008).

7.2. Maßnahmen der Unternehmen

Auch die Unternehmen haben die Verantwortung, etwas gegen die Arbeitssuchtproblematik zu tun (Berger 2000). Im Allgemeinen ist das Problembewusstsein diesbezüglich in der Mehrzahl der Betriebe sehr gering (Wolf und Meins 2003). Das Hauptproblem besteht darin, dass für viele Arbeitgeber der Vielarbeiter noch immer den Wunsch-Mitarbeiter verkörpert (Poppelreuter 2007), und dass Vielarbeit oft eine Voraussetzung für beruflichen Erfolg ist (Wolf und Meins 2004). Unternehmen sollten jedoch, aufgrund der durch Arbeitssucht entstehenden zahlreichen Probleme, arbeitssüchtiges Verhalten so früh als möglich identifizieren und entsprechende Maßnahmen einleiten. Durch die Überarbeitung von Personalauswahlverfahren und Anforderungsprofilen können Unternehmen vermeiden, dass arbeitssüchtiges Verhalten durch die Arbeitsumgebung gefördert wird (Poppelreuter und Windholz 2005). Eine Umstrukturierung der Organisationskultur kann erreicht werden, indem Belohnungssysteme sowie Arbeitszeit-, Pausen- und Urlaubsregelungen korrigiert (Poppelreuter 2007) und „organisatorische Schutzmechanismen gegen eine Ausdehnung individueller Arbeitszeiten" (Wolf und Meins 2004, S 72) ergriffen werden. Dies bedeutet, dass Überstunden und Urlaubstage nicht ausbezahlt, sondern durch Freizeit abgebaut werden sollten. Mitarbeiter können durch realistische Zielvereinbarungen, eine gute Teamentwicklung und soziale Unterstützung für die Thematik sensibilisiert und motiviert werden, eine gesunde Koordination von Arbeitsanforderungen, -aufgaben und persönlichen Bedürfnissen zu erlangen (Poppelreuter 2007). Auch Entspannungs- und Stressbewältigungstrainings, körperliche Übungen, Coachingmaßnahmen und Workshops können hilfreich sein (Fassel 1991; Robinson 2000). In der Regel haben Präventions- und Interventionsmaßnahmen von Unternehmen das Ziel, eine ausgeglichene Work-Life-Balance zu fördern (Poppelreuter und Mierke 2005).

7.3. Gesamtgesellschaftliche Maßnahmen

Bisher mangelt es an Präventionsmaßnahmen mit großer Reichweite und an Hilfsangeboten für die Unterstützung Betroffener und deren Angehöriger (Poppelreuter 2007). Medien können grundsätzlich für eine flächendeckende Aufklärung sehr hilfreich sein und sollten auch für diesen Zweck genutzt werden. Daher sollte eine aktivere Öffentlichkeitsarbeit, die über verschiedene Medien viele Menschen erreichen kann, insbesondere auf die möglichen Folgen für das betroffene Individuum und die Gesellschaft aufmerksam machen, und dadurch Menschen für diese Problematik sensibilisieren und eine allgemeine Diskussion über den Stellenwert der Arbeit anregen (Breitsameter und Reiners-Kröncke 1997; Poppelreuter 2007). Eine gesamtgesellschaftliche Diskussion kann außerdem interdisziplinäre Forschungsaktivitäten anstoßen (Poppelreuter und Mierke 2008) und sich als wertvoller Katalysator für weitere bedeutende Entwicklungen und Fortschritte bei der Bekämpfung von Arbeitssucht erweisen.

8. Literatur

Berger P (2000) *Psychotherapie von Arbeitssucht.* In: Poppelreuter S, Gross W (Hrsg.) *Nicht nur Drogen machen süchtig.* Belz, Weinheim, S 93–111

Breitsameter J, Reiners-Kröncke W (1997) *Arbeitssucht – ein umstrittenes Phänomen.* Asgard Verlag, Sankt Augustin

Burke RJ (1999) *Workaholism in organizations: measurement validation and replication.* International Journal of Stress Management 6: 45–55

Burke RJ (1999a) *It's Not How Hard You Work But How You Work Hard: Evaluating Workaholism Components.* International Journal of Stress Management 6: 225–239

Burke RJ, Ng E-S-W (2007) *Workaholic behaviors: Do colleagues agree?* International-Journal-of-Stress-Management 14: 312–320

Cherrington DJ (1980) *The work ethic: working values that work.* Amacon, New York

Davison GC, Neale JM, Hautzinger M (2002) *Klinische Psychologie – Ein Lehrbuch,* 6. Aufl., BeltzPVU, Weinheim

Dilling H, Mombour W, Schmidt MH (2000). *Internationale Klassifikation psychischer Störungen. ICD-10 Kapitel V (F). Klinisch-diagnostische Leitlinien,* 4. korr. und erg. Aufl., Huber, Bern

Fassel D (1991) *Wir arbeiten uns noch zu Tode – Die vielen Gesichter der Arbeitssucht,* Kösel, München

Fengler J (2000) *Co-Abhängigkeit.* In: Stimmer F (Hrsg.), Suchtlexikon. Oldenbourg Verlag, München, S 91–96

Fiedler P (2007) *Persönlichkeitsstörungen,* 6. vollst. überarb. Aufl. BeltzPVU, Basel

Forschner M (1997) *Arbeit.* In: Höffe O (Hrsg.) Lexikon der Ethik. Beck, München, S 17–19

Gebsattel VE Frhr v (1954) *Prolegomena einer medizinischen Anthropologie.* Springer, Berlin

Gross W (2003) *Sucht ohne Drogen – Arbeiten, Spielen, Essen, Lieben..., überar. Neuausgabe.* Fischer Taschenbuch, Frankfurt a. M.

Gross W (2004) *Stoffungebundene Suchtformen: Die Drogen im Kopf.* Psychomed 16: 136–141

Gross W (2005) *Opfer des eigenen Erfolgs? Seelische und körperliche Kosten der Karriere.* In: Gross W (Hrsg.), Karriere(n) 2010 – Chancen, seelische Kosten und Risiken des beruflichen Aufstiegs im neuen Jahrtausend. Deutscher Psychologen Verlag, Bonn, S 93–112

Grüsser SM (2005) *Extrem und exzessiv: Wenn Verhalten süchtig macht.* In: Kuhlmey A, Rauchfuß M, Rosemeier HP (Hrsg.), Tabuthemen in Medizin und Pflege. Peter Lang, Bern, S 185–198

Grüsser SM, Poppelreuter S, Heinz A, Albrecht U, Saß H (2007) *Verhaltenssucht – Eine eigenständige Einheit?* Der Nervenarzt 78: 997–1002

Grüsser SM, Thalemann CN (2006) *Verhaltenssucht – Diagnostik, Therapie, Forschung,* Verlag Hans Huber, Bern

Harten R (1991) *Sucht, Begierde, Leidenschaft. Annährung an ein Phänomen.* Ehrenwirth, München

Heide H (2003) *Arbeitsgesellschaft und Arbeitssucht – Die Abschaffung der Muße und ihre Wiederaneignung.* In: Heide H (Hrsg.), Massenphänomen Arbeitssucht, 2. Aufl. Atlantik Verlag, Bremen, S 19–54

Hofstetter H (1988) *Die Leiden der Leitenden,* Datakontext Verlag, Köln

Jahoda M (1981) *Work, Employment, and Unemployment – Values, Theories, and Approaches in Social Research.* American Psychologist 36: 184–191

Jungkurth C (2005) *Arbeitssucht in Deutschland? Geschäftstüchtig,* Logos, Berlin

Killinger B (1994) *„Ich habe leider keine Zeit" – Woran man einen Workaholic erkennt und wie man ihm hilft.* Wilhelm Heyne Verlag, München

Kuhl J, Kazén M (1997) *Persönlichkeits-Stil- und Störungs-Inventar (PSSI) – Handanweisung.* Hogrefe, Göttingen

Laubenthal F (1964) *Allgemeine Probleme um Missbrauch, Süchtigkeit und Sucht.* In: Laubenthal F (Hrsg.) Sucht und Missbrauch. Thieme, Stuttgart, S 1–32

Machlowitz M (1981) *Arbeiten Sie auch zuviel? Arbeitssucht und wie man damit leben kann.* mvgVerlag, Landsberg

Meißner UE (2005) *Die „Droge" Arbeit – Unternehmen als „Dealer" und als Risikoträger – Personalwirtschaftliche Risiken der Arbeitssucht.* Peter Lang GmbH Europäischer Verlag der Wissenschaften, Frankfurt

Mentzel G (1979) *Über die Arbeitssucht.* Zeitschrift für Psychosomatische Medizin und Psychoanalyse 25: 115–127

Ng TWH, Sorensen KL, Feldman DC (2007) *Dimensions, antecedents, and consequences of workaholism: a conceptual integration and exten-sion.* Journal of Organizational Behavior 28: 111–136

Oates WE (1968) *On Being a ‚Workaholic' (a serious jest).* Pastoral Psychology 19: 16–20

Oates WE (1971) *Confessions of a workaholic,* Abingdon, New York

Piotrowski C, Vodanovich SJ (2006) *The Interface between Workahol-sim and Work-Family Conflict: A Review and Conceptual Framework.* Organization Development Journal 24: 84–92

Poppelreuter S (1996) *Arbeitssucht – Integrative Analyse bisheriger Forschungsansätze und Ergebnisse einer empirischen Untersuchung zur Symptomatik.* Verlag M Wehle, Witterschlick/Bonn

Poppelreuter S (1997) *Arbeitssucht.* Beltz/Psychologie Verlags Union, Weinheim

Poppelreuter S (2000) *Arbeitssucht.* In: Stimmer F (Hrsg.) Suchtlexikon. Oldenbourg Verlag, München, S 43–48

Poppelreuter S (2004) *Arbeitssucht: Massenphänomen oder Psychoexotik?* Aus Politik und Zeitgeschichte B 1–2: 8–14

Poppelreuter S (2004a) *Tüchtig und doch süchtig? Arbeitssucht – Alte und neue Erkenntnisse, alte und neue Probleme.* Psychomed 16: 147–153

Poppeltreuter S (2006) *Arbeitssucht – Diagnose, Prävention und Intervention.* Arbeitsmed.Sozialmed.Umweltmed 41: 328-334

Poppelreuter S (2007) *Arbeitssucht – Erholungsunfähigkeit – Pathologische Anwesenheit.* In: Weber A, Hörmann G (Hrsg.) Psychosoziale Gesundheit im Beruf. Gentner Verlag, Stuttgart, S 167–183

Poppelreuter S, Bergler R (2007) *Ursachen jugendlichen Alkoholkonsums: Die Rolle der Eltern. Das Präventionskonzept „Klartext reden!"* Roderer Verlag, Regensburg

Poppelreuter S, Evers C (2000) *Arbeitssucht – Theorie und Empirie.* In: Poppelreuter S, Gross W (Hrsg.) Nicht nur Drogen machen süchtig. Belz, Weinheim, S 73–91

Poppelreuter S, Mierke K (2008) *Psychische Belastungen am Arbeitsplatz. Ursachen – Auswirkungen – Handlungsmöglichkeiten.* Erich Schmidt Verlag, Berlin

Poppelreuter S, Windholz C (2001) *Arbeitssucht in Unternehmen – Formen, Folgen, Vorkehrungen.* Wirtschaftspsychologie 4: 62–69

Poppelreuter S, Windholz C (2005) *Wer arbeitet, sündigt nicht? Arbeitssucht in Unternehmen erkennen, behandeln, vermeiden.* In: Gross W (Hrsg.) Karriere(n) 2010 – Chancen, seelische Kosten und Risiken des beruflichen Aufstiegs im neuen Jahrtausend. Deutscher Psychologen Verlag, Bonn, S 113–129

Porter G (2001) *Workaholic Tendencies and the High Potential for Stress Among Co-Workers.* International Journal of Stress Management 8: 147–164

Robinson BE (1996) *Concurrent validity of the Work Addiction Risk Test as a measure of workaholism.* Psychological Reports 79: 1313–1314

Robinson BE (2000) *Wenn der Job zur Droge wird.* Walter, Düsseldorf

Robinson BE, Carroll JJ (1999) *Assessing the offspring of workaholic parents: The children of Workaholics Screening Test.* Perceptual and Motor Skills 88: 1127–1134

Robinson BE, Flowers C, Carroll JJ (2001) *Work Stress and Marriage: A Theoretical Model Examining the Relationship Between Workaholism and Marital Cohesion.* International Journal of Stress Management 8: 165–175

Robinson BE, Post P (1997) *Risk of addiction to work and family functioning.* Psychological Reports 81: 91–95

Rohrlich JB (1984) *Arbeit und Liebe – Auf der Suche nach dem Gleichgewicht.* Fischer Taschenbuch, Frankfurt a. M.

Ruhte R (1995) *Wenn Erfolg zur Droge wird – Strategien gegen Stress, Arbeitssucht und Burnout.* Brendow Verlag, Moers

Sachse R (2006) *Persönlichkeitsstörungen verstehen – Zum Umgang mit schwierigen Klienten.* Psychiatrie-Verlag, Bonn

Saß H, Wittchen H-U, Zaudig M, Houben I (2003) *Diagnostische Kriterien DSM-IV-TR.* Hogrefe, Göttingen

Schaef AW, Fassel D (1994) *Suchtsystem Arbeitsplatz – Neue Wege in Berufsalltag und Management.* dtv, München

Schneider C (2001) *Skala für Arbeitssucht. [www.Dokument].* Dissertation, Bayerische Julius-Maximilians-Universität, Würzburg. Verfügbar unter: http://deposit.ddb.de/cgi-bin/dokserv?idn=964433443 [12.11.2007]

Schneider C, Bühler KE (2001) *Arbeitssucht.* Deutsches Ärzteblatt 98: 463–465

Spence JT, Robbins AS (1992) *Workaholism: definition, measurement, and preliminary results.* Journal of Personality Assessment 58: 160–178

Städele M (2008) *Arbeitssucht und die zwanghafte Persönlichkeitsstörung: Eine theoretische und empirische Auseinandersetzung,* VDM Verlag, Saarbrücken.

Taris TW, Schaufeli WB, Verhoeven LC (2005) *Workaholism in the Netherlands: measurement and implications for job strain and work-nonwork conflict.* Applied Psychology: An International Review 54: 37–60

Voigt C (2006) *Arbeitssucht. Persönlichkeitsmerkmale von Arbeitssüchtigen und prägende Rollenmodelle.* VDM Verlag Dr Müller, Saarbrücken

Wehner I (2006) *„Arbeitssucht", „Arbeitsphobie" und „leisure sickness" – eine Kritik an arbeitspsychologischen Pop-Konzepten.* In: Leidig S, Limbacher K, Zielke M (Hrsg.) Stress im Erwerbsleben: Perspektiven eines integrativen Gesundheitsmanagements. Pabst Science Publishers, Lengerich, S 222–248

Wolf S, Meins S (2003) *Betriebliche Konsequenzen der Arbeitssucht (Arbeitspapier 72).* Hans Böckler-Stiftung, Düsseldorf

Wolf S, Meins S (2004) *Stress und Arbeitssucht – Erste Einblicke in die betriebliche Realität aus der Region Bremen.* In: Heide H, Washner R (Hrsg) Forschungsberichte Nr. 1. SEARI Institut für sozialökonomische Handlungsforschung, Bremen

Arbeitssucht und Hochleistung

Robert Weimar, Diana Braakmann, Omar Gelo und Ursula della Schiava-Winkler

1. Einleitung

Arbeitssucht und Hochleistung weisen bei oberflächlicher Betrachtung zunächst einige ähnliche Merkmale auf. Während Arbeitssucht als nicht-stoffgebundene Sucht mit erheblichen Beeinträchtigungen im emotionalen, sozialen und beruflichen Bereich von klinischer Relevanz gesehen werden kann, stellt Hochleistung ein Phänomen dar, welches durch bestimmte kognitive und motivationale Muster gekennzeichnet ist, das eher selten mit behandlungsbedürftigem Erleben und Verhalten einhergeht.

Der vorliegende Beitrag wird zunächst die Basis für ein vertieftes Verständnis des Phänomens Arbeitssucht schaffen sowie deren Abgrenzung von Hochleistung. Nach einer Begriffsklärung, der Darstellung von Symptomatik und Diagnostik von Arbeitssucht werden präventive und interventive Maßnahmen auf der Ebene der Organisation und des Individuums skizziert. Anschließend werden der Begriff und die Merkmale von Hochleistung beschrieben, die Rolle von Emotion, Motivation und Konzentration in diesem Zusammenhang sowie die Gefahr des Symptomwechsels zwischen Hochleistung und Arbeitssucht.

2. Wenn Arbeit zur Sucht wird

Historisch gesehen wurden und werden Menschen durch viel Arbeit oft fremdbestimmt ausgebeutet und geschädigt. Während die Muße in der Antike noch einen höheren Stellenwert als die Arbeit hatte, beobachten wir in der modernen

Wissensgesellschaft ein Arbeitsverhalten, das oft mit dem Erleben von Stress verbunden ist. Es nährt sich durch individuelle gesellschaftliche Anerkennungsmuster, materielle Notwendigkeit sowie die hohe Bedeutung und soziale Wertschätzung des Faktors Arbeit. Arbeit könnte im Allgemeinen als Gegensatz zur Freizeit definiert werden, wobei große Unterschiede darin bestehen, wie der Einzelne Arbeit wahrnimmt. Während der eine sie als Notwendigkeit ansieht, um zu leben, kann sich der Nächste ein Leben ohne Arbeit gar nicht vorstellen. Ebenso verschieden wie die Bewertung der Arbeit sind auch ihre Definitionen.

2.1. Die Bedeutung der Begriffe Arbeit, Sucht, Arbeitssucht

2.1.1. Arbeit im Wandel der Zeit

Arbeit ist für das Überleben notwendig. Arbeit ist Anstrengung, Einschränkung von Freiheit, Mühsal und Plage, aber auch Zeitvertreib, Selbstverwirklichung oder Berufung. Die moderne Leistungsgesellschaft sieht einen hohen Anteil ihres Selbstverständnisses in der Arbeit. Ohne sie verliert das einzelne Individuum an Bedeutung in der Gesellschaft. Aus einem ethischen Blickwinkel meint Arbeitsethos eine positive Einstellung gegenüber Arbeit sowie deren sorgfältige Ausübung und Wertschätzung. Im volkswirtschaftlichen Sinn entspricht Arbeit einem der drei Produktionsfaktoren neben Kapital und Boden.

„Keine andere Technik der Lebensführung bindet den Einzelnen so an die Realität als die Betonung der Arbeit, die ihn wenigstens in ein Stück der Realität, in die menschliche Gemeinschaft sicher einfügt. Die Möglichkeit, ein starkes Ausmaß libidinöser Komponenten, narzisstische, aggressive und selbst erotische, auf die Berufsarbeit und auf die mit ihr verknüpften menschlichen Beziehungen zu verschieben, leiht ihr einen Wert, der hinter der Unerlässlichkeit zur Behauptung und Rechtfertigung der Existenz in der Gesellschaft nicht zurücksteht. Besondere Befriedigung vermittelt die Berufstätigkeit, wenn sie eine frei gewählte ist, also bestehende Neigungen, fortgeführte oder konstitutionell verstärkte Triebregungen durch Sublimierung nutzbar zu machen gestattet. (…) Und dennoch wird Arbeit als Weg zum Glück von den Menschen wenig geschätzt. Man drängt sich nicht zu ihr wie zu anderen Möglichkeiten der Befriedigung", so Freud (Freud 1930, S 12).

Ökonomen bezeichnen heute Arbeit als eine Tätigkeit, welche den Zweck erfüllt, Güter zu produzieren, die für die Arbeitenden selbst oder für die Gesellschaft von Wert sind. Aufgrund der mangelnden Freiwilligkeit müssen die Arbeitenden entlohnt werden. Beschäftigung und Zeitvertreib, die Möglichkeit zur Herstellung von sozialen Kontakten und die persönliche Befriedigung stehen für viele im Mittelpunkt.

Eine komplexere Definition von Arbeit besagt: „Arbeit ist eine zielgerichtete menschliche Tätigkeit zum Zweck der Transformation und Aneignung der Umwelt aufgrund selbst- oder fremddefinierter Aufgaben mit gesellschaftlicher, materieller oder ideeller Bewertung, zur Realisierung oder Weiterentwicklung individueller oder kollektiver Bedürfnisse, Ansprüche und Kompetenzen" (Semmer und Udris 1995, S 134). Arbeit meint hier Einsatz von Energie und Fähigkeiten zur Durchführung von Absichten und Aufgaben, die entweder selbst- oder fremdbestimmt, erwerbsbezogen, unentgeltlich, kompetenz- oder freizeitorientiert sind.

2.1.2. Sucht als eigendynamisches Verhalten

Historisch gesehen wurde der Begriff der Sucht im Mittelalter zunächst lange als Synonym für Krankheit verwendet und bezeichnete insbesondere solche Krankheiten, die nicht durch Verletzungen entstanden waren (z. B. Schwindsucht, Gelbsucht). Heute wird mit dem Begriff Sucht umgangssprachlich ein breites Spektrum von Krankheiten und Verhaltensstörungen bezeichnet, insbesondere im Zusammenhang mit Abhängigkeiten. Oftmals wird Sucht aber auch als Ausdruck auffälligen menschlichen Verhaltens genutzt, z. B. Habsucht, Eifersucht (Poppelreuter und Gross 2000).

Darüber hinaus liegt eine Definition der WHO aus dem Jahre 1950 vor: „Sucht ist ein Zustand periodischer oder chronischer Vergiftung (Intoxikation), der durch den Gebrauch einer natürlichen oder synthetischen Droge hervorgerufen wird und zu folgenden psychischen, körperlichen, pharmakologischen und sozialen Phänomenen führt: erstens zur psychischen Abhängigkeit,...; zweitens zur Toleranzsteigerung,...; drittens zur körperlichen Abhängigkeit...; und viertens zur Schädlichkeit als Summe der nachteiligen Wirkungen für den Einzelnen in der Gesellschaft" (WHO 1950, S 14, zitiert nach BE 1986, S 404). Diese Definition wurde 1964 von der WHO um den Begriff der Drogenabhängigkeit erweitert, welche sie als einen Zustand psychischer und physischer Abhängigkeit von einer Substanz mit zentralnervöser Wirkung, die zeitweise oder fortgesetzt eingenommen wird (ebd.) bezeichnet.

Neuere Ansätze gehen von der Überzeugung aus, dass Sucht Ausdruck eines pathologischen Fühlens, Denkens und Handelns ist, das die Individuen im Sozialisationsverlauf in Konfrontation mit der sich wandelnden gesellschaftlichen Wirklichkeit herausbilden (Fassel 1990; Robinson 2000; Heide 2002).

2.1.3. Arbeitssucht – die Sucht nach Arbeit

Auch stoffungebundene Süchte, neben den stoffgebundenen Abhängigkeiten, beispielsweise von Alkohol, Nikotin oder anderen psychoaktiven Substanzen als krankheitswertig einzustufen, würde möglicherweise – so befürchten kritische Stimmen – die Verharmlosung von stoffgebundenen Süchten bedeuten und den Suchtbegriff verwässern (Poppelreuter 2006). Hobi (1982, S 580) führt diesbezüglich aus: „Im weiten Sinne des Wortes kann jedes Bedürfnis und jede Tätigkeit des Menschen zur Sucht werden. Als Abgrenzung zu lieb gewordenen Gewohnheiten, auf die man nicht verzichten möchte, gehört zur Sucht ein zwanghaftes Moment. Der Süchtige kann in der Regel nicht aufhören, der Süchtige ‚muss'. (…) Süchtiges Verhalten hat somit an einem äußersten Ende seinen Ursprung im menschlichen Verhalten, Bedürfnisse zu haben und diese auch einer Befriedigung zuzuführen." Die Art und Intensität, in der die Bedürfnisbefriedigung betrieben wird, ist nach Hobi (1982) entscheidend für die Frage, ob ein Mensch süchtig ist oder nicht. Die Entscheidung für ein Verständnis der stoffungebundenen Süchte als Störung von Krankheitswert hätte darüber hinaus erhebliche finanzielle und politische Konsequenzen.

Nach Fengler (1998) ist in allen Bereichen menschlichen Verhaltens von einem Kontinuum auszugehen, das von Normalität bis hin zur seelischen Störung reicht. Auch wenn die Diskussion um Definitionen und Begrifflichkeiten anhält, kann davon ausgegangen werden, dass Menschen Verhaltens-, Erlebens- und Reaktionsstile in bestimmten Lebensbereichen entwickeln können, welche über einen „süchtigen" Charakter verfügen (Fengler 1998). Obwohl verhaltensbezogene Süchte nicht gänzlich mit Substanzabhängigkeiten gleichzusetzen sind, ist dennoch offenbar, dass Erstere erhebliche Konsequenzen für die Betroffenen und ihr Umfeld haben. Darüber hinaus weist Weber (1984) darauf hin, dass rastloses Arbeiten – ebenso wie der Konsum psychotroper Substanzen – zur Betäubung oder Reduktion eines inneren Unbehagens oder einer aversiven inneren Spannung eingesetzt werden kann.

Der ungarische Psychoanalytiker Sandor Ferenczi erwähnt, dass viele Patienten unter einer „Sonntagsneurose" leiden, welche sich in lediglich sonntags wiederkehrenden Beschwerden, wie Kopfschmerzen, Unwohlsein und Erbrechen äußert. Ferenczi interpretiert das Auftreten der Beschwerden als Reaktion auf die fehlende Arbeit an diesem Tag. Aus seiner Sicht sind die Betroffenen abhängig von der Arbeit wie Morphinisten von ihrem gewohnten Gift (Ferenczi 1933).

Im Zusammenhang mit einem Suchtcharakter, den Arbeit erlangen kann, werden die Begriffe „Arbeitssucht" und „Workaholismus" in der Fachliteratur verwendet. Den Begriff „Arbeitssucht" hat Gerhard Mentzel, Chefarzt einer deutschen Suchtklinik, im Zusammenhang mit dem Vergleich der Anamnesen von Suchterkrankten geprägt (Mentzel 1979). Der Begriff des „Workaholismus" geht zurück auf den amerikanischen Religionspsychologen Wayne Oates. Mit diesem Wortspiel machte er auf die Parallelen in der Ätiologie und Symptomatik von Alkoholismus und Arbeitssucht aufmerksam. Er beschreibt Arbeitssucht als ein exzessives Bedürfnis nach Arbeit (Oates 1971).

„Arbeitssucht" und „Workaholismus" werden oft fast gegensätzlich verwendet. Während Arbeitssucht als negativ im Sinne einer Erkrankung bewertet wird, gilt „Workaholismus" als positiv konnotiert. Einige Autoren sehen arbeitssüchtiges Verhalten als etwas Erstrebenswertes an (Korn, Pratt und Lambrou 1987; Machlowitz 1979), andere warnen vor ihren negativen Auswirkungen (Fassel 1990; Oates 1971).

2.2. Symptomatik und Diagnose

2.2.1. Symptomatik

Zur Unterscheidung des Vielarbeiters vom Arbeitssüchtigen findet Cherrington (1980, S 18) folgende Worte:

> *"The hard worker may put in long hours ... in order to meet a mortgage payment or support a child in college. The workaholic puts in long hours all the time, not to earn extra money or to oblige a supervisor, but to satisfy an inner compulsion."*

Dieser übermäßige Arbeitseifer verschafft den Betroffenen Bewunderung und Anerkennung. Sie bemühen sich permanent, Rückmeldung über ihre Arbeit und Leistung zu erhalten und weiten die Arbeit in die eigentliche Freizeit aus. Grenzen dieses Engagements gibt es für die Betroffenen nicht.

Arbeitssucht lässt sich stoffungebunden als zwanghafter Drang zum Arbeitsverhalten beschreiben und wird als unkontrollierbar erlebt. Arbeit wird zum ausschließlichen Denk- und Vorstellungsraum sowie Lebensinhalt des Betroffenen. In Sprachbildern, wie „Ich fühle mich wie ein Ackergaul, der den Karren ziehen muss" oder „Ich bin ein Getriebener", drückt sich die erlebte Hilflosigkeit aus. Die Betroffenen erleben Angst vor der Arbeit, eine anhaltende Konzentrationsschwäche und eine Verzettelung innerhalb von Arbeitsvorgängen. Die Bewertung eines als gelungen geltenden Tages wird nach dem Kriterium der geleisteten Arbeitsmenge vorgenommen. Die Scham über mit der Zeit eintretende Schwierigkeiten und Fehler verhindert deren offene Kommunikation und eine damit verbundene emotionale Entlastung sowie ein mögliches Korrektiv durch Dritte. Das dysfunktionale Verhalten wird zwanghaft und bis zur völligen Erschöpfung wiederholt und wird für den Betroffenen immer bedeutungsvoller. Begleitet von einer zunehmenden Einengung der sozialen Kontakte sowie dem Verlust von früheren Interessen treten weitere Symptome, wie Gereiztheit, Blackouts, Lustlosigkeit, chronische Müdigkeit, Muskelverspannungen und vegetative Phänomene, wie Schweißausbrüche, Atemnot, Bluthochdruck und Herzrasen auf. Langfristig entstehen schwerwiegende psychische Probleme, wie eine anhaltend erlebte Hilflosigkeit, Ängste und Depressionen.

Arbeitssüchtige weisen in ausgeprägtem Maße Typ-A-Verhaltensmuster und selbstschädigende Verhaltensmuster auf. Arbeit wird mit dem Ziel der Verdrängung unangenehmer Gefühle und Gedanken eingesetzt. Betroffene beschreiben sich als perfektionistisch und als über hohe Leistungsanforderungen und unrealistische Erwartungen an sich verfügend. Sie vermeiden häufig Teamarbeit und neigen zum Einzelkämpfertum.

Typen der Arbeitssucht. Poppelreuter (1997) beschreibt als Ergebnis empirischer Untersuchungen vier zu unterscheidende Typen von Arbeitssucht:

1. *entscheidungsunsicherer Typus:* Die Betroffenen weisen, verglichen mit den anderen drei Typen, relativ wenige klassische Merkmale von Arbeitssucht auf. Ihre Probleme basieren auf der Schwierigkeit, Entscheidungen zu treffen und umzusetzen. Das Arbeitspensum wird als Ergebnis eines Trugschlusses, die Entscheidung verbessern zu können, stetig erhöht.
2. *überfordert-unflexibler Typus:* Individuen dieses Typus zeichnen sich durch ausgeprägte Überforderungs- und Angstgefühle sowie fehlende Flexibilität und Spontaneität aus. Die Erhöhung des Arbeitspensums stellt den Versuch dar, die Ängste zu unterdrücken und zu kontrollieren. Auf Arbeitssucht hindeutende Beeinträchtigungen zeigen sich vor allem im interpersonellen und gesundheitlichen Bereich.
3. *verbissener Typus:* Betroffene entsprechen am ehesten den stereotypen Vorstellungen eines Arbeitssüchtigen. Sie sind weder unflexibel noch entscheidungsunsicher, neigen jedoch dazu, ihre Vorstellungen um jeden Preis durchzusetzen.
4. *überfordert-zwanghafter Typus:* Betroffene dieses Typus sind extrem perfektionistisch in der Arbeitsdurchführung. Sie weisen ein zwanghaft-ritualisiertes Arbeitsverhalten, Entscheidungsschwierigkeiten und einen verbissenen Arbeitsstil auf und verfügen über das vergleichsweise geringste Ausmaß von Arbeitsstunden.

Robinson (2000) beschreibt fünf Unterscheidungsmerkmale für Arbeitssüchtige, welche in Kombination mit anderen Typen auftreten können: 1. die rastlosen, 2. die anfallkranken, 3. die aufmerksamkeitsdefizitären, 4. die genießerischen, 5. die fürsorglichen. König (1993) gibt in seinem Werk „Die kleine psychoanalytische Charakterkunde" einen tiefenpsychologisch fundierten Überblick verschiedener Persönlichkeitsstrukturen und damit verbundener Arbeitsstörungen.

Sicherlich könnten noch zahlreiche weitere Typologisierungen arbeitssüchtigen Verhaltens benannt werden. Wichtiger als die umfassende Beschreibung der möglichen Typen ist jedoch laut Poppelreuter (1997) die Erkenntnis, dass Arbeitssucht sich in unterschiedlichen Erscheinungsformen äußert und diesen Subgruppen zugeordnet werden kann. Die jeweilige Zuordnung hat möglicherweise Einfluss auf die Indikation unterschiedlicher Interventionen.

2.2.2. Diagnose

Bonebright, Clay und Ankenmann (2000) ziehen die folgenden drei, für sie wesentlichen Kriterien zur Diagnostik der Arbeitssucht heran: den hohen Zeitaufwand, die Aufgabe von Freizeit und sozialen Kontakten sowie die Aufrechterhaltung des bereits schädigenden Arbeitsverhaltens. Bevorzugt wird die Arbeitssucht von Menschen mit einer zwanghaften Persönlichkeitsstruktur, kombiniert mit einer Vorliebe für Arbeit, weswegen der Trieb auf diesem Gebiet ausgelebt wird. Es ist jedoch zwischen Hingabe und Besessenheit in Bezug auf Arbeit zu differenzieren. Der zentrale Unterschied liegt in dem Interesse und der Leidenschaft, mit der die mit Hingabe Arbeitenden ihren Aufgaben nachgehen. Ihr Leben ist zwar oberflächlich betrachtet dem der besessenen Arbeitenden ähnlich, die Arbeit stellt jedoch eine Bereicherung des Lebens und nicht seinen einzigen Inhalt dar. Arbeitssucht stellt eine Spielart des zwanghaften Verhaltens dar, die als Impulskontrollstörung beschrieben werden kann (Poppelreuter 1997). Einige der in den Diagnosemanualen ICD-10 und DSM-IV beschriebenen Diagnosekriterien für eine zwanghafte Persönlichkeitsstörung, wie etwa Perfektionismus, Rigidität im Handeln oder Pedanterie, werden auch von einem Arbeitssüchtigen erfüllt. Dennoch wird diese Diagnose dem Gesamtbild dieser Störung nicht gerecht, da sie lediglich einen Teilaspekt der Symptomatik abdeckt. Zentraler Indikator der Arbeitssucht ist laut Schumacher (1986) die Tatsache, dass Betroffene dem Arbeitsleben völlig verfallen und sich ihr gesamtes Denken auf dieses Thema konzentriert. Es ist damit nicht mehr möglich, Umfang und Dauer des Arbeitsverhaltens zu bestimmen. In arbeitsfreien Zeiten treten vegetative Symptome auf. Darüber hinaus nehmen psychosoziale Probleme zu.

Diagnostische Instrumente. Es liegen zahlreiche Checklisten und Messinstrumente zur Erhebung der Arbeitssucht vor, welche auf divergierenden Operationalisierungen beruhen. Leider erfüllen die meisten nicht die Minimalanforderungen, welche an die Konstruktion eines psychologischen Diagnoseinstruments zu stellen sind. Häufig sind die Instrumente modell- und theoriefrei konstruiert worden und zeichnen sich durch eine fehlende Überprüfung der Testgütekriterien aus. Insofern können die meisten eher als explorative Fragenkataloge und weniger als standardisierte diagnostische Instrumente betrachtet werden (Poppelreuter 2006).

Beispielsweise existieren ein Fragebogen mit dem Titel „Sind Sie arbeitssüchtig?" von Mentzel (1979), ein Screening-Instrument „Fragebogen zur Arbeitssucht" von Haas (1989) und der *Work-Addiction-Risk-Test* von Robinson (2000), welcher eher auf Risikofaktoren für die Entwicklung einer Arbeitssucht abhebt.

2.3. Ursachen und Entstehung

Die Genese arbeitssüchtigen Verhaltens ist als ein multifaktorielles Geschehen zu betrachten, in welchem intrapsychische, interpersonelle, psychosoziale, soziokulturelle und biologische Faktoren interferieren. Es lassen sich suchttheoretische, psychoanalytische, lerntheoretische, kognitive sowie systemtheoretische und familiendynamische Erklärungsmodelle unterscheiden (Poppelreuter 2006).

Aus *suchttheoretischer Sicht* kann die Entstehung von Arbeitssucht als ein Prozess der Selbststimulation verstanden werden. Die Annahme dabei ist, dass durch exzessives Vielarbeiten körpereigene „Drogen" ausgeschüttet werden, darunter auch morphin-, valium- und LSD-ähnliche Transmitterstoffe. Es wird davon ausgegangen, dass das Verhalten, welches die körperlichen Prozesse auslöst, aufrechterhalten und möglicherweise intensiviert wird. Darüber hinaus bestehen Annahmen, dass molekulare Lernprozesse im Gehirn bei der Entstehung und Aufrechterhaltung von Arbeitssucht eine Rolle spielen (Grüsser und Thalemann 2006).

Aus *psychoanalytischer Sicht* ist die Selbstpsychologie als Zweig der Ich-Psychologie von besonderer Bedeutung. Sie bietet Erklärungsmöglichkeiten für die häufig bei Arbeitssüchtigen vorkommenden Grandiositätsvorstellungen. Vor dem Hintergrund der Annahme, dass es Süchtigen nicht genügend gelungen ist, ihr Selbst bis hin zu einer tragfähigen Identität zu entwickeln, scheinen die Betroffenen einem grandiosen Selbst verhaftet zu bleiben. Der enge Zusammenhang zwischen Arbeit und Identität führt dazu, dass der Arbeitssüchtige durch eine permanente Steigerung des Arbeitspensums versucht, ein Gefühl eigener Wertigkeit und persönlicher Identität zu erlangen (Rohrlich 1984). Bei der Beobachtung und Anamnese von Sucht ergab sich für den Psychoanalytiker Gerhard Mentzel eine verblüffende Parallelität von Arbeitssucht und Alkoholismus. Insbesondere in Bezug auf die Stadien, welche die Sucht durchläuft, fand er heraus, dass man die fünf „Prägnanztypen" der Jellinek-Skala, eines Verfahrens zur Einstufung der Fortgeschrittenheit des Alkoholismus, auf Arbeitssüchtige übertragen kann (vgl. Jellinek 1960).

Lerntheoretische Ansätze gehen davon aus, dass arbeitssüchtiges Verhalten erlernt wird. Die Prinzipien der operanten Konditionierung spielen hierbei eine besondere Rolle. Die Annahme ist, dass ein freiwilliges Verhalten (z. B. die intensive Arbeit an einer Aufgabe oder eine besondere Anstrengung) aufrechterhalten wird, wenn es zu erwünschten bzw. positiven Konsequenzen führt (z. B. Anerkennung, Aufmerksamkeit). Ebenso kann eine Stabilisierung oder Intensivierung des Verhaltens dadurch entstehen, dass negative Konsequenzen oder unangenehme (Gefühls-) Zustände vermieden werden (Grüsser und Thalemann 2006).

Aus *persönlichkeitstheoretischer Sicht* wird häufig versucht, Persönlichkeitsmerkmale von Arbeitssüchtigen zu beschreiben und bestimmte ursächliche Merkmale der Persönlichkeit für die Entstehung von Arbeitssucht auszumachen. Der Versuch der Definition einer „Suchtpersönlichkeit", die geeignet ist, abhängiges Verhaltens hinreichend zu erklären, kann als bisher erfolglos betrachtet werden. Neben der zumeist atheoretischen Ableitung von Persönlichkeitsmerkmalen muss kritisch angemerkt werden, dass häufig Vergleichsstudien mit Nicht-Arbeitssüchtigen fehlen. Offen bleiben muss darüber hinaus, ob es sich bei den beschriebenen Persönlichkeitsmerkmalen um Ursachen oder Folgen der Arbeitssucht handelt (Poppelreuter 2006).

Aus *kognitiver Sicht* spielen die inneren Überzeugungen und Wertesysteme bei der Entstehung von Arbeitssucht eine bedeutende Rolle. Grundsätzliche Überzeugungen, wie „Ohne Fleiß kein Preis" oder „Leistung lohnt sich", nehmen erheblichen Einfluss auf das alltägliche Verhalten der Betroffenen und können in einer massiven Einengung des Denkens sowie des Erlebens und Verhaltens münden. Insbesondere im Bereich der Interventionen bieten die kognitiven Ansätze Möglichkeiten zur Modifikation der Einstellungswelt des Arbeitssüchtigen und damit auch des assoziierten selbstschädigenden Verhaltens (Poppelreuter 2006).

In die Theoriebildung *systemtheoretischer und familiendynamischer Ansätze* gehen sowohl psychodynamische als auch lerntheoretische und kognitive Komponenten ein. Arbeitssucht wird in diesem Zusammenhang als Symptom eines gestörten (Ursprungs-) Familiensystems verstanden, das häufig in der eigenen Familie fortgesetzt wird (Robinson 2000). Auf diesem Weg kann sich generationsübergreifend ein Kreislauf von gelernten Regeln, Überzeugungen und Verhaltensstilen entwickeln. Darüber hinaus besteht ein häufiges Merkmal der Ursprungsfamilie darin, dass Wertschätzung und Zuneigung lediglich für Leistung gezeigt werden. Es entsteht ein Eindruck der Minderwertigkeit und Versagensängste, welchen die Betroffenen durch exzessives Arbeiten zu kompensieren versuchen. Auf diesem Weg werden häufig eine perfektionistische Grundhaltung sowie Defizite in den Fähigkeiten entwickelt, befriedigende Beziehungen aufzubauen.

2.4. Kontext und Verlauf

2.4.1. Kontext „tüchtig oder süchtig"

Unsere moderne Industriegesellschaft und die zunehmende Beschleunigung unseres Alltags scheinen die Ausbreitung von Arbeitssucht und arbeitssüchtigen Strukturen zu fördern. Muße hat in Zeiten der kapitalistischen Arbeitsgesellschaft systematisch an Bedeutung verloren.

Durch verschiedenste Formen der Belohnung und Bestrafung vermochten Betriebe und Verwaltungen ihre Mitarbeiter seit Jahrhunderten so zu kontrollieren und zu disziplinieren, dass diese die gewünschten Arbeitsleistungen vollbrachten. Leibeigenschaft und Sklaventum hatten bis ins Mittelalter in Europa Bestand, in Russland sogar bis ins 18. Jahrhundert. Disziplinierungen funktionieren über die Kontrolle der Zeiten der An- und Abwesenheit, der Gruppenverteilungen, des Informationsaustauschs, der Funktionszuteilungen und der räumlichen Gliederung. Der Zusammenhang organisierter Arbeit und Zwang wird von Michel Foucault (1991) in seiner Untersuchung des Zusammenhangs von Gefängnissen und Klöstern und deren Entsprechung in Fabriken beschrieben.

Die heute häufigeren flachen Hierarchien, die zunehmende Flexibilität im Umgang mit Arbeitsprozessen und die Anforderungen an Multitasking-Fähigkeiten können Menschen insbesondere dann überfordern, wenn keine ausreichende Umschulung oder Begleitung von Lernphasen gewährleistet ist. Häufig entsteht ein Ausmaß von Leistungsdruck, das nur unter Negierung eigener Bedürfnisse zu bewältigen ist.

2.4.2. Der Verlauf: „Vom Sich-beweisen-Müssen bis in den Tod"

Arbeitssucht ist ein dynamischer Prozess. Im Anfangsstadium ist das Ziel des Betroffenen zunächst, Bestätigung zu erfahren, sich beweisen zu wollen. Es folgen eine tatsächliche Anerkennung des Umfeldes und damit Ansporn zur Steigerung des Arbeitspensums. Die Arbeit wird zum zentralen Anliegen. Nach getaner Arbeit fühlt sich der Arbeitssüchtige wie nach einem „Kater" und leidet an Konzentrationsmangel, Black-outs sowie Kreislaufschwäche. Im Hauptstadium steht das Getriebensein im Vordergrund. Die Diskrepanz zwischen der zu erledigenden Arbeitsmenge und verfügbaren Kapazitäten nimmt zu. Der Handlungsspielraum wird deutlich eingeschränkt, was häufig in eine rücksichtslose Haltung gegenüber Kollegen und Vorgesetzten oder Freunden und Familie mündet. Vor dem Hintergrund häufig erlebter intensiver Scham findet die Kommunikation über die Bedingungen nur sehr begrenzt statt. Erneute Steigerungen des Arbeitspensums führen nicht selten zu körperlichen Erkrankungen, die bis zum Herzinfarkt, Schlaganfall oder Tod führen können (Ursula della Schiava-Winkler, unveröffentlichtes Manuskript).

2.5. Prävention und Intervention

Arbeitssüchtige Menschen sind für ein Unternehmen keineswegs nur nützlich oder produktiv. Wer sich krankhaft in die Arbeit stürzt und sich permanent überlastet, dem unterlaufen Fehler, welche häufig zunächst nicht benannt werden. Die Begleiterscheinungen von Arbeitssucht wie Burn-out, Depressionen und psychosomatische Beschwerden führen zu gehäuften Krankenständen und einer Verminderung der individuellen Leistungsfähigkeit. Weiters sind die Betroffenen häufig wenig teamfähig. Ein arbeitssüchtiger Vorgesetzter stellt oft Anforderungen an seine Mitarbeiter, welche diese überlasten. Eine Beeinträchtigung des Betriebsklimas sowie eine erhöhte Fluktuation des Personals können Folgen sein. Demnach handelt es sich beim Thema Arbeitssucht, neben den beschriebenen Beeinträchtigungen und Folgen für die Betroffenen, um ein gesellschaftlich relevantes Thema.

Präventive und interventive Maßnahmen sollten vor allem die Ziele einer Erweiterung der persönlichen Handlungskompetenzen, das Training eines funktionalen Stressmanagements und die Informationsvermittlung bezüglich Risikofaktoren anstreben. Auf der strukturellen Ebene sind besonders die Arbeitsbedingungen und Arbeitssucht begünstigende Faktoren zu berücksichtigen. Grundsätzlich gilt bezüglich Prävention und Intervention die Tatsache, dass nicht-lineare Systemkomponenten wirksam sind. Demnach sind verlässliche Prognosen über die Auswirkungen von Interventionen erschwert. Dennoch können zielgerichtete Prävention und Intervention eine Reihe von Reaktionen generieren, welche in ihrer Gesamtheit die Wahrscheinlichkeit für einen funktionalen Umgang mit Arbeit und Stress erhöhen können.

2.5.1. Interventions- und Präventionsempfehlungen für die Organisation

Bedingungen in Organisationen können arbeitssüchtiges Verhalten begünstigen oder dieses gar auslösen. Folglich kommt den präventiven Maßnahmen im Sinne einer Organisationsgestaltung, welche dieser Entwicklung entgegenwirkt, eine besondere Bedeutung zu. Wichtige, durch die Organisation beeinflussbare Faktoren, sind die angemessene Gestaltung der Aufgabenschwierigkeit im Verhältnis zu den Fähigkeiten der Arbeitenden, eine starke Partizipation in Teamprojekten mit einer verstärkten Verantwortung und Rücksichtnahme gegenüber Kollegen, die Platzierung von Angestellten im Sinne einer übergeordneten Karriereplanung sowie eine förderliche Gestaltung von Räumen, in denen gearbeitet wird. Darüber hinaus kann die Untersuchung und möglicherweise Modifikation der Arbeitsplatzbeziehungen eine wichtige Rolle spielen. Mithilfe von Rollenanalysen, in denen individuelle Erwartungen, Wünsche und Bedürfnisse ermittelt werden, können Transparenz und soziale Unterstützung so gefördert werden, dass eine neue Qualität des Miteinanders entsteht und so zur individuellen Entlastung und damit auch Prävention der Arbeitssucht beitragen kann (Poppelreuter 1997, 2000).

2.5.2. Interventionsempfehlungen für den Einzelnen

Grundsätzlich ist der Erfolg von Interventionen im Bereich der Arbeitssucht abhängig von der Einsicht und Veränderungsbereitschaft des Betroffenen. Als vorrangiges Ziel können die Anpassung von Arbeitsanforderungen und persönlichen Kompetenzen und Bedürfnissen betrachtet werden. Häufig verfügen Arbeitssüchtige über ein starres Muster an Einstellungen gegenüber Arbeit und deren Bedeutung in ihrem Leben, sodass eine Modifikation dieser Merkmale angestrebt werden sollte. Eine Reanalyse der Ziele und Werte kann in diesem Zusammenhang eine hilfreiche Maßnahme darstellen. Basierend auf dieser sind verschiedene individuelle Maßnahmen, wie Stressbewältigungsprogramme, Veränderungen der Arbeitsumgebung und der Lebensstilgestaltung, möglich. Bezüglich Letzterer ist es besonders wichtig, mit dem Betroffenen alternative Quellen der Befriedigung persönlicher Bedürfnisse zu finden. Diese können beispielsweise in der verstärkten Orientierung auf die Familie, sozialen Aktivitäten oder auch Beschäftigung mit Kunst und Kultur bestehen. Da Arbeit als möglicher Auslöser für arbeitssüchtiges Verhalten jedoch weiter Teil des Lebens der Betroffenen ist und nicht – wie z. B. bei stoffgebundenen Abhängigkeiten – Abstinenz angestrebt werden kann, sind darüber hinaus auch individuelle Maßnahmen zur Entspannung und Symptomreduktion indiziert. Diese können in Form von Entspannungstrainings, sportlicher Betätigung, begleitendem Coaching, emotionaler Entspannung und auch regelmäßigen medizinischen Kontrollen und dem Besuch von Selbsthilfegruppen bestehen. Da die therapeutischen Schulen auf unterschiedliche Arten mit dem Thema Arbeitssucht arbeiten, besteht eine enorme Vielfalt von Methoden, welche in diesem Gebiet angewendet werden. Letztlich fällt den Betroffenen die Aufgabe zu, eigenverantwortlich über den Gewinn der einzelnen Methoden im individuellen Fall zu entscheiden (Poppelreuter 1997, 2000).

3. Hochleistung

Nachdem im Beitrag die Thematik der Arbeitssucht oben bereits ausführlich behandelt wurde, befasst sich der nun folgende Teil des Beitrags mit dem komplexen Problem der Hochleistung und ihrem Verhältnis zur Arbeitssucht. Dabei geht es zunächst um eine begriffliche Klärung des Hochleistungsverhaltens. Sodann folgen Abgrenzungen gegenüber der Arbeitssucht sowie Fragen möglicher partieller Überschneidungen und fließender Übergänge von Hochleistung und Arbeitssucht.

Schließlich geht es um spezifische Merkmale von Hochleistung vor dem Hintergrund ihrer Entstehung und ihres Verlaufs, um die dabei relevante Rolle von Emotion, Motivation und Konzentration sowie um spezifische Bereiche von Hochleistungsverhalten. Den Abschluss bildet ein Blick auf Gefahren eines möglichen Symptomwechsels des Hochleistungsverhaltens zu süchtigem Verhalten.

3.1. Begriffsklärung

3.1.1. Leistung

Leistung bezeichnet den Grad einer körperlichen oder psychischen Selbstbeanspruchung (innerhalb eines Erwartungshorizonts) wie auch deren Ergebnis (Brockhaus 1979, Bd 7, S 85). Für den Leistungsstand sind nicht nur Befähigung (wie Begabung, Intelligenz und bestimmte Fähigkeiten, z. B. Schnelligkeit) und Ausbildungsstand entscheidend, wichtig ist auch die Leistungsmotivation. Sie zeigt sich im Willen eines Menschen, die von ihm als wichtig bewerteten Aufgaben mit Energie und Ausdauer bis zum erfolgreichen Abschluss durchzuführen (Brockhaus 1979, Bd 7, S 85).

Leistungsbereitschaft und Leistungsfähigkeit werden u.a. von der Arbeitspsychologie untersucht. Sozialpsychologisch gilt Leistung als ein individuelles Unterscheidungsmerkmal, besonders in der heutigen Leistungsgesellschaft. Erziehung und Ausbildung zielen auf Leistungssteigerung (in den Grenzen der Veranlagung), doch hängt die Leistung in hohem Maße auch vom selbstgesetzten Anspruchsniveau und dem der Institutionen (z. B. Schule) ab (vgl. Brockhaus 1979, Bd 7).

Wird ein Mensch durch das Vorherrschen seines Tätigkeitsdranges charakterisiert, ist damit zunächst nur gesagt, dass er der Dynamik seines Daseins im Tun inne zu werden strebt, dass er sich immer beschäftigen muss und sich zu schaffen macht, ohne Absicht auf eine Leistung, lediglich um des funktionalen Eigenwertes der Tätigkeit willen, also deshalb, weil er nicht untätig sein kann (Lersch 1970, S 137).

Bei der Leistung hingegen handelt es sich (auch) um das Ergebnis einer Tätigkeit, um eine Objektivierung, um einen Sinnwert, den der Handelnde der objektiven Welt hinzufügt (Lersch 1970, S 136). Dies bedeutet, dass die Leistung um ihrer selbst willen, eben als Zuwachs des Wertbestandes der Welt angestrebt wird. Nach Lersch (1970) muss dies deshalb mit Nachdruck gesagt werden, weil Leistung auch im Dienst von Geltungsstreben stehen kann. Man spricht dann von Leistungsehrgeiz. Beim Leistungsehrgeiz endigt das Streben nicht eigentlich in der Leistung, sondern ist zurückbezogen auf das individuelle Selbst: „Die Leistung ist nichts Selbstständiges, kein in sich begründeter Wert, sondern Mittel zum Zweck" (Lersch 1970, S 192). Aller Ehrgeiz ist nach Lersch im Grunde Leistungsehrgeiz, ein Streben, durch Leistung den Geltungswert des individuellen Selbst zu erhöhen. Natürlich kann Leistungsehrgeiz hohe objektive Werte schaffen. Seinem inneren Wesen nach, also in dem, worum es ihm thematisch geht, ist er jedoch ein Antriebserlebnis des individuellen Selbstseins und nicht eines des Über-sich-hinaus-Seins. Leistungsstreben, wie übrigens auch der Gestaltungsdrang ist – so Lersch – selbstständig gegenüber dem Geltungsdrang und dem Egoismus. Oft fordern bestimmte Leistungs- oder Gestaltungsaufgaben den Verzicht auf Geltung und auf Befriedigung des Egoismus (Lersch 1970).

Eine „Leistung" steht heute als Maß für nahezu alle Dimensionen menschlichen Verhaltens (Draksal 2005). Sportliche Leistungen können gemessen werden, ebenso wirtschaftliche, wissenschaftliche und – schon etwas schwieriger – künstlerische Leistungen. Der entscheidende Punkt bei den verschiedenen Domänen ist, dass eine Leistung – auch ihre Qualität – erst durch einen Leistungsvergleich zu einer herausragenden Leistung, zur Hochleistung, wird: Eine Leistung als Hochleistung muss also von der gewöhnlichen Leistung (Durchschnittsleistung) deutlich positiv abweichen.

3.1.2. Hochleistung

Hochleistungen sind die gegenüber gewöhnlichen Leistungen herausragenden Leistungen. Die Frage, ob herausragende Leistungen das Produkt von genetischen Dispositionen oder umweltbedingten Einflüssen sind, wird kontrovers diskutiert (z. B. Howe et al. 1998). Nach Meinung von Ericsson et al. (1993) sind herausragende Leistungen das Ergebnis umfangreicher langjähriger Übungsprozesse. Dispositionen oder Talent sind dieser Ansicht nach so gut wie bedeutungslos. Herausragende Leistungen werden hiernach wesentlich durch komplexe kognitive Mechanismen vermittelt, die nur über einen langen Zeitraum erworben werden können. Diese Position stellt eine Extremposition im Rahmen der Erklärung von Hochleistungen dar. Sie wird daher häufig kritisiert (vgl. Abernethy et al. 2003). Die Analyse von Ericsson et al. (1993), die retrospektive Untersuchungen bei Musikern (Violinisten und Klavierspieler) zum Gegenstand hatte, konnte eine bestimmte Art der Übung identifizieren, die im direkten Verhältnis zum erreichten Leistungsniveau stand (deliberate practice oder zielorientiertes Training).

Zu diesem Konzept nur kurz Folgendes: Das Konzept soll zur Leistungssteigerung eingesetzt und muss mit einem bestimmten Einsatz durchgeführt werden. Es ist für die jeweilige Domäne relevant, jedoch in seiner Durchführung im Wesentlichen nicht gerade angenehm (vgl. Abernethy et al. 2003).

3.1.3. Abgrenzung gegenüber Arbeitssucht

Hochleistungsverhalten als solches hat im Regelfall keinen Suchtcharakter. Insoweit fehlt der für Suchtverhalten – insbesondere für arbeitssüchtiges Verhalten – typische Kontrollverlust. Auch Zielsetzung und Motivation von Hochleistung (dazu unten 3.3.1 und 3.4.2) sind von anderer Struktur als in den Fällen der Arbeitssucht. Arbeitssüchtige erleben anders als Hochleistende keine echte Freude am „Erfolg" ihres Tuns als tragenden Horizont und Sinnwert ihres Daseins, keine Bereicherung, in dem ein Über-sich-hinaus-Sein mitschwingt, und damit kein „gesteigertes Pathos der Lebendigkeit" (Lersch 1970, S 237), wie es für Hochleistende kennzeichnend ist.

Hochleistungsverhalten hat aus psychoanalytischer Sicht, im Gegensatz zum Suchtverhalten, regelmäßig nicht die Funktion der Abwehr unerwünschter Gedanken, Gefühle oder Konflikte. Anders als Suchtverhalten dient es im Regelfall auch nicht der Kompensation von Minderwertigkeitsgefühlen oder der Angstabwehr. Eine Frage des Einzelfalles hingegen ist es, ob Hochleistungsverhalten in einer Art vorliegt, dass ihm der Zweck der übermäßigen Erfüllung von Triebansprüchen inhärent ist, wie dies, z. B. bei dem Bestreben nach übermäßiger Leistungsanerkennung, der Fall sein kann. Partielle Überschneidungen von Hochleistungs- und Suchtverhalten, lediglich in gewissen Randbereichen einer entsprechenden Fehlhaltung, lassen das Hochleistungsverhalten nicht schon als suchttypisches Abhängigkeitsverhalten erscheinen. Die Abgrenzung kann mitunter wegen fließender Übergänge nicht eben einfach sein. Psychodiagnostisch kann sich hier erst allmählich – gestützt auf entsprechende Erfahrung – ein Gespür für das noch nicht Süchtige oder gerade noch gesunde Normale entwickeln.

Da praktisch jedes menschliche Verhalten zur Abhängigkeit führen und süchtig entgleisen kann, hebt Tölle (1999) mit Grund hervor, dass dem Überspielen von Problemen und Konflikten nicht nur z. B. exzessives Arbeiten dient, sondern gerade auch Sport, der auch in Form sportlicher Hochleistung nicht – ebenso wenig wie Hochleistungsverhalten allgemein – von vornherein und ausnahmslos als ein Bestreben, aus der unerträglich erscheinenden Realität in eine

Betäubung zu flüchten, völlig ausscheidet. Man hat in diesem Kontext unter Umständen mit schwierigen Grenzfällen zu tun.

3.2. Merkmale der Hochleistung

Damit die produzierte Leistung eine Hochleistung darstellt – also eine Leistung, die sich deutlich positiv von einer Leistung gewöhnlicher (durchschnittlicher) Art unterscheidet –, müssen personinterne und personexterne Merkmale zusammenkommen. So muss ein Sportler als Hochleister ausgeprägte motorische Fertigkeiten (wie Kraft, Ausdauer, Technik) aufweisen. Ein Wissenschaftler als Experte muss auf Basis des aktuellen Forschungsstandes Probleme erkennen, um wissenschaftliches Neuland zu bearbeiten. Bei aller Unterschiedlichkeit der Anforderungen in den verschiedenen Bereichen bedarf es stets einer hohen Motivation, um die erforderlichen Basiskompetenzen zu erwerben. Das allein reicht jedoch nicht. Hinzu kommen muss ein kreatives Moment, das den aktuellen Stand um etwas Neues bereichert und fortentwickelt.

3.2.1. Personinterne Merkmale

Motivation und Kreativität sind somit die wichtigsten und zugleich unverzichtbaren personinternen Merkmale, wie sie – bereichsunabhängig – für jede Hochleistungsart erforderlich sind. Sie werden nachstehend kurz dargestellt.

Motivation. Spitzenleister unterscheiden sich von Durchschnittsleister vor allem dadurch, dass sie ihre Tätigkeit nicht als Belastung empfinden, sondern als persönliche Selbstverwirklichung. Sie empfinden Begeisterung, Faszination und Freude bei ihrem Schaffen. Dabei können Rückschläge in früheren Jahren sogar motivationssteigernd wirken. Selbst bei einer Serie von Misserfolgen geben Experten erfahrungsgemäß selten auf. Für sie stellen sich damit neue Herausforderungen. Ob nun Kompensationshandlungen bei erlittenem Leid oder Streben nach Anerkennung – Hochleister vermögen in aller Regel auf Belohnungen für ihre Anstrengungen länger zu warten als andere Arbeitende (Draksal 2005).

Als starke Motivationsfaktoren wirken Neugier und Interesse. Während man unter Neugierverhalten eine eher kurzfristige Zuwendung zu neuen Gegenständen versteht, zeigen Interessen eine langfristige Dimension und können als in die Persönlichkeit hineingewachsene Neugier interpretiert werden (Kogler 2006).

Ist die Neugier nur hinreichend groß, dann ist die sonst womöglich umgreifende Angst des Handelnden kein verhindernder Faktor im Kontext des bei der jeweiligen Hochleistung implizierten Problemlöseverhaltens.

Kreativität. Ohne Kreativität ist eine Leistung nicht als herausragende Leistung zu qualifizieren. Warum? Zunächst: Der amerikanische Kreativitätsforscher MacKinnon (1962, S 485) bezeichnet Kreativität, um auch die immateriellen Produkte einzubeziehen, als „eine Antwort oder Idee, die neu ist oder im statistischen Sinne selten..., die sich ganz oder teilweise verwirklichen lässt. Sie muss dazu dienen, ein Problem zu lösen, einen Zustand zu verbessern oder ein vorhandenes Ziel zu vollenden." Der Begriff des Neuen ist das am häufigsten angeführte Kriterium für Kreativität. Johnson (1972) nennt als Dimension kreativen Handelns: Originalität, Ungewöhnlichkeit und Nützlichkeit, ferner Sensitivität gegenüber Problemen, intellektuelle Führerschaft, Scharfsinn und Erfindergeist, Angemessenheit und Breite der Verwendbarkeit bzw. des Einflusses. Hinzufügen lassen sich freilich weitere Merkmale, insbesondere Flexibilität und Nonkonformismus (Weimar 2005).

Neben einem bedeutsamen Einfluss von Persönlichkeitsmerkmalen und Umweltfaktoren dürften neurophysiologische Elemente im Rahmen der Kreativitätsthematik als gesichert gelten, mag auch der „große Wurf" einer umfassenden integrationsorientierten Kreativitätstheorie noch ausstehen.

Biologisch sind im Zustand der entsprechenden Prozesse, in dem sich der Hochleister als „kreative Person" befindet, viele Köperfunktionen auf typische Weise beteiligt. So finden sich Veränderungen der Hirnaktivität – insbesondere des Limbischen Systems, des vegetativen Nervensystems und der Psychomotorik. Diese Veränderungen allein reichen allerdings nicht aus, um eine kreative Phase hinreichend zu erklären. Es müssen psychologische Veränderungen des Erlebens und Verhaltens hinzukommen. Das hat damit zu tun, dass biologische und soziale Veränderungen zwar in der Mehrzahl der Fälle zu beobachten sind, aber manchmal auch fehlen. Folglich basiert die Diagnose eines persönlichen kreativen Prozesses bislang hauptsächlich auf psychologischen Kriterien, mithin auf dem subjektiven Erleben einer Stimmung (z. B. Antrieb, Interesse). Da es bis heute nicht gelungen ist, einen biologischen Marker für kreatives Handeln zu finden, sind die feststellbaren neuronalen Veränderungen nicht schlicht als die materielle Kehrseite des kreativen Empfindens der Person anzusehen (Weimar 2005).

3.2.2. Personexterne Merkmale

Für die Beurteilung der Hochleistung ist ein externer Bezug, nämlich der Bezug zur Öffentlichkeit, geradezu konstitutiv; die Hochleistung als Produkt muss nämlich kommuniziert werden, um im öffentlichen Diskurs kritisierbar zu sein. Dazu werden nachfolgend zwei wichtige Voraussetzungen vorgestellt.

Zugang zum Publikum. Eine Leistung kann noch so herausragend sein – der Erfolg bleibt in aller Regel aus, wenn sie der relevanten Öffentlichkeit nicht zugänglich ist und unbekannt bleibt. Die herausragende Leistung muss also „entdeckt" werden. Dazu ist der Zugang zum entsprechenden Publikum Voraussetzung.

Zufall der Entdeckung. Oft ist es reiner Zufall, dass die Hochleistung entdeckt wird. Dass sich dies nicht planen lässt, ist evident. Indes kann sich der Hochleister gezielt in Situationen begeben, die geeignet erscheinen, Begegnungen mit den maßgeblichen Menschen zu ermöglichen und die Eintrittswahrscheinlichkeit von entsprechenden Zufällen zu erhöhen. Er kann auch die Medien zweckentsprechend nutzen.

3.3. Bedingungen und Entstehung von Hochleistungsverhalten – Entwicklungsaspekte

Dieses Kapitel legt den Schwerpunkt auf Bedingungen und Entstehung von Hochleistungsverhalten. Es geht um Entwicklungsaspekte, insbesondere um förderliche Einflussfaktoren. Dabei zeigt sich vor allem die Bedeutung von Lernprozessen für das Hochleistungsverhalten.

3.3.1. Hochleistung als Zielsetzung und Zielanstrebung

Am Beginn jedes Hochleistungsverhaltens steht eine Zielsetzung. Der Handelnde muss seinen intendierten Erfolg planen. Dies ist ohne Zielsetzung sinnvoll nicht möglich. In die Planung wird er auch die einzelnen Schritte einbeziehen, die der Zielerreichung dienen. Auf diese Weise gewinnt er Einblick auch in den für die Zielanstrebung erforderlichen Zeitrahmen. Bestimmte Faktoren fördern die herausragenden Leistungen. Faktoren, die besonders von Einfluss sind, werden nachfolgend kurz beleuchtet.

Genetische Einflussfaktoren. Studien, die genetische Einflüsse auf Hochleistungsverhalten im Allgemeinen untersuchen, gibt es noch nicht. Die bereichsspezifischen Studien sind auf Sport als Hochleistung fokussiert. Einerseits werden unterschiedliche genetische Voraussetzungen (Bouchard et al. 1997) diskutiert, und andererseits der Einfluss langjährigen Trainings (Ericsson und Charness 1994). Von einer komplexen Wechselwirkung beider Faktoren gehen Singer und Janelle (1999) aus.

Der Problematik kann im Rahmen des vorliegenden Beitrags nicht im Einzelnen nachgegangen werden. Wir gehen hier von der Vorstellung aus, dass die natürlichen Voraussetzungen und die Förderung bei der Entwicklung von Hochleistung zusammenwirken. Dabei ist klar, dass genetisches Potenzial nicht erweitert werden kann. Es scheint, dass eine förderliche Umwelt vorhandenes Potenzial eher hervorbringt. Jedenfalls ist noch nicht absehbar, ob und wie die Genetik umfassend in die Hochleistungsforschung integriert sein wird.

Talent. Talent gilt als Voraussetzung für Hochleistung. Aber es gibt auch gegenteilige Ansichten, die dahin gehen, dass Hochleistung eher das Produkt eines besonderen Aufwands an hochwertiger Praxis ist und dass angeborene Faktoren eine eher geringe Rolle spielen (Howe et al. 1998). Immerhin gibt es diverse Charakteristika für Talent, die übereinstimmend als typisch angesehen werden. Nach Howe et al. (1998) sind dies nachstehende Kennzeichen:

- Talent kommt aus genetisch vermittelten Strukturen und ist wenigstens teilweise angeboren.
- Das Vorhandensein von Talent kann bereits vor der Erbringung der Hochleistung erkannt werden.
- Eine Prognose darüber, wer wahrscheinlich herausragende Leistungen erbringen wird, ist aufgrund früher Kennzeichen möglich.
- Talent ist meist auf einen spezifischen Bereich bezogen.

Als Fazit kann festgehalten werden, dass Talent sich ohne hochwertige Praxis nicht entwickeln und harte Arbeit nicht ersetzen kann.

Lernprozesse. Hier bleibt vor allem festzustellen, dass Gene und Talent zwar durchaus förderliche Einflussfaktoren sind, aber nicht unbedingt für Hochleistungen ausschlaggebend sind. Stärker ins Gewicht fallen für die Produktion von Hochleistungen die Lernprozesse, und zwar für alle Bereiche der Hochleistungen. Lernen bedeutet Strukturänderung durch Umweltreize und zwar auf körperlicher und/oder mentaler Ebene. Dabei sind wir unserer Umwelt nicht hilflos ausgeliefert, sondern sind in der Lage, eine Auswahl der Umweltreize zu treffen. Dadurch werden Leistungszuwächse möglich, die sich ohne angestrengte, konzentrierte und disziplinierte Tätigkeit nicht erreichen lassen. Ein bestimmter zeitlicher Rhythmus zur Kontrolle, ob sich Verbesserungen eingestellt haben und wo gegebenenfalls weiteres Optimierungspotenzial aktiviert werden kann, zeigt einen adäquaten Verlauf von Anpassungsprozessen an.

Feedback. Die Rückmeldung über den Ausführungsprozess stellt grundsätzlich bei jedem Hochleistungsvorhaben eine wichtige Einflussgröße dar. Entsprechende Studien beschränken sich bisher allerdings auf den Bereich des Sports. Hier kann nur appelliert werden, die Feedback-Forschung in ihren, auf andere Hochleistungsbereiche übertragbaren, Komponenten auf diese Bereiche nach Möglichkeit auszudehnen und entsprechende Untersuchungen einzuleiten.

3.3.2. Commitment als Basisimpuls von Hochleistung

Die Verfolgung einer Hochleistung muss irgendwann ihren Anfang nehmen (Basisimpuls) und irgendwann wieder aufhören. Dafür ist derjenige Vorgang, den die Zielverfolgung auslöst, der kritischste der gesamten Motivation

(Klinger 1996). Kogler (2006, S 83) spricht hier zutreffend von „innerem Befehl", der erforderlich ist, um die Hochleistung intendieren zu können. Es handelt sich um den Entschluss, die Entscheidung oder Intentionsbildung. Jedoch muss man auch tiefer gehende, unter der Bewusstseinsschwelle wirkende Komponenten des Vorgangs der „Selbstverpflichtung" oder „Zielbindung", um die es sich dabei handelt, vermuten (Klinger 1996). Hier taucht die Frage auf, wodurch man sich denn auf ein Ziel festlegt und worin diese Festlegung besteht. Der Prozess, der durch die Selbstverpflichtung ausgelöst wird, ist ein dem angestrebten Ziel entsprechender Zustand, der auf Emotionen, Kognitionen und auf das Handeln der Person einwirkt. Hierbei legt sich der zukünftige Hochleister auf sein Anliegen durch eine entsprechende Selbstverpflichtung (commitment) fest.

Zu einer Selbstverpflichtung kommt es gewöhnlich erst und nur dann, wenn der Handelnde das Ziel wirklich wünscht und seine Realisierungsmöglichkeiten erwogen hat (Heckhausen und Kuhl 1985). Man kann nach Heckhausen (1989) eine solche Selbstverpflichtung als „Trennlinie" zwischen Vorentscheidungs- und Nachentscheidungsphasen auffassen, nämlich zwischen der „prädezisionalen", „abwägenden" Phase der Informationssuche und des Überlegens und der nächsten „präaktionalen" Phase der Handlungsvorbereitung, die dann in eine „aktionale" Handlungsphase übergeht. Schließlich mündet die Phasenfolge in eine „postaktionale" Bewertungsphase, in der der Handelnde Bilanz zieht (vgl. Gollwitzer 1990; Weimar 2008).

3.4. Zur Rolle von Emotion, Motivation und Konzentration

In diesem Kapitel geht es im Wesentlichen darum, die hochleistungsrelevanten Merkmale der Emotion und Motivation zu identifizieren. Auch die Konzentration spielt eine wichtige Rolle. Schließlich wird auf das bei Hochleistungen häufige Flow-Phänomen eingegangen.

3.4.1. Emotion

Emotion und Hochleistung sind eng miteinander verbunden; sie hängen in komplexer Weise zusammen. Um das emotionale System in einen „leistungsoptimalen" Zustand zu versetzen, verwenden Hochleister in unterschiedlicher Weise selbstregulierende Mechanismen, sog. Bewältigungsstrategien (Tenenbaum und Sacks 2007). In diesem mental-emotionalen Zustand kann – wie Tenenbaum und Sacks (2007) für den Sportbereich zutreffend ausführen – das kognitive und motorische System harmonisch arbeiten und dadurch bessere Leistungen hervorbringen. Dieser Befund dürfte im Grundsatz für andere Hochleistungsbereiche ebenfalls gelten. Allerdings fehlen dazu noch entsprechende Untersuchungen.

3.4.2. Motivation

Wie von zahlreichen Forschern festgestellt wird, sind Motivation im Sinne eines starken Willens sowie Anstrengung wichtig für die Erreichung von Hochleistungen (vgl. Ericsson et al. 1993). Allerdings beziehen sich die entsprechenden Studien auf den Sportbereich, sodass vorerst nur eine entsprechende hypothetische Übertragung auf andere Hochleistungsbereiche angenommen werden kann. Für alle Bereiche aber steht das Leistungsmotiv im Mittelpunkt. Hochleistung ist in diesem Sinne „Motivarbeit". Dabei kommt es oft zu einer Steigerung des eigenen Anspruchniveaus sowie zu einem entsprechenden Leistungszuwachs. Ergebnisse von Schneider et al. (1993), dass „Persönlichkeitsmerkmale wie überdauernde Motivation, Konzentration oder Selbstregulation sowie Beharrlichkeit wesentliche Voraussetzungen für die Realisierung der selbst gesteckten Trainingsziele darstellen" (S 281), erscheinen bei gewissen Modifikationen für den Gesamtbereich des Hochleistungsverhaltens verallgemeinerbar. Wichtig in diesem Kontext ist zusätzlich aber auch eine je spezifische Kontrolle der Tätigkeitsausführung; denn eine hohe tätigkeitszentrierte Handlungsorientierung scheint eine Grundvoraussetzung für alle Gebiete von Hochleistung zu sein.

3.4.3. Konzentration

Ebenso wie auf die Wahrnehmungen erstreckt sich der Wille in seiner hemmenden und lenkenden Funktion auch auf die Vorstellungen und das Denken in Hochleistungssituationen. In der Psychologie spricht man dann von Konzentration. In diesem Zusammenhang führt Lersch (1970, S 487) instruktiv aus:

„Überlassen wir uns der Eigentätigkeit unserer Vorstellungen, so entsteht ein buntes Gewoge von Einzelinhalten, die dauernd aus der Tiefe des Unbewussten freisteigend auftauchen oder durch Anregung von außen assoziativ ausgelöst werden. In dem durch den Willen geordneten und gelenkten Vorstellungs- und Denkablauf dagegen vollzieht sich eine Auswahl von Vorstellungen in der Richtung auf ein bestimmtes Ziel."

In diesem Sinne hat sich jede intendierte Hochleistung als akzeptiertes Antriebsziel gegen alle anderen Antriebsregungen ebenso wie gegen äußere Widerstände durchzusetzen. Die Konzentration als solche ist daher noch kein Willensphänomen. Dazu wird sie – nicht anders als die Aufmerksamkeit – erst dann, „wenn wir durch Einschalten der Willensfunktion alle jene sinnlichen Eindrücke abblenden, d.h. nicht zur Kenntnis nehmen, die die Beobachtung dessen stören, was im Blickpunkt eines bestimmten Zieles steht" (Lersch 1970, S 487). Konzentration in Form der Hochleistungsorientierung ist hiernach zweifellos ein Willensphänomen.

3.4.4. Sondertypus: Flowerleben

Flow bedeutet ein völliges Aufgehen im Tun (sog. Flusserleben; vgl. Csikszentmihalyi 1985). Flowerlebnisse sind eine wichtige Voraussetzung dafür, dass das Hochleistungsverhalten als motivierend empfunden wird. Im Flowerleben befindet sich der Hochleister in einem Zustand des völligen Absorbiertseins von seiner Tätigkeit. Man geht in der Handlung regelrecht auf. Keine ablenkenden Gedanken treten ins Bewusstsein (Beckmann und Elbe 2007). Dennoch bleibt man voll konzentriert. Voraussetzung ist allerdings die Kongruenz zwischen Fähigkeiten und Anforderungen. Beim Hochleistungsverhalten zeigt sich Flowerleben insbesondere im Kontext von Kompetenzzuwachs und Herausforderung. Flowerleben fungiert überdies als Element intrinsischer Motivation, wie sie besonders für das Hochleistungsverhalten kennzeichnend ist.

3.5. Hochleistung und Selbstwirksamkeit

Als Selbstwirksamkeit bezeichnet man die Einstellung einer Person, eine bestimmte Aufgabe erfolgreich bewältigen zu können. Das Selbstwirksamkeitskonstrukt fungiert als „kognitiver Mediator zwischen Motivation und Verhalten in Bezug auf das Erreichen eines bestimmten Zieles" (Beilok und Feltz 2007, S 156).

Bandura (1997) nimmt an, dass die Selbstwirksamkeitsüberzeugung einer Person die primäre Determinante für das Motivationsniveau darstellt. Personen mit hoher Selbstwirksamkeit suchen demnach herausfordernde Ziele, sind anstrengungs- und durchhaltebereit. Dabei liefern die Ziele, die früher erreicht wurden, die zuverlässigsten Informationen über die Selbstwirksamkeit, da sie auf den Erfahrungen selbst erbrachter Leistungen beruhen (Bandura 1997).

Obwohl die Beziehung von Selbstwirksamkeit und herausragenden Leistungen bei sportlichen Fertigkeiten umfangreich untersucht wurde, fehlt es bislang an Studien zur Rolle der Selbstwirksamkeit in anderen Hochleistungsbereichen. Es kann vermutet werden, dass es auch hier eine stärkere Beziehung zwischen aufgabenbezogener Selbstwirksamkeit und Leistungsverhalten gibt. Weitere Forschung in diesem Bereich wird sicherlich das Verständnis der psychologischen Variablen erweitern, die Hochleistungen im Allgemeinen bedingen.

3.6. Spezifische Bereiche von Hochleistungsverhalten

Im folgenden Kapitel wird überblicksartig auf einzelne Bereiche eingegangen, in denen herausragende Leistungen typischerweise anzutreffen sind. Nachdem an früheren Stellen im Beitrag die allgemeinen Prinzipien und psychologischen Bedingungen für Hochleistungen bereits diskutiert wurden, soll nun noch bereichsspezifisch thematisiert werden, ob für die Entwicklung von Hochleistungen in unterschiedlichen Bereichen ähnliche Erfolgsfaktoren zusammenkommen müssen. Dabei können die angesprochenen Bereiche hier nur ganz kurz beleuchtet werden.

3.6.1. Sport

Hochleistungen im Sport begeistern die Massen. Sportliche Wettkämpfe faszinierten schon in der griechischen Antike viele Zuschauer. Heute dominiert das enorme Interesse der Medien. Die Faszination für herausragende Leistungen im Sport drückt sich auch in der Vielzahl an wissenschaftlichen Veröffentlichungen über diesen Bereich aus (Übersicht hierzu bei Hagemann et al. 2007). Das Interesse dieser Forschung bezieht sich auf Personen, die „auf Basis langer Übungs- und Trainingsprozesse in ihrer Sportart besondere, überdurchschnittliche Leistungen erzielen" (Munzert 1995, S 123).

Hier gilt – wie übrigens für die anderen Domänen ebenfalls – ein wesentliches gemeinsames Merkmal, das wie folgt beschrieben werden kann: die langfristige und systematische Beschäftigung mit dem Gegenstand. Kontrovers ist dabei, wie im Beitrag schon dargestellt, die starke Ausrichtung auf kognitive Komponenten zu Lasten der Berücksichtigung genetischer Faktoren für Hochleistungsverhalten im Sportbereich. Darauf ist hier nicht weiter einzugehen.

3.6.2. Wissenschaft und Kunst

Auch der Wissenschaftsbetrieb ist wie der Sport durch hohen Zeitdruck gekennzeichnet. Oft geht es darum, als Erste(r) das richtige Modell zu veröffentlichen. Konstitutiv für herausragende Wissenschaftsleistungen ist es, die Dinge neu und anders zu sehen – überhaupt die richtigen Fragen stellen zu können. Was danach kommt, lässt sich nur mit „knallharter Arbeit" bezeichnen. Dabei geht der Spitzenwissenschaftler völlig auf im Streben nach Erkenntnis. Ein Experte in nur einem Fach zu sein, kann die Erkenntnis verhindern, wenn etwa das Verständnis einer zweiten Disziplin fehlt. Deshalb ist Wissenschaft heute oft mehr interdisziplinäre Teamarbeit als Einzelleistung.

Teilweise anders liegt es in der Kunst. Kennzeichnend für die herausragende künstlerische Leistung ist das individuelle, einmalige, nicht wiederholbare, kreative Element. Schwieriger als in anderen Domänen ist hierbei der Zugang zum Publikum, der hier erfolgsentscheidend ist – jedenfalls wichtiger als in den anderen Domänen. Insgesamt zeigen sich erhebliche Gemeinsamkeiten mit anderen Domänen gerade und besonders über das Phänomen der Kreativität.

3.6.3. Management

Herausragende wirtschaftliche Leistungen gehen häufig auf Visionen des Managements eines Unternehmens zurück. Kreativität drückt sich hierbei nicht etwa nur in der Schaffung eines neuen Produkts aus; sie kann auch die Produktionsabläufe betreffen, ja eine ganze Unternehmensorganisation.

Auch hier geht es – ähnlich wie in den anderen Domänen – um besondere Herausforderungen, die in grundlegender Weise motivierend wirken. Es geht aber auch um Erkenntnis: Die Bedürfnisse des Marktes wollen „entdeckt" sein – und dies mit hoher Geschwindigkeit. Der wirtschaftliche Bereich, mit dem es das Management zu tun hat, ist daher ein typischer Bereich möglicher herausragender Leistungen.

3.6.4. Psychologische Gemeinsamkeit des Erfolgs bei bereichsdivergenten Hochleistungen

Die hier angesprochene Gemeinsamkeit liegt in der Freude über den erzielten Erfolg. Freude über etwas ist ein Gefühlsvollzug, in dem ein Ereignis in der Weise „unmittelbar zu unserer Innerlichkeit wird, dass wir es als Geschenk erleben, dass es sich uns zeigt mit einem Antlitz der Helligkeit und des Lichtes" (Lersch 1970, S 236). In der Freude – die übrigens bei arbeitssüchtigem Verhalten nicht aufkommt – erfahren die Hochleistenden eine „Überhellung und einen Aufschwung" (Lersch 1970). Vielleicht ist es sogar die Freude, in der wir das erleben, was mit Glücksgefühl gemeint ist.

3.7. Hochleistungsverhalten oder Arbeitssucht – Gefahren eines möglichen Symptomwechsels

Vor dem Hintergrund der bisherigen Ausführungen deutet sich schon an, wie leicht Hochleistungsverhalten zu arbeitssüchtigem Verhalten mutieren kann. Zunächst: Bei der Entstehung jeder Sucht wird sich das mehr oder weniger bewusste Erleben einer Hoffnungslosigkeit nachweisen lassen. Davon können auch Hochleister betroffen sein. Hochleistungsverhalten kann wie jede menschliche Tätigkeit Suchtcharakter annehmen und beispielsweise in arbeitssüchtiges Verhalten übergehen. Das heißt, der normale Hochleister als späterer Leistungs- bzw. Arbeitssüchtiger erfährt zunächst anlässlich irgendeines oder sich wiederholenden Ereignisses eine Verdunkelung des zukünftigen Horizonts, die ihm jede Möglichkeit einer befriedigenden, sinn- und zweckvollen Betätigung zu rauben scheint. Vagen Plänen mag er noch nachhängen, an ihre Verwirklichung glaubt er im Grunde nicht mehr. Da niemand auf längere Zeit den Zustand der Hoffnungslosigkeit und/oder Verzweiflung erträgt, wird sein

Denken „zurückgeworfen", womit dann auch das Handeln den Zukunftsbezug einbüßt. Von den verbleibenden Auswegen – dem wachträumenden, untätigen Versinken in der Vergangenheit und dem Aufgehen in der Gegenwart „wählt" der Süchtige aus unterschiedlichen (hier nicht zu entwickelnden) Gründen vorwiegend den Letzteren. Dabei verdichtet sich die süchtige Befindlichkeit vor allem – nicht ausschließlich – in den tätigkeitsbezogenen Erlebnissen, wie sie die Arbeitssucht zeigen. Ein solcher Zustand erzwingt die immer erneute Wiederholung, zumal die Konfrontation mit der als aussichtslos empfundenen Zukunft gemieden wird. Das bewirkt den Circulus vitiosus der Süchtigkeit und zugleich ihre destruktive Tendenz, gleichgültig, ob er sich im Ruinieren der Gesundheit oder in der Betäubung durch arbeitssüchtiges Verhalten erfüllt. Die damit für Hochleister jeder Art gegebene Gefahr eines Symptomwechsels auf der bisherigen Tätigkeitsebene erscheint unter diesen Umständen evident.

4. Literatur

Abernethy B, Farrow D, Berry J (2003) *Contrains and issues in the development of a general theory of experts perceptual-motor performance.* In: Starkes JL, Ericsson KA (eds.) Expert performance in sport. Human Kinetics, Chaimpaign, IL, 349–369

Bandura A (1997) *Self-efficacy: Toward a unifying theory of behavioral change.* Psychol Rev 84: 191–215

BE Brockhaus-Enzyklopädie (1979) *Bd 7 18. Aufl,* Brockhaus, Wiesbaden

BE Brockhaus-Enzyklopädie (1986) *Bd 21 19. Aufl,* Brockhaus, Wiesbaden

Beckmann J, Elbe AM (2007) *Motivation und Expertise.* In: Hagemann N, Tietjens M, Strauß B (Hrsg.) Psychologie der sportlichen Höchstleistung. Hogrefe, Göttingen, S 140–155

Beilok SL, Feltz DL (2007) *Selbstwirksamkeit und Expertise.* In: Hagemann N, Tietjens M, Strauß B (Hrsg.) Psychologie der sportlichen Höchstleistung. Hogrefe, Göttingen, S 156–174

Bonebright C, Clay D, Ankenmann R (2000) *The relationship of workaholism with work-life conflict, life satisfaction, and purpose in life.* J Consult Psychol 47: 469–477

Bouchard C, Malina RM, Pérusse L (1997) *Genetics of fitness and physical performance.* Human Kinetics, Champaign, IL

Cherrington DJ (1980) *The Work Ethic: Working Values that Work.* Amacom, New York

Csikszentmihalyi M (1985) *Das Flow-Erlebnis. Jenseits von Angst und Langeweile: im Tun aufgehen.* Klett-Cotta, Stuttgart

Draksal M (2005) *Psychologie der Höchstleistung.* Draksal, Leipzig

Ericsson KA, Charness N (1994) *Export performance: Its strukture and acquisition.* Am Psychol 49: 725–747

Ericsson KA, Krampe RT, Tesch-Römer C (1993) *The role of deliberate practice in the acquisition of expert performance.* Psychol Rev 100: 363–406

Fassel D (1990) *Working ourselves to death.* Harper & Row, San Francisco

Fengler J (1998) *Arbeitssucht und Persönlichkeit.* Schattauer, Stuttgart

Ferenczi S (1933) *Sprachverwirrung zwischen dem Erwachsenen und dem Kind. Die Sprache der Zärtlichkeit und der Leidenschaft.* In: *Schriften zur Psychoanalyse*, Bd 2, Psychosozial Verlag, Gießen

Foucault M (1991) *Überwachen und Strafen. Die Geburt des Gefängnisses.* Suhrkamp, Frankfurt am Main

Freud S (1930) *Das Unbehagen in der Kultur.* Fischer Verlag, Frankfurt am Main

Gollwitzer PM (1990) *Action phases and mind-sets.* In: Higgens ET, Sorrentino RM (eds.) Handbook of motivation and social cognition: Foundations of social behaviour. Vol 2, Guilford, New York

Grüsser SM, Thalemann CM (2006) *Verhaltenssucht.* Huber, Bern

Haas RC (1989) *Workaholism: A conceptual view and development of a measurement instrument.* United States International University, San Diego

Hagemann N, Tietjens M, Strauß B (2007) *Expertiseforschung im Sport.* In: (Hrsg.) Psychologie der sportlichen Höchstleistung. Hogrefe, Göttingen, S 7–16

Heckhausen H (1989) *Motivation und Handeln.* 2. Aufl, Springer, Berlin

Heckhausen H, Kuhl J (1985) *From wishes to action: The dead ends and short cuts on the long way to action.* In: Frese M, Sabine J (eds.) Goal directed behaviour: The concept of action in psychology. Erlbaum, Hillsdale, NJ, pp 134–195

Heide H (Hrsg.) (2002) *Massenphänomen Arbeitssucht.* Atlantik, Bremen

Hobi V (1982) *Gibt es eine spezielle Suchtpersönlichkeit?* Ther Umsch 8: 579–585

Howe MJA, Davidson JW, Sloboda, JA (1998) *Innate talents: Reality or myth.* Behav Brain Sci 21: 399–442

Jellinek EM (1960) *The Disease concept of Alcoholism.* Hillhouse, New Haven

Johnson DM (1972) *Systematic introduction in the psychology of thinking.* Wiley, New York

Klinger E (1996) *Selbstverpflichtungs-(Commitment-)Theorien.* In: Kuhl J, Heckhausen H (Hrsg.) Motivation, Volition und Handlung. Hogrefe, Göttingen, S 469–483

Kogler A (2006) *Die Kunst der Höchstleistung.* Springer, Wien-New York

Korn ER, Pratt G, Lambrou P (1987) *Hyperperformance.* Wiley, New York

König K (1993) *Kleine psychoanalytische Charakterkunde.* Vandenhoeck & Ruprecht, Göttingen

Lersch P (1970) *Aufbau der Person.* 11. Aufl, Barth, München

Machlowitz M (1979) *Determining the effects of workaholism.* Diss Abs Int 40(1B): 480

MacKinnon WD (1962) *The nature and nuture of creative talent.* Am Psychol 17: 484–495

Mentzel G (1979) *Über die Arbeitssucht.* Z Psychosom Med Psychoanal, 25: 115–127

Munzert J (1995) *Expertise im Sport.* Psychologie und Sport 2: 122–131

Oates W (1971) *Confessions of a Workaholic.* Abingdon, New York

Poppelreuter S (1997) *Arbeitssucht.* PVU, Weinheim

Poppelreuter S (2006) *Arbeitssucht – Diagnose, Prävention, Intervention.* Arbeitsmed Sozialmed Umweltmed 7: 328–334

Poppelreuter S, Gross W (Hrsg.) (2000) *Nicht nur Drogen machen süchtig – Entstehung und Behandlung stoffungebundener Süchte.* PVU, Weinheim, S 73–91

Robinson BE (2000) *Wenn der Job zur Droge wird.* Walter, Düsseldorf/Zürich

Rohrlich JBC (1984) *Arbeit und Liebe. Auf der Suche nach dem Gleichgewicht.* Fischer, Frankfurt am Main

Semmer N, Udris I (1993/1995) *Bedeutung und Wirkung von Arbeit.* In: Schuler H (Hrsg.) Lehrbuch Organisationspsychologie. Huber, Bern, S 133–161

Schneider W, Bös K, Rieder H (1993) *Leistungsprognose bei jugendlichen Spitzensportlern.* In: Beckmann J, Strang H, Hahn E (Hrsg.) Aufmerksamkeit und Energetisierung. Hogrefe, Göttingen, S 277–299

Schumacher W (1986) *Untersuchungen zur Psychodynamik des abhängigen Spielverhaltens.* In: Feuerlein W (Hrsg.) Theorie der Sucht. Springer, Berlin, S 165–179

Singer RN, Janelle CM (1999) *Determining sport expertise: From genes to supremes.* Int J Sport Psychol 30: 117–150

Tenenbaum G, Sacks DN (2007) *Die emotionale Seite der sportlichen Höchstleistung.* Hogrefe, Göttingen, S 118–139

Tölle R (1999) *Psychiatrie.* 12. Aufl, Springer, Berlin-Heidelberg-New York

Weber K (1984) *Einführung in die psychosomatische Medizin.* Huber, Bern

Weimar R (2005) *Entstehung und Dimensionen des Schöpferischen: Modellvorstellungen kreativen Handelns.* In: Abel G (Hrsg.) Kreativität. XX. Deutscher Kongress für Philosophie. Bd 1, Universitätsverlag der TU Berlin, Berlin, S 981–990

Weimar R (2008) *Konflikt und Entscheidung: Psychologische Theorien und Konzepte auf dem Prüfstand.* Lang, Frankfurt am Main

Primäre Sportsucht und bewegungsbezogene Abhängigkeit – Beschreibung, Erklärung und Diagnostik

Simone Breuer und Jens Kleinert

1. Einleitung

Halten wir einen Menschen, der in der Woche 20 Stunden Sport treibt, für sportsüchtig? Unsere spontane Antwort („Ja!") relativieren wir zumeist dann, wenn wir über Profisportler, über Olympiasieger oder Weltmeister nachdenken. Es scheint allerdings nahe liegender, das Etikett „Sucht" dem Freizeitsportler zu geben, der ohne berufliche Zwänge und Notwendigkeiten ähnliche Belastungen auf sich nimmt, wenngleich bei genauerer Betrachtung auch hier Umstände vorliegen können, die die Abhängigkeit von der Bewegung fraglich erscheinen lassen würden. Wenn beispielsweise der Freizeitsportler jeden Tag mit einer Gruppe gleich gesinnter Hobbyradler drei Stunden in das Hinterland fährt, sich an Land und Leuten erfreut, statt sich vor den Fernseher zu legen, würden wir dieses Verhalten (insbesondere dann, wenn Partner und Kind auch noch mitmachen – welch' Utopie) wohl nicht als Sucht bezeichnen. Dann jedoch, wenn kein Tag ohne Sport möglich ist, wenn alle anderen Dinge in den Hintergrund geraten und vernachlässigt werden, wenn selbst Familie, Existenz oder Verletzung kein Argument für das Einschränken der Aktivität sind, dann würden wir ernsthaft über eine krankhafte Verhaltensform nachdenken müssen. So zumindest tat es Baekeland (1970), der zumeist als „Entdecker" der Sportsucht bezeichnet wird. Er stellte im Rahmen eines Experiments fest, dass bestimmte Sportler selbst mit Geld nicht dazu zu bewegen sind, auf Sport zu verzichten.

Baekeland nahm daher an, dass Sport zu ähnlichen Abhängigkeiten führen kann wie andere Suchtaktivitäten. Seither haben sich einige Veröffentlichungen – Übersichten und Studien – diesem Phänomen gewidmet. Überwiegend wurde hierbei die Sucht des Laufens in den Vordergrund gerückt. Der Grund hierfür liegt vermutlich darin, dass anfangs insbesondere physiologische Erklärungsansätze (z. B. Endorphine) präferiert wurden, um den Suchtmechanismus zu verstehen, und extreme Ausdaueraktivitäten am ehesten diesen Erklärungen genügen. Daher thematisieren die Studien neben dem Laufen oft die Bewegungsformen Schwimmen, Rudern oder Radfahren (vgl. Pierce 1994). Abhängigkeiten können vom Grundsatz her jedoch bei jeder Form des Bewegungsverhaltens entstehen, insbesondere dann, wenn dieses Verhalten von der gefährdeten Person mit extrem starken, persönlichen Werten verbunden wird. Demgegenüber gibt es jedoch auch grundsätzlich ernst zu nehmende Meinungen, die Sportsucht als Mythos entlarven wollen und behandlungsbedürftige Abhängigkeiten lediglich als Begleitphänomen anderer Störungen verstehen (insbesondere der Anorexie; vgl. Keski-Rahkonen 2001). Der vorliegende Beitrag wird zeigen, dass weder die Negation des Sportsuchtphänomens noch die unangemessene Überinterpretation einzelner Forschungsergebnisse sachadäquat sind.

2. Epidemiologische Betrachtung

Konkrete Zahlen zur Häufigkeit des Phänomens liegen im deutschsprachigen Bereich nicht vor – auch die internationale Literatur gibt kaum Auskunft über Prävalenzen oder Inzidenzen. Hausenblas und Symons Downs (2002b) beziehen sich auf unterschiedliche Studien mit der Exercise Dependence Scale und definieren zwischen 3 und 13 % der Befragten (je nach Charakterisierung der Stichprobe) als grundsätzlich gefährdet. Terry et al. (2004) sprechen von 3 %. Da nur ein eher geringer Bevölkerungsanteil regelmäßig oder sogar mehrmals wöchentlich bewegungsaktiv ist, kann in der Gesamtbevölkerung von sehr geringen Prävalenzraten ausgegangen werden, wie Terry et al. (2004) in Übereinstimmung mit Veale (1995) und Szabo (2000) festhalten. Weiterhin muss zwischen einer potenziellen Gefährdung und einer manifesten Störung grundlegend unterschieden werden, sodass bei sehr vorsichtiger Schätzung zur Häufigkeit der primären Sportsucht davon ausgegangen werden kann, dass ca. jeder 100ste Sportler *vereinzelte Auffälligkeiten* aufweisen könnte, jeder 1.000ste Sportler *manifeste Störungsmerkmale* besitzen könnte und jeder 10.000ste Sportler *behandlungsbedürftig* sein dürfte. Demnach stellt die *primäre* Sportsucht ein eher seltenes Phänomen dar (vielleicht 1.000 Krankheitsträger in

Deutschland) und ihre Prävalenz wäre in der Gesamtbevölkerung beinahe zu vernachlässigen. Hiervon losgelöst müssen selbstverständlich Prävalenzen der sekundären (zumeist anorexie-assoziierten) Sportsucht betrachtet werden, die vermutlich um ein Vielfaches höher sind.

Wenn allerdings spezifische, grundsätzlich eher gefährdete Stichproben mit sehr sensiblen Verfahren befragt werden, so zeigen sich auch im Bereich nicht essgestörter Athleten deutlich höhere gruppenspezifische Prävalenzen. So definierten Slay et al. (1998) jeden vierten Läufer ihrer Befragung als auffällig (modifizierte Form des Obligatory Running Questionnaire; Blumenthal et al. 1984). Neben dem Stichprobenproblem ist hier vermutlich auch eine hohe definitorische Unschärfe verantwortlich für die divergenten, wahrscheinlich überhöhten Ergebnisse (vgl. hierzu die Ausführungen von Terry et al. 2004). Die grundsätzliche Bedeutsamkeit des Phänomens lässt sich jedoch aus den Hinweisen von Praxisexperten ableiten. So schätzten Physiotherapeuten im Rahmen einer Studie 6 % der nach Verletzung behandelten Athleten als auffällig und sportsuchtähnlich ein (Adams und Kirkby 1997).

Vor dem Hintergrund dieser epidemiologischen Vermutungen und angesichts aktueller Forschungen und Übersichtsarbeiten soll der vorliegende Beitrag (1) das Phänomen der Sportsucht oder der bewegungsbezogenen Abhängigkeit näher beschreiben und definieren, (2) Erklärungsansätze für die Entwicklung von Sportsucht vorstellen, (3) typische sportsuchtspezifische diagnostische und (4) therapeutische Vorgehensweisen erläutern. Hierbei beschränken wir uns bewusst auf das Phänomen der primären Sportsucht, also der Variante, die pathogenetisch nicht an andere psychische Störungen, insbesondere Essstörungen, gebunden ist. Sekundäre, zumeist anorexieassoziierte Sportsucht („anorexia athletica", Sundgot-Borgen 1993; „running anorectics", Norval 1980) weist sehr spezifische Kriterien und Entwicklungsprozesse auf, bei denen die Grunderkrankung im Vordergrund steht. Charakteristisch sind bei der sekundären Sportsucht daher pathogenetische Mechanismen dieser Grunderkrankung sowie die hiermit verknüpften gestörten Eigenschaften und psychischen Funktionen. Diese Mechanismen sind an anderer Stelle nachzulesen (vgl. Allegre et al. 2006; Knobloch et al. 2000).

3. Beschreibung und Definition der primären Sportsucht

Der Begriff der Sportsucht (exercise addiction) hat sich als Oberbegriff für sport- und bewegungsbezogene Abhängigkeiten durchgesetzt und kann als Sammlung aller Verhaltensauffälligkeiten aufgefasst werden, in denen Bewegungs- und Sportaktivitäten signifikant mit klinisch relevanten Kriterien der Abhängigkeit oder des Missbrauchs in Verbindung zu bringen sind. Hierbei sollte (wie beim englischen „exercise") ein weiteres „Sport"-Verständnis zugrunde liegen, da nicht nur klassische, häufig wettkampfgebundene Aktivitätsformen (z. B. Laufen), sondern auch andere bewegungsbezogene Verhaltensweisen (z. B. Fitnesstraining) hierunter fallen oder zumindest fallen können. Sport- oder Bewegungsabhängigkeit (exercise dependence) kann in diesem Kontext als begriffliche Variante mit stärkerem Fokus auf die klinischen Kriterien der Abhängigkeit verstanden werden. Schließlich existieren terminologische Unterformen, die verschiedene Störungsformen („compulsive behaviour exercise", „running anorectics"), insbesondere aber das Laufen als eine bestimmte Aktivitätsform („obligatory runners", „running addiction") fokussieren. Im folgenden Beitrag werden die Begriffe Sportsucht und bewegungsbezogene Abhängigkeit als Synonyme verwendet.

Die Definitionen und Bestimmungsversuche von Sportsucht thematisieren in Entsprechung zum stoffgebundenen Suchtbegriff überwiegend Verhaltensauffälligkeiten und Veränderungen des psychischen Erlebens oder psychophysiologischer Abläufe, die eine negative Konnotation besitzen (vgl. auch Allegre et al. 2006). Trotzdem wurde wiederholt auch auf *positiv konnotierte Sichtweisen* der Sportsucht hingewiesen. So charakterisieren Glasser (1976) oder Carmack und Martens (1979) Formen der Sportsucht als eine „positive" Sucht (positive addiction), unter anderem weil sie mit positiven Konsequenzen verbunden sind (u. a. Wohlbefinden, gesteigertes Kompetenzerleben). Auch De la Torre (1995) beschreibt Ausprägungen exzessiver Sporttätigkeit mit überwiegend positiv zu wertenden Begleiterscheinungen und Veränderungen. Der Begriff der „positiven" Sportsucht entspringt ganz offensichtlich einem eher alltagssprachlichen Gebrauch des Suchtbegriffs, der solche Aktivitäten einbezieht, die mit individuell starken Motiven oder sehr positiven Erlebnissen verbunden sind. Menschen, die im Sport besonderes Wohlbefinden, Freude, Erfolg, Erregung oder Flow suchen, wären folglich „süchtig" nach diesen Aktivitäten. Diese umgangssprachliche Lesart verweist darauf, dass bei der Definition der Sportsucht unter anderem zwischen Innensicht, beziehungsweise der Bewertung und dem Erleben der süchtigen Person, und der Einschätzung des Umfelds (inkl. fachlicher Experten) unterschieden werden muss. In bestimmten Entwicklungsphasen einer Sportsucht ist davon auszugehen, dass individuelle und soziale Bewertungen des Verhaltens sehr unterschiedlich ausfallen. An dieser Stelle wird die hohe Bedeutung der *Krankheitseinsicht*, sowohl im Rahmen der Charakterisierung von Sportsucht als auch im Rahmen der Krankheitsentwicklung offensichtlich. Abschließend soll jedoch festgehalten werden, dass im wissenschaftlichen Sprachgebrauch die Verbindung des Suchtbegriffs mit dem Attribut „positiv" eher zur definitorischen Unschärfe und epidemiologischen Verwirrung führt, weshalb exzessives, jedoch positiv zu bewertendes Sportverhalten im Folgenden nicht mit dem Etikett „Sucht" belegt werden soll.

Ein erster Vertreter der klassischen, negativ konnotierten, das heißt an Kriterien der Abhängigkeit orientierten Sichtweise des Sportsuchtphänomens, ist Morgan (1979). Der Autor sieht eine Symptom-Trias, die Konflikte mit anderen sozialen oder beruflichen Aktivitäten, Entzugssymptome (insbesondere psychischer Art) und Zwanghaftigkeit beinhaltet. Zwanghaftigkeit drückt sich dahingehend aus, dass ohne Sportaktivität alltägliche Anforderungen nicht bewältigt werden können. Verglichen mit den üblichen Kriterien von Substanzabhängigkeit des DSM-IV oder ICD-10 (vgl. Davison und Neale 2002) kann diese Trias durch Toleranzentwicklung, nicht intendierten Exzess, Negierung schädlicher Konsequenzen, Zeitaufwand (insbesondere für Substanzbeschaffung) sowie erfolglose Kontrollversuche ergänzt werden. Auch diese Kriterien lassen sich dem Thema Sportsucht ohne Weiteres zuordnen (vgl. De Coverly Veale 1987; Hausenblas und Symons Downs 2002a). Sowohl die Trias nach Morgan als auch die meisten übrigen Abhängigkeitskriterien finden sich in unterschiedlichem Ausmaß in der Literatur wieder (s. auch die Übersichten bei Adams und Kirkby 2002; Adams et al. 2003; Allegre et al. 2006). Die folgende Darstellung erläutert die genannten Kriterien und soll ihre Präsenz in der Sportsuchtliteratur verdeutlichen.

3.1. Toleranzentwicklung

Mechanismen der Toleranzentwicklung zeigen sich bei der Sportsucht in der Veränderung der Art und Weise sportlicher Aktivität sowie in der Erhöhung ihrer Dosis. Die Veränderung der Sportart könnte sich beispielsweise in immer gefährlicheren oder immer komplexeren und anspruchsvolleren Aktivitäten äußern (z. B. Risikosport). Dosiserhöhung kann sich als Steigerung der Intensität des Verhaltens (höhere Geschwindigkeit, mehr Gewicht) und als Steigerung des Umfangs (mehr Zeit pro Sporteinheit, mehr Sporteinheiten pro Woche) zeigen. Problematisch für die Einschätzung der Toleranzentwicklung ist jedoch, dass Intensitäts- und Umfangsteigerung per se sportliche Trainingsprinzipien sind. *Belastungstoleranz* ist also eine normale Anpassungsreaktion unterschiedlicher körperlicher Systeme auf sportliche Bewegungsreize, die für sich genommen keinen Krankheitswert besitzt. Erst wenn sich Anzeichen dafür ergeben, dass Dosiserhöhungen von normalen Trainingsadaptionen entkoppelt werden, kann dies als Abhängigkeitszeichen interpretiert werden. Letzteres wäre beispielsweise der Fall bei Dosiserhöhung trotz vorliegender Beschwerden, Schmerzen oder krankhaften Veränderungen. Aufgrund der Ambivalenz der Dosiserhöhung von Sportaktivität ist es erwartungskonform, dass sich keine empirischen Zusammenhänge zwischen Sportintensität oder -umfang und Suchtpotenzial finden lassen (vgl. Grüsser und Thalemann 2006). Dieses differenzialdiagnostische Problem führt verschiedene Autoren dazu, das Merkmal der Toleranzentwicklung als wenig geeignet für die Diagnose einzuschätzen (vgl. Bamber et al. 2000, 2003; Veale 1995). Bei entsprechend fachgerechter (sportwissenschaftlicher) Interpretation von Dosiserhöhungen sollten Art, Intensität und Umfang des Verhaltens jedoch immer mit ins Kalkül gezogen werden. So können extreme muskuläre Veränderungen (exzessives Bodybuilding) oder extreme Laufstrecken (Ultramarathon) bei gefährdeten Patienten durchaus als Kriterium für Suchtverhalten beachtet werden. Derartige Beobachtungen können, ebenso wie exzessive Umfänge, jedoch nur im Kontext aller Kriterien sowie der zugrunde liegenden Einstellungs- und Motivstrukturen des potenziellen Patienten (vgl. Bamber et al. 2003), richtig eingeschätzt werden.

3.2. Entzugssymptome

In allen Übersichtsarbeiten werden Entzugssymptome als wichtiges Kriterium der Sportsucht beschrieben. Problematisch ist jedoch der Nachweis insofern, als Sportsüchtige sportabstinente Phasen häufig kaum tolerieren, also Entzug nur selten oder gar nicht in Erscheinung tritt. Sachs und Pargman (1984) sehen als Entzugssymptome insbesondere emotionale Befindlichkeitsstörungen (Unruhe, Gereiztheit, Ängstlichkeit), die bereits 24 bis 36 Stunden nach Entzug in Erscheinung treten. Auch körperliche Symptome werden diskutiert, die grundsätzlich im Rahmen neurovegetativer Veränderungsprozesse (erhöhter Hautwiderstand, muskuläre Erschöpfung, Magen-Darm-Störungen) zu erwarten sind (vgl. Pierce 1994). Auch nachweisbare Schlafstörungen bei Sportentzug sind Hinweise auf Unstimmigkeiten in der grundlegenden neurovegetativen Rhythmik (vgl. Grüsser und Thalemann 2006).

3.3. Intentionalität

Das Kriterium des wahrgenommenen Zwangs, auch als Ausmaß der Intentionalität beschrieben, ist eines der Kardinalsymptome des Suchtverhaltens. Insbesondere dann, wenn das Verhalten von der Person als nicht mehr beabsichtigt oder sogar fremdbestimmt beschrieben wird, kann dies als deutliches Warnzeichen für eine vorliegende Störung gewertet werden. Hierbei darf die Non-Intentionalität nicht mit der Beschreibung von Athleten im Flow-Zustand verwechselt werden, die sich teils als selbstvergessen, zielverloren und unbeteiligt wahrnehmen (vgl. Czikzentmihalyi 1999). Vielmehr bedeutet hier fehlende Intentionalität einen wahrgenommenen Kontrollverlust und Hilflosigkeit. Letztere ist stark mit subjektivem Leidensdruck konfundiert. Die Äußerung, dass Sport als unbedingt notwendig erlebt wird, alltägliche Anforderungen zu bewältigen (De Coverley Veale 1987; Morgan 1979), ist eine hiermit konform gehende Beschreibung.

3.4. Kontrollverlust

Negative Kontrollversuche lassen sich erst dann nachweisen, wenn Bewältigungsversuche des oder der Sportsüchtigen erfolglos bleiben. Letztere sind zu erwarten, wenn ein erhöhter individueller Leidensdruck besteht, das heißt verstärkt negative Konsequenzen der Sportsucht wahrgenommen werden (z. B. Verletzungen, soziale Isolierung).

3.5. Aufwand

Hoher Aufwand zur „Substanzbeschaffung" prägt sich im Falle der Sportsucht insbesondere in einem organisatorisch aufwändigen Planungs- oder Vorbereitungsverhalten aus. Der Sportsüchtige befasst sich demnach auch im „sportfreien" Alltag exzessiv mit Trainingsplanung, Trainingskontrolle und der Organisation von Sportbedarf oder Hintergrundinformationen. Bamber et al. (2000, 2003) sprechen hier von einer gedanklichen Vorherrschaft des Themas Sport im Alltag der Patienten. Hierbei ist die *Vernachlässigung anderer relevanter Lebensbereiche* ein wichtiges Begleitkriterium. Auch die Beschaffung illegaler Substanzen (z. B. Hormonpräparate) oder zweckentfremdeter Substanzen (z. B. Analgetika) fällt in diesen Bereich der auffälligen Verhaltensorganisation.

3.6. Konflikte

Im außersportlichen Lebensbereich (Beruf, Familie, Freunde) können bei Sportsüchtigen sowohl geschlossene (intrapsychische) als auch offene Konflikte auftreten. Offene Konflikte werden in Form von Streitigkeiten mit dem Partner, der Familie oder dem Freundeskreis deutlich (vgl. Veale 1995; Grüsser und Thalemann 2006), in denen die Konkurrenzsituation der sportgebundenen individuellen Motive und der sozialen Motive explizit thematisiert werden. Getrennt hiervon müssen Probleme und Konflikte im beruflichen Sektor betrachtet werden. In diesen Fällen besitzt die Konfliktsituation zwar eine offene Struktur, während jedoch die zu Grunde liegende Thematik meist nicht offen behandelt wird, da nicht das sportbezogene Suchtverhalten sondern nachlassende Leistungen, berufliche Vernachlässigungen oder Fehler thematisiert werden. Intrapsychische Konflikte finden als ein innerer Kampf zwischen konkurrierenden Bedürfnissen der Person statt, in dem zunehmend soziale Motive in den Hintergrund und suchtgebundene Motive (Reizbefriedigung) in den Vordergrund rücken.

3.7. Kontinuität

Die Negierung schädigender Konsequenzen ist insbesondere an der Bagatellisierung von Verletzungen oder an der Ignorierung notwendiger Erholungs- und Regenerationsphasen zu erkennen (vgl. auch Adams und Kirkby 1998). Dies ist besonders eindrücklich, wenn trotz bestehender und diagnostizierter Verletzungen medizinische Betreuer nur mit höchster Schwierigkeit klinische Notwendigkeiten (z. B. Sportpause) umsetzen können (vgl. Adams und Kirkby 1997). Neben orthopädischer Verletzungen (inkl. muskulären Schmerzsyndromen) werden von den Betroffenen vermutlich auch internistische Beschwerden (z. B. fiebrige Erkältungen, Magen-/Darm- oder Atembeschwerden) ignoriert oder nicht genügend auskuriert, was zu schwerwiegenden gesundheitlichen Folgen führen kann.

Nach Hausenblas und Symons Downs (2002a) genügen drei der zuvor genannten Kriterien für die Diagnosestellung einer Sportsucht. Diese vereinfachte diagnostische Sicht übersieht mögliche Unterschiede hinsichtlich der Bedeutsamkeit von Kriterien (Non-Intentionalität und Negierung körperlicher Schäden sind womöglich schwerer zu gewichten als vereinzelte Entzugssymptome) und wirft zugleich die Frage nach der genauen Einordnung der einzelnen Kriterien auf. Daher schlagen Allegre et al. (2006) drei übergeordnete Bewertungsdimensionen vor: Zum einen ist dies die Präsenz der Symptome oder Kriterien, das heißt ihre Einschätzung nach Dauer, Intensität und Häufigkeit. Zum zweiten muss die Frage gestellt werden, inwieweit jede einzelne Auffälligkeit das gesamte psychosoziale Wohlbefinden der Person stört. Hier ist ausschlaggebend, wie die Person die Vernachlässigung ihrer beruflichen Verpflichtungen bewertet, also inwiefern ein diesbezüglicher Leidensdruck entsteht. Drittens betonen die Autoren, dass die Unfreiwilligkeit des Geschehens einen besonderen Stellenwert besitzt. Obgleich dieser Bewertungsfaktor selbst als Kriterium vorkommt (Zwang), hängt er doch stark mit anderen Faktoren (Substanzbeschaffung, soziale Vernachlässigung) zusammen und definiert zugleich das Ausmaß des Leidensdrucks. Vor diesem Hintergrund reicht die Definition der bloßen Anzahl von passenden Kriterien sicherlich nicht aus, um das Ausmaß oder die Stärke von bewegungsbezogener Abhängigkeit angemessen zu diagnostizieren. Stattdessen sind die einzelnen Kriterien sorgfältig hinsichtlich ihrer Ausprägung und ihrer sozialen und individuellen Konsequenzen abzuwägen.

4. Entwicklung (Ätiologie und Pathogenese) der primären Sportsucht

Hinsichtlich ätiologischer und pathogenetischer Prozesse muss die Sportsucht als ein eigenständiges Krankheitsbild (primäre Sportsucht) von der Sportsucht als ein Begleitphänomen anderer Störungen (sekundäre Sportsucht), insbesondere bei essgestörten Patienten, grundlegend unterschieden werden (vgl. Veale 1995). Im Folgenden soll lediglich die Entstehung und Pathogenese der primären (also nicht an Essstörungen gebundenen) Sportsucht erläutert werden. Dies erscheint notwendig zu sein, da sekundäre Sportsucht sich ätiologisch oder pathogenetisch stark an den Grundstörungen (bspw. Anorexie) orientiert.

Suchtassoziiertes Sport- und Bewegungsverhalten kann am ehesten mit dem Attribut „maßlos" gekennzeichnet werden, was sich darin äußert, dass extreme Intensitäten oder extremer Umfang auf der einen Seite mit fehlender Kontrolle, Schädigung der körperlichen, psychischen oder sozialen Strukturen sowie mit psycho-physiologischen Anpassungsstörungen (maladaptive Prozesse) auf der anderen Seite verbunden sind (vgl. Abb. 1). Die Entwicklungsprozesse der Sportsucht lassen sich am ehesten anhand von Schlüsselstellen des Entstehungsprozesses nachvollziehen, die mit dem Sport- und Bewegungsverhalten in enger Wechselwirkung stehen. Diese Schlüsselstellen sind:

1. die wahrgenommenen psycho-physischen Effekte von Sportaktivität, beziehungsweise von unterlassener Sportaktivität,
2. die an die Aktivität gebundenen Einstellungen und Persönlichkeitsaspekte sowie

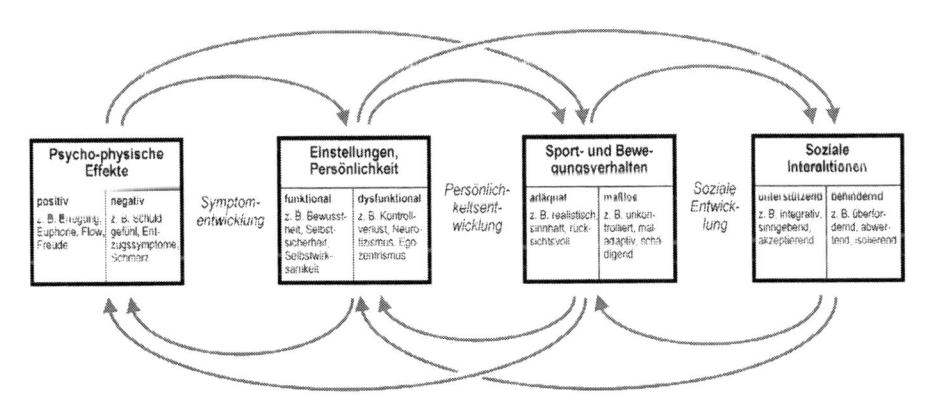

▲ **Abbildung 1** Einordnung ätiologischer und pathogenetischer Mechanismen der Sportsucht in ein allgemeines Prozessmodell der Entwicklung sportassoziierter Symptome, Einstellungen, Persönlichkeitsstrukturen und sozialer Interaktionen.

3. die mit der Sportaktivität verbundenen (positiven und negativen) sozialen Interaktionen.

Hierbei muss besonders betont werden, dass diese Schlüsselstellen unabhängig vom Phänomen der Sportsucht bei jedem sport- und bewegungsaktiven Menschen eine bedeutsame und zumeist positive Funktion im Rahmen der Regulation des Verhaltens besitzen. Verhaltensauffälligkeiten (Exzess, Selbstverletzung etc.) sind jedoch Indizien dafür, dass sowohl die Schlüsselpositionen selbst, als auch der prozesshafte Ablauf, der sich zwischen ihnen entspannt, gestört sind.

Ad 1: Bei allen Formen der Sucht, so auch der Sportsucht, spielen die subjektiv positiv bewerteten Konsequenzen des Verhaltens eine entscheidende Rolle. Sie wirken als unmittelbare Verhaltensverstärker und stehen vielen therapeutischen Versuchen, der beispielsweise kognitiv orientierten Verringerung der Verhaltenshäufigkeit, entgegen. Im Falle des Sporttreibens sind positiv erlebte Effekte weitreichend untersucht (für eine Übersicht vgl. beispielsweise Biddle et al. 2000; Raglin 2007). Sie zeigen sich auf verschiedenen Ebenen. Zu nennen sind hierbei körperliche (muskuläre Aktivierung oder auch Entspannung), psychische (Stimmungsregulation, vgl. Abele et al. 1991; Kontroll- und Kompetenzerleben, Erfolgserleben) und letztlich auch soziale Ebenen (z. B. Akzeptanzerleben). Die meisten Forschungsarbeiten existieren im Bereich der Befindlichkeitsveränderungen. Abele et al. (1991) unterscheiden hier Äquilibrationseffekte (eine Verbesserung positiver Befindlichkeiten oder Verringerung negativen Befindens) und Disäquilibrationseffekte. Letztere stellen sich ein, wenn bei Sportaktivität unterschiedliche Stimmungsphasen (Aufregung, Ruhe, Anspannung, Entspannung) durchlaufen werden und hierdurch ein Spannungsbogen entsteht, der von der Person als angenehm erlebt wird (vgl. auch Apter 1992). Derartige Effekte scheinen nicht nur mit Aktivitätsumfang oder -intensität sondern auch mit der Aktivitätsart in Verbindung zu stehen. So konnten Kleinert und Wunderlich (2006) zeigen, dass Kampfsportbewegungen stärkeres aggressionsminderndes Potenzial besitzen, als gleichbelastende, aber bewegungstechnisch unterschiedliche Bewegungsformen.

Die *Erklärung von Befindlichkeitseffekten* im Verlauf von Sportaktivität orientiert sich an verschiedenen Hypothesen (vgl. die Übersichten bei Grüsser und Thalemann 2006; Knobloch 1993; Schlicht 1994). Grundsätzlich können körperliche Begründungsansätze von psychischen unterschieden werden. Körperliche Erklärungen zur Entstehung von Wohlbefinden berücksichtigen neurovegetative Veränderungen, beispielsweise die positive Veränderung der Körpertemperatur (Thermoregulationshypothese; vgl. auch Raglin 2007) und die hiermit teilweise einhergehende Entspannung der Muskulatur. Auch hormonell gebundene Hypothesen sind als körperliche Begründungsansätze zu finden. Der bekannteste Vertreter, die Endorphinhypothese, die häufig für das Phänomen des „Runners High" verantwortlich gemacht wird, ist nach dem aktuellen Forschungsstand nicht als Ursache für Befindlichkeitsveränderungen festzumachen (vgl. Raglin 2007). Auch transmitterorientierte Erklärungsansätze, die Veränderungen im Stoffwechsel der Katecholamine (Noradrenalin, Adrenalin) oder von Serotonin für Befindlichkeitsveränderungen verantwortlich machen, sind nicht eindeutig nachgewiesen. Trotzdem und losgelöst von kausalen Überlegungen scheinen neurovegetative und neurohormonelle Abläufe eine Rolle in den sport- und bewegungsvermittelten Veränderungen von kurz- und langfristigen Befindlichkeiten zu spielen. Körperliche Prozesse sollten jedoch nicht allein als Ursache für Befindlichkeitsveränderungen berücksichtigt werden, sondern auch als deren Konsequenzen. So sind vegetative und hormonelle Reaktionen häufig auch die Reaktion auf die Wahrnehmung und emotionale Etikettierung von äußeren Reizen.

Entgegen den zuvor geschilderten psychophysiologischen Mechanismen versuchen *kognitionspsychologische Erklärungsansätze* das durch den Sport ausgelöste positive Erleben an Wahrnehmungs- und Bewertungsprozesse zu binden. Hierbei ist zu unterscheiden, ob die Wahrnehmungen sich auf die Aktivität selbst beziehen oder auf Aktivitätsfolgen. Zu der ersteren Gruppe von Wahrnehmungen würden beispielsweise muskuläre Empfindungen (das Erleben von Stärke im Kraftsport), Rhythmuserleben bei zyklischen Sportarten, wie Schwimmen, Laufen oder Fahrradfahren, oder hohe Passungen zwischen Anforderungen und Bewältigung (Flow-Empfinden; vgl. Czikzentmihalyi 1999) gehören. Insbesondere das Flow-Empfinden wird als ein meditationsähnlicher Zustand beschrieben, der in hohem Maße mit positivem Befinden und einem Zufriedenheitserleben in Verbindung gebracht wird. Derartige Mechanismen eignen sich im Gegensatz zu physiologischen Erklärungsansätzen besonders gut für Aktivitätsformen mit starkem Erlebnis- oder Risikocharakter (vgl. Knobloch et al. 2000).

Die dargestellten Abläufe beschreiben jedoch insgesamt weniger die Suchtentwicklung als grundsätzliche Anpassungsvorgänge bei Sportaktivität. Suchtmechanismen scheinen sich erst dann zu manifestieren, wenn (a) starke Habituationseffekte zu verzeichnen sind (Toleranzentwicklung inkl. Dosisverstärkung) und (b) wenn die angestrebten Befindlichkeitsveränderungen physiologisch oder psychologisch so bedeutsam werden, dass ein Ausbleiben mit Entzugssymptomen einhergeht (vgl. Solomon 1980, zitiert nach Adams und Kirkby 1998). Außerdem stehen im Fall der Sportsucht den positiv zu wertenden Veränderungen negative gegenüber, die sich entweder als Entzugssymptome bei Sportabstinenz zeigen oder die Folgen maladaptiven, selbstschädigenden Verhaltens sind, nämlich dann, wenn Regenerationsphasen nicht eingehalten werden oder Umfänge und Intensitäten zu hoch gewählt werden (vgl. Abb. 1). In diesem Fall treten bei Sportaktivität Schmerzen, Beschwerden, Krämpfe oder Erschöpfungssyndrome ein, die im Suchtfall vom Patienten zumeist bagatellisiert oder sogar negiert werden.

Aus psychologischer Sicht stehen die beschriebenen bewegungs- und körpergebundenen Wahrnehmungen mit Bewertungsprozessen in Zusammenhang, in denen sich der Sporttreibende als leistungsfähig, kompetent oder kontrolliert definiert, was sich wiederum sowohl auf die Befindlichkeit und Zufriedenheit als auch auf *stabilere Personmerkmale* (Kontrollüberzeugung, Selbstwirksamkeit, Selbstsicherheit, Körper-/Selbstkonzept, Ängstlichkeit, Depressivität) subjektiv positiv auswirken kann (vgl. hierzu Adams und Kirkby 1998; Hausenblas et al. 2001; Pierce 1994). Einzelne Erklärungsansätze favorisieren daher einen *generalisierenden* Effekt sportbedingter Bewertungsprozesse auf sportfremde Situationen oder Lebensumstände (vgl. Schlicht 1994). So ist auch zu verstehen, wie kurzfristige sportabhängige Veränderungen des Befindens langfristig Auswirkungen auf Einstellungen, Motivstrukturen oder Persönlichkeitsmerkmale haben können (vgl. Abb. 1). Auch diese Mechanismen sind grundsätzlich wertneutral (zumeist sogar positiv) zu betrachten und besitzen erst dann ein suchtverstärkendes Potenzial, wenn Personmerkmale sich in Richtungen entwickeln, die mit Abhängigkeit in Verbindung gebracht werden müssen, beispielsweise wenn die Aktivität trotz Schmerz, Erschöpfung oder Krankheit als Macht und Kontrolle gegenüber den eigenen körperlichen Notwendigkeiten beurteilt wird.

Ad 2: Zusammenhänge verschiedener *Einstellungsmerkmale oder Persönlichkeitsfaktoren* mit dem Phänomen der Sportsucht sind lediglich ansatzweise und vor allem im Bereich des Risikoverhaltens und Extremsports (z. B. Motorsport, Flugsport) erforscht. Gerngroß (1973) stellte bei Rennfahrern erhöhte Werte im Bereich des Geltungsbedürfnisses, des Leistungsstrebens und der Aggressionsbereitschaft fest. Fuller (1976) konnte bei Motorsportlern ein hohes Kontrollbedürfnis und emotionale Unausgewogenheit nachweisen. Aufmuth (1986) zeigte weiterhin, dass Extrembergsteiger extreme Reizsucher sind (s. das Konzept des Sensation Seeking nach Zuckerman, 1979). Auch Rossi und Cereatti (1993) fanden erhöhtes Sensation Seeking bei Extremsportlern. Emotionale und motivationale Unausgeglichenheit im Zusammenhang mit Laufsucht wurden auch von Adams und Kirkby (1998) beschrieben. Die Autoren sehen Zusammenhänge zur Typ-A-Persönlichkeit, zur Wettkampforientierung und zum Neurotizismus. Entgegen den positiven Effekten, die durch Sport angestrebt werden, wies Estok (1986) bei Laufsüchtigen einen eher niedrigen Selbstwert nach. Insgesamt ist jedoch bislang ungeklärt, ob (1) diese Zusammenhänge als prädisponierende Faktoren oder als Konsequenzen längeren Suchtverhaltens verstanden werden können, und (2) inwieweit die beschriebenen Persönlichkeits- und Einstellungsvarianten Ausdruck einer möglichen Komorbidität von Sportsucht mit anderen psychischen Störungen sein kann. In jedem Fall verdeutlichen die Hinweise, dass sportsüchtige Menschen in vielfältiger Hinsicht mit Persönlichkeitsproblemen zu tun haben und nicht auf das Merkmal exzessiver Sportaktivität reduziert werden können. Dass mit diesen Persönlichkeitsstrukturen häufig auch ein hoher individueller Leidensdruck verbunden ist, liegt auf der Hand.

Die Einordnung der beschriebenen Persönlichkeitsmerkmale in einen möglichen pathogenetischen Prozess ist vielschichtig. Es muss einerseits davon ausgegangen werden, dass bestimmte Persönlichkeitsstrukturen und Einstellungsmuster die Entwicklung einer Sportsucht prädisponieren. Sie führen dann dazu, dass Sport und Bewegung in einer selbstschädigenden, maladaptiven Form ausgeführt werden und hierdurch einen symptomerleichternden oder kompensatorischen Befindlichkeitseffekt auslösen. Andererseits können Einstellungs- und, unter Umständen, auch Persönlichkeitsveränderungen die Folge langfristig und einseitig betriebener exzessiver und maladaptiver Sportaktivität sein. Hier könnte beispielsweise die ständige und langfristige extreme Suche nach Flow oder Erregung einen egozentrischen oder sogar neurotizistischen Stil ausbilden.

Für derartige Entwicklungsprozesse haben Sachs und Pargman (1984) verschiedene Typen vorgeschlagen, die sich hinsichtlich der körperlichen Symptomatik (z. B. Entzug) und der kognitiven Struktur (z. B. motivationale Bindung an das Verhalten) unterscheiden. Während Typ C und D bei den Autoren Vorläufertypen darstellen, ist Typ A der eigentliche „Suchttyp" und Typ B verkörpert ein Stadium mit starker körperlicher Symptomatik, aber Einstellungen gegen das exzessive Verhalten.

Ad 3: In unserem Entwicklungsmodell nehmen soziale Interaktionen einen bedeutsamen Stellenwert ein. Hierbei sollten unterschiedliche Funktionen sozialer Interaktionen im Rahmen der Sportsuchtentwicklung unterschieden werden. Einerseits können soziale Interaktionen als Ursachen für Sportsucht gekennzeichnet werden, zum Beispiel im Fall fehlender sozialer Anerkennung (vgl. Pierce 1994). Ähnlich wirken auch soziale Normative, beispielsweise körperliche Idealvorstellungen (Bodybuilding), die Mitauslöser extremer Verhaltensweisen sein können (vgl. Gerigk 1999). Erlebt sich ein Athlet stark dissonant zu diesen Normativen, so löst das negative Gefühle und ein negatives Selbstbild aus, was durch intensives Sporttreiben subjektiv ausgeglichen wird (vgl. auch Totmans Theorie zur Gesundheit im sozialen Vergleich, 1982).

Andererseits können soziale Interaktionsmuster auch Folgen von Entwicklungsverläufen einer Sportsucht sein. Manche Veränderungen des Sozialverhaltens (Isolierung, Vernachlässigung beruflicher Verpflichtungen, Beziehungstrennung) fallen hierbei besonders (negativ) auf und werden als Kriterium der krankhaften Veränderung einbezogen. Andere Änderungen (Wechsel des Freundeskreises, berufliche Umorientierung (siehe Profitum) sind sozial eher akzeptiert und werden daher nicht als Zeichen für die Entwicklung einer Störung gedeutet. Schließlich sollten soziale Interaktionen, als das Verhalten kontrollierende, fördernde oder reduzierende Faktoren, berücksichtigt werden. Soziale Kontrollfunktionen können durch Peers, Verwandte oder Partner, beispielsweise dann ausgeübt werden, wenn das Sportverhalten im Rahmen von Gesprächen von beiden Seiten (Sportler und soziale Umwelt) reflektiert und womöglich relativiert wird. Es ist jedoch davon auszugehen, dass Kontrollversuche durch die soziale Umwelt häufig mit Reaktanz beantwortet werden, insbesondere dann, wenn sie wenig verständnisvoll oder wertmindernd umgesetzt werden. Grundsätzlich besitzt sportsüchtiges Verhalten jedoch einen, im Vergleich zu stofflichen Süchten, eher hohen sozialen Status (Bartl 2000) und führt unter Umständen sogar zu Anerkennung, Ehrfurcht oder Respekt. Diese sozialen Mechanismen würden dann Verhalten sogar verstärken.

5. Sportsuchtspezifische Diagnostik

Mit der Definition von Sportsucht stellt sich gleichermaßen die Frage nach ihrer Operationalisierung oder Messbarkeit. Mit dieser Frage geht der Wunsch einher, Auskunft darüber zu erlangen, ob und in welchen Ausprägungen Sportsucht bei einer Person (einzeldiagnostische Fragestellung) oder mehreren Personen (Forschungskontext) in Erscheinung tritt. Möglichkeiten des messtheoretischen Zugangs bieten das qualitative und das quantitative Paradigma. Während die qualitative Diagnostik auf Interviews, Verhaltensbeobachtungen oder Fallstudien basiert, also nicht-standardisierte oder halbstandardisierte Instrumente einsetzt, werden in der quantitativen Diagnostik nach psychometrischen Anforderungen geprüfte, und damit standardisierte, Instrumente in Form von Fragebögen zur Erfassung bewegungsbezogener Abhängigkeit verwendet.

Im Folgenden wird der aktuelle Forschungsstand im Bereich sportsuchtspezifischer Diagnostik dargestellt. Das wenig einheitliche Verständnis des Phänomens Sportsucht (Hausenblas und Symons Downs 2002a) erschwert die diagnostische Entwicklung. Aufgrund dieser Problematik wurden einige qualitative und viele verschiedene quantitative Messinstrumente konzipiert, denen es auch innerhalb der Messparadigmen (qualitativ vs. quantitativ) an Vergleichbarkeit mangelt (Adams und Kirkby 1998; Allegre et al. 2006; Hausenblas und Symons Downs 2002a; Kirkby und Adams 1996), obwohl als Grundlage zumeist die Kriterien für Substanzabhängigkeit des DSM-IV herangezogen werden (vgl.

Hausenblas und Symons Downs 2002a). Als Formen qualitativer Verfahren können das strukturierte Interview (z. B. Sachs und Pargman 1979) und die Fallstudie (z. B. Lyons und Cromey 1989) unterschieden werden. Aufgrund der besseren Vergleichbarkeit und Objektivität sowie der ökonomischen Durchführbarkeit konzentriert sich die aktuelle Forschung jedoch überwiegend auf die Entwicklung und Verwendung psychometrischer Verfahren in Form standardisierter Fragebögen. Hierbei kann eine erste Unterscheidung nach Anzahl der Dimensionen (eindimensionale versus mehrdimensionale Instrumente) getroffen werden. Unter der Dimensionalität eines Instruments ist zu verstehen, ob es „nur ein Merkmal bzw. Konstrukt erfasst (eindimensionaler Test), oder ob mit den Testitems mehrere Konstrukte bzw. Teilkonstrukte operationalisiert werden (mehrdimensionaler Test)" (Bortz und Döring 2006, S 221). Die ersten Instrumente zur Erfassung von Sportsucht basieren auf dem eindimensionalen Ansatz. Nach Hausenblas und Symons Downs (2002b) wird Sportsucht hierbei entweder über das Bewegungsausmaß, wie beispielsweise Häufigkeit oder Intensität des Sporttreibens definiert, über biomedizinisch assoziierte Symptome, wie Toleranzentwicklung und Entzugserscheinungen oder über psychosoziale Merkmale, wie Konfliktentstehung im sozialen Bereich aufgrund des exzessiven Sporttreibens. Demgegenüber bezieht nach Ansicht der Autoren der mehrdimensionale Ansatz gleichermaßen kognitive, behaviorale und physiologische Aspekte der Sportsucht ein. Itemzahl, Sportartspezifizität, Dimensionalität und Reliabilität der im Folgenden vorgestellten ein- und mehrdimensionalen Fragebögen zur Erfassung von Sportsucht, sind in Tabelle 1 dargestellt.

Die eindimensionalen Fragebögen sind im Einsatz wenig zeitaufwändig, da sie zumeist relativ wenige Items (15 bis 21 Items pro Fragebogen) umfassen. Die verwendeten Itempools wurden aus der Literatur (Commitment to Running Scale, Carmack und Martens 1979), durch Interviews mit Sporttreibenden gewonnen (Running Addiction Scale, Rudy und Estok 1989) oder von bestehenden Verfahren übernommen und modifiziert (Obligatory Exercise Questionnaire, Pasman und Thompson 1988). In der Hälfte der Fälle werden aber keine Angaben zur Itemgenerierung gemacht (Negative Addiction Scale, Hailey und Bailey 1982; Obligatory Running Questionnaire, Blumenthal et al. 1984, zitiert nach Pasman und Thompson 1988, Running Addiction Scale, Chapman und De Castro 1990). An den Bezeichnungen bzw. Itempools der Fragebögen ist zu erkennen, dass die eindimensionalen Verfahren sich mit Ausnahme des Obligatory Exercise Questionnaire, das von den Autoren an Läufern und Bodybuildern validiert wurde, nur an der Zielgruppe der Läufer orientieren. Die internen Konsistenzen sind für die Commitment to Running Scale und das Obligatory Exercise Questionnaire (Pasman und Thompson 1988) als sehr gut zu bezeichnen, als gut für die Running Addiction Scale von Chapman und De Castro (1990) und als ausreichend akzeptabel für die Running Addiction

Scale von Rudy und Estok (1989). Zur internen Konsistenz der Negative Addiction Scale und des Obligatory Running Questionnaire liegen keine Angaben vor.

Aufgrund ihrer begrenzten Fokussierung auf Teilaspekte des Phänomens Sportsucht und der Nichtbeachtung eines Zusammenspiels mehrerer Faktoren gerieten die eindimensionalen Messverfahren in Kritik (Davis et al. 1993). Dies führte zur Entwicklung des mehrdimensionalen Ansatzes. Die mehrdimensionalen Verfahren präsentieren sich mit über 20 und zum Teil mit bis zu knapp 50 Items überwiegend umfangreicher und damit bearbeitungsaufwändiger als die eindimensionalen Fragebögen, jedoch ist mit dem Exercise Addiction Inventory (Terry et al. 2004; Griffiths et al. 2005) auch das kürzeste sportsuchtspezifische diagnostische Verfahren unter ihnen zu finden. Somit äußert sich die operationale Umsetzung der Mehrdimensionalität des Phänomens Sportsucht nicht zwangsläufig in einem bearbeitungsaufwändigeren Fragebogen. Im Unterschied zu den eindimensionalen Verfahren findet sich bei den mehrdimensionalen Skalen eine überwiegende Beschränkung auf die laufspezifische Sportsucht nicht wieder. So sind die in der Literatur gefundenen Instrumente mit Ausnahme der Body Building Dependence Scale (Smith et al. 1998) durchweg sportartunspezifisch konzipiert. Zur Itemgenerierung wurde auch hier häufig auf Literatur und Interviewmaterial zurückgegriffen. Terry et al. (2004) kritisieren diese nicht theoriegeleitete Vorgehensweise und entwickelten die sechs Dimensionen ihres Exercise Addiction Inventory in Anlehnung an die von Griffiths (1996, 1997, 2002) für Sportsucht überprüften allgemeinen Abhängigkeitskomponenten nach Brown (1993). Das Exercise Addiction Inventory ist mit nur sechs Items das kürzeste bestehende Verfahren und wie die Exercise Dependence Scale (Hausenblas und Symons Downs 2002b) und die Exercise Dependence Scale-Revised (Symons Downs et al. 2004) in der Lage zwischen gefährdeten, symptomatischen aber nicht-abhängigen und asymptomatischen und nicht-abhängigen Sporttreibenden zu differenzieren. In Bezug auf die Mehrdimensionalität lässt sich festhalten, dass die Dimensionen der Fragebögen mittels explorativer Faktorenanalysen post-hoc definiert wurden, wie bei der Commitment to Exercise Scale (Davis et al. 1993), dem Exercise Orientation Questionnaire (Yates et al. 1999), dem Exercise Dependence Questionnaire (Ogden et al. 1997) und dem Exercise Beliefs Questionnaire (Loumidis und Wells 1998). Bei einigen Instrumenten wurden die Dimensionen a priori definiert. So wurde für die Exercise Salience Scale eine sechsdimensionale Struktur postuliert, die sich faktorenanalytisch jedoch nur in einer zweidimensionalen Struktur abbilden ließ (Morrow und Harvey 1990, zitiert nach Kline et al. 1994). Für die sechs Dimensionen des Exercise Addiction Inventory zeigten sich Faktorenladungen von 0.6 bis 0.8 (Terry et al. 2004; Griffiths et al. 2005). Die faktorielle Struktur der Exercise Dependence Scale-Revised wurde mit einer konfirmatorischen Faktorenanalyse überprüft, die eine gute Modellanpassung ergab (TLI = 0,96, CFI = 0,97, RMSEA = 0,05; Symons Downs et al. 2004). Die Skala orientiert sich wie die Exercise Dependence Criteria (Howard 2002, zitiert nach Zmijewski und Howard 2003), an den auch von Veale (1995) als relevant für die Definition von Sportsucht erachteten DSM-IV-Kriterien für Substanzabhängigkeit.

Hinsichtlich der internen Konsistenz erreichen die mehrdimensionalen Verfahren akzeptable bis hohe Werte. Bei einigen Instrumenten werden von den Autoren keine entsprechenden Angaben gemacht (Exercise Salience Scale, Exercise Dependence Criteria). Für das Exercise Beliefs Questionnaire, das Exercise Addiction Inventory und die Exercise Dependence Scale/-Revised wurden außerdem Test-Retest-Reliabilitäten bestimmt, die über die drei Fragebögen hinweg akzeptable bis hohe Werte erreichen.

Im Hinblick auf die vorgestellten Fragebögen ist festzuhalten, dass die Autoren mehrdimensionaler Messinstrumente zwar einerseits die Mehrdimensionalität ihres Instruments als Gütekriterium herausheben, andererseits jedoch sowohl bei der theoretischen Konzipierung als auch bei der faktoriellen Überprüfung der Instrumente dem mehrdimensionalen Ansatz nur unzureichend gerecht werden. Weiterhin geben insgesamt nur sehr wenige Studien Test-Retest-Reliabilitäten an, anhand derer Aussagen über die Stabilität von Sportsucht gemacht werden könnten. Eine wichtige Forschungsfrage bleibt daher die Frage nach der Entwicklung von Sportsucht, vor allem in entwicklungspsychologisch sensiblen Phasen, und ihrer Stabilität. Antworten auf diese Frage sind mithilfe von Längsschnittstudien zu suchen, in denen beispielsweise mehrmals jährlich Merkmalserhebungen stattfinden.

Auffällig ist weiterhin, dass nach umfassenden Recherchen keine deutschsprachigen Fragebögen gefunden werden konnten, und sich das Angebot sportsuchtspezifischer diagnostischer Verfahren auf den englischsprachigen Bereich beschränkt. Dies deckt sich mit der geringen Anzahl an deutschsprachigen Literaturquellen im Forschungsbereich Sportsucht. Im Gegensatz zum englischsprachigen Raum ist die Sportsuchtforschung im deutschsprachigen Raum kaum ausgebildet. Ein möglicher Grund könnte darin liegen, dass die Sportpsychologie, im Vergleich zu den USA, im deutschsprachigen Raum schwächer repräsentiert ist und der Forschungsprozess sich dadurch zögerlicher entwickelt. Möglicherweise ist auch das Bild der Sportsucht im Sinne eines eigenständigen, essstörungsunabhängigen Phänomens noch unterentwickelt und findet seine Berücksichtigung bislang allenfalls als Begleiterscheinung im Zusammenhang mit Essstörungen.

Bei der Wahl einer geeigneten Diagnostik stellt sich vorerst die Frage, ob ein quantitatives Verfahren (Fragebogen) oder ein qualitativer Zugang (Interview, Beobachtung, Fallstudie) sinnvoller ist. Ein besonderer Unterschied dieser Ver-

▼ **Tabelle 1:** Sportsuchtspezifische Fragebögen.

Fragebogen	Quelle	Items	Sportart-spezifität	Dimensionalität	Reliabilität[1]
Commitment to Running Scale	Carmack & Martens 1979	12	Laufen	Eindimensional	0.93
Negative Addiction Scale	Hailey & Bailey 1982	14	Laufen	Eindimensional	k. A.
Obligatory Running Questionnaire	Blumenthal et al. 1984[2] zit. n. Pasman & Thompson 1988	21	Laufen	Eindimensional	k. A.
Obligatory Exercise Questionnaire	Pasman & Thompson 1988	21	Laufen, Bodybuilding	Eindimensional	0.96
Running Addiction Scale	Rudy & Estok 1989	17	Laufen	Eindimensional	0.66
Running Addiction Scale	Chapman & DeCastro 1990	11	Laufen	Eindimensional	0.82
Exercise Salience Scale	Morrow & Harvey 1990[2] zit. n. Kline et al. 1994	40	Keine	Mehrdimensional (2): response omission anxiety, response persistence	k. A.
Commitment to Exercise Scale	Davis et al. 1993	8	Keine	Mehrdimensional (2): obligatory dimension, pathological dimension	Gesamt: 0.77
Exercise Dependence Questionnaire	Odgen et al. 1997	29	Keine	Mehrdimensional (8): interference with social/family/work life, positive reward, withdrawal symptoms, exercise for weight control, insight into problem, exercise for social reasons, exercise for health reasons, stereotyped behaviour	Dimensionen: 0.81, 0.80, 0.80, 0.78, 0.76, 0.76, 0.70, 0.52 ; Gesamt: 0.84
Exercise Beliefs Questionnaire	Loumidis & Wells 1998	21	Keine	Mehrdimensional: social desirability, physical appearance, mental and emotional functioning, vulnerability to disease and ageing	Dimensionen: 0.87, 0.83, 0.89, 0.67
Body Building Dependence Scale	Smith et al. 1998	9	Bodybuilding	Mehrdimensional: social-dependence, training-dependence, mastery dependence	

▼ **Fortsetzung Tabelle 1:** Sportsuchtspezifische Fragebögen.

Fragebogen	Quelle	Items	Sportart-spezifität	Dimensionalität	Reliabilität[1]
Body Building Dependence Scale	Smith et al. 1998	9	Body-building	Mehrdimensional: social-dependence, training-dependence, mastery dependence	
Body Building Dependence Scale	Smith et al. 1998	9	Body-building	Mehrdimensional: social-dependence, training-dependence, mastery dependence	
Mehrdimensional: social-dependence, training-dependence, mastery dependence	Yates et al. 1999	49	Keine	Mehrdimensional (6): self control, orientation to exercise, self loathing, weight reduction, identity, competition	Dimensionen: 0.87, 0.82, 0.74, 0.75, 0.78, 0.76 Gesamt: 0.92
Exercise Dependence Scale	Hausenblas & Symons Downs 2002	30	keine	Mehrdimensional (7): tolerance, withdrawal, continuance, lack of control, reduction in other activities, time, intention effects	5 Studien mit unterschiedl. Itemzahl; Gesamt: 0.93, 0.92, 0.94, 0.94, 0.95
Exercise Dependence Criteria	Howard, 2002[2] zit. n. Zmijewski & Howard 2003	14	keine	Mehrdimensional (7): tolerance, withdrawal symptoms, withdrawal relief, loss of control, desire to cut down, great deal of time, salience, continued use despite problems	k. A.
Exercise Dependence Scale – Revised	Symons Downs et al. 2004	21	keine	Mehrdimensional (7): tolerance, withdrawal, continuance, lack of control, reduction in other activities, time, intention effects	Dimensionen: 0.78, 0.90, 0.90, 0.82, 0.75, 0.86, 0.89; Gesamt: 0.89
Exercise Addiction Inventory	Terry et al. 2004	6	keine	Mehrdimensional: salience, mood modification, tolerance, withdrawal symptoms, conflict, relapse	Gesamt: 0.84

[1] Reliabilität nach Cronbachs Alpha; k. A. = keine Angabe.
[2] Originalstudie nicht vorhanden.

fahrenstypen besteht im unterschiedlichen Ausmaß der notwendigen begrifflichen Präzision der diagnostizierten Person. Während nämlich im Interview der Interviewer einerseits nachfragen kann und Verständnisprobleme auflöst, und andererseits Konnotationen erfassen kann („zwischen den Zeilen liest"), erfordert der Fragebogen ein eindeutiges Verständnis der gegebenen Items und auch der Antwortskalierung. Angaben, wie „häufig" oder „selten", sind beispielsweise im Sprachgebrauch eines Sportsüchtigen anders etikettiert als im Sprachverständnis eines Nichtsüchtigen. Begriffliche Definitionen und Bestimmungen von Intensität, Häufigkeit oder Art des Verhaltens sind daher unter Umständen schwer über standardisierte Methoden zu erfassen. Süchtige Personen besitzen oft eine andere Wahrnehmung ihrer Situation (Bewegungsumfang oder körperliche Beeinträchtigungen) als ein objektiver Beobachter. Auch wenn sich daher Angaben auf einer Skala nicht unterscheiden, kann das zugrunde liegende Verhalten deutlich divergieren. Beim Einsatz eines sportsuchtspezifischen Fragebogens ist es daher sinnvoll, hier verwendete Begrifflichkeiten und Skalierungen kritisch zu hinterfragen und solche Quellen für systematische Messfehler aufzufinden. Für die Forschung und weitere Entwicklung von sportsuchtspezifischen Fragebögen ergibt sich hierdurch das Desideratum der Entwicklung wenig fehlerempfindlicher Items und Antwortkategorien. Außerdem erscheint es sinnvoll, sowohl Selbst- als auch Fremdaussagen zu erfassen und miteinander abzugleichen – hierdurch würden entsprechende unterschiedliche Begriffs- oder Skalenbewertungen offensichtlich werden. Entsprechend sollten unter Umständen, neben den betroffenen Personen, auch Personen aus dem sozialen Umfeld (Trainer, Familie) befragt werden.

Ein weiterer Aspekt bei der Beurteilung von Möglichkeiten und Grenzen sportsuchtspezifischer diagnostischer Verfahren liegt in der selbstaussagebezogenen Motivation der Untersuchungsperson. Hiermit ist gemeint, inwiefern sich die relevanten Informationen überhaupt erfragen lassen, wenn die Untersuchungsperson nicht gewillt ist, Auffälligkeiten preiszugeben. Diese Frage unterstellt eine gewisse Unehrlichkeit der Probanden und ist insofern nicht zufrieden stellend zu beantworten, als dass bei den genannten Verfahren, mit Ausnahme der Verhaltensbeobachtung, eine gewisse Grundmotivation und Einsichtswille Voraussetzung für eine gute Situationsbeschreibung sind. Anzunehmen ist jedoch einerseits, dass die Untersuchungspersonen bei Fragebogendiagnostik im Forschungskontext aufgrund von Anonymität und fehlender Erwartung negativer Konsequenzen dazu neigen, ehrlich zu antworten. Andererseits können im Interview durch eine professionelle Interviewführung mittels der Konnotation sowie der Widersprüchlichkeit, beziehungsweise Widerspruchsfreiheit der Aussagen, implizite Einstellungsstrukturen gefunden werden. Schließlich sind auch in der therapeutischen Diagnostik, die meist vom Patienten mit dem Wunsch der Leidensdrucklinderung aufgesucht wird, ehrliche Selbstaussagen wahrscheinlich.

Eine Alternative zu der kategorischen Entweder-Oder-Entscheidung zwischen qualitativen und quantitativen Verfahren ist die Kombination beider Ansätze, wie beispielsweise von Bamber et al. (2000) oder Warner und Griffiths

(2006) vorgestellt. So nutzen Bamber et al. (2000) mit dem Ziel der an der Grounded Theory orientierten Theoriegenerierung im ersten Schritt ihrer Studie ein quantitatives Messinstrument für eine grundlegende sportsuchtspezifische Analyse ihrer 16 Probandinnen. Im zweiten Schritt setzen sie vertiefende halbstrukturierte Interviews ein. Warner und Griffiths (2006) verwenden ebenfalls ein quantitatives Messinstrument und beleuchten anschließend durch explorative offene Fragen die Unterschiede zwischen sportgebundenen und sportsüchtigen Personen.

Abschließend ist festzuhalten, dass für die Wahl eines Verfahrens eine situationsabhängige Abwägung der Vor- und Nachteile der gebotenen Möglichkeiten ausschlaggebend ist. So sind für den Forschungsgebrauch, aufgrund ihrer Ökonomie vor allem Fragebögen das Mittel der Wahl. Für die Diagnostik im therapeutischen Rahmen scheinen im Hinblick auf die individuelle Konzipierung einer nachfolgenden Intervention qualitativere Ansätze unumgänglich.

6. Ansätze therapeutischer Interventionen

Bei Interventionen im Bereich der Sportsucht sollten präventive von kurativen oder rehabilitativen Ansätzen unterschieden werden. Durch Prävention soll das Bewusstsein für das Phänomen Sportsucht geschaffen oder geschärft werden, sodass Sportler die Gefahr grundsätzlich kennen und eine mögliche Gefährdung bei sich selbst wahrnehmen. Ein wichtiger erster Schritt ist es daher, Aufklärungsarbeit zu leisten, beispielsweise durch Behandlung der Thematik in Publikationen und Medien des Sports, die von den potenziell Betroffenen (sowohl auf Trainer- als auch Athletenseite) erreicht werden können.

Im Unterschied hierzu bedeutet ein sekundärpräventives Arbeiten die Feststellung von Risikofaktoren (Prodromina). Szabo (2000) stellt diesbezüglich eine Checkliste vor, die im Sinne der Selbstkontrolle mithilfe von sechs sportsuchtorientierten Aussagen eine Gefährdung für sportsuchähnliches Verhalten deutlich macht. Unter anderem wird die Priorität von sportlicher Aktivität mit der sportlichen Aktivität verbundene Verluste oder die Ausübung von Sport trotz Verletzung eingeschätzt. Befindet eine Person ihren Zustand aufgrund einer überwiegenden Zustimmung der Aussagen als gefährdet, wären nächste Schritte einzuleiten. Diese könnten daraus bestehen, professionelle therapeutische Unterstützung aufzusuchen oder auch eigenständig mit dem Problem zu arbeiten. Im letzteren Ansatz, also bei der Nutzung von Selbsthilfestrategien (Szabo 2000), wird dem Sportler beispielsweise geraten, eingefahrene Aktivitätsmuster aufzubrechen und mit anderen Bewegungsabläufen zu variieren, Regenerationszeiten einzubauen oder Entspannungstechniken einzuüben. Ein solcher Selbsthilfeansatz bietet die Möglichkeit, dass eine Person sich mit der Problematik vertraut macht und Lösungsstrategien selbstständig erproben kann, ohne sich gegenüber einem Fremden öffnen zu müssen. Dies kann gerade für Personen relevant sein, die gegenüber der professionellen therapeutischen Behandlung eine Hemmschwelle empfinden. Als Nachteil ist jedoch zu nennen, dass der Selbsthilfeansatz sich überwiegend auf die Symptomebene beschränkt und sich nicht, wie eine therapeutische Intervention dies vermag, mit der Ursache der Symptomatik beschäftigt, die im therapeutischen Prozess als ein relevanter Faktor gesehen wird (Szabo 2000).

Im Rahmen der professionellen therapeutischen Behandlung besteht die grundsätzliche Aufgabe des Therapeuten darin, das alte bewegungsabhängige Verstärkungssystem zu durchbrechen (Adams et al. 2003; Kerr et al. 2007). Hierzu ist es wichtig, beim Patienten Verständnis für die gesundheitliche Relevanz eines gemäßigten sportlichen Verhaltens zu fördern und alte Routinen im Sportverhalten aufzubrechen. Weiterhin muss der Therapeut die Suchtdynamik des Patienten verstehen (vgl. Abb. 1), um ihm im Sinne der selbsterkennenden Therapie (z. B. Gesprächstherapie) dabei helfen zu können, sich den suchtverstärkenden Mechanismen zu entziehen. Dies verhilft dem Sportler, Selbstkontrolle zurückzugewinnen (Adams et al. 2003). Im Rahmen seiner supportiven Funktion hilft der Therapeut seinem Patienten dabei, wichtige Selbstmanagementstrategien zu entwickeln und umzusetzen (Adams et al. 2003). Nach Kerr et al. (2007) sollen dabei die Bewegungsaktivität reduziert und die Bewegungszeiten geändert werden. Weiterhin ist auf einen Einbau von Regenerationsphasen zu achten. Zusätzlich ist zu berücksichtigen, dass die sportliche Betätigung in anderen Bewegungsbereichen erfolgt, als denen, in denen sich die Sportsucht manifestiert hat. Für die Förderung sozialer Interaktionen (vgl. Abb. 1) ist das Ausüben von Gruppen- statt Einzelaktivität sinnvoll. Außerdem sollten sportunabhängige Freizeitaktivitäten ausgeübt werden, um den Aufbau sportunabhängiger Belohnungssysteme zu ermöglichen. Entsprechend den in Abbildung 1 vorgestellten Entwicklungsmechanismen, erfolgt die Intervention insgesamt über Modifikation des Bewegungsverhaltens (Änderung von Umfang, Intensität und Art der Bewegung), über den Aufbau positiver sozialer Kontakte (z. B. im Gruppensport oder durch außersportliche Kontakte), über persönlichkeitsbezogene Veränderung (z. B. Aufbau von Selbstkontrolle oder „sportfernem" Selbstwert) und über das Herbeiführen positiver psycho-physischer Effekte (z. B. verbessertes Körpergefühl durch Regenerationsphasen).

7. Fazit

Sportsucht ist ein Phänomen, das häufig öffentliches Interesse und Medienaufmerksamkeit (über 15.000 Einträge auf deutschsprachigen Webseiten finden sich mit diesem Begriff) auf sich zieht. Trotzdem ist im wissenschaftlichen Sprachgebrauch das Konstrukt „Sportsucht" oder „bewegungsbezogene Abhängigkeit" uneinheitlich beschrieben und definiert. Letzteres ist jedoch die Bedingung für die *Entwicklung valider und vergleichbarer Messinstrumente* (vgl. Allegre et al. 2006). So gibt es eine Vielfalt unterschiedlich konstruierter und häufig kaum vergleichbarer Fragebögen, während Hinweise zu anderen diagnostischen Herangehensweisen (Beobachtung des Verhaltens; Befragung von Dritten, beispielsweise Trainern, Familienangehörigen, etc.) weitgehend fehlen. Auffällig ist auch, dass gerade im deutschsprachigen Bereich geeignete Messinstrumente für das Phänomen der bewegungsbezogenen Abhängigkeit nicht existieren.

Hinsichtlich der stärkeren *Klärung des Phänomens* ist aus unserer Sicht eine Fokussierung auf diagnostische Leitkriterien für klinische Störungen (insbesondere des Leidensdrucks und der Auswirkungen auf veränderte soziale Interaktionen) notwendig. Es ist davon auszugehen, dass die Suchtkriterien des ICD-10 oder DSM-IV im Fall der Sportsucht nicht gleichrangig zu betrachten sind, sondern hinsichtlich ihrer Bedeutung hierarchisch organisiert sind. Auch dies wird in diagnostischen Verfahren, in denen alle Items gleichgewichtig sind, weder berücksichtigt noch untersucht. Schließlich gehört zur Klärung des Sportsuchtphänomens eine Ausweitung auf ein größeres Spektrum an betroffenen und untersuchten Sport- und Bewegungsformen. Während bisher fast ausschließlich Ausdauersportarten berücksichtigt wurden, sollten zukünftig auch andere, z. B. Risiko- und Erlebnissportarten oder körperbildende Sportarten (Fitnesstraining, Bodybuilding) in Untersuchungen eingehen. Letzteres würde sich auch auf die epidemiologische Bedeutung auswirken, zu der – wie von uns hier geschehen – nur grobe und ungenaue Schätzungen gemacht werden können, da in keiner der Studien, die hierzu Aussagen machen, Repräsentativität vorliegt.

Die anfängliche Diskussion der 70er Jahre, ob Sportsucht *„positiv" oder „negativ"* ist, ist keineswegs beendet, nur terminologisch verschoben. Während von „Sucht" oder „Abhängigkeit" wirklich nur bei negativer Konnotation gesprochen werden sollte, sind Abgrenzungen jedoch zwischen tolerablen und sozial akzeptierten gegenüber intolerablen Entwicklungsprozessen notwendig. Sportverhalten als solches ist grundsätzlich positiv zu bewerten, was teils die Zuordnung der Kategorie „krankhaft" oder „klinisch relevant" erschwert – hier zeigen sich Parallelen zu anderen Formen der Verhaltensabhängigkeit mit grundsätzlich positiver Verhaltenskonnotation (siehe „Sexsucht", Arbeitssucht).

Die Verwirrung des Konstrukts hinsichtlich seiner Ätiologie, seiner Pathogenese sowie seiner epidemiologischen Bedeutung findet durch die *Vermengung von primärer und sekundärer Sportsucht* statt. Es gilt zu klären, ob Sportsucht tatsächlich als eigenständige Suchtform oder Abhängigkeitsvariante besteht oder immer nur ein Anhängsel von Essstörungen darstellt. Vor diesem Hintergrund ist natürlich die Überprüfung von Komorbiditäten, insbesondere Essstörungen, obligat (vgl. De Coverly Veale 1987).

Soweit eine primäre Sportsucht betroffen ist, besteht das womöglich größte Forschungsdesideratum in der *Beschreibung von Entwicklungsverläufen*, das heißt ätiologischen und pathogenetischen Prozessen. Die Erklärungsversuche der Sportsucht über physiologische Abhängigkeitsprozesse haben sich als unzureichend herausgestellt (vgl. Adams und Kirkby 2002). Die Ausweitung der Entwicklung von Sportsucht auf psychologische, und vor allem psychosoziale, Aspekte des Krankheitsverlaufs ist ein Muss. Die Darstellungen in diesem Beitrag besitzen hierzu lediglich einen vorläufigen und hypothesengenerierenden Charakter. Insbesondere ist unklar, wie aus grundsätzlich positiv zu bewertenden Sportbindungsprozessen (vgl. Hausenblas et al. 2001; Knobloch et al. 2000) negativ zu bewertende Sportsuchtprozesse werden. Aus unserer Sicht spielt in diesem Prozess die Veränderung der sozialen Interaktion (sei es als Auslöser für Sportsucht oder als wegfallende soziale Kontrolle) eine entscheidende Rolle. Schließlich sollte der weitere soziale Kontext, also Einflüsse des familiären Erziehungsstils oder der gesellschaftlichen Bedingungen, berücksichtigt werden, weshalb Adams et al. (2003) interkulturelle Vergleichsstudien fordern.

Abschließend ist festzuhalten, dass es aufgrund des noch unzureichenden ätiologischen und pathogenetischen Verständnisses nicht verwunderlich ist, dass die *Hinweise auf therapeutische Vorgehensweisen* spärlich sind. Neben der Frage, wann Therapie notwendig oder sogar zwingend ist, stellt sich daher in Zukunft auch die Herausforderung, Prinzipien und Methoden klassischer psychologischer Interventionen (z. B. Verhaltenstherapie, Gesprächstherapie) auf das Setting Sportsucht zu übertragen. Bedingung hierfür sind verstärkte Bemühungen, das Phänomen „primäre Sportsucht" und die zugrunde liegenden Wirkmechanismen zu untersuchen.

8. Literatur

Abele A, Brehm W, Gall T (1991) *Sportliche Aktivität und Wohlbefinden.* In: Abele A, Becker P (Hrsg.) Wohlbefinden. Theorie, Empirie, Diagnostik. Juventa-Verlag, Weinheim, S 279–296

Adams J, Kirkby RJ (1997) *Exercise dependence: A problem for sports physiotherapists.* Aust J Physiother 43: 53–58

Adams J, Kirkby RJ (1998) *Exercise dependence: A review of its manifestation, theory and measurement.* Sports Med Train Rehabil 8: 265–276

Adams J, Kirkby RJ (2002) *Excessive exercise as an addiction: A review.* Addict Res Theory 10: 415–437

Adams JM, Miller TW, Kraus RF (2003) *Exercise dependence: Diagnostic and therapeutic issues for patients in psychotherapy.* J Contemp Psychother 33: 93–107

Allegre B, Souville M, Therme P, Griffiths M (2006) *Definitions and measures of exercise dependence.* Addict Res Theory 14: 631–646

Apter M (1992) *Im Rausch der Gefahr. Warum immer mehr Menschen den Nervenkitzel suchen.* Kösel, München

Aufmuth U (1986) *Risikosport und Identitätsbegehren, Überlegungen am Beispiel des Extremalpinismus.* In: Hortleder G, Gebauer G (Hrsg.) Sport – Eros – Tod. Suhrkamp, Frankfurt, S 188–215

Baekeland F (1970) *Exercise deprivation: Sleep and psychological reactions.* Arch Gen Psychiatry 22: 365–369

Bamber D, Cockerill IM, Carroll D (2000) *"It's exercise or nothing": A qualitative analysis of exercise dependence.* Br J Sports Med 34: 423–430

Bamber DJ, Cockerill IM, Rodgers S, Carroll D (2003) *Diagnostic criteria for exercise dependence in women.* Br J Sports Med 37: 393–400

Bartl G (2000) *Sport und Sucht – Extremsportarten.* In: Poppelreuter S, Gross W (Hrsg.) Nicht nur Drogen machen süchtig. Entstehung und Behandlung von stoffungebundenen Süchten. Psychologie Verlags Union, Weinheim, S 209–231

Biddle SJ, Fox, KR, Boutcher SH (Hrsg.) (2000) *Physical activity and psychological well-being*, Routledge, London

Blumenthal JA, O'Toole LC, Chang JL (1984) *Is running an analogue of anorexia nervosa? An empirical study of obligatory running and anorexia nervosa.* JAMA 27: 520–523. Zitiert nach Pasman L, Thompson JK (1988) Body image and eating disturbance in obligatory runners, obligatory weightlifters, and sedentary individuals. Int J Eat Disord 7: 759–769

Bortz J, Döring N (2006) *Forschungsmethoden und Evaluation für Human- und Sozialwissenschaftler.* 4. Aufl., Springer Medizin Verlag, Heidelberg

Brown RIF (1993) *Some contributions of the study of gambling to the study of other addictions.* In: Eadington WR, Cornelius JA (Hrsg) Gambling behaviour and problem gambling. University of Nevada Press, Reno, S 241–272

Carmack MA, Martens R (1979) *Measuring commitment to running: A survey of runners' attitudes and mental states.* J Sport Psychol 1: 25–42

Chapman CL, De Castro JM (1990) *Running addiction: Measurement and associated psychological characteristics.* J Sports Med Phys Fitness 30: 283–290

Csikszentmihaly M (1999) *Das flow-Erlebnis.* Klett-Cotta, Stuttgart

Davis C, Brewer H, Ratusny D (1993) *Behavioral frequency and psychological commitment: Necessary concepts in the study of excessive excercising.* J Behav Med 16: 611–628

Davison GC, Neale JM, Hautzinger M (Hrsg.) (2002) *Klinische Psychologie.* 6. Aufl., Beltz, Weinheim.

De Coverley Veale DMW (1987) *Exercise dependence.* Br J Addiction 82: 735–740

De la Torre J (1995) *Mens sana in corpore sano, or exercise abuse? Clinical considerations.* Bull Menninger Clin 59: 15–31

Estok PJ, Rudy EB (1986) *Physical, psychosocial, menstrual changes/risks and addiction in the female marathon runner.* Health Care Women Int 7: 187–202

Fuller P (1976) *Die Champions.* Suhrkamp, Frankfurt

Gerigk U (1999) *Wenn Sport zur Sucht wird.* Die Frau in unserer Zeit 28: 22–27

Gerngroß E (1973) *Die motivationalen Hintergründe und deren biografische Struktur beim Automobilrennsportverhalten.* Dissertation, Universität Salzburg

Glasser W (1976) *Positive addiction.* Harper & Row, New York City

Griffiths MD (1996) *Behavioural addiction: An issue for everybody?* Journal of Workplace Learning 8: 19–25

Griffiths MD (1997) *Exercise addiction: A case study.* Addiction Res Theor 5: 161–168

Griffiths MD (2002) *Gambling and gaming addictions in adolescence.* British Psychological Society/Blackwells, Leicester

Griffiths MD, Szabo A, Terry A (2005) *The exercise addiction inventory: A quick and easy screening tool for health practitioners.* Br J Sports Med 39: 30–31

Grüsser SM, Thalemann CN (2006) *Verhaltenssucht: Diagnostik, Therapie, Forschung.* Hans Huber, Bern

Hailey BJ, Bailey LA (1982) *Negative addiction in runners: A quantitative approach.* J Sport Behav 5: 150–154

Hausenblas HA, Dannecker EA, Focht BC (2001) *Psychological effects of exercise with general and diseased populations.* J Psychother Indepen Pract 2: 27–47

Hausenblas HA, Symons Downs D (2002a) *Exercise dependence: A systematic review.* Psychol Sport Exerc 3: 89–123

Hausenblas HA, Symons Downs D (2002b) *How much is too much? The development and validation of the exercise dependence scale.* Psychol Health 17: 387–404

Howard MO (2002) *The Exercise Dependence Criteria,* Washington University, St. Louis, MO. Zitiert nach Zmijewski CF, Howard MO (2003) Exercise dependence and attitudes toward eating among young adults. Eat Behav 4: 181–195

Kerr JH, Lindner KJ, Blaydon M (2007) *Exercise dependence.* Routledge, New York City

Keski-Rahkonen A (2001) *Exercise dependence – a myth or a real issue?* Eur Eat Disord Rev 9: 279–283

Kirkby RJ, Adams J (1996) *Exercise dependence: The relationship between two measures.* Percept Mot Skills 82: 366

Kleinert J, Wunderlich A (2006) *Befindlichkeitseffekte im gesundheitsorientierten Fitnesssport.* B & G 22: 6–12

Kline TJB, Franken RE, Rowland GL (1994) *A psychometric evaluation of the exercise salience scale.* Pers Indiv Differ 16: 509–511

Knobloch J (1993) *Psychologische Aspekte der Anwendung von Bewegung und Sport in der Rehabilitation.* In: Gabler H, Nitsch JR, Singer R (Hrsg.) Einführung in die Sportpsychologie Teil 2: Anwendungsfelder, 2. Aufl. Hofmann, Schorndorff, S 263–313

Knobloch J, Allmer H, Schack T (2000) *Sport und Sucht – Ausdauer- und Risikosportarten.* In: Poppelreuter S, Gross W (Hrsg.) Nicht nur Drogen machen süchtig. Entstehung und Behandlung von stoffungebundenen Süchten. Psychologie Verlags Union, Weinheim, S 181–208

Loumidis KS, Wells A (1998) *Assessment of beliefs in exercise dependence: The development and preliminary validation of the exercise beliefs questionnaire.* Pers Indiv Differ 25: 553–567

Lyons HA, Cromey R (1989) *Compulsive jogging: Exercise dependence and associated disorder of eating.* Ulster Med J 58: 100–102

Morgan WP (1979) *Negative addiction in runners.* Physician and Sports Medicine 7: 57–70

Morrow J, Harvey P (1990) *Exermania.* J AHIMA 9: 31–32. Zitiert nach Kline TJB, Franken RE, Rowland GL (1994) A psychometric evaluation of the exercise salience scale. Pers Indiv Differ, 16: 509–511

Norval JD (1980) *Running anorexia.* S Afr Med J: 1024

Ogden J, Veale D, Summers Z (1997) *The development and validation of the exercise dependence questionnaire.* Addiction Res Theor 5: 343–356

Pasman L, Thompson JK (1988) *Body image and eating disturbance in obligatory runners, obligatory weightlifters, and sedentary individuals.* Int J Eat Disord 7: 759–769

Pierce EF (1994) *Exercise dependence syndrome in runners.* Sports Med 18: 149–155

Raglin JS, Wilson GS, Galper D (2007) *Exercise and its effects on mental health.* In: Bouchard C, Blair SN, Haskell W (Hrsg.) Physical activity and health. Human Kinetics, Champaign, IL, S 247–257

Rossi B, Cereatti L (1993) *The sensation seeking in mountain athletes as assessed by Zuckerman's Sensation Seeking Scale.* Int J Sport Psychol 24: 417–431

Rudy EB, Estok PJ (1989) *Measurement and significance of negative addiction in runners.* West J Nurs Res 11: 548–558

Sachs ML, Pargman D (1979) *Running addiction: A depth interview examination.* J Sport Behav 2: 143–155

Sachs ML, Pargman D (1984) *Running addiction.* In: Sachs ML, Buffone GW (Hrsg) Running as therapy: An integrated approach. University of Nebraska Press, Lincoln, S 231–353

Schlicht W (1994) *Sportliche Aktivität und Gesundheit durch Sport.* Hofmann, Schorndorf

Slay HA, Hayaki J, Napolitano MA, Brownell KD (1998) *Motivations for running and eating attitudes in obligatory versus nonobligatory runners.* Int J Eat Disord 23: 267–275

Smith DK, Hale BD, Collins D (1998) *Measurement of exercise dependence in bodybuilders.* Sports Med Phys Fitness 38: 66–74

Solomon RL (1980) *The opponent-process theory of acquired motivation: The costs of pleasure and the benefits of pain.* Am Psychol 35: 691–712. Zitiert nach Adams J, Kirkby RJ (1998) Exercise dependence: A review of its manifestation, theory and measurement. Sports Med Train Rehabil 8: 265–276

Sundgot-Borgen J (1993) *Prevalence of eating disorders in elite female athletes.* Int J Sport Nutr 3: 29–40

Symons Downs D, Hausenblas HA, Nigg CR (2004) *Factorial validity and pschometric examination of the Exercise Dependence Scale-Revised.* Meas Phys Educ Exerc Sci 8: 183–201

Szabo A (2000) *Physical activity as a source of psychological dysfunction.* In: Biddle SJ, Fox KR, Boutcher SH (Hrsg.) Physical activity and psychological well-being. Routledge, London, S 130–153

Terry A, Szabo A, Griffiths M (2004) *The exercise addiction inventory: A new brief screening tool.* Addiction Res Theor 12: 489–499

Totman R (1982) *Was uns krank macht. Die sozialen Ursachen der Krankheit.* Beck, München

Veale DMW (1995) *Does primary exercise dependence really exist?* In: Annett J, Cripps B, Steinberg H (Hrsg) Exercise addiction: Motivation for participation in sport and exercise. The British Psychological Society, Leicester, S 1–5

Warner R, Griffiths MD (2006) *A qualitative thematic analysis of exercise addiction: An exploratory study.* IJMA 4: 13–26

Yates A, Edman JD, Crago M, Crowell D, Zimmerman R (1999) *Measurement of exercise orientation in normal subjects: Gender and age differences.* Pers Indiv Differ 27: 199–209

Zmijewski CF, Howard MO (2003) *Exercise dependence and attitudes toward eating among young adults.* Eat Behav 4: 181–195

Zuckerman M (1979) *Sensation Seeking: Beyond the optimal Level of Arousal.* Lawrence Erlbaum, Hillsdale, NJ

Syndrome sexueller Sucht

Peer Briken, Andreas Hill und Wolfgang Berner

1. Phänomenologie und Nosologie

Dieser Beitrag befasst sich mit Ausdrucksformen von Sexualität, die durch ihren exzessiven, suchtähnlichen Charakter zu schwerwiegenden Konsequenzen für den Betroffenen selbst oder andere führen. Dabei wird es weniger um Formen sexueller Devianz (z. B. sexuellen Sadismus; Übersicht dazu z. B. bei Berner et al. 2007) gehen, sondern um so genannte nicht deviante Verhaltensweisen, die durch die ihnen zugrunde liegenden Motive, ihre Intensität und ihre Konsequenzen Störungscharakter bekommen.

Vorstellungen über sexuelle Normalität sind stark von kulturellen Einflüssen abhängig. Während Sexualität in der Zeit der so genannten sexuellen Revolution (während der 1960er Jahre) in einem positiven Sinne mystifiziert wurde, zeichnet sich in den letzten Jahren die Gefahr für eine negative Mystifizierung (Sigusch 1998) ab. Sexuelles Verhalten wird dabei häufig im Zusammenhang mit Missbrauch, Gewalttätigkeit und der Gefahr für sexuell übertragbare Erkrankungen (z. B. HIV) diskutiert. Solche negativen oder auch stark normorientierten Sichtweisen auf sexuelle Vorlieben stellen immer wieder eine große Gefahr für Stigmatisierung, Pathologisierung und Medikalisierung dar. Da es keine klare Dichotomie zwischen gesunder und nicht-gesunder Sexualität gibt, und auch die Differenzierung von Varianten, problematischen oder pathologischen Ausdrucksformen nie eindeutig, zeitlich überdauernd und kulturunabhängig sein kann, muss eine Betrachtung auf bloßer Verhaltensebene, ohne die Analyse zugrunde liegender motivischer Kontexte, der Konsequenzen der Verhaltensweisen sowie einer Verlaufsform, unzureichend bleiben. Gleichzeitig sind Ursachen, Korrelate und Konsequenzen oft im Verlauf nicht eindeutig zu differenzieren. Eine klinisch sinnvolle Betrachtungsweise darf so den kulturellen und politischen Kontext nicht aus den Augen verlieren. Dieser wurde von anderen Autoren erörtert (z. B. Klein 2002) und ist nicht primäres Ziel dieses Beitrags, der eher eine klinisch therapeutische Annäherung versuchen will.

1.1. Symptomatik

Trotz der Unterschiede in der verwendeten diagnostischen Terminologie (siehe unten) werden Symptome und Verhaltensweisen, die für Patientinnen und Patienten Anlass sind, Hilfe zu suchen oder in Therapie zu kommen, in der Literatur relativ konsistent beschrieben (Briken et al. 2005, 2008). Neben den suchtähnlichen Verlaufsformen von paraphilen Störungsbildern (Exhibitionismus, Voyeurismus, Fetischismus, sexueller Sadismus oder Masochismus) sind dies Verhaltensweisen wie z. B. exzessive Masturbation, ausgedehnte Promiskuität und der exzessive Konsum von Pornografie, Internetsexseiten oder Telefonsex.

1.2. Entwicklung wichtiger Konzepte

1.2.1. Entwicklungen im deutschsprachigen Raum

Bereits Richard von Krafft-Ebing (1903) beschrieb vor mehr als 100 Jahren in der *Psychopathia sexualis* sich störend auswirkende, exzessiv betriebene Formen der Sexualität. Er sprach von einem „Geschlechtstrieb […], der das ganze Denken und Fühlen in Beschlag nimmt, nichts Anderes neben sich aufkommen lässt, […] brunstartig nach Befriedigung verlangt, […], sich mehr oder weniger impulsiv entäußert, […] und gleichwohl, nach vollzogenem Geschlechtsakt nicht oder nur für kurze Zeit befriedigt […]" sei.

Der Sexualwissenschaftler Hans Giese (1962) hat den Begriff *sexuelle Süchtigkeit* (mit dem Leitsymptom der zunehmenden Frequenz sexueller Aktivität bei abnehmender Befriedigung) als wesentliches Merkmal krankheitswertiger Perversionen angesehen, unabhängig davon, ob sich das Verhaltensmuster selbst als normal oder deviant darstellt. Weitere von Giese (1962) formulierte Leitsymptome waren:
- Verfall an die Sinnlichkeit (der Patient ist seinen sinnlichen Eindrücken verfallen)
- Promiskuität und Anonymität (als Ausdruck von Beziehungsstörung)
- Ausbau von Fantasie, Praktik und Raffinement
- Süchtiges Erleben
- Periodizität des Verlangens.

Bis heute ist Gieses Konzept hinsichtlich der forensisch psychiatrischen und juristischen Beurteilung der Vorraussetzungen für eine Einschränkung der Steuerungsfähigkeit von Sexualstraftätern richtungsweisend geblieben. Volkmar Sigusch (2002) ergänzte Gieses Leitsymptome um die Sexualisierung normalerweise neutraler Szenen oder Gegenstände, die zwanghafte Externalisierung sexueller Wünsche (die Fantasie muss in der Realität ausgelebt werden) und um den Aspekt der Fetischisierung (eines Objekts aber auch einer Szene).

Eberhard Schorsch (1988) sah – den Suchtbegriff vermeidend – einen *progredienten Verlauf* eher als Zusammenbruch der Abwehrfunktion der Perversion an, wenn das Symptom seine stabilisierende Funktion für die Persönlichkeit des Betroffenen verliert. Perverse Symptome kämen aber auch im Rahmen von Persönlichkeitsstörungen, als flüchtige Reaktionen oder als habituelle Konfliktlösungsmuster, vor. Schorsch wies allerdings darauf hin, dass eine progrediente Verlaufsform eigentlich ein bei psychischen Erkrankungen ubiquitär vorkommendes Phänomen sei, das nicht als für Perversionen spezifisch angesehen werden könne.

Dem Modell der Kernberg'schen Persönlichkeitsorganisation folgend, unterschied Wolfgang Berner (2001) auf der einen Seite eher neurotisch zwanghaft organisierte Perversionen von eher auf einem Borderline Strukturniveau angesiedelten, impulsiv oder süchtig-progredient verlaufenden Paraphilien.

1.2.2. Entwicklungen im angloamerikanischen Sprachraum

In der internationalen Literatur führte die Beschreibung exzessiver sexueller Verhaltensweisen als *Sucht* (engl. addiction) (Carnes 1983, 1991) zu einer bis heute andauernden Kontroverse um die Terminologie und ätiologische Einordnung. Carnes bezog sich vor allem auf die Selbstbeschreibung der von ihm Befragten (Mitglieder von Selbsthilfegruppen) als Süchtige und die oft vorkommende gleichzeitige Substanzabhängigkeit. Kritisiert wurde er vor allem wegen der befürchteten Einschränkungen liberaler sexueller Einstellungen durch diese Kategorisierung (Levine und Troiden 1988), später auch immer wieder wegen der mangelhaften empirischen Datenlage. Quadland (1985) charakterisierte ein entsprechendes Verhalten als eine Form von *Zwangsspektrumerkrankungen*, Barth und Kinder (1987) als *Impulskontrollstörung* und Schwarz (1992) als eine besondere sexuelle Symptomatik vor dem Hintergrund einer *posttraumatischen Belastungsstörung* – die hohe Prävalenz von sexuellen Traumatisierungen in der Vorgeschichte entsprechender Patienten berücksichtigend.

1.3. Aktuelle Klassifikationssysteme

Während sich in der ICD-10 (WHO 1993) der Begriff der *Störung der Sexualpräferenz* und im DSM-IV-TR (APA 2001) der Begriff der *Paraphilien* für sexuell deviante Ausdrucksformen mit Störungscharakter durchgesetzt hat, wurden für die nicht-devianten Verhaltensweisen eine Reihe weiterer Begriffe, wie z. B. Hypersexualität, Paraphilie-verwandte Störung oder nicht-paraphile sexuelle Süchtigkeit verwendet.

In der ICD-10 (WHO 1993) kann für die nicht-devianten Formen die Diagnose des gesteigerten sexuellen Verlangens (ICD-10: F52.8) vergeben werden, die allerdings in der Sektion für sexuelle Funktionsstörungen nicht weiter spezifiziert worden ist. Der Terminus gesteigertes Verlangen ist aber auch hinsichtlich der meisten Patienten ätiologisch irreführend (siehe unten) und damit wohl wenig geeignet. In der DSM-IV-TR (APA 2001) können entsprechende Verhaltensweisen als nicht näher bezeichnete sexuelle Störung oder nicht näher bezeichnete Impulskontrollstörung diagnostisch eingeordnet werden.

Für die Weiterentwicklung des amerikanischen Klassifikationssystems DSM-V ist eine neue Kategorie der Verhaltenssüchte geplant, die möglicherweise auch sexuelle Impulskontrollstörungen oder sexuell süchtiges Verhalten beinhalten soll (Mick und Hollander 2006).

2. Diagnostik und Differenzialdiagnostik

Unsere Arbeitsgruppe (Briken et al. 2005, 2008) hat dazu angeregt auf der symptomatischen Ebene paraphile und nicht-paraphile Symptome klar zu trennen, und anstatt sexueller Sucht den Begriff der *Paraphilie verwandten Störung* (in Anlehnung an Kafka 2000; im Folgenden mit PRD für *paraphilia related disorder*) zu verwenden (vgl. dazu Abbildung 1). Darunter werden so heterogene Symptome wie exzessiver Pornografiekonsum, Promiskuität, und der Gebrauch von Telefonsex subsumiert, die über einen Zeitraum von mindestens 6 Monaten vorliegen und zu klinisch relevanten Funktionseinbußen führen. Von Komorbidität mit Paraphilien sollte unserer Ansicht nach gesprochen werden, wenn die nicht-paraphilen Symptome, wie z. B. exzessive Masturbation nicht nur Anzeichen süchtiger Progredienz im Verlauf einer Paraphilie sind.

Für die initiale Untersuchung stehen verschiedene Screeningtests zur Verfügung. Orientierend können die folgenden Fragen gestellt werden (Kafka 2002):
- Hatten Sie jemals wiederkehrende Schwierigkeiten, Ihr sexuelles Verhalten zu kontrollieren?

- Hatte Ihr sexuelles Verhalten negative Konsequenzen (juristische, in der Partnerschaft, im Beruf, medizinisch, z. B. sexuell übertragbare Erkrankungen)?
- Gab es Versuche, das Verhalten zu verheimlichen und/oder Schamgefühle?
- Hatten Sie jemals das Gefühl, zu viel Zeit mit sexuellen Aktivitäten zu verbringen?

- Über einen Zeitraum von mindestens 6 Monaten wiederkehrende Schwierigkeiten, sexuelles Verhalten, Fantasien oder Verhaltensweisen zu kontrollieren
- Die Fantasien oder Verhaltensweisen verursachen klinisch relevante Schwierigkeiten oder Einschränkungen in sozialen, beruflichen oder anderen funktionell wichtigen Bereichen
- Die Störung wird durch keine andere psychische Störung besser erklärt und ist nicht Folge einer körperlichen Erkrankung

Nicht-paraphile Symptome:
- Exzessive Masturbation
- Pornografie-, Telefonsex-, Cybersex-Abhängigkeit
- Protrahierte Promiskuität
- Inkompatibilität sexueller Wünsche in

Spezifische paraphile Symptome:
- Exhibitionismus
- Voyeurismus
- Pädophilie
- Sadismus
- Masochismus
- Fetischismus
- Transvestitischer Fetischismus
- Frotteurismus

„Paraphilie verwandte Störung"

Komorbidität sollte nur diagnostiziert werden, wenn die nicht-paraphilen Symptome klar von der paraphilen Symptomatik differenzierbar und nicht nur Ausdruck von Progredienz sind

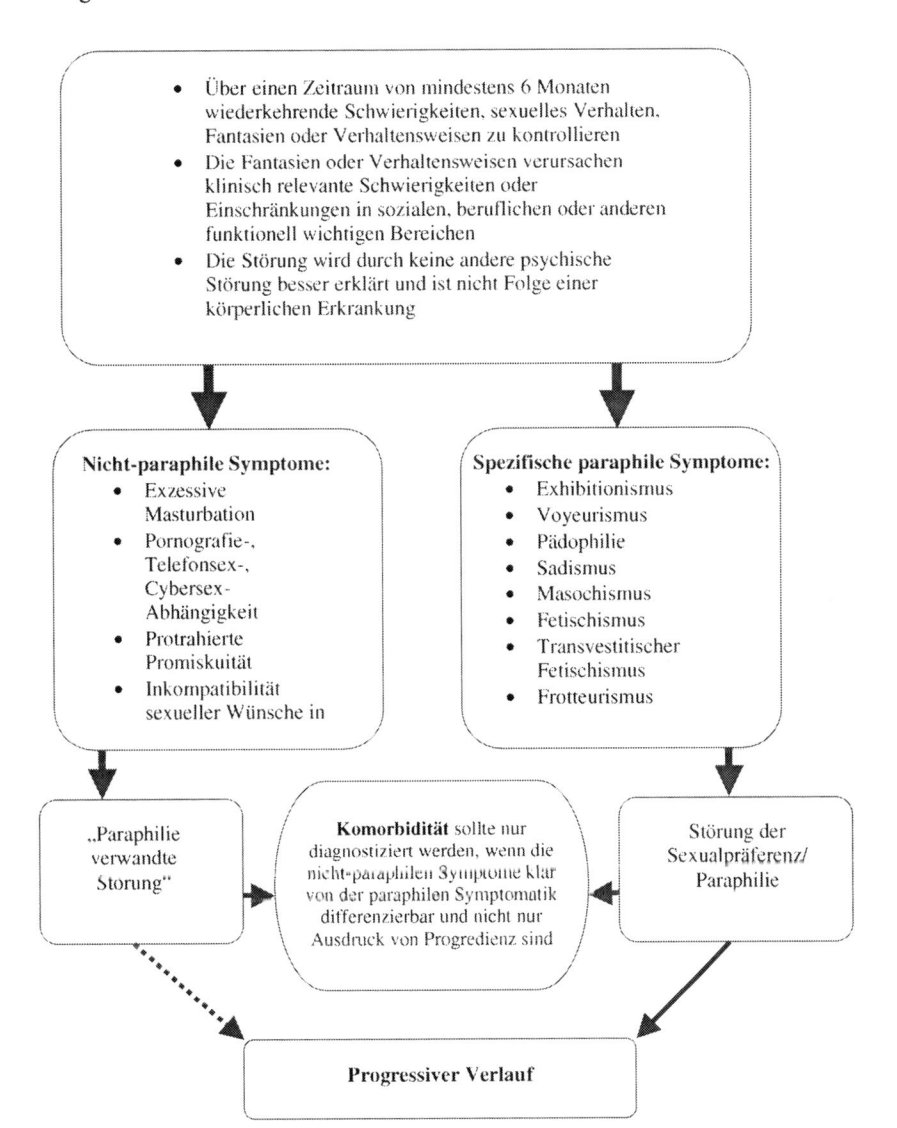

Störung der Sexualpräferenz/ Paraphilie

Progressiver Verlauf

▲ **Abbildung 1** Differenzialdiagnostik bei paraphilen und nicht-paraphilen Syndromen sexueller Sucht

2.1. Differenzialdiagnosen

Sexuell getönte Zwangsgedanken kommen bei Zwangsspektrumstörungen häufig vor. Allerdings geht es dabei inhaltlich häufig um die Angst davor, sexuell gewalttätige Impulse auszuagieren, sexuell deviante Fantasien zu haben oder entsprechende Verhaltensweisen auszuleben. Im Gegensatz zu klassischen Paraphilien oder PRDs sind diese Fantasien oder Gedanken im Allgemeinen nicht von sexueller Erregung begleitet und führen auch nur sehr selten zu sexuellen Aktivitäten.

Ein gesteigertes sexuelles Verlangen oder sexuelle Impulsivität kann auch ein Symptom manischer oder hypomanischer Episoden im Rahmen bipolarer Störungen oder ein begleitendes Symptom von schizophrenen oder wahnhaften Störungen sein. Sexuelle Auffälligkeiten sind dann meist zeitlich unmittelbar an die affektive oder psychotische Symptomatik gekoppelt. Sie können aber natürlich auch als Komorbidität vorkommen.

Obwohl sexuelle Impulsivität ein Symptom von Borderline-Persönlichkeitsstörungen ist, und diese besonders im forensischen Kontext häufiger bei Patienten mit Paraphilien diagnostiziert werden (Briken et al. 2006), ist der Zusammenhang mit PRDs weniger klar. In einer Untersuchung von Lloyd et al. (2007) erfüllte nur einer von 85 Patienten mit entsprechender sexueller Symptomatik die vollen Kriterien für eine Borderline-Persönlichkeitsstörung, obwohl Impulsivität, affektive Instabilität und Gefühle innerer Leere häufig vorkamen. Für die Differenzialdiagnostik zwischen sexueller Impulsivität bei Borderline-Persönlichkeitsstörungen und bei PRDs scheint es sinnvoll, das Zeitkriterium (eine Symptomatik, die immer wieder auftretend oder stabil über einen Zeitraum von sechs Monaten besteht) heranzuziehen.

Unkontrolliertes sexuelles Verhalten kann auch im Kontext neuropsychiatrischer Störungen (z. B. bei frontalen oder temporolimbischen Läsionen bei multipler Sklerose, bei Wilson- und Huntington-Erkrankungen) und als medikamentenassoziierte Veränderung (z. B. bei einer L-Dopa-Therapie bei Patienten mit Parkinson-Erkrankung) vorkommen (Stein et al. 2000; Briken et al. 2005b). Eine entsprechende Störung sollte dann nicht gesondert als PRD oder Paraphilie diagnostiziert werden.

3. Epidemiologie

Bis heute existieren keine epidemiologischen oder transkulturellen Studien über Paraphilien oder PRDs. Für PRDs hat dies sicher mit den Kontroversen bezüglich der Einordnung des Störungsbildes im Allgemeinen und dem Fehlen einheitlicher diagnostischer Kriterien zu tun. Dennoch wurde geschätzt, dass 5 % der Allgemeinbevölkerung im Laufe des Lebens von einer entsprechenden Störung betroffen sein könnten. So lange nicht entsprechende Studien durchgeführt wurden, scheint eine solche Schätzung verfrüht. Es wurde auch berichtet, dass PRDs häufiger bei Männern als bei Frauen (in einem Verhältnis von 3 bis 5:1) vorkommen (Kafka 2000). In einer eigenen Untersuchung haben wir eine ähnliche Geschlechtsverteilung bei ambulanten Patienten gefunden (Briken et al. 2007). Langström und Hanson (2006) haben 2.450 Männer und Frauen im Alter zwischen 18 und 60 Jahren aus einer 1996 in Schweden durchgeführten Populationsstudie genauer hinsichtlich der Korrelate für so genannte Hypersexualität (keine Störung im klinischen Sinne) untersucht. Sowohl für Männer als auch Frauen waren hohe Raten von inpersonellem Sex (Sexualität ohne Beziehungswunsch) mit anderen Schwierigkeiten in Beziehungen, sexuell übertragbaren Erkrankungen, Substanzmissbrauch, genereller Lebensunzufriedenheit und paraphilen Interessen verbunden.

3.1. Altersverteilung

Gelegentlich führen sexuelle Schwierigkeiten oder Verhaltensauffälligkeiten bei Kindern oder Jugendlichen zu einer Konsultation von Kinder- und Jugendpsychiatern oder Psychotherapeuten. Dabei sollten wichtige neurologische Krankheitsbilder, die mit sexuellen Auffälligkeiten verbunden sein können (z. B. das Klüver-Bucy-Syndrom) oder Chromosomenanomalien (z. B. XYY Syndrom, Briken et al. 2006b) immer im Auge behalten werden. Gelegentlich können auch das hyperkinetische Syndrom oder kindliche Manien zu sexuell auffälligem Verhalten führen.

Der typische männliche Patient, der sich mit einer entsprechenden Symptomatik vorstellt, ist allerdings in den mittleren 20er bis 30er Jahren, sein sexuelles Verhalten (in den letzten Jahren vor allem Pornografiekonsum über das Internet) hat zu Beziehungs-, Arbeits- oder finanziellen Problemen geführt. Frauen hingegen stellen sich häufiger mit Schwierigkeiten vor, die in der Folge promiskuitiven Verhaltens entstanden sind (Briken et al. 2007), und seltener mit suchtähnlich oder zwanghaft wirkender Masturbation oder Pornografiekonsum.

Ein weitere Gruppe, die häufiger um Hilfe sucht, sind selbstidentifizierte Sexsüchtige, von denen einige ernsthafte Probleme in ihren Beziehungen und in ihrer Sexualität haben, die mit Scham- und Schuldgefühlen verbunden sind. Manche dieser Patienten erfüllen auch die Kriterien für eine PRD. Andere haben weder sexuelle noch psychiatrische Störungen, aber so ausgeprägte moralische Vorstellungen, dass sie ihr eigenes sexuelles Verhalten und ihre Wünsche fehlinterpretieren und sich selbst stigmatisieren. Diese Patienten benötigen oft keine spezifische psychotherapeutische Behandlung, sondern eine informierende und destigmatisierende Beratung.

4. Ätiologische Hypothesen

Viele ätiologische Hypothesen sind unspezifisch und können kaum gegenüber anderen psychischen Auffälligkeiten abgegrenzt werden. Neben einer diskutierten biologisch erhöhten Vulnerabilität (z. B. Dysbalancen des dopaminergen und serotonergen Systems) wird immer wieder auf die Bedeutung *traumatisierender Erfahrungen* (z. B. eigener sexueller Missbrauchserlebnisse) hingewiesen. Als Folge von Missbrauchsereignissen sollen sich Scham- bzw. Schuldgefühle und Selbstwertprobleme entwickeln, gegen die Sexualität als eine Art psychisches Analgetikum eingesetzt wird (Coleman et al. 2003). Aus Untersuchungen wissen wir jedoch, dass sexueller Missbrauch sowohl für die Entstehung sexuell devianter Verhaltensweisen, sexueller Aggressivität, Promiskuität, Prostitution, sexuellen Risikoverhaltens, aber auch als Ursache von sexuellen Hemmungen von Bedeutung sein kann. Allgemeiner gefasst können negative frühe Bindungserfahrungen (z. B. aufgrund Vertrauen gefährdender Gewalterfahrungen oder Missbrauchserlebnisse) zu einem Vermeiden von Intimität in Beziehungen beitragen und zu einer Entkoppelung von sexueller Lust und Beziehungsbedürfnis führen. Sexualität und/oder Beziehungsgestaltung können dann relativ unabhängig voneinander als Bewältigungsstrategien im Umgang mit negativen

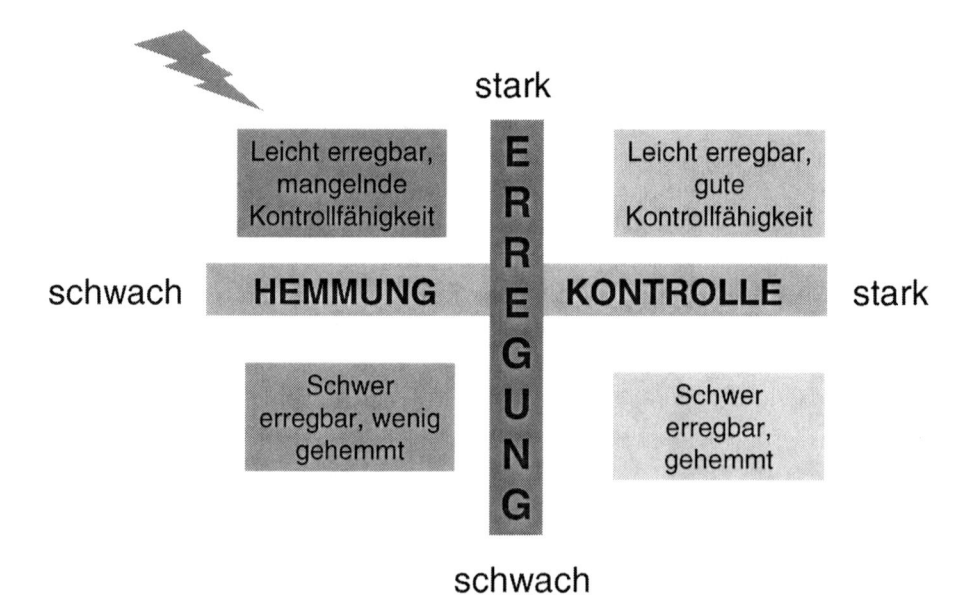

▲ **Abbildung 2** Typisierung sexueller Erregbarkeit und Hemmung bzw. Kontrollfähigkeit (modifiziert nach Bancroft et al. 2004; Briken et al. 2008)

Emotionen (im Sinne der negativen Verstärkung) dienen. Diese Annahme wird dadurch gestützt, dass aus verschiedenen Arbeitsgruppen Untersuchungen zur psychiatrischen Morbidität bei sexuell süchtigen Syndromen vorliegen, die hohe Prävalenzen gleichzeitig vorkommender Angststörungen (ca. 40 %), Depressionen (ca. 40 %), Substanzabhängigkeiten (30 %), Essstörungen und pathologischem Spielen feststellen (Überblick bei Briken et al. 2005). Gleichzeitig weisen Untersuchungen an nicht klinischen Stichproben (Bancroft et al. 2003, 2004) darauf hin, dass bei manchen Menschen sexuelles Verlangen und sexuelle Aktivität zunehmen, wenn sie ängstlich, bedrückt oder depressiv sind. Dieses Muster kommt bei Männern häufiger vor als bei Frauen und ist mit bestimmten Typen riskanten Sexualverhaltens assoziiert. Dies scheint vor allem bei Menschen aufzutreten, die physiologisch eher stark erregbar sind und gleichzeitig über wenig Kontrollmechanismen (Bancroft et al. 2004; vgl. Abb. 2, Briken et al. 2008) verfügen.

Neben diesen distalen Ursachenhypothesen sollte allerdings als proximale Auslöser die spezifische Verstärkerfunktion der Reize selbst nicht übersehen werden. Zunehmende Aktualität gewinnt dabei Internetpornografiekonsum und Cybersex. Das besondere Sucht-Potenzial liegt wahrscheinlich in der wechselseitigen Begünstigung von Medium und lusterzeugender Aktivität. Sexuelles Material im Internet könnte den Konsum und Entstehung exzessiven Gebrauchs aus vielerlei Gründen begünstigen (Hill et al. 2007):

- Niedrige Zugangsschwelle
- Mannigfaltigkeit des Materials
- Grenzenloser Markt
- Verschwimmen der Grenzen zwischen Konsument, Produzent und Anbieter
- Deviantere, gewalttätigere Pornografie
- Interaktive Kommunikation mit gegenseitiger Beeinflussung von Fantasien bzw. realem Verhalten
- Raum zum Experimentieren zwischen Fantasie und „real life"-Verhalten
- Annahme virtueller Identitäten
- Leichte, unbegrenzte Vernetzung

Im Verlauf der Entwicklung einer PRD kommt es nach einem anfänglich oft überwiegend positivem Verstärkermechanismus (Lust) immer stärker zu einem Überwiegen negativer Verstärkerfaktoren (z. B. Reduktion von Angst und Depressiviät). Aktuelle Auslöser für Symptomeskalationen können z. B. partnerschaftliche oder berufliche Krisen sein.

5. Behandlung

Es herrscht heute weitgehend Einigkeit darüber, dass multimodale Therapieansätze, die sowohl mit verschiedenen Settings arbeiten (Einzel- und Gruppentherapie, familientherapeutische und systemische Ansätze, Paartherapie, Medikation, Selbsthilfegruppen) als auch vor dem Hintergrund verschiedener Modellvorstellungen (psychodynamisch, kognitiv-behavioral, systemisch) entwickelt wurden, am ehesten wirksam sind (Briken et al. 2005, 2008; Delmonico et al. 2002; Kafka 2000). Während behaviorale und kognitiv-behaviorale Therapieansätze bei Sexualstraftätern einen Wirksamkeitsnachweis bereits erbringen konnten (vgl. z. B. Berner et al. 2007), steht ein Wirksamkeitsnachweis für die Behandlung von suchtartig verlaufenden Paraphilien oder PRDs im Sinne einer Effizienzbasierung noch aus. Es liegen kaum Studien zu kurzfristigen Erfolgen vor, vor allem aber fehlen Langzeitdaten.

Selbstverständlich variieren die Behandlungsziele und die Entwicklung eines Behandlungsplanes mit der im Vordergrund stehenden Symptomatik, den bestehenden Komorbiditäten und der zugrunde liegenden Hypothese für die Entwicklung der Störung. Eine Gliederung der Behandlungsziele und des Behandlungsplanes über verschiedene Schritte scheint daher sinnvoll.

5.1. Behandlungsziele ersten Ranges

Notwendig erscheint zunächst ein gründlicher diagnostischer Prozess, der eine ausführliche Sexualanamnese beinhalten sollte. Dies erfordert Erfahrung, da sowohl auf Seiten der Patienten als auch auf Seiten der Therapeuten Schambarrieren dazu führen können, dass wichtige Informationen verloren gehen. Eine solche Erhebung sollte in jedem Fall die folgenden Bereiche gründlich explorieren:
- sexuelle Aufklärung
- erste sexuelle Erfahrungen (z. B. Doktorspiele)
- die Bedeutung von Sexualität und Intimität innerhalb der Familie (Schamgefühle, Übersexualisierung, Sexualität und Intimität der Eltern)
- körperliche Entwicklung (z. B. Pubertät, Menarche, Operationen oder Erkrankungen im Urogenitalbereich, selbstverletzendes Verhalten, bezogen auf die Genitalien)
- Entwicklung der Geschlechtsidentität und Rollenvorstellungen
- sexuelle Fantasien (z. B. paraphile Neigungen)
- Beginn von Häufigkeit und Praktiken bei der Masturbation, Fantasien, die vornehmlich bei der Masturbation auftreten
- sexuelle Kontakte und Beziehungen

- sexuelle Funktionsstörungen (z. B. Ejaculatio praecox oder Erektionsstörungen sind in beziehungsabhängigen Kontexten sehr häufig bei Patienten mit Syndromen sexueller Sucht)
- Pornografiebenutzung (Häufigkeit, Inhalte)
- die Benutzung des Internets für sexuelle Belange
- Prostitution (Häufigkeit, spezielle Interessen, finanzielle Probleme)
- die Benutzung von sexuell stimulierenden Drogen oder psychotropen Substanzen
- sexuelles Risikoverhalten, Infektionen mit sexuell übertragbaren Erkrankungen
- traumatische sexuelle Erfahrungen
- bisherige Behandlungserfahrungen.

Neben der Erstellung einer formalen kategorialen Diagnose mithilfe der DSM-IV-TR (APA 2001) oder der ICD-10 (WHO 1993)-Kriterien sollte dieser erste diagnostische Prozess zu einer Einschätzung der Intensität des sexuellen Verlangens insgesamt für das Individuum im Verlaufe des Lebens (im vorpubertären Alter, in der Pubertät, in der Phase des Heranwachsens, als Erwachsener) beschrieben werden und auch zu einer Einschätzung der generellen Kontroll- und Steuerungsfähigkeit, bezogen auf sexuelle Verhaltensweisen, führen. Die Entwicklung einer Modellvorstellung darüber, ob eher positive (z. B. Stimulationsbedürfnis bei Langeweile) oder negative Verstärkungsmechanismen (z. B. Bewältigung von Angst und Depressivität) das suchtartige sexuelle Verhalten aufrechterhalten, oder ob sexuelle Verhaltensweisen sogar eine Form von Prä- oder Parasuizidalität darstellen könnte (Goodman 1998; Hand 2004), erscheint hilfreich. Eine biaxiale Klassifikation und ein Monitoring der Motive im Therapieverlauf – zum einen die Suche nach Lustgewinn, zum anderen die Vermeidung von negativen Affektzuständen – dürfte eine Einordnung von eher zwanghaften (eher durch negative Verstärkung gekennzeichneten) oder impulsiven (eher durch positive Verstärkung aufrechterhaltenen) Formen erlauben (Goodman 1998). Zumeist geht es eben um Mischformen, bei denen sich im Verlauf der Störung, aber auch im Therapieverlauf, die Bedeutung von Verstärkermechanismen wandelt.

Dieser erste diagnostische Prozess sollte außerdem zu einer Hypothese über die psychische Struktur, die Integration von Sexualität in die Gesamtpersönlichkeit und über die Fähigkeit zum Aufbau stabiler Beziehungen (nicht nur sexuelle, sondern auch bedeutungsvolle intime Beziehungen ohne sexuelle Kontakte) führen. Es sollte das Vorhandensein und die Intensität von Spaltungsprozessen in Bezug auf Selbst- und Objektrepräsentanzen, das Vorliegen von Dissoziation, Verleugnung, Affektisolierung und Externalisierung von Konflikten berücksichtigen. Dissoziation ist vor allem relevant, wenn sie die Fähigkeit zur Zeitwahrnehmung (z. B. beim Surfen im Internet) oder aber das Erkennen und Verstehen längerfristiger Konsequenzen des Verhaltens erschwert. Um die psychische Struktur, die Fähigkeiten zur Selbststeuerung und die Abwehrmechanismen genauer einzuordnen, kann eine operationalisierte psychodynamische Diagnostik (OPD, Cierpka et al. 2007) sinnvoll sein.

Die Symptomatik dient oft dazu, subjektive (innere) Gefühlszustände mithilfe von sexuellen Verhaltensweisen (externalisierend) zu bewältigen (vgl. dazu Sigusch 2002). Es liegt nahe, dass manche Individuen, die in ihrer Vorgeschichte Traumatisierungen erlebt haben, die mit dem Erleben von Kontrollverlust einhergingen, versuchen, mithilfe ihrer sexuellen Fantasien und ihres sexuellen Verhaltens, Kontrolle zurückzugewinnen (vgl. dazu auch Stoller 1975). Manchen Menschen gelingt dadurch ein konstruktiv bewältigender Umgang, möglicherweise vor allem dann, wenn ihre Beziehungsfähigkeit nicht stärker beeinträchtigt ist und sich ihre sexuellen Wünsche und Neigungen in Beziehungen integrieren lassen. Durch die oben genannten Abwehrmechanismen der Spaltung, Verleugnung und Affektisolierung kann ein Mensch aber auch lange Zeit die Vorstellung aufrechterhalten, dass er sein sexuelles Verhalten kontrollieren kann, bis schließlich die Konfrontation mit der Realität (z. B. partnerschaftliche, berufliche, gesundheitliche oder rechtliche Probleme) die Dysfunktionalität des Verhaltens vor Augen führt und den Zusammenbruch der Abwehr anzeigt. Oft prallen zu diesem Zeitpunkt subjektive und objektive Realität aufeinander und nicht selten ist dies Anlass dafür, dass therapeutische Hilfe aufgesucht wird oder werden muss.

Viele Patienten sind anfangs gegenüber ihrer Problematik sehr ambivalent und benötigen Information und motivierende Unterstützung. Dabei kann schon die Erhebung der Sexualanamnese, mit dem speziellen Fokus auf sowohl negative als auch (vermeintlich) positive Konsequenzen des sexuellen Verhaltens, hilfreich sein. Es ist wichtig, mit dem Patienten gemeinsam Behandlungsziele ausfindig zu machen und zu formulieren, und dann über die therapeutischen Möglichkeiten und Strategien zu informieren. Behandlungsziele im ersten Therapieabschnitt sollten möglichst realistisch und kurzfristig erreichbar sein, um die Gefahr für Enttäuschungen gering zu halten. Wie bei anderen Störungsbildern haben Probleme, wie Suizidalität, selbstverletzendes Verhalten oder Fremdgefährdung Vorrang vor allen anderen Therapiezielen.

Die Beschränkung des Zugangs zu bestimmten Stimuli kann anfangs als Rahmen hilfreich und stützend sein. Dies gilt vor allem für Patienten, die das Internet zur sexuellen Stimulation nutzen. Das Internet scheint mit seinen speziellen Möglichkeiten der Kontaktaufnahme, der Verfügbarkeit von Pornografie und der Anonymität, ein besonders verstärkender Trigger zu sein. Beschränkung von Zeiten, der Wechsel zu Providern, die Inhalte filtern, die Installation von Screening-Software oder aber die Platzierung des Computers an

Orte, die für andere einsehbar sind, können konkrete und hilfreiche erste Schritte sein (Delmonico et al. 2002; Hill et al. 2007).

Während im Allgemeinen eine ambulante Behandlung bei entsprechenden Patienten sinnvoll ist, weil die Konfrontation mit problematischen Situationen, Auslösern und unangenehmen Affektzuständen die therapeutische Arbeit und die Reintegration in das tägliche Leben fördert, können auch Situationen entstehen, in denen eine stationäre Behandlung notwendig wird. Dies ist vor allem dann der Fall, wenn besondere medizinische Gefahren drohen, eine ambulant nicht zu bewältigende Selbst- oder Fremdgefährdung besteht oder aber sich keine Lebensbedingungen herstellen lassen, in denen eine Besserung zu erwarten wäre. Es besteht auch Einigkeit darüber, dass beim Vorliegen einer substanzbezogenen Abhängigkeitserkrankung, diese als Erstes behandelt werden sollte (Schneider und Irons 2001).

5.2. Medikation

Vor allem in der ersten Therapiephase kann, neben motivierenden und supportiven psychotherapeutischen Techniken, auch eine Affekt regulierende Medikation sinnvoll sein. Wegen der begrenzten Datenlage und aufgrund deutlicher Nebenwirkungen sollte unserer Meinung nach die Verwendung einer antiandrogenen Medikation (Cyproteronacetat, GnRH-Agonisten) auf fremdgefährdende Verläufe bei Paraphilien (z. B. Pädophilie oder sexueller Sadismus) beschränkt bleiben und nur in absoluten Ausnahmefällen als vorübergehende Therapie bei besonders schweren PRDs in Erwägung gezogen werden, wenn Suizidalität oder Fremdgefährdung eine Rolle spielt (Briken et al. 2003; Briken und Kafka 2007). Es gibt bisher keine systematischen Daten über die Benutzung von Antiandrogenen bei Paraphilie-verwandten Störungen.

Die Effektivität von Selektiven Serotonin-Wiederaufnahme-Hemmern (SSRI) bei depressiven Störungen, Angststörungen und Zwangsspektrumstörungen ist allerdings in vielen kontrollierten Untersuchungen bestätigt worden. SSRIs werden häufig als Standardmedikation in diesen Indikationen benutzt, u.a. weil sie relativ nebenwirkungsarm sind. Nach einer Reihe von Fallbeschreibungen, retrospektiven und prospektiven offenen Studien bei Patienten mit Paraphilien und PRD (Übersicht bei Hill et al. 2003; Briken und Kafka 2007; Briken et al. 2008) wurde vor Kurzem eine erste kontrollierte Studie an 28 homosexuellen und bisexuellen Männern mit einer als sexuell zwanghaft bezeichneten (compulsive sexual behavior) Symptomatik vorgestellt. In dieser Untersuchung führten Dosierungen von 20 bis 60 mg Citalopram zu signifikanten Veränderungen, bezogen auf die Libido, die Frequenz von Selbstbefriedigung und die Benutzung von Pornografie (Wainberg et al. 2006).

Mögliche Wirkungsmechanismen der SSRIs sind (a) eine generelle Hemmung der sexuellen Aktivität; eine Reduktion (b) der Impulsivität; (c) von zugrunde liegenden depressiven Symptomen oder Angststörungen und (d) eine indirekte Reduktion des Testosteron-Serumspiegels (Hill et al. 2003). Insofern könnte es sinnvoll sein, SSRIs sowohl bei Patienten mit zugrunde liegenden negativen Verstärkungsmechanismen (z. B. Bewältigung von negativen Affekten) als auch bei besonders impulsiven Patienten (mangelnde Fähigkeit, Bedürfnisse aufzuschieben oder zu kontrollieren), zu verwenden. Erste Veränderungen sind normalerweise nach zwei bis vier Wochen zu beobachten. Die Dosierungen entsprechen denen zur Behandlung depressiver Störungen, gelegentlich ist eine Hochdosierung, wie bei Zwangsspektrumstörungen, sinnvoll. Allerdings können entstehende Ejakulationsstörungen auch zu einer vermehrten, bzw. verstärkten Nutzung sexueller Fantasien führen (speziell bei Paroxetin, welches die Ejakulationszeit besonders verzögern kann), sodass die Dosierung individuell und langsam eingeschlichen werden sollte. Nebenwirkungen der SSRIs sind die gleichen wie bei anderen Indikationen und oft vorübergehender Natur.

Gezielte Untersuchungen zur Therapie mit Stimmungsstabilisierern (z. B. Valproinsäure, Lamotrigin) und atypischen Neuroleptika (z. B. Risperidon) fehlen bisher. Insbesondere bei einem Vorliegen von bipolaren Spektrumsstörungen könnten sie aber sinnvoll sein. Wenn komorbid eine hyperkinetische Störung im Erwachsenenalter vorliegt, kann die Therapie mit Psychostimulanzien und SSRIs erfolgversprechend sein (Briken und Kafka 2007). Dazu sollte allerdings die Diagnose des hyperkinetischen Syndroms gründlich gesichert sein, da sonst zu erwarten ist, dass durch die dopaminerge Wirkung der Psychostimulanzien die sexuelle Symptomatik noch verstärkt wird. Schließlich sind in den letzten Jahren Fallbeschreibungen zur Behandlung mit Naltrexon publiziert worden (Übersicht bei Briken und Kafka 2007). Naltrexon hat sich bei anderen Impulskontrollstörungen und in der Behandlung substanzbezogenen Abhängigkeiten durchaus bewährt. Über den Wirkungsmechanismus der endogenen Opiatrezeptorblockade oder die Inhibition der dopaminergen Ausschüttung im Nucleus acumbens könnte hypothetisch vor allem bei Patienten, für die ein positiver Verstärkungsmechanismus von besonderer Bedeutung ist, eine solche Medikation relevant werden, aber auch für solche mit komorbiden substanzbezogenen Abhängigkeiten. All dies sind allerdings hypothetische Vorschläge und bedürfen in Zukunft kontrollierter Untersuchungen.

5.3. Therapieziele zweiten Grades

In der zweiten Therapiephase werden vor allem Rückfallvermeidungstechniken genutzt, die zunächst helfen sollen, hochrisikoreiche und weniger risikoreiche Situationen zu identifizieren, zu unterscheiden und Hochrisikosituationen zu meiden. Rückfallvermeidungsprogramme werden wahrscheinlich am effektivsten in einem Gruppensetting durchgeführt. Dies spart nicht nur Ressourcen sondern bietet die Möglichkeit des Beziehungsaufbaus zu Menschen mit ähnlichen Problemen und des Lernens über Identifikations- und Konfrontationsprozesse. Gerade auch Aspekte von Scham- und Schuldgefühlen sind im gruppentherapeutischen Setting, in dem andere Hilfe anbieten können, gut zu bearbeiten. Schließlich haben sich Gruppentherapieangebote auch bei stoffgebundenen und anderen Süchten bewährt.

Typische Triggerfaktoren (z. B. der Missbrauch von Alkohol oder Partnerkonflikte), besondere affektive Zustände (Ängstlichkeit, Depressivität, Wut), risikoreiche Gedanken und das daraus folgende sexuelle Verhalten sollten regelmäßig beschrieben und besprochen werden. Die Erstellung von Protokollen bzw. Tagebüchern kann dies zunächst erleichtern. Ziel ist einerseits die Identifikation von Frühwarnzeichen und von so genannten scheinbar irrelevanten Entscheidungen, andererseits die Entwicklung alternativer Bewältigungsstrategien und -fähigkeiten, was erfolgreicher ist als der alleinige Versuch, die Fähigkeit zur Selbstkontrolle zu erhöhen. Ein Skillstraining (Linnehan et al. 2006), Stress- und Ärgermanagement, soziale Kompetenztrainings und Entspannungstechniken können dabei hilfreich sein. Rückfälle sollten so schnell wie möglich in der Therapie besprochen und als Teil der Störung angesehen werden (wenn sie nicht selbst- oder fremdgefährdendes Verhalten beinhalten). Sie sollten als Rückfall in alte Bewältigungsstrategien angesehen, nicht zur Resignation, sondern zur Entwicklung neuer Bewältigungsstrategien führen. Die Patienten sollten mithilfe der Therapie eine möglichst individuelle Vorstellung davon entwickeln, wie für sie persönlich eine ungestörte und erfüllte, im Gegensatz zu einer problematischen oder pathologischen, Sexualität aussehen soll. Veränderungen des allgemeinen Lebensstils (z. B. eine ausgewogene Balance zwischen Arbeit und Erholung) sollte Berücksichtigung finden.

Natürlich sollte auch dieser zweite Therapieabschnitt die psychologische und pharmakologische Behandlung komorbider Störungen berücksichtigen.

5.4. Therapieziele dritten Grades

Diese Therapiephase wendet sich stärker den Affekten zu, die dem sexuellen Verhalten zugrunde liegen oder es begleiten. Diese sind häufig von der Handlungsebene abgespalten oder werden isoliert an anderer Stelle erlebt. Ein Zugang wird oft erst möglich, wenn sich auf Symptomebene eine Stabilisierung ergeben hat und ein gewisses Vertrauen entstanden ist, dass innere Leere, Einsamkeit, Traurigkeit, Angst und Scham zumindest in bestimmten Kontexten zugelassen und bearbeitet werden können. Voraussetzung dafür ist im Allgemeinen eine sichere und tragfähige therapeutische Beziehung als Basis, von der aus das Durcharbeiten der Affekte möglich wird, sich spezifische Konfliktkonstellationen aus der eigenen Lebensgeschichte erklären und mit den gegenwärtigen sexuellen Problemen in Verbindung bringen lassen. Affekte und die sie begleitenden Kognitionen sollten identifiziert und auch benannt werden. Ein übertragungsfokussiertes Vorgehen, das von den aktuell bedeutsamen Beziehungen (sowohl zu dem Therapeuten/der Therapeutin als auch außerhalb der Therapie) ausgehend arbeitet, ist zu diesem Zeitpunkt sinnvoll. Spaltungs- und Verleugnungsprozesse müssen dabei immer wieder gedeutet werden.

Wenn diese – oft langwierige – Arbeit gelingt, kann sie zu einer besseren Integration des sexuellen Erlebens und Verhaltens in die Gesamtpersönlichkeit führen. Dies gelingt nicht regelhaft, erfordert ein ausreichendes Reflexionsniveau und Ausdauer von Seiten des Patienten ebenso wie von Seiten des Therapeuten/der Therapeutin.

Wenn an dieser Stelle vermehrt traumatische Erfahrungen auftauchen, kann eine spezifisch traumatherapeutische Technik (z. B. Kügler 2007) sinnvoll sein. Bei im Vordergrund stehender Paarproblematik kann auch eine Paartherapie nach dem Hamburger Model mit einer modifizierten Sensate-Fokus-Technik hilfreich sein, um Sexualität und Beziehungsfähigkeit zu integrieren (Hauch 2006).

Wenn eine PRD gleichzeitig mit einer komorbiden Borderline-Persönlichkeitsstörung, narzisstischen oder antisozialen Persönlichkeitsstörung besteht, müssen spezifisch für diese Persönlichkeitsstörungen etablierte Behandlungsprogramme unter Umständen ergänzt werden. Für die Borderline-Persönlichkeitsstörung ist dies am ehesten die dialektisch behaviorale Therapie nach Linnehan et al. (2006) oder eine übertragungsfokussierte Psychotherapie nach Kernberg (Clarking et al. 2007; Critchfield et al. 2007). Beide Therapieformen haben ihre Effektivität in Studien nachweisen können. Bei Patienten mit antisozialen Persönlichkeitsstörungen bestehen meist größere Schwierigkeiten. Hier sind oft sehr stark strukturierte Behandlungsprogramme notwendig. Für narzisstische Persönlichkeitsstörungen können sowohl Gruppen- als auch Einzelpsychotherapie sinnvoll sein, ohne dass dafür bisher klare empirische Daten vorhanden wären.

Eine besondere Herausforderung stellen Patienten mit einer Kombination aus PRD und Paraphilie dar, insbesondere, wenn eine Gefahr für sexuell delinquentes Verhalten besteht. Obwohl sich spezielle Behandlungsprogramme für Sexualstraftäter als wirksam erwiesen haben, so besteht doch gerade bei dieser Patientengruppe ein besonders hohes Rückfallrisiko und wahrscheinlich auch eine besondere Herausforderung für die Behandlung, um das Risiko zu minimieren (Hanson et al. 2003; Berner et al. 2007). Unter Umständen kann hier eine Testosteron senkende Pharmakotherapie sinnvoll werden (Briken und Kafka 2007).

5.5. Selbsthilfegruppen

Das Zwölf-Schritte-Programm der Anonymen Alkoholiker ist auch für Menschen mit so genannter sexueller Sucht, bzw. für solche, die sich in süchtiger Art und Weise in Beziehungen flüchten, adaptiert worden (z. B. Anonyme Sex- und Liebessüchtige (Engl.: Sex and Love Addicts Anonymous, S.L.A.A.)). Im deutschsprachigen Raum soll es etwa 60 lokale Kreise geben, in denen die Betroffenen sich treffen. Spiritualität ist ein wichtiger Bestandteil des Programms ohne eine eigentliche konfessionelle oder religiöse Bindung. Viele Selbsthilfegruppen haben eigene Internetauftritte, in denen sich betroffene Personen Informationsmaterial ansehen, bzw. herunterladen können.

Selbsthilfegruppen bieten ein Netzwerk, eine freie Mitgliedschaft und einen Halt gebenden Rahmen für Hilfe bei Suchtproblemen. Allerdings profitieren nicht alle Patienten von solchen Gruppen. Insbesondere Patienten mit einem Risiko für fremdgefährdende Handlungen oder solche, die schwerer psychisch beeinträchtigt sind (schwere Persönlichkeitsstörungen, Paraphilien), können auch ein Risiko für entsprechende Gruppen bilden und für sie nicht tragbar sein. Natürlich sind die Gruppen, je nach Mitgliedern, sehr unterschiedlich. Manche Menschen können auch mit dem spirituellen Ansatz der Selbsthilfegruppen wenig anfangen. Therapeuten sollten aber das regionale Selbsthilfegruppen-System kennen und wissen, wie sie ihre Patienten bei Bedarf diesbezüglich beraten.

6. Literatur

American Psychiatric Association (2001) *Diagnostic and statistical manual of mental disorders*. Text Revision 4th ed., APA, Washington DC

Bancroft J, Janssen E, Strong D et al. (2003) *The relation between mood and sexuality in heterosexual men*. Arch Sex Behav 32: 217–230

Bancroft J, Vukadinovic Z (2004) *Sexual addiction, sexual compulsivity, sexual impulsivity, or what? Towards a theoretical model*. J Sex Res 41: 225–34

Barth RJ, Kinder BN (1987) *The mislabeling of sexual impulsivity*. J Sex Marital Ther 13: 15–23

Berner W, Briken P (2007) *Paraphilia, sexual preference disorders. Diagnosis, etiology, epidemiology, treatment and prevention* Bundesgesundheitsblatt Gesundheitsforschung Gesundheitsschutz 50: 33–43

Berner W, Briken O, Hill A (2007) *Sexualstraftäter behandeln*. Deutscher Ärzteverlag, Köln

Berner W (2001) *Störungen der Sexualität. Paraphilie und Perversion*. In: Kernberg O, Dulz B, Sachsse U (Hrsg.) *Handbuch der Borderline-Störung*. Schattauer Verlag, Stuttgart, S 319–330

Briken P, Hill A, Berner W (2003) *Pharmacotherapy of paraphilias with long-acting agonists of luteinizing hormone-releasing hormone: a systematic review.* J Clin Psychiatry 64: 890–897

Briken P, Habermann N, Berner W et al. (2005) *The influence of brain abnormalities on psychosocial development, criminal history and paraphilias in sexual murderers.* J Forensic Sci 50: 1204–1208

Briken P, Hill A, Berner W (2005) *Sexuelle Sucht: Diagnostik, Ätiologie, Behandlung.* Z Sexualforsch 18: 185–197

Briken P, Habermann N, Kafka MP et al. (2006) *The paraphilia-related disorders: an investigation of the relevance of the concept in sexual murderers.* J Forensic Sci 51: 683–8

Briken P, Habermann N, Berner W, Hill A (2006) *XYY chromosome abnormality in sexual homicide perpetrators.* Am J Med Genet B Neuropsychiatr Genet 141B: 198–200

Briken P, Habermann N, Berner W et al. (2007) *Diagnosis and treatment of sexual addiction: a survey among German sex therapists.* Sexual Addiction & Compulsivity 14: 131–143

Briken P, Kafka MP (2007) *Pharmacological treatments for paraphilic patients and sexual offenders.* Curr Opin Psychiatry 20: 609–613

Briken P, Hill A, Berner W (2008) *Can sex become addictive?.* MMW Fortschr Med 150: 32–34

Carnes PJ (1983) *Out of the shadows: Understanding sexual addiction.* MN: CompCare Publications, Minneapolis

Carnes PJ (1991) *Don't call it love: Recovery from sexual addiction.* Bantam Books, New York

Cierpka M, Grande T, Rudolf G et al. (2007) *The operationalized psychodynamic diagnostics system: clinical relevance, reliability and validity.* Psychopathology 40: 209–20

Clarkin JF, Levy KN, Lenzenweger MF et al. (2007) *Evaluating Three Treatments for Borderline Personality Disorder: A Multiwave Study.* Am J Psychiatry 164: 922–928

Coleman E, Raymond N, McBean A (2003) *Assessment and treatment of compulsive sexual behaviour.* Minn Med 86: 42–47

Critchfield KL, Levy KN, Clarkin JF (2007) *The Personality Disorders Institute / Borderline Personality Disorder Research Foundation randomized control trial for borderline personality disorder: Reliability of Axis I and II diagnoses.* Psychiatric Quart 78: 15–24

Delmonico DL, Griffin E, Carnes PJ (2002) *Treating online compulsive sexual behavior: When Cybersex is the drug of choice.* In: Cooper A (Hrsg.) Sex and the Internet. Brunner-Routlege, New York, S 147–167

Giese H (1962) *Psychopathologie der Sexualität.* Enke, Stuttgart

Goodman A (1998) *Sexual addiction: An integrated approach.* Madison, Conn.: International Universities Press

Hand I (2004) *Negative and positive reinforcement in pathological gambling: Their potential impact on theory and therapy of obsessive-compulsive sprectrum disorders.* Verhaltenstherapie 14: 133–144

Hauch M (2006) *Paartherapie bei sexuellen Störungen.* Thieme, Stuttgart

Hill A, Briken P, Kraus C et al. (2003) *Differential pharmacological treatment of paraphilias and sex offenders.* Int J Offender Ther Comp Criminol 47: 407–21

Hill A, Briken P, Berner W (2007) *Pornography and sexual abuse in the Internet* Bundesgesundheitsblatt Gesundheitsforschung Gesundheitsschutz. 50: 90–102

Hanson RK, Morton-Bourgon K, Harris AJR (2003) *Sexual offender recidivism risk. What we know, and what we need to know.* Ann NY Acad Sci 989: 151–166

Kafka MP (2000) *The paraphilia-related disorders, in Principles and Practice of Sex Therapy.* Leiblum SR, Rosen RC (eds.) The Guilford Press, New York, London

Klein M *Sexual addiction: A dangerous clinical concept.* [Verfügbar unter: http://www.ejhs.org/volume5/SexAddiction.htm]

Krafft-Ebing R (1903) *Psychopathia sexualis.* Enke, Stuttgart

Kügler E (2007) *Chronisch Traumatisierte, Strukturelle Dissoziation und Sexualität – Praxisbericht über integrierte Traumatherapie, Verhaltens- und Sexualtherapie.* Trauma und Gewalt 2: 70–80

Långström N, Hanson RK (2006) *High rates of sexual behavior in the general population: correlates and predictors.* Arch Sex Behav 35: 37–52

Levine MP, Troiden RR (1988) *The myth of sexual compulsivity.* J Sex Res 25: 347–363

Linehan MM, Comtois KA, Murray AM et al. (2006) *Two years randomized controlled trial and follow-up of dialectical behavior therapy vs. therapy by experts for suicidal behaviors and borderline personality disorder.* Arch Gen Psychiatry 63: 757–766

Lloyd M, Raymond N, Miner M et al. (2007) *Borderline personality traits in individuals with compulsive sexual behavior.* Sexual Addiction & Compulsivity 14: 187–206

Mick TM, Hollander E (2006) *Impulsive-compulsive sexual behavior.* CNS Spectr 11: 944–55

Quadland MC (1985) *Compulsive sexual behavior: Definition of a problem and approach to treatment.* J Sex Marital Ther 11: 121–132

Raymond NC, Coleman E, Miner MH (2003) *Psychiatric comorbidity and compulsive/impulsive traits in compulsive sexual behavior.* Compr Psychiatry 44: 370–80

Schneider JP, Irons RR (2001) *Assessment and treatment of addictive sexual disorders: relevance for chemical dependency relapse.* Substance Use Misuse 36: 1795–1820

Schorsch E (1988) *Affekttaten und sexuelle Perversionstaten im strukturellen und psychodynamischen Vergleich.* Recht & Psychiatrie 6: 10–19

Schwartz MF (1992) *Sexual compulsivity as post-traumatic stress disorder: Treatment perspectives.* Psychiatric Annals, 22: 333–8

Sigusch V (1998) *The neosexual revolution.* Arch Sex Behav 27: 331–59

Sigusch V (2002) *Leitsymptome süchtig-perverser Entwicklungen.* Dtsch Arztebl 99: A 3420–3423

Stein DJ, Hugo F, Oosthuizen P et al. (2000) *Neuropsychiatry of hypersexuality.* CNS Spectr 5: 36–46

Stoller RJ (1975) *Perversion. The erotic form of hatred.* Pantheon, New York

Wainberg ML, Muench F, Morgenstern J et al. (2006) *A double-blind study of citalopram versus placebo in the treatment of compulsive sexual behaviors in gay and bisexual men.* J Clin Psychiatry. 67: 1968–73

World Health Organisation (1993) *Tenth revision of the international classification of diseases, chapter V (F): Mental and behavioural disorders. Diagnostic criteria for research.* World Health Organisation

Sexsucht – Störung im Spannungsfeld von Sex, Sucht und Trauma

Kornelius Roth

Die Sexsucht hat in den letzten Jahren – auch durch die Verbreitung des Internets – größere Aufmerksamkeit erlangt. Wenn bekannte Politiker, Schauspieler oder andere Menschen, die in der Öffentlichkeit stehen, sexuelle Impulse außerhalb gesellschaftlicher Normen leben, wird in der Presse schnell die Frage der Sexsucht aufgeworfen. Öffentliche Spekulationen über das Sexualleben mancher Prominenter tragen jedoch nicht unbedingt zu einer ernsthaften Diskussion dieses Themas bei. Über die Sexsucht, als die verbreitetste Störung der Impulskontrolle unter Männern – korrespondierend zur Bulimie unter Frauen – herrscht aber selbst unter Professionellen manchmal noch eine erstaunliche Unkenntnis. Forscher wie Kliniker, die in der Versorgung Abhängigkeitserkrankter tätig sind, grenzen sich unter Einbezug der Sexsucht von der „Inflation des Suchtbegriffes" ab. Ein deutscher Sexualwissenschaftler (2001) hält die Sexsucht für eine Erfindung der Medien und spricht von „medial fabrizierten Sexsüchtigen".

1. Kurzer geschichtlicher Abriss

Dabei ist das Phänomen schon sehr oft beschrieben worden. Schon ab den ersten Anfängen der wissenschaftlichen Psychiatrie in Frankreich um 1830 wird von Pinel und Esquirol die Erotomanie als syndromales Phänomen erfasst (zitiert nach Saß 2006). Das Gleiche gilt auch für die wissenschaftliche Sexualforschung. Der Österreicher Richard von Krafft-Ebing sprach 1896 in der „Psychopathia sexualis" – dem ersten Lehrbuch der Sexualwissenschaft überhaupt – in diesem Zusammenhang von „sexueller Hyperästhesie". Auch die Psychoanalyse hat sich schon früh für die verschiedene Sensitivität gegenüber sexuellen Reizen interessiert und hat im Rahmen ihrer Konzepte die Dynamik bei einzelnen syndromalen Ausformungen, wie der Nymphomanie (Fenichel 1933) und des Don Juan Typus (Kryptoperversion nach Stoller 1975), näher untersucht.

Im deutschen Schrifttum haben beispielsweise Viktor v. Gebsattel (1932), Hans Giese (1962) oder Paul Matussek (1959) der Sexsucht besonderes Interesse entgegengebracht. Letzterer betrachtete das Thema unter tiefenpsychologischen Aspekten und sprach von „süchtiger Sexualität" sowie „sexueller Haltlosigkeit", wobei er Onaniesucht und Nymphomanie bei der Frau, von Don-Juanismus und Satyriasis beim Mann unterschied. In den 80er Jahren spiegeln die verschiedenen Begrifflichkeiten die wissenschaftliche Diskussion: Carnes (1987) und Schwarz und Brasted (1985) sprechen von „sexual addiction", Quadland (1985) und Coleman (1987) von „sexual compulsion" und Barth und Kinder (1987) von „sexual impulsivity". An dieser Stelle soll nur unter einem Aspekt auf die Fachdiskussion zur diagnostischen Einordnung der Sexsucht eingegangen werden.

Bereits 1962 hat der Hamburger Sexualwissenschaftler Hans Giese den süchtigen Verlauf bei sexuellen Perversionen sehr genau beschrieben. Er charakterisierte ihn als einen Verfall an die Sinnlichkeit, mit periodisch wiederkehrenden, außerordentlich dranghaften sexuellen Impulsen, mit ausufernden Fantasien sowie Promiskuität und Anonymität und abnehmendem Befriedigungswert trotz zunehmender Häufigkeit. Er beobachtete dabei die frappierende Ähnlichkeit zu bekannten Dependenzformen von psychotropen Substanzen. Hans Giese: „Das süchtige Erleben orientiert sich über die Qualitäten einer sexuellen Handlung, gleich ob äußerlich normal oder abnorm. Jedenfalls ist eine sexuelle Handlung als Perversion zu bezeichnen, wenn sie das Ziel süchtigen Erlebens darstellt." (S 459) Damit arbeitete Giese die süchtige Empfindung als das Kennmerkmal des Pathologischen heraus, dem sich die Art der sexuellen Betätigung nachordnet.

1962 – also im gleichen Jahr wie Hans Giese und zwei Jahre, bevor die WHO den Suchtbegriff durch den Abhängigkeitsbegriff ersetzte (und auf stoffgebundene Süchte einengte), publizierte der Wiener Psychiater Ernst Gabriel eine erweiterte Fassung sein Buches „Psychopathologie der Suchten". Darin unterscheidet er die „Rauschgiftsucht" – wir sprechen heute von Alkohol-, Drogen-, Nikotinabhängigkeit etc. – von der „Tätigkeitssucht", wie der Spiel- oder der „Sexualsucht", wie er es nannte. In seinem Buch arbeitet er anhand der Psychopathologie des Suchtgeschehens die Wesensgleichheit der verschiedenen Sucht- und Abhängigkeitsformen heraus und stellt die Süchtigkeit an sich als die individuelle Reaktionsweise und psychische Grundlage heraus.

Im Jahr 2007 – also 45 Jahre später – werden diese Fragen in diesen Fachgebieten weiterhin parallel diskutiert. In der Sexualwissenschaft haben wir seit der damaligen Zeit beim Perversionsthema in verschiedener Hinsicht Präzisierungen und einen Bedeutungswandel erlebt. Dort redet man heute bei der nicht-paraphilen Sexsuchtform diagnostisch nicht mehr von Perversion, sondern von „Paraphilia related disorder" (Kafka und Hennen 1999). Im Suchtbereich sprechen wir heute mit Marks (1990) und Holden (2001) von „behavioural addiction", also von Verhaltenssucht.

2. Süchtigkeitsbegriff

Aber wie ist das Verhältnis von Sex zur Sucht bzw. von Sucht zum Sex? Gehört nicht – Hans Gieses Beschreibung aufgreifend – ein Verfall an das Suchtmittel, dranghafte Impulse, und trotz zunehmender Häufigkeit nachlassende Befriedigung zu jeder Sucht?

Anders gefragt: Sind nicht die ausufernden Fantasien, die Promiskuität und Anonymität lediglich ein spezifischer Ausdruck dieser sexuellen Suchtform? Allgemein angewandte Suchtkriterien, wie zwanghaftes unwiderstehbares Verlangen, verminderte Kontrollfähigkeit bzw. Kontrollverlust, Dosissteigerung, Schädlichkeit, Leidensdruck und Entzugssymptome sind bei der sexuellen Süchtigkeit längst bekannt. Wenn die Süchtigkeit, die individuell unterschiedliche Stärken aufweist, nach Gabriel (1962) eine eigenständige psychische Grundlage ist, hat die jeweilige Suchtform der Betroffenen mehr mit ihrem spezifischen individuell biografischen Lern- und Erfahrungshintergrund zu tun und natürlich auch mit den allgemeinen gesellschaftlichen Rahmenbedingungen, die neben anderem auch Einfluss auf die Verfügbarkeit eines Suchtstoffes haben.

Die Süchtigkeit wäre dann nicht nur das Leitsymptom, sondern eine Struktur, ein Muster, oder – dynamischer gesehen – ein Prozess, der den Inhalt, also die jeweiligen Suchtmittel auswählt, formt und bearbeitet. In der klinischen Arbeit begegnen einem oft Betroffene, die darüber klagen, dass so viele ihrer Verhaltensweisen exzessiver Natur seien. Alan Leshner (2001), der frühere Direktor des „National Institute of Drug Abuse" (NIDA), beschreibt Sucht in einem präziseren, heute gültigen Bild und spricht von einer Art „hijacking of the brain".

3. Neurobiologische Vorstellungen

Forschungsergebnisse über die neurobiologischen Grundlagen der Sucht untermauern diese Sichtweise und scheinen auch die klinischen Beobachtungen aus der Mitte des letzten Jahrhunderts zu bestätigen. Wie wir heute wissen, kommt es im Rahmen der Abhängigkeitsentwicklung in bestimmten Kerngebieten im mesotelencephalen Belohnungssystem des zentralen Nervensystems – diesem entwicklungsgeschichtlich früh angelegten Hirnanteil im Mittelhirn im Bereich des Nucleus Accumbens, mit seinen aufsteigenden Verbindungen zum präfrontalen Cortex und zum limbischen System – zu einer besonderen Sensibilisierung und Hyperreagibilität (Anton 1999). Hierbei entstehen u. a. Veränderungen und Dysfunktionen im dopaminergen System, die z. B. zur Dosissteigerung führen, aber auch die Stimulierungsfähigkeit durch andere Belohnungsmöglichkeiten einschränken. Abhängigkeiten mit ihren „künstlichen Anreizen" wie Drogen und Alkohol, und Verhaltenssüchte mit ihren „natürlichen Anreizen" wie Sex und Essen, scheinen die gleichen Kerngebiete und Regelkreise zu bedienen, um dort die exzessive Freisetzung, z. B. von Dopamin (im Zusammenhang mit Verlangen) und endogener Opioide (im Zusammenhang mit dem hedonistischen Genuss) zu stimulieren (Robinson und Berridge 2003). Dies ist auch für stressinduziertes Essen und Sexualverhalten nachgewiesen (Grüsser, unveröffentlichtes Manuskript). Die im Januar 2008 leider verstorbene Sabine Grüsser und ihre Arbeitsgruppe an der Charité hatten sich der Thematik des „exzessiv belohnenden Verhaltens in einer pathologischen Form" bei den Verhaltenssüchten besonders gewidmet und verschiedentlich dazu publiziert (2007).

Im Verhältnis von Sex zur Sucht erweist sich der Suchtprozess jedenfalls als dominant, pathogen und zerstörerisch – auch im biologischen Substrat. Die Sexsucht kann durchaus die sexuelle Funktionsfähigkeit zerstören. Das Umgekehrte, dass die Sexualität die Sucht zerstört, wurde noch nicht beschrieben.

4. Basiselemente der Sexsucht

Im Weiteren sollen die Grundstrukturen der Sexsucht – einer ausgesprochenen Schamsucht – näher beschrieben werden, die wichtige Rolle des Traumas angedeutet werden, auf einige Ausprägungsformen eingegangen werden und dann, anhand von Fallbeispielen, der Zusammenhang von Sexsucht mit anderen Süchten und Abhängigkeitsformen diskutiert und einige Implikationen für die Therapie benannt werden.

Offensichtlich existieren bei der Sexsucht gemeinsame Ausprägungsmerkmale, auf denen die individuellen sexuellen Vorlieben lediglich aufbauen. Dieser Kernkomplex, der in meinem Buch (2007) ausführlich beschrieben ist, besteht aus ausgeprägter sexueller Fantasietätigkeit, Pornografie und Onanie.

Hiermit sind dann die jeweiligen Verhaltensweisen, im Sinne von Ritualen, verbunden.

4.1. Fantasie als Ersatzwelt

Die grundlegendste Komponente scheint der Gedanken- und Fantasiebereich zu sein – also die bildhaften, anschaulichen Erlebnisse unserer inneren Erfahrungswelt. Die Fantasie ist die Fähigkeit eines jeden Menschen, spielerisch und kreativ zu denken, sich Wünsche, Ziele und Bilder auszumalen, Szenen zu entwerfen oder ganze Geschichten zu erzählen. Die Fantasietätigkeit, in Träumen und Tagträumen, begleitet den Menschen ein Leben lang und hilft ihm, seine Realität zu bewältigen. Unsere Fähigkeit, in Bildern zu denken, macht die Erinnerungen in uns lebendig – die schönen, aber auch die schlimmen. Fantasien fluktuieren zum großen Teil frei und unbeobachtet im Menschen. Sie können aber auch bewusst wahrgenommen, gesteuert und willkürlich herbeigeführt werden. Auch können mit der Fantasie nicht nur Bilder, sondern auch Gefühle mit beruhigendem oder auch anregendem Charakter hervorgerufen werden. Durch Wiederholung oder Variation kann in einem selber immer wieder das beruhigende oder anregende Gefühl erzeugt werden.

Fantasie begleitet auch Probehandeln. Die Fantasieebene befruchtet das kindliche Spiel. Das Kind kann eine eigene gute Welt erfinden, in der es lebt. In ihr sind die Menschen freundlich, geben ihm Geborgenheit und Anerkennung und erfüllen seine Bedürfnisse. Manchmal ersetzt die Fantasie so die Realwelt. Ein bedrohliches Außen wird so verleugnet, verdrängt und ausgeglichen. Dabei kann es zu einer Aufspaltung oder auch Abspaltung zwischen der Außenwelt und der beruhigenden Welt innen kommen.

Wahrscheinlich gibt es keine Sucht, die sich so stark in den Gedanken manifestiert und festsetzt wie die Sexsucht. Der Sexsüchtige entwickelt Zug um Zug eine eigene Fantasieebene, die ihn für die nicht vorhandene positive Realität entschädigt. In diese innere Ersatzwelt hineinverzaubert, ist er vor seinen schmerzhaften Gefühlen und seinem Mangel an äußerer Zuwendung geschützt. Die Fantasie bindet seine Aggressionen und versucht, traumatische Erinnerungen zu einem Abschluss zu bringen. Mit der Zeit kann sich diese Welt immer weiter ausbauen und zu immer mehr Ersatzfunktionen herangezogen werden. Wertlosigkeitsgefühle, Ohnmachtserleben, Kontakt- und Beziehungsängste können darin mühelos überbrückt werden. Diese Entwicklung ist weniger ein Abwehrvorgang, sondern könnte im erweiterten Sinne Margaret Mahlers (1972) als Erhaltungsmechanismus und Überlebensstrategie angesehen werden. Alice Miller (1981) fasst es so zusammen: „Fantasien stehen im Dienst des Überlebens; sie helfen, die unerträgliche Realität der Kindheit zu artikulieren und sie zugleich zu verbergen bzw. zu verharmlosen."

So lebenserhaltend auf der einen Seite diese Ersatzwelt ist, die Betäubung der Realität ist mit einem Rückzug auf die eigene Person verbunden. Die Entfernung von den realen Bezügen beschneidet Erfahrungs-, Begegnungs- und Reifungsmöglichkeiten. Die Fantasieebene – wie auch später die Sucht – ist grenzenlos und kann den Hunger nicht stillen, wie es in einer realen Beziehung möglich ist. Und sie ermöglicht keinen Austausch.

4.2. Sexualisierung der Fantasiewelt

Eine entscheidende biografische Wende tritt ein, wenn sich die Fantasiewelt anfängt zu sexualisieren. Dies kann entwicklungsbedingt durch sexuelle Reifung in der Pubertät entstehen oder auch schon viel früher beispielsweise durch äußere Auslöser, wie sexuelle Übergriffe oder Kontakt zur Pornografie, in der Latenzzeit. Kinder, die verfrühter sexueller Stimulierung ausgesetzt sind, bauen als Bewältigungsversuch dieser Überforderung die sexuelle Reizung oftmals in ihre Fantasiewelt mit ein.

Durch den sexuellen Reiz bricht eine neue Welt auf einen jungen Menschen herein. Sexuelle Fantasien sind ihrer Natur nach besonders intensiv und einprägsam. Diese neuen Fantasiemöglichkeiten haben eine größere Intensität und stärker betäubende, schmerzstillende Eigenschaften als die alten. Dadurch verdrängen sie diese zum Teil, bzw. sexualisieren beispielsweise die alten Fantasien von Macht und Größe. Und wenn der junge Mensch einmal einen Orgasmus erfahren hat und die Möglichkeit, mit Onanie dieses erregende Gefühl in sich zu erzeugen und zu steuern gelernt hat, hat er einen selbstständigen Zugang zu einer sehr starken Emotion bekommen.

In einem bis dato nicht da gewesenem Ausmaß entsteht jetzt nicht nur die Möglichkeit, ein sexuelles Gefühl zu erleben, sondern genauso die Möglichkeit, einen psychischen Schmerz, wie Einsamkeits- oder Kränkungsgefühle, zu analgesieren. Mit der dabei entwickelten sexuellen Aufladung kann jedes Gefühl, ob Angst, Wut oder Schmerz, betäubt und abgewehrt werden. Willkürlich können jetzt noch intensiver leidstillende, erregende Emotionen erzeugt werden.

Ein Beispiel von einem zufällig erfahrenen, intensiven sexuellen Gefühl, erzählte ein junger Mann:

„Wir wurden sehr prüde erzogen. Mit 13 habe ich meine ältere Schwester erstmals nackt in der Badewanne gesehen. Das erregte mich. Von da an habe ich mich immer in der Nähe der Badezimmertür rumgedrückt und heimlich durch das Schlüsselloch geschaut, wenn ich sie im Bad wusste. Ich hatte Angst, dass meine Eltern mich erwischen würden. Einmal bekam ich einen Orgasmus dabei."

Dieses Erlebnis ließ ihn nicht mehr los. Er investierte jetzt gezielt in die Wiederkehr des Erfahrenen. In den Schwimmbädern entdeckte er die Umkleidekabinen, in den Kaufhäusern die Kleideranprobe, er fand freizügige Illustrierte und streunte in abgelegenen Stadtgebieten umher, in denen Straßenprostituierte ihre Dienste anboten. Die Stimulationsmöglichkeiten wurden durch den Kitzel des Geheimen und Verbotenen noch gesteigert.

In einem sich selbst verstärkenden Prozess sexualisieren sich nach und nach immer größere Bereiche seines Lebensumfeldes. Diese Selbstkonditionierung nahm im Verlauf immer mehr Zeit in Anspruch. Dieser junge Mann lernte, zu Hauptzeiten die großen Schwimmbäder aufzusuchen, und verbrachte Stunden vor den Umkleidekabinen. Er graste die Plätze für Liebespaare ab und wartete. Und er entdeckte andere, neue Dinge, von denen er merkte, dass sie ihn sexuell stimulierten. Wenige Jahre später verbrachte er fast drei bis vier Stunden täglich mit diesen „heimlichen und verbotenen Blicken", dieser Suche nach Erregung, die jetzt Teil seiner süchtigen Rituale geworden war. Wieder zu Hause angekommen, masturbierte er dann mehrmals, um die angestaute Spannung zu entladen.

Aber welche sexuellen Erlebnisse hat dieser Mann bei seinen zeitaufwändigen Ritualen gehabt? Eigentlich gar keine! Seine Erregung war groß, weil er mithilfe seiner Fantasie gelernt hatte, sie täglich wieder und wieder in sich zu erzeugen. Im Sexrausch findet er viele Elemente seiner Träumereien wieder, aber hat er dabei Kontakte geknüpft oder eine Freundin gefunden? Konnte er so eine Partnerschaft aufbauen? Es ist die gleiche fantasiebezogene Betäubung der kindlichen Mangelerlebnisse, die auch dieser Mann in seiner Kindheit erlebt hatte, nur jetzt in sexualisierter Form.

Am Anfang sind die sexuellen Auslöser vereinzelt, wenn auch spezifisch. Mit der Zeit kommt es zu Generalisierungsphänomenen. Mehr und mehr der Welt wird sexualisiert wahrgenommen und der Betroffene merkt, dass diese sexuellen Reize ihm helfen z. B. seinen Leistungsdruck und die Angst in der Schule abzubauen. Ein nicht sexuelles Thema wird also sexuell bewältigt. Das ist ein zentraler Aspekt dieser Sucht, eine Lernerfahrung, die im Laufe der Jahre Sex zu einem Allheilmittel werden lassen kann. Langsam konditioniert sich in dieser Zeit aber auch das Umgekehrte: Am Anfang stand die zufällige sexuelle Erregung, wenn der Betroffene allein war. Dann dreht es sich um: Der Betroffene wartet richtiggehend darauf, endlich wieder allein sein zu können, um die Möglichkeit zur sexuellen Stimulierung zu haben.

4.3. Onanie

Die Masturbation gibt jedem selbst die Möglichkeit, sexuelle Spannung mit dem Orgasmus abzuschließen. Dies kommt in mehrfacher Weise den Bedürfnissen des zurückgezogenen Sexsüchtigen entgegen. Ohne auf fremde Hilfe angewiesen zu sein, kann er vollkommen autonom Stärke, Dauer und Art seiner sexuellen Erregung steuern. Es ist ein kontrollierbarer, vorübergehend machtvoller Zustand in einem nach außen abgeschlossenen Kreislauf. Er entschädigt für emotionale Mangelerlebnisse oder, wie ein Betroffener einmal formulierte: „Ich habe die Wärme, Liebe und Geborgenheit in meinem eigenen Körper gesucht." Während das Onanieren für die meisten Menschen lediglich ein sexuelles Bedürfnis befriedigt, kann es beim sexuell Süchtigen seine autistisch-narzisstischen Seiten weiter akzentuieren, und so seine Beziehungsfähigkeit noch mehr schwächen.

4.4. Pornografie und Medien

Die Intensität der inneren Erregbarkeit durch sexuelle Fantasien kann nochmals gesteigert werden, wenn zur reinen Fantasie die Sinneskanäle miteinbezogen werden. Besonders intensiv wirkt sich beim Mann der visuelle Kanal aus. Die künstliche Welt der Pornografie (laut Duden (1971) aus dem Griechischen „von Huren schreibend"), die die psychischen und partnerschaftlichen Gesichtspunkte der Sexualität ausklammert, bedient nahtlos die sexuellen Fantasien vor allem der männlichen Sexsüchtigen. Jetzt stellt man sich nicht nur etwas lebhaft vor, sondern es wird als Bild „pseudoreal".

Für den Sexsüchtigen erfüllt das eine Doppelfunktion: Bilder von Lust verstärken den sexuellen Reiz und halten die Wirklichkeit weiter auf Distanz. Frauen sind jetzt „zu haben", in allen Formen und Farben. Unmittelbar und sofort können die dazugehörigen sexuellen Gefühle instinkthaft ausgelöst werden. Pornografie an sich kann deshalb für den Sexsüchtigen eine starke, abhängig machende „Droge" sein. Oft war sie seine „Einstiegsdroge" und bleibt auch später Teil der süchtigen Rituale.

Die Lust am Schauen ist beiden Geschlechtern eigen, aber es scheint, dass die Fantasie sexsüchtiger Frauen weniger direkte, sexuelle Bilder, sondern mehr sinnlich-romantische Bilder erschafft. Zur Stimulation ihrer sexuellen Fantasiewelt, z. B. bei der Onanie, bedienen sich Frauen deshalb weniger der Pornografie, sondern bevorzugen Liebesromane, Fernsehserien, Filme oder Ähnliches. In ihnen geht es um Attraktivität, Eroberung und Besitz, aber auch um Geborgenheit, Begehrt- und Gebrauchtwerden oder um die Sehnsucht nach dem großen, rettenden Liebesglück – allesamt Gefühle, die in der Wirklichkeit oft schmerzlich vermisst werden. Negative Emotionen können ebenfalls so kanalisiert werden, z. B. kann der fantasierte Verlust eines Partners ein schmerzhaftes Verlangen mit sexsüchtigen Reaktionen auslösen. Hierbei werden alte Verlassenheitsgefühle reaktiviert und süchtig bewältigt.

„Sexuelle Fantasien sind wie Haschisch, und mit der Onanie ist es wie mit Speed. Kommt noch die Pornografie dazu, fühle ich mich wie auf Koks", bemerkte einmal ein früher drogenabhängiger Sexsüchtiger. Die innere Spannung, die durch die sexualisierte Fantasie entsteht, hat eine dranghafte Qualität mit einer Begierde nach mehr. Sie hat etwas von „unter Strom stehen" und ist von normalen sexuellen Gefühlen unterscheidbar. Manch Sexsüchtige in den Selbsthilfegruppen (1991) nennen diese Qualität ihres Erlebens einen Zustand von „Lüsternheit".

Am Anfang mag dem Süchtigen die Pornografie wie die Lösung all seiner Probleme erscheinen. Die Pornografie trägt zur weiteren Steigerung des Sexualisierungsgrades seiner Lebensbereiche bei, während sie ihn noch mehr von der Realität entfernt. Manchmal kann sich hierbei ein bestimmtes sexuelles „Raffinement" (Giese 1962, S 446) verfestigen, das ihn dann in der Breite seiner sexuellen Empfindungsfähigkeit einengt.

Gehalten in seiner burgähnlichen, irrealen, sexualisierten Welt, droht diese im Laufe der Jahre immer mehr zu einem Gefängnis zu werden. Dass der Betroffene ein Gefangener seines eigenen Gefängnisses geworden ist, merkt er oft erst dann, wenn er versucht, aus diesen Gedanken und Handlungen herauszukommen oder sie ihm entzogen sind. Sexuelle Versagung kann dann so etwas wie ein existenzielles Vernichtungsgefühl erzeugen. Sexualität ist somit nicht nur ein Teil des Frauseins oder Mannseins, sondern für den Sexabhängigen ein Maß für die Existenz an sich. „Ich bin sexuell aktiv, also bin ich."

Pornografie in Schrift, Bild und Ton ist heute für Menschen in einer nie zuvor da gewesenen Menge zugänglich und verfügbar. Das Internet bietet den Betroffenen – auch in „chatrooms" und im Rahmen von Cybersex – die Möglichkeit ihre sexuelle Erregung über Stunden, ja manchmal über Tage aufrechtzuerhalten. Die sexuellen Reize über die Pornografie sind für Sexsüchtige meist intensiver als die sexuellen Reize, die in realen sexuellen Beziehungen entstehen. Deshalb können manche Sexsüchtige aus ihrer Überreizung heraus die Erregung während des Geschlechtsverkehrs mit einem Partner nicht aufrechterhalten, ohne auf zusätzliche sexuelle Reize durch Bilder und Geräusche pornografischer Darstellungen angewiesen zu sein.

Überhaupt scheint hier ein gesellschaftlicher Umbruch stattzufinden. Man wird abwarten müssen, wie die massenhafte Verbreitung der Pornografie, die Sexualgewohnheiten auch nicht sexsüchtiger Menschen beeinflussen wird. Einerseits scheint sie die Möglichkeiten der sexuellen Selbstverwirklichung zu erweitern. Auch Frauen sprechen angeregt auf Pornografie an. Andererseits gibt es Beobachtungen, dass die Pornografie teilweise die partnerschaftliche Sexualität verdrängt. Keineswegs zu verharmlosen und äußerst kritisch zu sehen ist, dass Kinder in ihrer sexuellen Latenzphase (ca. 6.–12. Lebensjahr) bereits regelhaft auf pornografische Darstellungen z. B. im Internet stoßen und hier traumatisiert und sexuell belästigt werden können.

Cordasco (1993) beschreibt sechs Risikofaktoren für die Sexsucht. Sexueller Missbrauch in der Kindheit; Aufwachsen in einer dysfunktionalen Familie; emotionaler und körperlicher Missbrauch; Sexsucht oder andere Süchte bei Eltern, Geschwistern oder anderen signifikanten Familienmitgliedern; andere Sucht- und Abhängigkeitsformen; negative Einstellung zur Sexualität. Nur zwei dieser Faktoren sind unspezifisch. Die übrigen vier greifen das Sexualitäts- und Suchtthema in der Biografie und Familie der Betroffenen auf. Hierin findet man das komplexe Zusammenspiel von Sex, Sucht und Trauma abgebildet.

5. Rolle des Traumas

Obwohl der Suchtaspekt für diesen Beitrag im Vordergrund steht, soll an dieser Stelle wenigstens kurz auf die zentrale Rolle des Traumas bei der Entstehung und Aufrechterhaltung der Sexsucht eingegangen werden. Carnes (1991, S 109) stellte bei der Untersuchung von 1000 Sexsüchtigen die Häufigkeit von emotionalem Missbrauch (97 %), körperlicher Gewalt (72 %) und sexueller Gewalt (81 %) heraus. Diesen hohen Prävalenzen stehen klinische Beobachtungen über Traumafolgestörungen und Adaptationsprozesse an die erfahrene Gewalt zur Seite. Während das Vollbild einer posttraumatischen Belastungsstörung nicht regelhaft vorkommt, sind inkomplette Formen hingegen häufig. Das erlittene sexuelle Trauma hat hierbei oft eine Schlüsselfunktion. Während sich manche Menschen nach erlebter sexueller Traumatisierung von der Sexualität zurückziehen, versucht der Sexsüchtige, sein sexuelles Trauma kontraphobisch über die Überbesetzung des Sexuellen zu bewältigen. Die unterschiedlichen Funktionalisierungen und Regulationsweisen dieser Verarbeitungsweise können hier nur stichwortartig angedeutet werden. Die Sexualisierung kann dazu beitragen, die Scham und Angst aus dem Trauma zu überdecken oder „zu überspringen". Sie kann sich unbewusst mit Hass, Wut und Ablehnung gegen die Aggressoren der Kindheit verbinden. Das Trauma kann durch Intrusionen oder flash-backs wie in einem Wiederholungszwang reinszeniert werden (Guigliamo 2007), als unbewusster Versuch, die damit verbundenen traumatischen Affekte zu einem kontrollierbaren Abschluss zu bringen. Genauso kann das Traumageschehen als Schutzmechanismus auch abgewehrt werden. Die Lust am eigenen Körper ermöglicht, den Schmerz der Ereignisse zu mildern. Eine weitere Möglichkeit stellt die gänzliche Abspaltung der Traumatisierung und ihr Ausleben in dissoziierten Zuständen dar. Viele Sexsüchtige haben in ihren Sexräuschen keinen Zugang mehr zu dem, was sie emotional bindet, also zu Partnern, Kindern,

Familie, Beruf oder sozialen Werten. Es ist im Sexrausch dissoziiert. Auch die Wahrnehmung für physiologische Bedürfnisse, wie Hunger, Durst und Schlaf, tritt ganz in den Hintergrund. Direkt mit Beendigung des Rausches jedoch wird das Dissoziierte wieder assoziiert und das Geschehene oftmals schmerzhaft als schuldhaftes Versagen verarbeitet.

Gibt es nun sexuelle Verhaltensweisen, die sich bevorzugt aus dem oben beschriebenen Kernkomplex Fantasie, Pornografie und Onanie entwickeln? Pseudoreale und anonyme Sexualitätsarten, die der Fantasie breiten Raum lassen, kommen dem Sexsüchtigen besonders entgegen. Die Presse spricht da prägnant vom „schnellen Sex". Aber auch die Formen, die die sexuelle Erregung mit Angst-, Macht- und Aggressionsanteilen verstärken, traumatische Erfahrungen wiederbeleben und den Betroffenen hinterher beschämen, speisen bevorzugt das süchtige Element.

Coleman (1992) unterscheidet fünf Subtypen nicht paraphiler sexueller Süchtigkeit. Carnes (1991), der die Paraphilien in seiner Aufzählung mitberücksichtigt, unterscheidet „11 Formen der Machtlosigkeit". Aber letztlich muss man auch sagen: Weder deutet, für sich betrachtet, eine bestimmte sexuelle Aktivitätsform auf das Vorliegen einer Sexsucht hin, noch schließt sie sie aus. So unscharf wie der Sexsucht-Begriff bei den Varianten des sexuellen Ausdrucks bleibt, seine Präzision erlangt er in der Erfassung der Zwanghaftigkeit, des Kontrollverlustes, der schädlichen Folgen und seiner Funktion. Hieraus kann der Klient auch sein Betroffensein erkennen.

6. Mehrfachabhängigkeit

Auch wenn der Nachweis der Eigenständigkeit dieser Sucht noch aussteht, vieles spricht für diese Sichtweise. Dies wird auch durch den hohen Anteil von Mehrfachsüchtigkeit bei Sexsüchtigen belegt. In den USA waren in der Studie von Carnes (1991, S 35) nur 17 % frei von weiteren Sucht- und Abhängigkeitsformen. Diese Zahl erscheint jedoch zu hoch, um als repräsentativ zu gelten, zumal die Umfrage im Umfeld von Sucht-Selbsthilfegruppen erhoben wurde. In einer eigenen Studie (Roth 1992) kam die Sexsucht in ca. der Hälfte der Fälle solitär vor. Schneider (1991) konnte unter 75 befragten sexsüchtigen Patienten in mehr als einem Drittel der Fälle auch Abhängigkeiten nachweisen. Ein knappes Drittel wies eine Essstörung auf und 5% bezeichneten sich als Spieler. In einer anderen Untersuchung an Patienten, die unter Paraphilien, wie zum Beispiel Voyeurismus litten, wurden stoffgebundene Abhängigkeiten bei knapp der Hälfte der Fälle nachgewiesen (Kafka 1997). Umgekehrt gaben bei einer Befragung von Kokainabhängigen 70 % an, auch sexsüchtig zu sein (Washton 1989).

Aus der Mehrfachabhängigkeit heraus entstehen bei den Betroffenen auch Wechselbeziehungen, die im klinischen Rahmen meist unterschätzt werden. Zur Illustration der komplexen Zusammenhänge zwischen den verschiedenen Sucht- und Abhängigkeitsformen werden im Folgenden drei kurze Kasuistiken angeführt. Alle diese Patienten hatten mehrere ambulante und stationäre Therapien absolviert, ohne dass je eine Sexualanamnese erhoben wurde. Entsprechend konnte eine Sexsucht auch nicht diagnostiziert werden:

1. Ein 50-jähriger männlicher Patient wuchs ohne Kontakt zum leiblichen Vater, teilweise im Heim, teilweise bei der Mutter, auf. Nach der Wiederverheiratung der Mutter bedrohte und schlug der oft alkoholisierte Stiefvater die ganze Familie. Der Patient erlebte sich in der Familie und in der Schule als Außenseiter und war viel allein. Mit 15 Jahren entdeckte er die Onanie – täglich und ohne Suchttendenz –, mit 16 Jahren Nikotin und mit 17 Alkohol. Es entwickelte sich eine Nikotin- und Alkoholabhängigkeit. Letztere dekompensierte und wurde nach 20 Jahren erfolgreich stationär behandelt. In seiner Ehe zunächst positive sexuelle Kontakte. Dann zunehmender sexueller Rückzug und heimliche, nicht süchtig erlebte Telefonsexkontakte. Mit Beginn der Alkoholtrockenheit wurden diese aber immer zwanghafter. Er konnte der Versuchung immer weniger widerstehen. Nach drei Jahren dann Kontrollverlust: Bis zu 5x am Tag Telefonsexkontakte, oft mit den gleichen Telefonsexmitarbeiterinnen. Folgen waren Scheidung, Schulden und Arbeitsplatzverlust.

2. Eine 40-jährige, mehrfach geschiedene Patientin wurde in ihrer Kindheit und Jugend über 10 Jahre hinweg von ihrem Vater vergewaltigt. Direkt anschließend war sie 12 Jahre in der Sexarbeit tätig, ehe sie sich daraus lösen konnte. Sie ist alkohol-, drogen- und sexsüchtig und hatte vorwiegend zwei Muster des traumabezogenen, süchtigen Ausagierens entwickelt. Entweder lebte sie in einer festen Beziehung mit viel Sex und Gewalt. Alkohol und Drogen machten das Zusammenleben erträglich. Oder aber sie war ohne feste Bindung und machte sich Abend für Abend auf, einen Mann zum Sex kennenzulernen. Es gehörte zu ihrem Ritual, sich daheim erst aufregend zurechtzumachen und Drogen einzunehmen. Danach suchte sie einschlägige Lokalitäten auf und lockerte sich dort mit Alkohol. Die verwendeten Suchtmittel haben in diesem Beispiel jeweils eine andere Funktion. Im ersten paarte sich Sex mit Gewalt. Alkohol und Drogen dienten der Dämpfung schmerzhafter Empfindungen. Im zweiten Beispiel dämpft Sex die Verlorenheitsgefühle und paart sich mit dem Reiz des Neuen. Die Drogen dienten der Intensivierung des Erlebens und der Alkohol der Enthemmung. Beide sind Teil des vorbereitenden Rituals für das sexuelle Ausleben.

3. Eine 27-jährige, mehrfachabhängige Patientin hatte durch einen gewalttätigen, drogenabhängigen Vater und eine psychisch kranke Mutter, die ganztags beschäftigt war, eine Kindheit mit Gewalt, Vernachlässigung und Verwahrlosung erlebt. Mit 9 Jahren entdeckte sie das Rauchen, mit 10 den Alkohol, mit 13 die Drogen – zunächst in weicher und später in harter Form. Bereits vor dem 20. Lebensjahr bestand im klinischen Sinne eine Alkohol-Nikotin und Drogenabhängigkeit. Den ersten Zugang zu sexuellen Gefühlen fand sie als Vorschulkind. Bedrohliche, die Patientin traumatisierende Inhalte, wurden über sexuelle Erregung kanalisiert und gedämpft. Ab dem 12. Lebensjahr Onanie in süchtiger Form. Auch stellen sich bulimie-ähnliche Essstörungen vom non-purging-type ein. Als Jugendliche erlebt die Patientin sexuelle Gewalt. Die Patientin lernt im Laufe der Jahre, ihre Gefühle über all diese Suchtmittel zu erzeugen und zu regulieren. Je nach Situation, wird Erregung, Dämpfung oder Fantasie (Milkman und Sunderwirth 1987) gesucht. Wenn in Gesellschaft, spielten der Alkohol und die Drogen die dominante Rolle, wenn allein die Sexualität und das Essen. In der sexuellen Süchtigkeit sind Aspekte dieser drei Suchtstile enthalten: In ihren Partnerschaften wird die sexuelle Intensität durch Drogeneinnahme noch gesteigert, wenn allein auf sich gestellt kann sie sich mithilfe sexueller Fantasie von Ängsten und schmerzhaften Einsamkeitsgefühlen ablenken, erregen und mit dem Orgasmus beruhigen.

Carnes, Murray und Charpentier (2004) haben sich näher mit den Wechselbeziehungen verschiedener Abhängigkeits- und Suchtformen befasst. Sie nennen diese syndromatisch „addiction-interaction-disorder" und unterscheiden elf verschiedene Interaktionsformen. Dazu gehören u.a. Kombinierung, Hemmung, Maskierung, Enthemmung, Verlagerung und Kreuztoleranz. Diese Interaktionen bei jedem Patienten genau zu kennen, ist für die Therapie außerordentlich bedeutsam, da die erfolgreiche Mitbehandlung dieser Sucht- und Abhängigkeitsformen letztlich über die Bewältigungsmöglichkeit der sexuellen Störung bestimmt. Die verschiedenen Suchtformen treten meist gerade nicht isoliert oder ohne Bezug zueinander auf, sondern können sich gegenseitig verstärken, ablösen oder ineinander verschmelzen.

In diesem Zusammenhang gehört auch erwähnt, dass sich viele Sexsüchtige ebenso als „bildersüchtig" erleben. Sie berichten von exzessivem Fernseh-, Video- oder Computerkonsum. Diese Medien ermöglichen die Flucht in Traumwelten und scheinen deshalb in besonderer Weise den Bedürfnissen des Sexsüchtigen entgegenzukommen. Da dabei romantische und sexuelle Gefühle angeregt werden können, können sie auch Teil der Rituale sein, die süchtige sexuelle Verhaltensweisen vorbereiten.

7. Süchtiger Prozess

Abhängigkeits- und Suchterkrankungen, Mehrfachabhängigkeiten und Mehrfachsüchte und ihr komplexes, aber erkennbares Zusammenspiel, machen deutlich, dass es sich bei der Abhängigkeit von einer stofflichen Droge und bei der Sucht nach einer stimmungsverändernden Erfahrung, sprich Verhaltenssucht, nur um einen besonderen, auf den Betroffenen zugeschnittenen Ausdruck von Süchtigkeit handelt. Die Verfügbarkeit der einzelnen Suchtstoffe und die spezifischen, individuell verschiedenen Verwundungen der Menschen bestimmen die Art des gewählten „Heilmittels". Die einzelnen Süchte stellen dann lediglich so etwas wie verschiedene Varianten und Muster einer gleichen süchtigen Verarbeitungsform dar. Im Laufe der Entwicklung kann der süchtige Mensch ein wahres Arsenal an süchtigen Möglichkeiten kennenlernen und nutzen. Wie Zwiebelschalen legen sich die verschiedenen süchtigen Schichten schützend um den verletzten Kern und das Trauma. Freud (1897) sah in einem Brief an Wilhelm Fließ die süchtige Onanie als die entwicklungsgenetisch früheste Sucht an, die erst später, zum Beispiel vom Alkohol, abgelöst werden kann.

Diese Aussage Freuds wurde durch eine eigene Studie (1992) bestätigt. Bei 11 alkoholabhängigen und sexsüchtigen Patienten wurde eine Suchtchronologie erstellt. Während sie in zwei Fällen nicht eindeutig beurteilbar war, erwies sich die Sexsucht bei den übrigen 9 Patienten in 8 Fällen als die primäre Sucht. Nur bei einem Patienten entstand die Alkoholabhängigkeit vor der Sexsucht.

Der amerikanische Psychoanalytiker Aviel Goodman (1998) sieht die Sexsucht, genauso wie Spielsucht und Bulimie oder die stoffgebundenen Abhängigkeiten, als Ausdruck eines übergeordneten süchtigen Prozesses. Die Regulierung der inneren Befindlichkeit und der emotionalen oder gedanklichen Abläufe erfolgt im Suchtprozess über äußere Stimuli. Sie dienen dazu, schmerzhafte Zustände abzuwehren, die aus kindlichen Mangelerlebnissen und Entwicklungsdefiziten entstanden sind.

8. Schlussfolgerungen für die Psychotherapie

Welche Konsequenzen können aus dem Gesagten für die Therapie gezogen werden?

1. Sexsucht bleibt oft unerkannt. Die Prävalenz der Sexsucht bei der Mehrfachabhängigkeit ist hoch. Deshalb ist gerade hier eine Sexualanamnese un-

erlässlich. Verständlicherweise fällt es Patienten wie Behandlern manchmal schwer, die Scheu dem Thema gegenüber zu überwinden.

2. Die Behandlung der Abhängigkeitserkrankungen hat vor den Verhaltenssüchten meist Priorität. Die Vorstellung, dass sich eine Verhaltenssucht von alleine erledigt, wenn man die Abhängigkeiten erfolgreich behandelt, ist aber leider nicht richtig. Vielmehr ist es wichtig, mit dem Patienten zusammen auf die Auswirkungen der Abstinenz, z. B. von Drogen oder Alkohol, auf das Sexualverhalten zu achten. Manchmal kommt die Sexsucht erst zum Vorschein, wenn eine andere Sucht aufgegeben werden konnte.

3. Sexsucht ist oft die erste Sucht und besonders nah an den biografischen Verwundungen unserer Patienten angesiedelt. Die Anamnese bietet oftmals wie durch ein Vergrößerungsglas, eine zentrale Sicht auf die Kindheits- und Auslösesituationen.

4. Die mannigfachen Wechselwirkungen zwischen den einzelnen Abhängigkeitserkrankungen und Suchtformen haben gezeigt, dass die Sexsucht integraler Teil der süchtigen Struktur sein kann. Die Sexualität greift tief in unser Bindungssystem ein. Süchtiges sexuelles Verhalten kann destabilisierend wirken und auch Rückfälle in andere Sucht- und Abhängigkeitsformen nach sich ziehen.

5. Das Modell Sex als Sucht ist auch ein therapeutisches Konzept (Roth 2000). Ziel ist es, dem Patienten zu helfen, sein ausferndes sexuelles Verhalten zum Stillstand zu bringen und wieder die eigene Kontrolle über sein Verhalten zu erlangen. Während Therapie bei Abhängigkeitserkrankungen totale Abstinenz bedeutet, bedeutet es bei den Verhaltenssüchten selektive Abstinenz. Die Steuerung von außer Kontrolle geratenen, schädigenden sexuellen Verhaltensweisen soll wieder erlernt werden. Manchmal ist zu Beginn eine Phase der sexuellen Totalaustrocknung sinnvoll. Langfristig zielt es aber immer darauf ab, gesunde sexuelle Bindungs- und Betätigungsformen aufbauen zu helfen und zu stärken.

6. Sexuelle Abstinenz ist ein Novum im Suchtbereich. Schon der Begriff befremdet oder ruft klerikale Assoziationen hervor. Genauso wie beim Alkoholismus leiden Sexsüchtige weitaus mehr, wenn sie „nass" sind, als wenn sie sexuell trocken sind. Gerade für Mehrfachabhängige ist die Abstinenz ein vertrauter Zugangsweg zu einer Veränderung in ihrem Leben geworden, auf welchen sie auch bei der Sexsucht zurückgreifen können.

7. Es macht Sinn, am Anfang der Psychotherapie verhaltenstherapeutische Techniken der Selbstkontrolle einzusetzen. Es gilt, mit dem Patienten seine Suchtgeschichte zu erarbeiten und ihn zu sensibilisieren für seine spezifischen Risiko- und Rückfallsituationen. Genauso wichtig ist es, von Anfang an mit den Betroffenen zusammen konkret an der Lebensführung zu arbeiten, um Sicherheit, Selbstfürsorge und soziale Bezüge zu stärken.

8. Selbsthilfegruppen, wie die der „Anonymen Sexaholiker" oder die „Sex and Love Addicted Anonymous", holen den Patienten aus seiner Isolation heraus. Sie haben sich für die Beibehaltung der Abstinenz von schädigendem sexuellen Verhalten als sehr nützlich erwiesen.
9. Die Sexsucht ist primär eine Sucht und erst in zweiter Linie eine Paraphilie, bzw. eine der Paraphilie verwandte Störung. Die Art der sexuellen Devianz oder des sexuellen Ausdrucks ordnet sich dem süchtigen Erleben unter. Genauso wie bei der Alkoholabhängigkeit ist es zunächst von untergeordneter Bedeutung, welche Alkoholika präferiert wurden. Erst die erfolgreiche Suchtbehandlung, sprich das Wiedererlernen der sexuellen Steuerungsfähigkeit, erschließt dem Patienten in einem zweiten Schritt die Möglichkeit, seine sexuelle Landkarte auch unter Berücksichtigung seiner biografischen Verwundungen und Traumatisierungen emotional erlebbar und psychotherapeutisch erfahrbar werden zu lassen.
10. Im weiteren Behandlungsverlauf können zusätzliche, störungsspezifische Behandlungstechniken, die in besonderer Weise auf die jeweilige Problematik und Defizite eines Patienten zugeschnitten sind, multimodal sinnvoll eingesetzt werden. Beispielsweise kann eine Indikation zur Psychoanalyse oder Traumabehandlung (Cox und Howard 2007) oder für ein körperpsychotherapeutisches Begleitverfahren (Roth 2007) gestellt werden.

9. Literatur

Anonyme Sexaholiker deutscher Sprache (Hrsg.) (1991) Anonyme Sexaholiker. *2. überarb. Aufl. nach der amerikanischen überarb. Aufl. 1989* Selbstverlag, ohne Ort

Anton RF (1999) *What is craving? Models and implication for treatment.* Alcohol Research and Health 23: 165–173

Barth RJ, Kinder BN (1987) *The mislabeling of sexual impulsivity.* Journal of Sex and Marital Therapy 13: 15–23

Carnes P (1987) *Zerstörerische Lust: Sex als Sucht.* Heyne, München

Carnes P (1991) *Don't call it love.* Bantam, New York

Carnes PJ, Murray RE, Charpentier L (2004) *Addiction interaction disorder.* In: Coombs RH Handbook of addictive disorders. John Wiley, Hoboken, New Jersey, S 31-59

Coleman E (1987) *Sexual compulsivity: Definition, etiology and treatment considerations.* Journal of Chemical Dependency Treatment. (Vol I): 189–204

Coleman E (1992) *Is your patient suffering from compulsive sexual behaviour?* Psychiatric Annals 22: 320–325

Cordasco CF (1993) *Sex addiction.* North Carolina Medical Society 54: 457–460

Cox R, Howard M (2007) *Utilization of EMDR in the treatment of sexual addiction: A case study.* Sexual Addiction & Compulsivity 14: 1–20

Duden (1971) *Der große Duden: Fremdwörterbuch,* Band 5, Bibliographisches Institut, Mannheim

Fenichel O (1933) *Outline of clinical psychoanalysis.* Psychoanalytic Quarterly 2: 567

Freud S (1962) *Aus den Anfängen der Psychoanalyse – Briefe an Wilhelm Fließ, Abhandlungen und Notizen aus den Jahren 1887–1902,* Imago, London, S 254

Gabriel E (1962) *Die Süchtigkeit: Psychopathologie der Suchten.* Neuland, Hamburg

von Gebsattel VE (1954) *Süchtiges Verhalten im Gebiet sexueller Verirrungen.* In: Prolegomena einer medizinischen Anthropologie. Springer, Heidelberg

Giese H (1962) *Leitsymptome sexueller Perversionen.* In: *Psychopathologie der Sexualität.* Enke, Stuttgart

Goodman A (1998) *Sexual addiction: An integrated approach.* International University Press, Madison Connecticut

Grüsser SM, Poppelreuter S, Heinz A, Albrecht U, Saß H (2007) *Verhaltenssucht. Eine eigenständige diagnostische Einheit?* Der Nervenarzt 78: 997–1002

Holden C (2001) *„Behavioral addictions": Do they exist?* Science 294: 980–982

Kafka MP (1997) *Compulsive sexual behavior characteristics (letter).* Journal of Clinical Psychiatry 154: 1632

Kafka MP, Hennen J (1999) *The paraphilia-related disorders: an empirical investigation of nonparaphilic hypersexuality disorders in outpatient males.* Journal of Sex & Marital Therapy 25: 305–319

Krafft-Ebing R (1896) *Psychopathia sexualis mit besonderer Berücksichtigung der konträren Sexualempfindung.* Enke, Stuttgart

Leshner A (2001) *Addiction is a brain disease.* National Academy of Sciences. Science and Technology online. http://www.issues.org/17.3/leshner.htm

Marks I (1990) *Behavioural (non-chemical) addictions.* British Journal of Addiction 85: 1389–1394

Mahler MS (1972) *Symbiose und Individuation.* Band 1: *Psychosen im frühen Kindesalter.* Klett, Stuttgart

Milkman HB, Sunderwirth SG (1987) *Craving for ecstasy: the consciousness and chemistry of escape.* D.C. Heath and Company, Lexington, Massachussets

Miller A (1981) *Du sollst nicht merken: Variationen über das Paradies – Thema.* Suhrkamp, 400

Matussek P (1959) *Süchtige Fehlhaltungen.* In: Frankl VE, von Gebsattel VE, Schultz IH (Hrsg.) Handbuch der Neurosenlehre und Psychotherapie (Band 2). Urban & Schwarzenberg, München, S 188–212

Quadland MC (1985) *Compulsive sexual behaviour: definition of a problem and an approach to treatment.* Journal of Sex & Marital Therapy 11: 121–132

Robinson TE, Berridge KC (2003) *Addiction.* Annual Review of Psychology 54: 25–53

Roth K (1992) *Sexuelle Süchtigkeit bei Alkoholmissbrauch und -abhängigkeit: Klinische, nosologische und tiefenpsychologische Aspekte.* Nervenarzt 63: 157–162

Roth K (2000) *Sexsucht – Therapie und Praxis.* In: Poppelreuter S, Gross W Nicht nur Drogen machen süchtig. Entstehung und Behandlung von stoffungebundenen Süchten. Beltz, Weinheim: 127–146

Roth K (2007) *Sexsucht. Krankheit und Trauma im Verborgenen.* Ch. Links, Berlin

Saß H (2006) *Vorwort.* In: Grüsser SM, Thalemann CN *Verhaltenssucht.* Huber, Bern, S 11

Schneider JP (1991) *How to recognize the signs of sexual addiction.* Postgraduate Medicine 90: 171–182

Schwartz MF, Brasted WS (1985) *Sexual addiction.* Medical Aspects of Human Sexuality 19: 103–107

Sigusch V (2001) *Kultureller Wandel der Sexualität.* In: Sigusch V (Hrsg) Sexuelle Störungen und ihre Behandlung. Thieme, Stuttgart, S 21

Stoller RJ (1975) *Perversion: the erotic form of hatred.* Pantheon Books, New York

Washton AM (1989) *Cocaine may trigger sexual compulsivity.* US Journal of Drug and Alcohol Dependence 6: 8

Internetabhängigkeit – Symptomatik, Diagnostik und Therapie

Bert Theodor te Wildt

Die Frage, ob Menschen von Medien in einem pathologischen Sinne abhängig werden können, hat durch die Entwicklung des Internets und seiner Derivate an Aktualität gewonnen. Abgesehen davon, dass die geistige Entwicklung des in einer Zivilisation lebenden Menschen ohnehin stets in Abhängigkeit von seinen Medien und deren Vermittlungsfunktionen verläuft, gibt es zunehmend Hinweise dafür, dass das Mediale im Cyberspace eine Eigendynamik entfaltet, der Menschen im Sinne einer *Sucht* verfallen. Die Konvergenz aller analoger Vorläufermedien in der digitalen Welt und die neuartige Interaktivität, mit der es alle Inhalte und Menschen miteinander zu verbinden vermag, bieten eine Erklärung dafür, warum die Nutzung des Internets in einem klinisch relevanten Sinne in eine Abhängigkeit führen kann.

1. Stand der Forschung zum Phänomen der Internetabhängigkeit

Die Erstbeschreibung des Phänomens der Internetabhängigkeit war von dem New Yorker Psychiater Ivan Goldberg im Jahre 1995 zunächst ironisch gemeint. Als Reaktion auf die Internet-Euphorie seiner Zeit erstellte Goldberg analog zu den Kriterien für Abhängigkeitserkrankungen des DSM-IV eine Symptomliste für Internetabhängigkeit und versandte sie im Rahmen eines E-Mail-Verteilers an Expertenkollegen (Eichenberg und Ott 1999). Zu seiner eigenen Überraschung erhielt Goldberg eine Vielzahl ernst gemeinter Rückmeldungen von Menschen, die sich sicher waren, an einer solchen psychischen Störung zu leiden. Als die New York Times das Phänomen im Jahre 1996 aufgriff, entwickelte sich das Thema schließlich zum Selbstläufer. Computerspiele standen allerdings schon wesentlich länger im Verdacht, abhängig zu machen, wobei die ersten Studien in diesem Zusammenhang diesen nur ein geringes pathologisches Abhängigkeitspotenzial nachweisen konnten (Soper und Miller 1983; Shotton 1989). Während Goldberg das Interesse an dem Thema verlor, wurde die Amerikanerin Kimberley Young zur Pionierin auf dem Forschungsgebiet der Internetabhängigkeit (Young 1996). Sie war die erste Forscherin, die das Phänomen in diversen Studien systematisch und kritisch zu untersuchen begann. Auf der Grundlage der DSM-IV-Kriterien für Pathologisches Glücksspiel entwickelte sie analoge Kriterien zur Identifizierung von Internetabhängigen, um diese dann in Bezug auf Demografie, Mediennutzungsverhalten, Komorbidität und andere Variablen zu untersuchen und erste Hinweise dafür zu generieren, wie diese Menschen behandelt werden können (Young 1999). Von Anfang an machte Young in ihren Arbeiten deutlich, dass die sich in exzessiver Internetnutzung niederschlagenden Psychopathologien sehr unterschiedlich manifestieren, dass es also von Bedeutung ist, ob jemand im Cyberspace hauptsächlich Computerspiele spielt, Produkte einkauft oder nach pornografischem Material sucht, um nur einige wenige Beispiele zu nennen. Young (1998) unterschied in diesem Sinne fünf verschiedene Störungsformen, deren Gemeinsamkeit das abhängige Internetnutzungsverhalten ist:

1. Cybersexabhängigkeit;
2. Abhängigkeit von virtuellen Gemeinschaften/Freundschaften in Chats und Internetforen;
3. Zwanghafte Nutzung von Netzinhalten in Online-Spielen, Geschäften und Aktionen;
4. Information-Overload im Zusammenhang mit der Nutzung von Datenbanken;
5. Computerabhängigkeit im Hinblick auf Spielen und Programmieren unabhängig vom Internet.

Eine ähnliche Einteilung findet sich bei Davis (2002), während Petry (2003) vereinfacht von drei Subtypen spricht, den exzessiven „Gamern", „Surfern" und „Chattern". Diese etwas willkürlich anmutenden Einteilungen machen einerseits deutlich, wie unbeholfen die Forschung der Phänomenologie und Nosologie von Internet- bzw. Computerabhängigkeit noch gegenübersteht. Insofern scheint der von Young zunächst verwendete Begriff „Pathological Internet Use" (Young 1997) passender zu sein, als der Suchtbegriff, da er nicht nur quantitative, sondern auch qualitative Aspekte krankhafter Internetnutzung impliziert, ganz abgesehen davon, dass die Referenzerkrankung gemäß der gültigen Klassifikationssysteme (DSM-IV und ICD-10) für psychische Erkrankungen ebenfalls als *Pathologisches Glücksspiel* und nicht als *Glücksspielsucht* bezeichnet wird (Saß et al. 1998; Dilling et al. 2000).

Das Problem der Begriffsbestimmung, und damit auch das der nosologischen Zuordnung, hat sich bis heute erhalten, wie aus Tabelle 1 ersichtlich wird, in der die verschiedenen Begriffe für das Phänomen der Internet- bzw. Computerabhängigkeit in der Chronologie ihres Auftretens abgelesen werden können. Sowohl zunächst im englischsprachigen wie später auch im deutschsprachigen Raum gibt es unterschiedliche Haltungen in Bezug auf die Frage nach der diagnostischen Zuordnung, welche sich auch in den Benennungen widerspiegeln.

Bei der Einordnung des Phänomens lassen sich drei Hauptströmungen identifizieren. Für die im Sinne klinischer Psychiatrie und Psychologie korrekteste Begriffswahl *Pathologische Internetnutzung* bzw. *Pathological Internet Use* haben sich nur wenige Forscher entschieden (Davis 2001; Kratzer 2006). Am häufigsten steht die Konzeptionalisierung als *Sucht*, im Englischen *addiction*, Pate für die Begriffsgebung. Der seltenere Gebrauch des Begriffs *Abhängigkeit* bzw. *dependency* kann als eine Kompromisslösung verstanden werden, die im Sinne einer Zuordnung zu den stoffungebundenen Abhängigkeiten einerseits dem Rahmen gängiger psychiatrischer Klassifikationssysteme, andererseits aber auch der symptomatologischen Ähnlichkeit zu den stoffgebundenen Abhängigkeitserkrankungen Rechnung trägt. Das erste deutschsprachige psychia-

▼ **Tabelle 1** Bezeichnungen für abhängiges Nutzungsverhalten in Bezug auf das Internet

Bezeichnung	Autor(en)	Publikationsjahr
Internet Addiction Disorder	Goldberg	1995
Pathological Internet Use (PIU)/ Internet Addiction	Young	1996
Internetsucht	Zimmerl & Panosch	1998
Virtual Addiction	Greenfield	1999
Internet-Abhängigkeit	Seemann	2000
Internetsucht	Hahn & Jerusalem	2001
Pathological/Problematic Internet Use (PIU)	Davis	2001
Internet Dependency	Lin & Tsai	2002
Online-Sucht	Farke	2003
Internetabhängigkeit	te Wildt	2004
Internetabhängigkeit	Möller & Laux	2005
Computersucht	Bergmann & Hüther	2006
Computersucht	Grüsser & Thalemann	2006
Pathologische Internetnutzung	Kratzer	2006

trische Lehrbuch, das das Störungsbild mit aufgenommen hat (Möller Laux 2005), benutzt ebenso wie die vorliegende Arbeit den Begriff *Internetabhängigkeit*. Dieser neutralere Begriff, der mehr phänomenologisch beschreibend, als diagnostisch klassifizierend ist, wird im Rahmen der hier vorliegenden Arbeit letztlich auch deshalb gewählt, da es bisher alles Andere als klar ist, ob es sich bei dem umschriebenen Phänomen überhaupt um ein eigenständiges Krankheitsbild handelt, oder eher um ein Symptom bzw. ein Syndrom, das im Rahmen bekannter psychischer Störungen auftritt. Einige Autoren (Shaffer 2000) stellen die klinische Bedeutung des Phänomens Internetabhängigkeit aus psychiatrischer Sicht nach wie vor gänzlich in Abrede.

2. Symptomatik und Diagnostik der Internetabhängigkeit

Wenngleich die phänomenologische Einordnung nach wie vor unklar ist, so scheint unter den bisher an der Erforschung beteiligten Wissenschaftlern weitgehende Einigkeit darin zu bestehen, dass die Kriterien für stoffungebundene Abhängigkeit, die sich ihrerseits an den Kriterien für stoffgebundene Abhängigkeitserkrankungen orientieren, auch auf die Internetabhängigkeit anwendbar sind.

Young entwickelte aufgrund dieser Vorstellung bereits 1996 Kriterien für *Internet Addiction*, von denen mindestens fünf erfüllt sein müssen, um die Diagnose zu stellen. Die acht Young-Kriterien wurden später von Beard (2001) insofern leicht modifiziert, als dass zur Diagnosestellung die ersten fünf Kriterien, die sich ausschließlich auf die primäre Symptomatik des übermäßigen Internetkonsums beziehen, allesamt erfüllt sein müssen, und zusätzlich mindestens eines der letzten drei Kriterien, die eher sekundäre negative Folgen beschreiben (Tabelle 2).

Diese Verschärfung der Kriterien begründete er damit, dass die ersten fünf Kriterien durchaus noch mit einem geregelten Alltagsleben vereinbar seien und erst die letzten drei Kriterien auf eine pathologische Dimension hindeuten würden. Später postulierte Beard, dass es für die Diagnosestellung von Internetabhängigkeit eines klinischen Interviews bedürfe, wofür er selbst einen ausführlichen Fragenkatalog vorschlug, der sich aber kaum zu etablieren vermochte (Beard 2005). Die acht Kriterien setzten sich aber in Klinik und Forschung in modifizierter und nicht-modifizierter Form durch, mehr noch als die Kriterien der American Psychological Association, deren Liste von zehn Items praktisch alle acht Young-Kriterien enthält und zusätzlich zwei weitere recht redundante Kriterien beinhaltet, die ganz allgemein danach fragen, ob es Entzugserscheinungen gibt, und ob die Internetaktivitäten trotz bewusster negativer Folgen fortgeführt werden (APA 1999).

▼ **Tabelle 2:** Diagnostische Kriterien für Pathologische Internetnutzung/Internetabhängigkeit von Young (1996), modifiziert von Beard (2001)

Alle folgenden Kriterien (1–5) müssen vorliegen:
1. Ständige gedankliche Beschäftigung mit dem Internet – Gedanken an vorherige Online-Aktivitäten oder Antizipation zukünftiger Online-Aktivitäten.
2. Zwangsläufige Ausdehnung der im Internet verbrachten Zeiträume, um noch eine Befriedigung zu erlangen.
3. Erfolglose Versuche, den Internetgebrauch zu kontrollieren, einzuschränken oder zu stoppen.
4. Ruhelosigkeit, Launenhaftigkeit, Depressivität oder Reizbarkeit, wenn versucht wird, den Internetgebrauch zu reduzieren oder zu stoppen.
5. Längere Aufenthaltszeiten im Internet als ursprünglich intendiert.
Zumindest eines der folgenden Kriterien (6–8) muss vorliegen:
6. Aufs-Spiel-Setzen oder Riskieren einer engen Beziehung, einer Arbeitsstelle oder eines beruflichen Angebots wegen des Internetgebrauchs.
7. Belügen von Familienmitgliedern, Therapeuten oder anderen, um das Ausmaß des Internetgebrauchs und die Verstrickung mit dem Internet zu verbergen.
8. Internetgebrauch als ein Weg, Problemen auszuweichen oder dysphorische Stimmungen zu erleichtern (wie Gefühle von Hilflosigkeit, Schuld, Angst, Depression).

Im deutschsprachigen Bereich haben sich einige ausführlichere psychometrische Instrumente etabliert. Seemann et al. (2000) entwickelten beispielsweise einen „Fragebogen zum Internetgebrauch", der bereits in einigen weiteren Studien Verwendung fand (Kratzer 2006). Der am besten validierte und am häufigsten verwendete deutsch-sprachige Fragebogen ist die Internetsuchtskala (ISS) von Hahn und Jerusalem (2001). Darüber hinaus wurde ein testpsychologisches Instrument zur Diagnostik von Computerspielabhängigkeit bei Kindern (Thalemann et al. 2004) mehrfach in Studien zur Untersuchung von exzessiver bzw. abhängiger Computernutzung angewendet (Grüsser et al. 2005).

Angesichts der Tatsache, dass die diagnostische Konzeption von Internet- und Computerspielabhängigkeit weder qualitativ in ihrer psychiatrischen Phänomenologie noch quantitativ in ihrem klinischen Ausmaß ausreichend charakterisiert ist, bedarf es allerdings bis dato eines vorsichtigen und kritischen Umgangs mit diesen sicherlich sehr hilfreichen Instrumenten.

3. Epidemiologie der Internetabhängigkeit

Da die Instrumente zur Untersuchung von Internetabhängigkeit bisher nicht wirklich ausreichend validiert sind, mit den jeweils gesetzten Trennwerten, im klinischen Sinne, psychisch kranke Internetabhängige von gesunden Internetnutzern sicher zu unterscheiden, sind besonders die epidemiologischen Studien, die allesamt mittels Fragebögen dieser Art zu ihren Ergebnissen gekommen sind, mit einem gewissen Vorbehalt zu betrachten. Im Hinblick auf exzessives Computerspielverhalten bei Kindern und Jugendlichen ergeben sich aus drei deutschen Studien für die Prävalenz Prozentsätze von 6 % (Thalemann et al. 2004) und 9,3 % (Mößle et al. 2007). Eine ähnliche Studie aus Großbritannien ermittelte Prävalenzzahlen von exzessivem Online-Computerspiel bei 9,1 % der Jugendlichen und 2,5 % der Erwachsenen (Griffiths 2004). Für Erwachsene liegen epidemiologische Zahlen vor allem zur Internetabhängigkeit vor. Eine amerikanische Studie von Greenfield (1999) ergab ein „missbräuchliches" Internetnutzungsverhalten bei 6 % der Internetnutzer. Lin und Tsai (2002) fanden bei einer Untersuchung taiwanesischer Studenten eine deutlich höhere Rate (11,7 %) von Abhängigen. Kulturelle und technologische Unterschiede zwischen Ländern dürften für die Verbreitung von Internetabhängigkeit eine große Rolle spielen, wobei momentan Südkorea das am meisten betroffene Land zu sein scheint. Dies liegt daran, dass dort aus wirtschaftspolitischen Überlegungen heraus Internetzugänge vom Staat für alle Bürger subventioniert wurden. Allerdings wird in diesem Land auch am meisten zu diesem Thema geforscht und ein elaboriertes Hilfesystem für Internetabhängige bereitgestellt (Ko et al. 2007; Kim et al. 2008). Für Deutschland hat eine Studie von Hahn und Jerusalem (2001) mithilfe der Internetsuchtskala (ISS) etwas geringere Abhängigkeitsraten bei den Internetnutzern ermittelt (3,2%), wobei auffällt, dass die Rate unter den jungen männlichen Internetnutzern im Vergleich deutlich höher liegt. Allerdings sind auch diese Zahlen mit Vorsicht zu betrachten, nicht nur wegen der bereits beschriebenen methodischen Probleme und der sehr unterschiedlichen Populationen, Zielvariablen und Instrumente, sondern auch, weil sich die Nutzung neuer elektronischer Medien erneut deutlich verändert haben dürfte. Eine noch weiter reichende allgegenwärtige Präsenz von Computern und Internet, gerade auch die in den Kinderzimmern, hat vermutlich zu einer Verschärfung der Problematik geführt. Die bisherigen Zahlen können allerdings schon belegen, dass ein exzessiver Internetkonsum durchaus ein gesellschaftsrelevantes Problem darstellt und eine epidemische Dimension annimmt.

4. Internetabhängigkeit und Komorbidität

Ähnlich wie bei stoffgebundenen Abhängigkeitserkrankungen ist es auch bei der nicht-stoffgebundenen Internetabhängigkeit sinnvoll, auftretende komorbide Störungen aus zwei Blickwinkeln zu betrachten. Hier soll zunächst dargestellt werden, welche psychischen Störungen, gemäß der bisherigen Studienlage, im Zusammenhang mit Internetabhängigkeit auftreten. Danach wird es aus der Sicht bereits bekannter anderer medienassoziierter Störungen darum gehen, welche Psychopathologien und psychischen Erkrankungen sich besonders häufig in einer auffälligen Mediennutzung manifestieren.

Die bisherigen Studien, welche Internetabhängige auf Komorbiditäten hin untersucht haben, sind aufgrund zum Teil sehr unterschiedlicher Methodiken nur in begrenztem Maße zu vergleichen, was vor allem auch daran liegt, dass es bisher keine Klarheit bei der Diagnosestellung von Internetabhängigkeit gibt, und dass bei den in die jeweiligen Studien eingeschlossenen Probanden häufig nicht eindeutig nachzuweisen ist, ob überhaupt eine klinisch relevante Störung vorliegt. Darüber hinaus arbeiten viele der Studien mit psychometrischen Selbstbeurteilungsskalen häufig auch computerisiert oder sogar anonym über das Internet. Ohne eine klinische Untersuchung im direkten Kontakt kann aber keine gesicherte psychiatrische Diagnose gestellt werden. Insofern sind die bisherigen Studienergebnisse auch lediglich als Hinweise auf mögliche Komorbiditäten von Internetabhängigkeit zu sehen, wobei gerade die Häufigkeitsangaben mit Vorsicht zu betrachten sind.

In einer Studie von Black et al. (1998) erfüllten fast alle der 21 untersuchten Internetabhängigen die Kriterien einer oder mehrerer psychischer Störungen, wobei vor allem Persönlichkeitsstörungen (52 %), stoffgebundene Abhängigkeitserkrankungen (38 %), affektive Störungen (33 %) und Angststörungen (18 %) diagnostiziert wurden. Shapira et al. (2000) wiesen bei allen ihren internetabhängigen Studienteilnehmern eine Achse-I Störung gemäß DSM-IV nach, wobei affektive Erkrankungen, Major Depression und bipolare Störungen sowie Angsterkrankungen überwogen. Auch alle von Greenfield (1999) untersuchten Internetabhängigen wiesen die Kriterien für mindestens eine akute psychische Erkrankung auf, hierunter vorrangig depressive Störungen.

Gerade depressive Syndrome scheinen also in einem besonderen Zusammenhang mit der Entwicklung von Internetabhängigkeit zu stehen. Dies zeigt sich auch in einer Untersuchung von Orzack und Orzack (1999) sowie in weiteren Studien, die den Faktor Depressivität im subklinischen Bereich mit exzessivem Internetgebrauch assoziiert sehen (Young und Rodgers 1998; Bai et al. 2001; Morgan und Cotten 2003). Zudem konnte Caplan (2003) nachweisen, dass die Faktoren Depressivität und Einsamkeit signifikante Prädiktoren für die Präferenz von Online-Sozialkontakten darstellen, dass also niedergeschlagene und zurückgezogen lebende Menschen eher im Internet nach Kontakt suchen, was die Gefahr einer Abhängigkeitsentwicklung in Bezug auf die virtuelle, und eine weitere soziale Verarmung in Bezug auf die konkret-reale Welt, zur Folge haben kann. So kann sich eine depressive Entwicklung im engeren Sinne in einer ängstlich-depressiven Regression ins Cyberspace vollziehen und verstärken. Allerdings existieren auch einige – allerdings nicht-klinische sondern eher sozialpsychologische – Studien, die den Zusammenhang zwischen Depressivität und Internetabhängigkeit in Zweifel ziehen (McKenna und Bargh 2000; LaRose et al. 2003). Die bisher einzige longitudinale Studie zu dieser Thematik (Kraut et al. 1998) zeigte zwar zunächst einen Korrelationszusammenhang zwischen dem Ausmaß der Internetnutzung und der Ausprägung depressiver Merkmale. Bei der katamnestischen Untersuchung derselben Probanden bestätigte sich der Zusammenhang allerdings nicht, was dafür spricht, dass es eventuell mit der altersmäßigen Reifung zu Adaptionseffekten im Hinblick auf eine angemessenere Internetnutzung kommt. Da diese Längsschnittstudie aber subklinische Faktoren und Effekte bei Gesunden untersucht hat, kann sie wenig zur Komorbidität von Internetabhängigkeit und depressiven Störungen aussagen. Allerdings können solche longitudinalen Studien dabei helfen, die chronologischen und kausalen Zusammenhänge zwischen den Merkmalen Depressivität und Internetabhängigkeit herauszuarbeiten.

Die bisherige Studienlage deutet also darauf hin, dass ein Großteil derjenigen, die mit den bisher zur Verfügung stehenden Mitteln als Internetabhängige identifiziert werden können, die Kriterien für eine bekannte psychische Störung erfüllen. Besonders häufig scheinen im Zusammenhang mit pathologischer Internetnutzung depressive Störungen, Angsterkrankungen sowie Persönlichkeitsstörungen aufzutreten. Nicht wenige Forscher (z. B. Shaffer et al. 2000; Griffiths 2000; Greenfield 1999) ziehen daraus den Schluss, dass sich Internetabhängigkeit als ein neuartiges Symptom bekannter psychischer Störungen verstehen lässt.

Dies mag auch für weitere psychische Störungsbilder gelten, bei denen umgekehrt eine komorbide Internetabhängigkeit beobachtet wurde, beispielsweise dissoziative Störungen und das Aufmerksamkeitsdefizit-Hyperaktivitätssyndrom (ADHS). Menschen mit komplexen dissoziativen Störungen scheinen in besonderem Maße gefährdet zu sein, ihre Symptomatik auf eine virtuelle Ebene zu verschieben, wo sie in endlos vielen Identitäten auftreten können (Köhler und Frindte 2003; te Wildt et al. 2006). Während exzessiver Fernsehkonsum kein Prädiktor für das Entstehen von ADHS im Kindesalter zu sein scheint (Alcevedo-Polakovich und Pugzles 2006; Stevens und Mulsow 2006), existieren einige Studien, die bei Kindern und Jugendlichen für einen Zusammenhang zwischen ADHS und Computerspielabhängigkeit (Chan und Rabinowitz 2006) bzw. Internetabhängigkeit sprechen (Ha et al. 2006).

Die vorangegangenen Ausführungen darüber, welche Psychopathologien sich auf welche Weise auf eine virtuelle Ebene übersetzen und damit eine besondere (Psycho-)Dynamik bekommen, vermittelt den Eindruck, dass es gerade neurotische Störungen sind, die eine besondere Affinität zum Medialen ausbilden und den Cyberspace als Ausdrucksfläche und Agierfeld nutzen. Allerdings kann nicht ausgeschlossen werden, dass das Internet subklinische Phänomene im negativen Sinne verstärkt und somit auch selbst als neuartige psychopathogene Kraft wirksam wird, was sich vor allem bei jungen Menschen mit depressiven und aggressiven Stimmungslagen und mit akzentuierten Persönlichkeitsstrukturen zu einer Gefährdung auswachsen könnte. Außerdem ist zu vermuten, dass Kinder und Jugendliche, die hauptsächlich in virtuellen Welten groß werden, dann aber weder privat noch beruflich als selbstständige Erwachsene in einer als attraktiv empfundenen konkret-realen Welt ankommen, sekundär an Depressionen und Angststörungen erkranken. Hier stellt sich allerdings die Frage, ob diese Heranwachsenden mehr darunter leiden, was sie in der virtuellen Welt erleben, oder darunter, was sie in ihrer Kindheit und Jugend von Elternhaus, Freundeskreis und Schule verpassen und vermissen. Die Erfahrungen in der Untersuchung und Behandlung von Internetabhängigen im Rahmen einer Sprechstunde für medienassoziierte Störungen an der Medizinischen Hochschule Hannover sprechen dafür, dass die Betroffenen häufig unter frühen Bindungsstörungen leiden.

5. Eigene Studien zur diagnostischen Einordnung des Phänomens *Internetabhängigkeit*

Eine eigene Untersuchung zur phänomenologischen und diagnostischen Einordnung von Internetabhängigkeit setzte sich aus einer Hauptstudie und drei Zusatzstudien zusammen. Zunächst wurden 25 Patienten untersucht, die in der psychiatrischen Poliklinik I der Medizinischen Hochschule Hannover mit einer Internetabhängigkeit und klinisch relevantem Leidensdruck in der Sprechstunde für medienassoziierte Störungen vorstellig wurden. Im Rahmen einer ausführlichen Anamnese wurde zunächst eine psychiatrische Diagnose gestellt, welche mithilfe des strukturierten Klinischen Interviews nach DSM-IV (SKID 1) überprüft und gegebenenfalls modifiziert wurde. Darüber hinaus wurden von den Probanden eine Reihe psychometrischer Testinstrumente bearbeitet, die sowohl spezifische psychiatrische Syndrome als auch allgemeine psychopathologische Variablen beinhalteten. Hauptinstrumente waren die Internetsuchtskala (ISS) sowie die deutsche Version der Barrat Impulsiveness Scale (BIS), welche auch für die Fallzahlberechnungen herangezogen wurden. Um einen Vergleich zu stoffgebundenen Abhängigkeitserkrankungen herstellen zu können, wurden mit denselben Mitteln zusätzlich 25 Alkoholabhängige klinisch untersucht. Darüber hinaus wurden jeweils 25 Patienten mit depressiven Störungen und Aufmerksamkeitsdefizit-Hyperaktivitätssyndrom (ADHS) auf pathologische Mediennutzungsmuster psychometrisch erfasst. Alle vier Patientengruppen wurden mit einer jeweils in Bezug auf Alter, Geschlecht und Schulbildung gleichsinnig verteilten Gesundengruppe verglichen.

Die untersuchten internetabhängigen Probanden waren überwiegend männlich (76 %), durchschnittlich 29,4 Jahre alt und hatten trotz eines leicht überdurchschnittlichen Schulabschlusses vergleichsweise selten eine Berufsausbildung oder Arbeitsstelle. Sie nutzten das Internet durchschnittlich 6,5 Stunden am Tag und beschäftigten sich dort am Häufigsten mit Online-Spielen, insbesondere mit Rollenspielen in komplexen virtuellen Parallelwelten. Keiner der untersuchten Internet- und Computerspielabhängigen beschäftigte sich ausschließlich mit PC- oder Konsolenspielen, die nicht über das Internet mit anderen gespielt werden. Dies spricht dafür, dass gerade die vom Internet ins Mediale eingeführte Beziehungsdimension das besondere Abhängigkeitspotenzial ausmacht. Hochsignifikant höhere Ergebnisse weisen die Internetabhängigen unter anderem in den Merkmalen Impulsivität (BIS), Depressivität (BDI) und ADHS-Symptomen (CAARS-Index) auf. Alle der untersuchten 25 Internetabhängigen erfüllten in der Untersuchung und im SKID-I die Kriterien für bekannte psychische Störungen, die das pathologische Mediennutzungsverhalten im Sinne eines gescheiterten neurotischen Konfliktlösungsversuchs als komplexes Symptom verständlich werden ließen. In diesem Zusammenhang wurden vor allem depressive Störungen und, in etwas geringerem Ausmaß, auch Angsterkrankungen und Persönlichkeitsstörungen, insbesondere narzisstische und emotional-instabile (Cluster B), diagnostiziert. Bei den Alkoholabhängigen ergaben sich im Rahmen desselben Untersuchungsparadigmas ähnliche Diagnosen, wobei die Komorbiditätsrate vergleichsweise niedrig ausfiel. Lediglich 44 % der Alkoholabhängigen erfüllten die Kriterien einer anderen psychischen Erkrankung. In der Gruppe der Depressiven erfüllten sechs Probanden (24 %) die Kriterien für pathologische Internetnutzung. Diese primär depressiven Internetabhängigen weisen im Hinblick auf soziodemografische Merkmale gegenüber den sich primär mit einer Internetabhängigkeit vorstellenden Patienten starke Ähnlichkeiten auf. Eine pathologische Internetnutzung fand sich zudem bei sechs der untersuchten ADHS-Patienten (24 %). Und gegenüber den jeweiligen Kontrollgruppen weisen sowohl die Depressiven als auch die ADHS-Patienten in der Internetsuchtskala hochsignifikant höhere Ergebnisse für Internetabhängigkeit auf.

Anders als bei der als eigenständiges Störungsbild geltenden Alkoholabhängigkeit scheint eine Internetabhängigkeit also eher als neuartiges Syndrom im Rahmen bekannter psychischer Störungen zu verstehen sein, auch wenn es durchaus phänomenologische Parallelen zur substanzgebundenen Abhängigkeit und zu den Störungen der Impulskontrolle gibt. Hiervon sind vor allem junge Männer betroffen, die auf dem Weg von der Adoleszenz in ein selbstbestimmtes Erwachsenenleben schulisch, beruflich oder privat scheitern und sich gekränkt, selbstunsicher und zumeist depressiv in virtuelle Parallelwelten zurückziehen, um dort die Helden zu spielen, die sie in der konkret-realen Welt nicht sein können. Im Sinne eines postmodernen Symptomwandels ist zu erwarten, dass sich Psychopathologien auf diese Weise nicht nur bei Depressiven, Angsterkrankten und ADHS-Patienten, sondern prinzipiell bei allen psychisch Erkrankten auf eine virtuelle Ebene verlagern können und dort eine Eigendynamik entfalten.

6. Erklärungsansätze für das Phänomen *Internetabhängigkeit*

Phänomenologisch spricht einiges dafür, dass die neuen digitalen Medien, angesichts ihrer ubiquitären Verfügbarkeit und ihrer scheinbar grenzenlosen Interaktivität, eine für Medien neuartige Dimension der Beziehung zu ihrem Konsumenten ausbilden, die eine Abhängigkeitsentwicklung befördern können (Heim 1998). Kontakt stiftende Kommunikationssysteme ermöglichen dem Benutzer virtuelle Grenzüberschreitungen, die in seinem realen Leben bislang nicht möglich oder tabuisiert waren. Der Reiz am Spiel mit Kontrolle und Kontrollverlust lässt auch hierin ein Abhängigkeitspotenzial vermuten. Schließlich führen eine gegenüber den *alten* Neuen Medien verstärkte sinnesphysiologische Ansprache und die interaktive Beteiligung über Tastatur und Joystick zu einer erhöhten gesamtphysiologischen Stimulation, bei der auch endogene Belohnungssysteme eine Rolle spielen dürften. Dies spielt gerade für das im Wachstum befindliche Gehirn eine besondere Rolle. Um die Besonderheiten der Abhängigkeit vom Internet besser verstehen zu können, werden im Folgenden neurobiologische, lerntheoretische und tiefenpsychologische Erklärungsmöglichkeiten erörtert.

In Analogie zur Abhängigkeit von Suchtmitteln und Glücksspiel lässt sich auch die Entstehung von Internetabhängigkeit neurobiologisch beschreiben. Auch wenn es bisher keine Forschungsergebnisse zu diesen Zusammenhängen gibt, lässt sich mit großer Sicherheit sagen, dass funktionelle Aspekte spezieller neuroanatomischer Strukturen ebenso eine Rolle spielen wie die dazugehörigen neurochemischen Transmittersysteme. Bergmann und Hüther (2006) entwickeln auf der Grundlage bekannter neurobiologischer Korrelate von Abhängigkeit ein Erklärungsmodell für das, was sie als *Computersucht* bezeichnen, wobei auch sie gerade in der Interaktivität des Internets ein besonderes Abhängigkeitspotenzial sehen. In ihrem Modell spielt das im Zwischenhirn verortete Belohnungssystem eine besondere Rolle, darin insbesondere die neurochemische Vermittlung durch Dopamin und endogene Opiate. Die endogenen Opiate erscheinen hier als die eigentlichen Vermittler der lustvollen Empfindung, die einer Belohnung folgt, und markieren somit die als positiv empfundene biochemische Endstrecke aller suchtartigen Verhaltensweisen. Die Ausschüttung von Dopamin scheint dagegen nicht nur die ausstehende und zu erwartende Belohnung anzuzeigen, sondern wirkt auch als neuroplastischer Botenstoff, um bestimmte neuronale Verbindungen zu bahnen und zu stärken. Im Falle der Internetabhängigkeit wird also die Wiederholung bestimmter virtueller Erfahrungen, die mit ausgeprägt positiven Empfindungen einhergeht (Opiatausschüttung), aus der Gewöhnung und Erwartung heraus (Dopaminausschüttung) zu neuronal gefestigten Bahnungen bestimmter Empfindungs-, Denk- und Verhaltensmuster führen. Hier deutet sich an, dass lerntheoretische und tiefenpsychologische Erklärungsansätze für Internetabhängigkeit von den neurobiologischen nicht zu trennen sind.

So kann das neurobiologische Belohnungssystem auch im Rahmen von Internetabhängigkeit als somatisches Korrelat von Konditionierungsprozessen verstanden werden, die von Seiten der Lerntheorie die Entwicklung suchtartiger Verhaltensweisen erklärlich werden lassen. Als positive Verstärker von Internetabhängigkeit können im Internet sehr unterschiedliche Reize bzw. Affekte fungieren: Der Gewinn eines Highscores in einem Computerspiel, ein Gruppenerlebnis im Rahmen eines Internet-Rollenspiels, das Auffinden einer gesuchten Information mithilfe einer Suchmaschine, das Knüpfen einer freundschaftlichen oder erotischen virtuellen Beziehung sind nur einige Beispiele dafür, wie positiv erlebte Affekte in der Wiederholung zu einer Affinität zu dem sie bereitstellenden Medium bis hin zur Abhängigkeit führen können (Grüsser und Thalemann 2006). Dass diese Erlebnisweisen überhaupt in einer virtuellen Umgebung gesucht werden, erklärt sich aus lerntheoretischer Sicht aus einer inadäquaten Stress- bzw. Affektregulierung in der konkret-realen Welt. Im Sinne von negativen Verstärkern fungieren hier beispielsweise Kränkungserlebnisse und Einsamkeitserleben. Im Kontakt mit der konkret-realen Welt entstandene negative Gefühle mit positiv empfundenen virtuellen Erlebnissen zu kompensieren, kann dann im Sinne einer scheiternden Vermeidungsstrategie zu einem *circulus vitiosus* führen. Die negative Verstärkung durch die Zunahme der konkreten psychosozialen Vereinsamung und Verarmung macht dann eine Wiederholung der pathologischen Mediennutzungsmuster bis hin zu einer Abhängigkeitsentwicklung immer wahrscheinlicher.

Tiefenpsychologische Ansätze zur Erklärung von Internetabhängigkeit setzen entwicklungspsychologisch früher an. Aus dieser Perspektive würde sich die Frage noch grundsätzlicher stellen, was Individuen sich aus der konkret-realen Welt und aus den Beziehungen zu anderen Menschen zurückziehen lässt, was also dem Vermeidungsverhalten vorgängig ist. Auf der Basis des bisherigen Forschungsstandes, dass gerade depressive Störungen und Angsterkrankungen – nicht selten auch vor dem Hintergrund von Persönlichkeitsstörungen – bei Patienten mit Internetabhängigkeit zu diagnostizieren sind, könnte sich das

Phänomen als Ausdruck einer ängstlich-depressiven Regression verstehen lassen. Auf diese Weise würde sich Internetabhängigkeit als Symptom eines Spektrums bekannter psychischer Störungen erklären. Wenn beispielsweise ein narzisstisch gekränkter Depressiver in Internetrollenspielen den Helden mimt oder ein selbstunsicherer Soziophober nur noch in Chats Kontakt zu anderen Menschen herstellen kann, zeigt sich das Symptom allerdings nicht nur als Vermeidungsstrategie, sondern gleichzeitig auch als Konfliktlösungsversuch, dessen Scheitern die eigentliche Abhängigkeitsentwicklung ausmacht. Hier wird deutlich, dass sich tiefenpsychologische Ansätze zur Erklärung von Internetabhängigkeit weniger mit den quantitativen Aspekten der Abhängigkeit, als mit den qualitativen Aspekten der dahinter verborgenen psychischen Störungen und den charakteristischerweise benutzten Medieninhalten beschäftigen.

Neurobiologische, lerntheoretische und tiefenpsychologische Ansätze schließen einander keinesfalls aus, sondern ergänzen sich. Während neurobiologische Aspekte die somatischen Korrelate psychischer Vorgänge darstellen, beschreibt die Lerntheorie in diesem Zusammenhang eher die psychologische Funktionsebene und die Tiefenpsychologie eher die psychologische Bedeutungsebene.

7. Nosologie des Phänomens Internetabhängigkeit

Aus psychiatrischer Sicht gibt es prinzipiell drei Möglichkeiten, das klinische Phänomen der Internetabhängigkeit diagnostisch einzuordnen. Diese drei Erklärungsansätze, die versuchen, Internetabhängigkeit als Impulskontrollstörung, als stoffungebundene Abhängigkeit im Sinne einer *Sucht* oder als Symptom bekannter psychischer Erkrankungen verständlich werden zu lassen, werden im Folgenden der Reihe nach erörtert.

Wenn man sich dazu entschlösse, Internetabhängigkeit als eigenständige Krankheitsentität zu diagnostizieren, so würde sie gemäß der psychiatrischen Klassifikationssysteme DSM-IV (Saß et al. 1998) und ICD-10 (Dilling et al. 2000) im Rahmen der Störungen der Impulskontrolle gefasst werden. Hierzu gehört neben Kleptomanie, Pyromanie und Trichotillomanie auch das Pathologische Glücksspiel, welches als Referenzstörung aufgefasst werden kann. In der Rubrik „näher bezeichnete Störung der Impulskontrolle" wäre Internetabhängigkeit entsprechend als „Pathologische Internetnutzung" zu etikettieren. Die gesamte Krankheitskategorie der Impulskontrollstörungen erscheint jedoch aus verschiedenen Gründen als ein etwas abwegiges Konstrukt. Dies lässt sich unter anderem damit begründen, dass hier schon für sich genommen pathologische bzw. kriminelle Verhaltensweisen, wie Stehlen, Zündeln und Haareausreißen, mit nicht per se krankhaften Verhaltensweisen, die in exzessiver Form auftreten, in einer Kategorie zusammengefasst werden. Genauer betrachtet spricht einiges dafür, dass Kleptomanie, Pyromanie, Trichotillomanie und stoffungebundene Abhängigkeit eher als Symptome vorgängiger, bzw. tiefer liegender Störungen zu verstehen sind. Es sollte nicht verwundern, wenn die Fragwürdigkeit des Konstrukts der Impulskontrollstörungen schon auf dem Hintergrund dieser Beobachtungen bald erkannt und in den Neuauflagen der diagnostischen Klassifikationssysteme berücksichtigt wird. Dafür würde auch sprechen, dass im Umkehrschluss Impulskontrollstörungen auch bei vielen anderen Erkrankungen symptomatisch auftreten (Grant et al. 2005), wobei sich diese auf sehr viele verschiedene Arten und Weisen äußern können, nicht allein im Sinne der hier umschriebenen Formen *stoffgebundener* oder *stoffungebundener* Abhängigkeit. Hierzu gehören auf der Achse I des DSM-IV beispielsweise Zwangserkrankungen und Manie, sowie auf der Achse II die emotional-instabile Persönlichkeitsstörung vom Impulsiv- oder Borderline-Typ. Gerade bei den beiden zuletzt genannten Persönlichkeitsstörungen sind Impulsivität und Substanzmissbrauch charakteristische Kennzeichen einer Grunderkrankung, die aber wegen einer Überbewertung symptomatischer Missbrauchs- und Abhängigkeitsphänomene nicht übersehen werden darf. Der Begriff *Pathologische Internetnutzung* hätte hier den Vorteil, dass er nicht nur Störungen im quantitativen Sinne, also die Abhängigkeit vom Internet, implizieren würde, sondern auch eine im qualitativen Sinne pathologische Nutzungsweise, wenn also weniger die Dauer, als vielmehr der Inhalt auf eine pathologische Internetnutzung hindeutet. Im Rahmen der *Störungen der Impulskontrolle* neben dem *Pathologischen Glücksspiel* die Kategorie *Pathologische Mediennutzung* zu schaffen, ist allerdings umstritten, auch wenn diese Position insofern eine Berechtigung hat, als es nicht mehr zu leugnen ist, dass sich immer mehr Menschen in psychiatrischen und psychotherapeutischen Einrichtungen und Praxen primär wegen einer Internetabhängigkeit vorstellen. Insofern ist eine klassifikatorische Etablierung der Medienabhängigkeit auch im Hinblick auf die Vergütung der Behandlung durch die Kostenträger und die notwendige Einrichtung von speziellen ambulanten und stationären Einrichtungen im Gesundheitssystem von Bedeutung.

Vertreter des Krankheitskonzepts der so genannten *Verhaltenssüchte* plädieren dafür, in Analogie zu den stoffgebundenen Abhängigkeitserkrankungen eine neue Kategorie zu etablieren, die auch in die psychiatrischen Klassifikationssysteme Einzug halten solle (Rosenthal 2003). Die umfassendste und gelungenste Übersicht hierzu findet sich bei Grüsser und Thalemann (2006). Gegenüber dem Impulskontrollstörungskonzept wird von diesen das Suchtmodell bevorzugt, da es sich klar an ein vorbestehendes Krankheitskonzept anlehnt, welches deutliche phänomenologische Ähnlichkeiten aufweist und damit auch ähnliche therapeutische Konsequenzen impliziert. Letzteres ist insofern bemerkenswert, als es für die so heterogen anmutenden Impulskontrollstörungen keine übergreifenden therapeutischen Ansätze gibt. Der Begriff *Verhaltenssucht* ist allerdings insofern problematisch, weil der Suchtbegriff zu Gunsten der Begriffe *Missbrauch* und *Abhängigkeit* schon seit einigen Jahrzehnten komplett aus ICD-10 und DSM-IV entfernt worden ist. Dabei spricht durchaus einiges dafür, dass Verhaltensweisen tatsächlich auf ähnliche Art und Weise abhängig machen können wie psychotrope Substanzen. Von rein phänomenologischer Seite her kann an vielen Stellen beobachtet werden, dass die Kriterien für stoffgebundene Abhängigkeit auch auf die Symptomatik der Internetabhängigkeit anwendbar sind. Beispielsweise erfüllen die an der Medizinischen Hochschule untersuchten Probanden allesamt die auf der Grundlage von stoffgebundenen Abhängigkeiten formulierten Kriterien und wiesen einen signifikanten Leidensdruck auf. Um eine genauere Abgrenzung von stoffgebundener Abhängigkeit vornehmen zu können, ist es hilfreich, sich das jeweilige Substrat bzw. psychotrope Agens der stoffungebundenen Abhängigkeitserkrankungen näher anzuschauen. Klammert man Sport und Sexualität als abhängig machende Verhaltensweisen aus, weil diese über die konkrete Aktivierung des Belohnungssystems und anderer Hirnareale durch Neurotransmitter zu so etwas wie einer *endogenen stoffgebundenen Abhängigkeit* führen können, so bleiben die Abhängigkeit von Glücksspiel, Arbeiten, Einkaufen und Mediennutzung. Dass das Pathologische Glücksspiel in diesem Zusammenhang die erste und bisher einzige anerkannte stoffungebundene Abhängigkeitserkrankung darstellt, ist deshalb plausibel, weil hier das Substrat relativ eindeutig zu benennen ist, wenngleich es auch hierbei eine hohe Zahl an komorbiden, vor allem narzisstischen und depressiven Störungen gibt (Petry und Jahreiss 1999), wodurch auch das Pathologische Glücksspiel als Symptom verstanden werden kann. Das Substrat der *Glücksspielsucht* ist in erster Linie der Gewinn von Geld. Im Gegensatz zu den anderen drei vorgeschlagenen *Verhaltenssüchten* (Grüsser und Thalemann 2006), die sich auf mehr oder weniger komplexe Verhaltensweisen beziehen und bei denen jeweils auch eine Vielzahl von Reizen den Suchteffekt ausmachen kann, geht es beim Pathologischen Glücksspiel um den Geldgewinn, einer schicksalhaften und dennoch den Selbstwert steigernden Belohnung, die zu erlangen es allein des Risikos bedarf und natürlich des Einsatzes von Geld. Dass es bei dem relativ einfachen Reiz-Reaktions-Schema, das nur die Dopamin-vermittelte angespannte Erwartung kennt, die sich entweder in Gewinn oder Verlust auflöst, zu einer Konditionierung kommt, die nachweislich eindeutige und charakteristische neurobiologische Korrelate aufweist (Bechara 2003), lässt diese Störung in die Nähe der stoffgebundenen Abhängigkeitserkrankungen rücken, wenngleich kein Glücksspielabhängiger ähnlich regelmäßig spielen muss, wie ein Substanzabhängiger Suchtmittel konsumiert, um nicht entzügig zu werden. Bis eine Differenzierung zwischen stoff- und stoffungebundener Abhängigkeit bis auf die neurobiologische Ebene möglich ist, könnte man, ausgehend von einer phänomenologischen Betrachtung der Abhängigkeitssubstrate, von einem Kontinuum zwischen stoffgebundener Abhängigkeit (Sucht) und stoffungebundener Abhängigkeit (Impulskontrollstörungen) sprechen. Während die Substanzabhängigkeit im Suchtmittel ein eindeutiges physisches Substrat hat, sind auf den Körper bezogene Impulskontrollstörungen im Zusammenhang mit Sexualität und Sport eher durch endogene neurophysiologische Substrate vermittelt. Nicht auf den Körper bezogene stoffungebundene Abhängigkeiten mit einfachen Reiz-Reaktions-Schemata, wie das Pathologische Glücksspiel, bei dem die neurobiologische Abhängigkeitsdimension relativ gut belegt ist, können hierbei als Bindeglied zur Abhängigkeit von komplexeren Verhaltensweisen, wie zum Beispiel der Internetnutzung, verstanden werden. Eine Zwischenstellung zwischen Pathologischem Glücksspiel und Pathologischer Internetnutzung könnte eventuell die Abhängigkeit von First-Person-Shootern darstellen, bei denen das Substrat bzw. der zur Adrenalin-Ausschüttung führende Auslösereiz das Töten eines virtuellen Gegners und der damit einhergehende Punktgewinn darstellt. Das Spielen von Internet-Rollenspielen, wie es die meisten Internetabhängigen tun, ist jedoch viel zu komplex, um darin ein eindeutiges, abhängig machendes Agens identifizieren zu können. Die Internetnutzer sind in diesen Spielen ganz unterschiedlichen Reizen ausgesetzt und suchen dort nach sehr verschiedenen Arten von Erlebnisweisen. Es geht dabei keinesfalls nur um das Ausleben von Aggressionen, Action und Nervenkitzel, sondern auch um Freundschaft, Romantik und Sexualität. Diese Internetnutzer sind also von einer ganzen Parallelwelt abhängig, die sie in der Regel für attraktiver halten als ihre konkret-reale Lebensumwelt. Diese qualitativ-inhaltlichen Aspekte von Fühlen, Denken und Handeln unberücksichtig zu lassen und als rein quantitativ zu fassendes *Suchtphänomen* auf eine Abhängigkeit vom Medium selbst zu reduzieren, dürfte den Betroffenen weder in ihrer äußeren noch inneren Lebenswelt gerecht werden.

Angesichts der bisherigen Studienlage spricht einiges dafür, dass sich hinter dem Phänomen der Internetabhängigkeit stets eine bekannte psychische Erkrankung verbirgt. Ähnlich wie in der Studie von Kratzer (2006), erfüllt jeder der an der Medizinischen Hochschule untersuchten Internetabhängigen die Kriterien für eine andere psychische Störung, wobei die hiesige Studie insbesondere Hinweise auf einen Zusammenhang mit depressiven Erkrankungen gibt, in einem geringeren Maß auch mit Angst- und Persönlichkeitsstörungen sowie dem Aufmerksamkeitsdefizit-Hyperaktivitätssyndrom. Auch wenn die Ergebnisse der bisherigen Studien nahelegen, dass ein psychisch gesunder Erwachsener nicht vom Internet und seinen Derivaten *de novo* abhängig wird, so kann hier in diesem Sinne keine Entwarnung gegeben werden. Angesichts der suggestiven und interaktiven Kraft der neuen digitalen Medien, insbesondere der von Online-Spielen und Parallelwelten, ist nicht auszuschließen, dass Menschen mit subklinischen psychiatrischen Syndromen, vor allem aber auch Kinder und Jugendliche, abhängig gemacht werden können und psychisch erkranken. Auf diese Weise werden drei Szenarien vorstellbar, im Rahmen derer sich Internet- und Computerspielabhängigkeit auch als primäres Störungsbild entwickeln könnte.

Der erste Grund liegt darin begründet, dass das Mediale im Cyberspace eine Eigendynamik auszubilden scheint, die den Menschen wie kein Medium zuvor zu ergreifen und zu fesseln vermag. Die Ergebnisse der neuesten Untersuchungen sprechen dafür, dass Online-Rollenspiele das größte Abhängigkeitspotenzial bergen. Dies liegt daran, dass die Spieleentwickler dafür sorgen, dass sie zu ihren Nutzern über zum Teil perfide Methoden eine intensive Bindung aufbauen und sie in ein weit gespanntes Beziehungsnetz mit anderen Nutzern einflechten. Außerdem bieten sie ihren Nutzern einen alternativen Lebensraum, in dem sie scheinbar alles sein und tun können, was ihnen in der konkret-realen Welt nicht möglich ist. Jederzeit in eine Phantasiewelt entschwinden und dort immer wieder eine andere Identität annehmen und neue Beziehungen aufnehmen zu können, dies macht die besondere Verführungskraft der digitalen Paralleluniversen aus. Ihnen zu verfallen, von ihnen abhängig zu werden, scheint nicht allein das Schicksal von vorgängig psychisch Kranken zu sein, auch wenn die bisherigen Untersuchungen dafür sprechen mögen. Schaut man sich die Entwicklung in Südkorea an, jenes Land in der Welt, welches als Erstes auf eine flächendeckende, staatlich geförderte Versorgung mit Internetanschlüssen gesetzt hat, so lässt sich dort eine geradezu epidemische Verbreitung von Internet- und Computerspielabhängigkeit erkennen (Hur 2006), die sich kaum allein im Sinne eines Symptomwandels von bekannten psychischen Störungen erklären lassen dürfte. Dass dort mittlerweile vielfältige und zahlreiche Behandlungsangebote für Internetabhängige unter anderem in eigens hierfür eröffneten Spezialkliniken bereitgestellt werden, und dass die Forschung zu diesem Thema im weltweiten Vergleich am weitesten ist (z. B. Kim et al. 2006), mag als Indiz dafür gewertet werden, dass man es hier nicht allein mit einem sozialen Problem, sondern durchaus mit einem epidemiologisch relevanten Krankheitsphänomen zu tun hat. Ähnliche Entwicklungen zeigen sich mittlerweile auch in Taiwan (Yen et al. 2008; Ko et al. 2008) und in China (Huang et al. 2007; Cao et al. 2007). Für ein Land wie Deutschland könnte dies bedeuten, dass die bisher klinisch auffällig gewordenen Internetabhängigen lediglich die Spitze eines Eisbergs darstellen, was sich in der eigenen vorliegenden Studie darin abzeichnet, dass die Untersuchten eine besonders ausgeprägte Psychopathologie aufweisen.

Zweitens könnten im subklinischen Sinne von psychischen Störungen betroffene Menschen, die bisher vielleicht noch nie einer psychiatrischen Behandlung bedurften, durch eine abhängige Mediennutzung erstmals psychisch dekompensieren und manifest erkranken (Ratey 1998). Diese naheliegende Vermutung impliziert, dass der Versuch einer kategorialen Einschätzung von Internetabhängigkeit entweder als Symptom *oder* als Auslöser einer Erkrankung zu kurz greift. Bei der überwiegenden Mehrheit psychischer Erkrankungen wird von einer multifaktoriellen Genese ausgegangen. Eine sorgfältige Forschung und Behandlung dieser Störungen bedarf einer umfassenden Berücksichtigung aller Faktoren. Spätestens mit der rasanten Entwicklung des Internets besteht nun auch Bedarf, eine im quantitativen und qualitativen Sinne exzessive Mediennutzung als Risikofaktor für die Ausbildung psychischer Erkrankungen zu berücksichtigen.

Dies gilt drittens insbesondere für Kinder und Jugendliche, deren mentale und emotionale Entwicklung besonders anfällig für schädliche Einflüsse ist. Selbst wenn sich herausstellen sollte, dass ein psychisch gesunder Erwachsener kaum Gefahr läuft, in eine klinisch relevante Abhängigkeit vom Internet und seinen Derivaten zu geraten, so lässt sich dies nicht einfach auf Kinder und Jugendliche übertragen. Neben einer engagierten Psychiatrie für Erwachsene, Jugendliche und Kinder bedarf es deshalb auch einer kritischen Medienpädagogik, die, über die Vermittlung von so genannter *Medienkompetenz* hinaus, Konzepte für eine Prävention von Internet- und Computerspielabhängigkeit entwickelt. Die Überlegungen machen anschaulich, wie sehr das Phänomen der Internetabhängigkeit eine Kollaboration verschiedener medienwissenschaftlicher Disziplinen notwendig macht.

8. Therapie und Prävention von Internetabhängigkeit

Da die zuvor vorgestellten Ansätze zur Erklärung und Einordnung von Internetabhängigkeit noch relativ weit von einer abschließenden wissenschaftlichen Fundierung entfernt sind, können bisher keine evidenzbasierten Therapieempfehlungen gegeben werden. Die bisherigen Therapieansätze lassen sich grob den großen Psychotherapierichtungen zuordnen. Die auf der Lerntheorie basierende Verhaltenstherapie, die Internetabhängigkeit als Suchterkrankung einstuft, empfiehlt diejenigen verhaltenstherapeutischen Verfahren, die sich in der Behandlung von Menschen mit stoffgebundenen Abhängigkeiten bewährt haben. Und die sich auf psychoanalytische Erkenntnisse beziehenden tiefenpsychologischen Therapieverfahren, die eher dazu neigen, stoffungebundene Abhängigkeitsphänomene als Symptome bekannter psychischer Störungen zu verstehen, empfehlen die langfristige psychotherapeutische Behandlung eben dieser primären Erkrankungen. Wenn die vorgängigen bzw. komorbiden psychischen Störungen mit einem entsprechend hohen Leidensdruck einhergehen, können zusätzlich auch somatische Therapieansätze, insbesondere die Gabe von Psychopharmaka, angezeigt sein. Im Folgenden werden die bisherigen Vorschläge für die Behandlung von Internetabhängigkeit entsprechend der vorangegangenen Erklärungsansätze kurz vorgestellt.

Neurobiologische Therapieansätze können sich, wie bereits angedeutet, in einer auch psychopharmakologischen Behandlung der vorgängigen bzw. komorbiden psychischen Störung begründen. Da man es hier hauptsächlich mit Depressionen und Angstsyndromen zu tun hat, werden hier – neben Beruhigungsmitteln in Akutphasen – langfristig Antidepressiva eine besondere Rolle spielen. Allerdings gibt es Hinweise dafür, dass Antidepressiva auch unabhängig vom Auftreten eines depressiven Syndroms im engeren Sinne, bei der Behandlung von Abhängigkeitserkrankten, positive Effekte erzielen. Substanzen, die explizit das Craving bei Abhängigkeitserkrankungen vermindern sollen, wurden auch schon mit einem gewissen Erfolg zur Abstinenzerhaltung bei pathologischen Glücksspielern und anderen stoffungebundenen Abhängigkeitserkrankungen eingesetzt. Solche Opiatantagonisten werden aber vermutlich keinen Platz in der Behandlung von Internetabhängigkeit haben, was sich allein schon damit begründen lässt, dass eine absolute Abstinenz in aller Regel nicht das Therapieziel sein dürfte.

Kognitiv-behaviorale Therapieansätze, die sich an der Behandlung von stoffgebundenen Abhängigkeiten orientieren, sind die in der Literatur mit Abstand am häufigsten empfohlenen Therapieverfahren zur Behandlung von Internetabhängigkeit. Dies gilt nicht nur für die zunächst führenden Forscher aus dem angloamerikanischen Bereich (Young 1999; Greenfield 1999), sondern auch für deutsche Forscher, insbesondere der Arbeitsgruppe um Grüsser und Wölfling (Grüsser und Thalemann 2006). Der kognitive Therapieanteil setzt dabei auf die Analyse und Veränderung pathologischer Denkprozesse im Hinblick auf die Erkennung positiver Verstärker (virtuelle Belohnungen) und negativer Verstärker (reale Kränkungen). Der verhaltenstherapeutische Teil zielt mehr auf die konkrete Veränderung von Verhaltensweisen ab, wobei es vor allem darum geht, das pathologische Mediennutzungsverhalten durch positive Erlebnis- und Verhaltensweisen in der konkret-realen Umwelt zu ersetzen.

Psychodynamische Ansätze versuchen erst einmal zu eruieren, was an der konkret-realen Welt so kränkend bzw. krankmachend ist und was in der virtuellen Welt als so positiv empfunden und gesucht wird (te Wildt 2004). Diese Fragen spielen bereits für die Diagnostik der tiefer liegenden Störungen eine entscheidende Rolle. Mit der Aufdeckung der dahinter liegenden Psychodynamik, die die Bewegung aus der realen in die virtuelle Welt beschreibt, ergibt sich die Möglichkeit, zu dieser eine Distanz zu finden. Dabei spielt die Beziehungserfahrung mit dem Psychotherapeuten eine besondere Rolle, weil diese in der konkret-realen Welt geschieht. Im Rahmen dieser Beziehung können neue Erfahrungen und Affekte erschlossen und erlebbar gemacht werden, was sich schließlich auch auf das Lebensumfeld der Klienten übertragen lässt.

Welche psychotherapeutischen Verfahren sich langfristig bei der Behandlung von Internetabhängigkeit als hilfreich erweisen werden, kann sich erst herausstellen, wenn das Störungsbild selbst in seinen Grundzügen besser erforscht ist; vermutlich werden beide psychotherapeutischen Hauptverfahren bei verschiedenen Patienten und in unterschiedlichen Krankheitsphasen einen Nutzen entfalten und zeigen.

9. Literatur

Acevedo-Polakovich DI, Pugzles Lorch E (2006) *Disentangling the Relation Between Television Viewing and Cognitive Process in Children With Attention-Deficit/Hyperactivity Disorder and Comparison Children.* Archives of Pediatric & Adolescent Medicine 160: 354–60

American Psychological Association (APA) *Ten criteria for Internet addiction (online-publication).* http//www.apa.org/releases/internet.html

Bai YM, Lin CC, Chen JY (2001) *Internet addiction disorder among clients of a virtual clinic.* Psychiatric Services 52: 1397

Beard KW, Wolf EM (2001) *Modification in the proposed diagnostic criteria for internet addiction.* CyberPsychology and Behavior 4: 377–83

Beard KW (2005) *Internet Addiction: A Review of Current Assessment Techniques and Potential Assessment Questions.* CyberPsychology and Behavior 1: 7–14

Bechara A (2003) *Risky business: emotion, decision-making and addiction.* Journal of Gambling Studies 19: 23–51

Bergmann W, Hüther G (2006) *Computersüchtig. Kinder im Sog der Medien.* Walter, Düsseldorf

Black DW, Repertinger S, Gaffney GR, Gaebel J (1998) *Family history and psychiatric comorbidty in persons with compulsive buying: preliminary findings.* American Journal of Psychiatry 155: 960–3

Cao F, Su L, Liu T, Gao X (2007) *The relationship between impulsivity and Internet addiction in a sample of Chinese adolescents.* European Psychiatry 22: 466–71

Caplan SE (2003) *Preference for online social interaction: A theory of problematic Internet Use and Psychosocial Well-Being.* Communication Research 30: 625–48

Chan PA, Rabinowitz T (2006) *A cross-sectional analysis of video games and attention deficit hyperactivity disorder symptoms in adolescents.* Annals of General Psychiatry 5: 1–16

Davis RA (2001) *A cognitive-behavioral model of pathological internet use (PIU).* Computers in Human Behavior 17: 187–95

Davis RA (2002) *Validation of a new scale for measuring problematic Internet use. Implications for pre-employment screening.* CyberPsychology & Behavior 5: 331–45

Dilling H, Mombour W, Schmidt MH (Hrsg.) (2002) *Internationale Klassifikation psychischer Störungen. ICD-10 Kapitel V (F), Weltgesundheitsorganisation (WHO).* Huber, Bern

Eichenberg C, Ott R (1999) *Suchtmaschine Internetabhängigkeit: Massenphänomen oder Erfindung der Medien?* c't 19:106

Farke G (2003) *Onlinesucht. Wenn Mailen und Chatten zum Zwang werden.* Kreuz-Verlag, Stuttgart

Grant JE, Levine L, Kim D, Potenza MN (2005) *Impulse Control Disorders in Adult Psychiatric Inpatients.* American Journal of Psychiatry 162: 2184–8.

Grant JE (2006). *Understanding and Treating Kleptomania New Models and New Treatments.* Israelian Journal of Psychiatry and related Sciences 43: 81–7

Greenfield DN (1999) *Virtual Addiction.* New Harbinger, Oakland

Griffiths M (2000) *Does Internet and Computer "Addiction" Exist? Some Case Study Evidence.* CyberPsychology & Behavior 2: 211–8

Griffiths M, Davies MNO, Chappell D (2004) *Online computer gaming. A Comparison of adolescent and adult gamers.* Journal of Adolescence 27: 87–96

Grüsser SM, Thalemann R, Albrecht U (2005) *Exzessive Computernutzung im Kindesalter – Ergebnisse einer psychometrischen Erhebung.* Wiener Klinische Wochenschrift 117: 188–95

Grüsser SM, Thalemann R (2006) *Computersüchtig? Rat und Hilfe.* Huber, Bern

Ha JH, Yoo HJ, Cho IH, Chin B, Shin D, Kim JH (2006) *Psychiatric comorbidty assessed in Korean children and adolescents who screen posititve for Internet addiction.* Journal of Clinical Psychiatry 67: 821–6

Hahn A, Jerusalem M (2001) *Internetsucht: Jugendliche gefangen im Netz.* In: Raithel J (Hrsg.) (2001) Risikoverhalten Jugendlicher. Leske & Budrich, Opladen

Heim M (1998) *Virtual Realism.* Oxford University Press, New York

Huang Z, Wang M, Qian M, Zhong J, Tao R (2007) *Chinese Internet addiction inventory: developing a measure of problematic Internet use for Chinese college students.* CyberPsychology & Behavior 10: 805–11

Hur MH (2006) *Demographic, habitual, and socioeconomic determinants of Internet addiction disorder: an empirical study of Korean teenagers.* CyberPsychology & Behavior 9: 514–25

Kim CT, Kim DI, Park JG, Lee SJ (2002) *A study on the development of an Internet addiction preventive counseling program.* Information & Communication General Policy Studies, 02-GP-11, KADO

Kim K, Ryu E, Chon M, Yeun E, Choi S, Seo J, Nam B (2003) *Internet addiction in Korean adolescents and its relation to depression and suicidal ideation: A questionnaire survey.* International Journal of Nursing Stuides 43: 185–92

Ko CH, Yen JY, Yen CF, Lin HC, Yang MJ (2007) *Factors predicitve for incidence and remission of internet addiction in young adolescents: a prospective study.* Cyberpsychology and Behavior; 10: 545–51

Ko CH, Yen JY, Chen CS, Chen CC, Yen CF (2008) *Psychiatric comorbidity of internet addiction in college students: an interview study.* CNS Spectrums; 13: 147–53

Köhler T, Frindte W (2003) *Internetnutzung und Multiple Personality Disorder.* In: Ott R, Eichenberg C (Hrsg.) Klinische Psychologie und Internet (Bd. 6). Hogrefe, Göttingen

Kratzer S (2006) *Pathologische Internetnutzung. Eine Pilotstudie zum Störungsbild.* Pabst, Lengerich

Kraut R, Patterson M, Lundmark V, Kiesler S, Mukopadhyay T, Scherlis W (1998) *Internet paradox. A social technology that reduces social involvement and psychosocial well-being?* American Psychologist 53: 1017–31

LaRose R, Eastin M, Gregg J (2003) *Reformulating the Internet paradox: Social cognitive explanations of Internet use and depression.* Jorunal of Online Behavior. http://www.behavior.net/JOB/v1n2/paradox.html

Lin SS, Tsai CC (2002) *Sensation seeking and Internet dependence of Taiwanese high school adolescents.* Computers in Human Behavior 18: 411–26

McKenna K, Bargh J (2000) *Plan 9 from cyberspace: the implications of the Internet for personality and social psychology.* Personality and Social Psychology Review 4: 57–75

Möller HJ, Laux G, Deister A (2005) *Psychiatrie und Psychotherapie.* Thieme, Stuttgart

Morgan C, Cotten S (2003) *The relationship between Internet activities and depressive symptoms in a sample of college freshmen.* CyberPsychology & Behavior 6: 133–42

Mößle T, Kleimann M, Rehbein F (1997) *Bildschirmmedien im Alltag von Kindern und Jugendlichen.* Nomos, Baden-Baden

Mößle T, Kleimann M, Rehbein F (2007) *Bildschirmmedien im Alltag von Kindern und Jugendlichen. Problematische Mediennutzungsmuster und ihr Zusammenhang mit Schulleistungen und Aggressivität.* Nomos, Baden-Baden

Orzack M, Orzack D (1999) *Treatment of computer addicts with complex co-morbid psychiatric disorders.* CyberPsychology & Behavior 2: 465–73

Petry J, Jahreeiss R (1999) *Stationäre medizinische Rehabilitation von „Pathologischen Glücksspielern": Differentialdiagnostik und Behandlungsindikation.* Deutsche Rentenversicherung; 4: 196–218

Petry J (2003) *Pathologischer PC-Gebrauch: Nosologische Einordnung und Falldarstellungen.* In: Ott R, Eichenberg C Klinische Psychologie und Internet. Potenziale für klinische Praxis, Intervention, Psychotherapie und Forschung. Hogrefe, Göttingen, S 257–70

Ratey JJ, Johnson C (1998) *Shadow Syndromes: The Mild Forms of Major Mental Disorders That Sabotage US.* Bantam Doubleday Dell, New York

Regier DA, Farmer ME, Rae DS (1990) *Comorbidty of mental disorders with alcohol and other drug abuse. Results from the Epidemiologic Catchment Area (ECA) Study.* Journal of the American Medical Association 264: 2511–8

Rosenthal RJ (2003) *Distribution of the DSM-IV criteria for pathological gambling. Commentaries.* Addiction 98: 1674–5

Saß H, Wittchen HU, Zaudig M (1998) *Diagnostisches und Statistisches Manual Psychischer Störungen, DSM-IV, 2. Auflage.* Hogrefe, Göttingen

Seemann O, Stefanek J, Quadflieg N, Grebener S, Kratzer S, Möller-Lehmkühler AM, Ziegler W, Engel RR, Hegerl U (2000) *Wissenschaftliche Online-Umfrage zur Internetabhängigkeit.* Forschritte der Medizin 118: 109–13

Shaffer HJ, Hall MN, Vander-Bilt J (2000) *"Computer addiction": a critical consideration.* American Journal of Orthopsychiatry 70: 162–8

Shapira N, Goldsmith T, Keck P jr, Khosla U, McElroy S (2000) *Psychiatric features of individuals with problematic internet use.* Journal of Affective Disorders; 57: 267–72

Shotton M (1989) *Computer Addiction? A study of computer dependency.* Taylor & Francis, London

Soper WB, Miller MJ (1983) *Junk time junkies: an emerging addiction among students.* School Counselor; 31: 40–3

Soyka M, Hoolweg M, Naber D (1996) *Alkoholabhängigkeit und Depression.* Der Nervenarzt 67: 896–904

Spitzer M (2005) *Vorsicht Bildschirm.* Klett, Stuttgart

Stevens T, Mulsow T (2006) *There is No meaningful Relationship Between Television Exposure and Symptoms of Attention-Deficit/Hyperactivity Disorder.* Pediatrics 117: 665–72

te Wildt BT, Kowalewski E, Meibeyer F, Huber T (2006) *Identität und Dissoziation im Cyberspace: Kasuistik einer dissoziativen Identitätsstörung im Zusammenhang mit einem Internet-Rollenspiel.* Nervenarzt 77: 81–4

te Wildt BT, Schlimme JM (2006) *Identität und Interpersonalität im Cyberspace.* Handlung, Kultur, Interpretation 2: 376–98

te Wildt BT (2004) *Psychische Wirkungen der neuen digitalen Medien.* Fortschritte Neurologie Psychiatrie; 72: 574–85

Thalemann R, Alebrecht U, Thalemann C, Grüsser SM (2004) *Kurzbeschreibung und psychometrische Kennwerte des „Fragebogens zum Computerspielverhalten bei Kindern" (CSVK).* Psychomed 16: 116–33

Yen JY, Ko CH, Yen CF, Chen SH, Chung WL, Chen CC (2008) *Psychiatric Symptoms in adolescents with Internet addiction: Comparison with substance use.* Psychiatry and Clinical Neurosciences 62: 9–16

Young KS (1998) *Caught in the Net.* John Wiley & Sons, New York

Young KS (1998) *Internet Addiction: Symptoms, Evaluation, and treatment.* In: Vandecreek L, Jackson TL (ed.) Innovations in Clinical Practice (Vol. 17). Sarasota, FL: Professional Resource Press, S 19–31

Young KS (1996) *Internet addiction: The emerge of a new clinical disorder.* Cyber Psychology and Behavio 1: 237–44

Young KS (1997) *What makes the Internet Addictive: Potential Explanations for Pathological Internet Use.* Paper presented at the 105th annual conference of the American Psychological Association, August 15, 1997, Chicago, IL

Young KY (2004) *Internet Addiction. A New Clinical Phenomenon and Its Consequences.* American Behavioral Scientist 48: 402–415

Zimmerl HD, Panosch B (1998) *"Internetsucht" – Eine neumodische Krankheit?* Wiener Zeitschrift für Suchtforschung 4: 19–34

Online – zwischen Faszination und Sucht

Hubert Poppe und Michael Musalek

1. Geschichte

Das Internet wurde von der Defense Advanced Research Projects Agency (DARPA) des US-Verteidigungsministeriums zur Vernetzung von Universitäten und Forschungseinrichtungen entwickelt. Seit der Entwicklung des World Wide Web und den allgemeinen Zugangsmöglichkeiten erlebten das Internet und die damit verbundenen Computersysteme innerhalb kürzester Zeit eine noch nie da gewesene Weiterentwicklung.

Das Internet, anfangs in erster Linie für Datentransfers, Informations- und Nachrichtentransport genutzt, bot breit gestreute Nutzungsmöglichkeiten und es entwickelte sich sehr rasch eine neue Netzkultur, die durch zunehmend schnellere Rechner, Flat Rates, Entwicklung sozialer Netzwerke, und nicht zuletzt Online-Communities, Online-Journalismus und Angebote wie My Space unterstützt wurde. Bereits zu Beginn etablierten sich sehr schnell Online-Spiele, anfangs noch Textadventures, Schach, Go, MUDs (Multi User Dungeons), die in den folgenden Jahren immer komplexer wurden. 1997 etablierte sich erstmals ein MMORPG (Massively Multiplayer Online Role-Playing Game), „Ultima Online", bei dem mehrere tausend Spieler gleichzeitig spielen konnten.

1.1. Zur Geschichte des Phänomens „Internetsucht"

Kimberly Young (University of Pitsburg) führte den Begriff „Internet Addiction Disorder" (IAD) 1995 in die wissenschaftliche Fachwelt ein und leitet das im selben Jahr gegründete „Center for Internet Addiction Recovery". Außerdem schrieb sie das erste Buch zum Thema Internetsucht mit dem Titel „Caught in the Net" (Young 2007).

In den Folgejahren beschäftigten sich im amerikanischen Raum unter anderem Maressa Orzack, Victor Brenner und John Suler mit dem Thema Internetabhängigkeit.

Die erste deutschsprachige Studie wurde von Hans Zimmerl (Anton Proksch Institut Wien) im Jahre 1998 durchgeführt. Diese Studie bezog sich ausschließlich auf Chat-Rooms und wies hierbei eine Prävalenz von 12,7 % auf (Zimmerl 1998). Im darauf folgenden Jahr wurde von der Humboldt Universität Berlin, unter der Anleitung von Matthias Jerusalem und Andre Hahn, eine breit angelegte Onlinebefragung im deutschsprachigen Raum durchgeführt, in der rund 3 % der Untersuchten als internetabhängig befunden wurden (Jerusalem und Hahn 1999). 2000 führte Oliver Seemann (Psychiatrische Universitätsklinik München) gemeinsam mit Kollegen eine wissenschaftliche Onlineumfrage zum Thema Internetabhängigkeit durch, mit dem Ergebnis, dass 4,6 % der befragten Menschen eine Prävalenz aufwiesen (Seemann 2000). Das Institut „Offene Tür Zürich" und die Humboldt Universität Berlin setzten die im Jahre 1999 in Deutschland begonnene Forschung mit einer 4. Staffel fort und führten 2001 gemeinsam eine Studie über das Phänomen Internet-Sucht in der Schweiz durch. Unter der fachlichen Anleitung von Franz Eidenbenz (Zürich) und Andre Hahn (Berlin) kam man zu dem Ergebnis, dass 2,3 % der Befragten als süchtig und 3,7 % der Befragten als internetsuchtgefährdet eingestuft werden können (Eidenbenz 2001).

Im Jahr 2005 veröffentlichte die Organisation „China Youth Net Association" ihre erste Studie zum Thema Jugendliche und Internetsucht in China. Das Ergebnis zeigte, dass 13,2 % der Jugendlichen internetabhängig waren. Vergleichbar mit europäischen Studien war die Mehrzahl der Abhängigen männlich. Interessant war, dass es keine Verbindung zwischen Internetabhängigkeit, geografischen Faktoren und sozialem Status gab (China Youth Net Association 2008).

Im selben Jahr veröffentlichte Sabine Grüsser et al. das Ergebnis einer Studie, in der 9,3 % der untersuchten Kinder im Alter von elf bis vierzehn Jahren ein exzessives Computerspielverhalten aufwiesen, welches angelehnt an den Kriterien für Abhängigkeitserkrankungen nach ICD-10, beziehungsweise für pathologisches Glücksspiel nach DSM-IV-TR, definiert wurde. (Grüsser 2005). In der Studie „Kinder + Medien, Internet + Computer" (Kim-Studie) aus 2006 wurden Kinder von sechs bis dreizehn Jahren und deren Haupterzieher zum Thema Medienumgang der Kinder in Deutschland befragt. 21 % der befragten männlichen Kinder besaßen demnach bereits ihren eigenen Personalcomputer, bei den Mädchen 14 % (Spielkonsolen und Kindercomputer außer Acht gelassen) (KIM-Studie 2006). Diese Zahlen sind bemerkenswert, da davon ausgegangen werden kann, dass unter anderem bereits während der Kindheit der Grundstein zu einer späteren Pathologisierung gelegt wird, ohne die frühe Auseinandersetzung der Kinder mit dem Computer zu bewerten. Ähnlich wie die KIM-Studie wurde 2007 die Studie „Jugend, Information, (Multi-) Media" (JIM-Studie) durchgeführt. Sie dokumentierte zum zehnten Mal den Medienumgang deutscher Jugendlicher im Alter von zwölf bis neunzehn Jahren. Laut dieser Studie hatten 98 % der Haushalte der Jugendlichen einen Computer bzw. Laptop zu Hause. 95 % der Haushalte hatten einen Internetanschluss, die Hälfte der befragten Jugendlichen hatte einen Internetzugang im eigenen Zimmer. Interessant ist die Verteilung der Internetnutzung, die sich in drei große Kategorien aufteilen lässt: 59 % der befragten Jugendlichen nutzten das Internet als Kommunikationsplattform, 18 % zum Spielen und 23 % zur Informationssuche (JIM-Studie 2007). Im selben Jahr wurde erneut von Sabine Grüsser (et al.) eine Onlinebefragung durchgeführt, bei der festgestellt wurde, dass 11,9 % der Befragten als internetsüchtig eingestuft werden können. (Grüsser, Thalemann und Griffiths 2007)

2. Internetgebrauch in Österreich

In Österreich wurden im Jahre 1992 die ersten Internetprovider hochgefahren (Traugott 2006). Von diesem Zeitpunkt an entdeckten in den darauf folgenden Jahren immer mehr Privatpersonen die Möglichkeiten des Internets für sich. Das Marktforschungsinstitut SPECTRA führt seit über zehn Jahren Befragungen zum Thema Internetgebrauch durch. Laut SPECTRA war 1996 in 2 % der österreichischen Haushalte ein Internetanschluss vorhanden (SPECTRA 2000), 2006 hatte sich die Zahl auf 46 % erhöht (SPECTRA 2006). Vergleichbar dazu führt das Meinungs- und Marktforschungsinstitut INTEGRAL auch seit 1996 telefonische Interviews mit Menschen ab 14 Jahren zum Thema Internetgebrauch durch. Diese kontinuierliche Studie wird Austrian-Internet-Monitor (AIM) genannt. 1996 nutzten laut AIM 9 % der befragten Menschen das Internet, sowohl privat als auch beruflich. Im dritten Quartal 2007 nutzten es schon 67 % der ÖsterreicherInnen ab vierzehn Jahren. Dies entspricht umgerechnet etwa 4,61 Millionen Personen in Österreich (INTEGRAL 2007).

Ausgehend von den geringsten Prozentsätzen bereits oben angeführter internationaler deutschsprachiger Studien, 3 % in Deutschland (Humboldt Universität Berlin, 1999), 2,3 % in der Schweiz (Offene Tür Zürich 2001), sind in Österreich zwischen 90.000 und 130.000 Menschen ab vierzehn Jahren aktuell als internetabhängig einzustufen.

3. Ursachen

Jeder Mensch hat Sehnsucht nach Zuwendung, Anerkennung, echtem Verständnis, Liebe, Glück – verstanden als „glücklich sein" – und Sexualität.

Im Chat-Room, bei Online-Spielen (Glücksspiel, Fantasy), und Online-Erotik- bzw. Sexkonsum erfüllen sich diese Wünsche scheinbar. Der Betroffene lebt und erlebt in der virtuellen Welt grenzenlose Möglichkeiten, die ideale Identität, die ideale Beziehung und den idealen Kontakt. Er erfährt das Gefühl der Gruppenzugehörigkeit und der Zuwendung, das eigene Selbstwertgefühl steigt.

Diese Erfahrungen vermitteln mit der Zeit „online" ein deutlich besseres Lebensgefühl als „offline".

Wieder in der Realität, werden negative Erfahrungen schmerzlicher, positive Erfahrungen weniger intensiv wahrgenommen, womit der neuerliche Einstieg in die virtuelle Welt vorgezeichnet ist.

Schätzungen sprechen von weltweit 30 Millionen Menschen, die nach Schulschluss oder Feierabend in künstliche Welten einsteigen, um virtuell jene Wünsche zu verwirklichen, von denen sie in der Realität nur träumen können: Mit wenigen Mausklicks erschafft der Spieler eine virtuelle Figur, gibt ihr Namen, Gestalt und eine Biografie, zaubert sich ein Alter Ego, seinen Vorstellungen und Wünschen entsprechend, und schafft sich somit ein ideales zweites Leben in der virtuellen Welt. Gerade Onlinespiele, wie WOW („World of Warcraft"), erreichten in den letzten Jahren enorme Zuwächse an Spielern. WOW, von der Firma Blizzard, spielen derzeit ca. neun Millionen Menschen weltweit. In „World of Warcraft" führen die Spieler ihre Figuren durch Kämpfe und Abenteuer, die sich oft über Monate ziehen können und widmen somit dem Spiel häufig mehr Aufmerksamkeit und Zeit als den Aufgaben im wirklichen Leben.

4. Diagnostische Kriterien als Vorschlag (Zimmerl 2006)

4.1. Fokussierung/Craving

Der Brennpunkt (Fokus) des Denkens und der Handlungsintention richtet sich darauf, „online" zu sein. „Offline" treten quälende Fantasien darüber auf, was man versäumen könnte. Eine Art von „Craving" (Gier, intensives Verlangen) ist zu beobachten. Die Folge ist eine Einengung des Verhaltensraumes, der Internetgebrauch erlangt erste Priorität.

4.2. Kontrollverluste/Toleranzentwicklung

Der „online" verbrachte Zeitrahmen kann nicht mehr kontrolliert werden. Oft – nicht immer – findet sich auch das Phänomen der „Toleranzsteigerung", das heißt, dass der User zur Befriedigung sein Online-Verhalten quantitativ und qualitativ ständig intensivieren muss.

4.3. Entzugssymptome

Wie bei anderen Abhängigkeitserkrankungen findet man bei Internetsüchtigen dann, wenn sie unfreiwillig „offline" sind, psychovegetative Entzugssymptome, wie Reizbarkeit, Affektlabilität, Unruhe, Konzentrationsprobleme und Schlafstörungen.

4.4. Unfähigkeit zur Verhaltensänderung

Trotz der Offensichtlichkeit der negativen Folgen des Verhaltens ist der Internetsüchtige nicht aus eigenem Antrieb fähig, sein Verhalten zu korrigieren. Suchttypische, intrapsychische „Abwehrmechanismen" – von der Verleugnung/Bagatellisierung über die Projektion bis hin zur Rationalisierung, also dem Erfinden gefinkelter Rechtfertigungsstrategien – sind ebenfalls festzustellen.

4.5. Negative Konsequenzen

Durch das exzessive Online-Verhalten treten sowohl psychosoziale Folgeschäden (soziale Selbstisolierung durch Vernachlässigung aller Sozialkontakte, Arbeitsplatzverlust, schulisches Versagen bzw. mögliche Verschlechterung psychischer Grunderkrankungen) als auch körperliche Schäden (Mangelernährung, Vernachlässigung des Schlafbedürfnisses, Schäden am Bewegungsapparat, Schäden am Sehapparat, bis hin zu vital bedrohlichen Erschöpfungszuständen) auf.

Diese 5 Kriterien finden sich (in unterschiedlicher Ausprägung) bei allen Internetsüchtigen.

Ein weiterer wichtiger Faktor zur diagnostischen Abklärung stellt die Komorbidität zu anderen Suchtformen und psychischen Störungen dar (Hahn 2002). Hier reicht das Spektrum von affektiven Störungen bis zum Konsum illegaler Drogen.

5. Gefährdungsbereich

Aus der praktischen Erfahrung mit mehr als 150 Beratungsgesprächen in den letzten 2 Jahren zeigte sich eine deutliche Zunahme an Jugendlichen, die ein exzessives bzw. süchtiges Computerspielverhalten entwickelten. Dazu trug die Verbreitung der so genannten MMORPGs (Massively Multiplayer Online Role-Playing Games) bei. Diese Spielplattformen bieten nicht nur mehreren tausenden Spielern die Gelegenheit, rund um die Uhr zu spielen. Sie fördern aufgrund der Spielmodi auch die Bildung von Gemeinschaften, in denen man mit hohem zeitlichem Einsatz neben entsprechenden Spielfortschritten ein hohes soziales Ansehen innerhalb der „game community" erreichen kann. Die sozialen Bindungen innerhalb dieser Gruppen wiederum erzeugen aber auch Verpflichtungen und hohe Versäumnisängste. Erfolge und soziales Prestige sind in dieser virtuellen Welt für jedermann erreichbar, wodurch sich eine recht funktionelle Parallelwelt entwickeln kann. Je höher die Attraktivität dieser Parallelwelt wird und je mehr sie den Selbstwert steigert, umso schwieriger kann es werden, sich den Problemen, aber auch dem Schönen der realen Welt, zu widmen. So weisen die von den Betroffenen geschilderten Verhaltensweisen und Symptome auf ein deutlich pathologisches Muster hin, das dem einer Suchterkrankung ähnlich ist. Jugendliche erfahren, dass sie mit exzessivem Computerspiel schnell und effektiv Gefühle in Zusammenhang mit Unsicherheiten, Frustrationen und Ängsten regulieren und verdrängen können. Somit können Defizite bei alternativen Verhaltensmustern zur Stressverarbeitung für kritische oder belastende Lebenssituationen entstehen, die neben den negativen Auswirkungen auf die Entwicklung auch massive Folgen in der beruflichen Ausbildung nach sich ziehen können. So ist es nicht verwunderlich, dass viele junge Betroffene keine Schulabschlüsse oder Lehrabschlüsse vorweisen können. Die Folgen sind, neben geringer sozialer Anerkennung, massive Probleme in der Lebensführung, was wiederum den neuerlichen Einstieg in die virtuelle Welt vorzeichnet.

6. Therapie

An psychotherapeutischen Methoden hat sich eine verhaltensorientierte Psychotherapie als erfolgreich erwiesen. Therapeutisches Hauptaugenmerk wird sowohl auf die individuelle Analyse des Internetverhaltens als auch auf Interaktionsstrategien mit der Umwelt gelegt (Bergmann und Hüther 2006). Die Vermittlung eines plausiblen Störungsmodells ist ein wesentlicher Bestandteil der Therapie. Eine spezifische medikamentöse Behandlung der Internetsucht gibt es bis dato nicht. Sie wird bei möglichen Begleiterkrankungen oder Grundstörungen natürlich sinnvoll sein. Ferner zeigte sich auch in den internationalen Studien eine deutliche Komorbidität im Bereich anderer Suchtformen, wie Alkoholmissbrauch, Nikotinabusus, Konsum illegaler Drogen, und psychischer Störungen, wie affektive Störungen, soziale Ängste, Einsamkeit und soziale Konflikte, die in der Therapie berücksichtigt werden müssen.

Ein weiterer Schwerpunkt ist, nicht nur auf der Symptomebene zu behandeln, sondern die gesunden Anteile der Betroffenen zu stärken, um einen Ausstieg aus dem süchtigen Verhalten zu erleichtern. Gleichzeitig sollen im Sinne einer ressourcenorientierten Behandlung all jene Kräfte mobilisiert und Möglichkeiten ausgeschöpft werden, die es dem Betroffenen in Hinkunft möglich machen, wieder einen ausgewogenen Umgang mit dem Medium Internet zu pflegen (Musalek 2008). Das Anton Proksch Institut bietet in Österreich Betroffenen und Angehörigen Informations- und Beratungsgespräche, ambulante Behandlung und, wenn notwendig, auch stationäre Therapie.

7. Prävention

Eine sinnvolle Prävention beginnt im Kindergartenalter, da erfahrungsgemäß Kinder bereits in diesem Alter ersten Zugang zu „Spielgeräten", wie Spielkonsolen, Handhelds und Computer erhalten. Eltern sollten sich von Beginn an für die Spiele interessieren, sie nicht kategorisch ablehnen oder negativ beurteilen, sondern vielmehr mit den Kindern gemeinsam spielen. So wird es möglich sein, Kindern von Anfang an einen maßvollen Umgang mit den „neuen Medien" zu vermitteln. Natürlich ist es wichtig, die Spielzeit zu beschränken, gleichzeitig sollten jedoch Alternativen zur Freizeitgestaltung zur Verfügung gestellt werden. Beide Teile, Eltern und Kinder, profitieren schließlich von der gemeinsam verbrachten Zeit.

Auch bei älteren Kindern und Jugendlichen ist das Interesse der Eltern an den Freizeitaktivitäten von großer Bedeutung und auch hier ist eine Abwertung vor allem des Computer- oder Konsolenspielverhaltens eher kontraproduktiv. Spätestens in der Pubertät sind Aktivitäten am PC, allein oder mit Freunden, neben einer spannenden Freizeitbeschäftigung auch ein Weg, sich von den Eltern abzugrenzen und eigene Wege zu gehen. Prinzipiell ist diese Entwicklung normal, allerdings konnten wir in vielen Gesprächen mit Betroffenen und ihren Familien feststellen, dass bereits Jahre zuvor die betroffenen Kinder zu viel sich selbst überlassen wurden.

Nicht vernachlässigt werden darf in diesem Zusammenhang aber auch der große Einfluss der „Peergroup". Durch sie erlangen Jugendliche einerseits Zugang zu Onlinespielen und dadurch wiederum ein intensives Gruppenzugehörigkeitsgefühl, andererseits ist mit der Steigerung der Präsenz im Netz eine Auflösung der sozialen Gruppe im realen Leben zu beobachten.

Ziel einer sinnvollen Prävention sollte es sein, einen verantwortungsvollen Umgang mit den „Neuen Medien" zu erreichen, diese selbstverantwortlich und selbstbestimmt in der Realität einzusetzen und zu nützen.

8. Literatur

Center for Internet Addiction Recovery (2007) *Dr. Kimberly Young's Bio*, In http://netaddiction.com/bio/bio.htm am 19.12.2007, Bradford, USA

Zimmerl H (1998) *Internetsucht – Eine neumodische Krankheit? Gesundheitsinformationsnetz*. In: http://gin.uibk.ac.at/home/zimmerl/internetsucht/chat-teil1.html am 03.1.2008

Jerusalem M, Hahn A (1999) *Pilotprojekt zur Internetsucht: Ergebnisse der ersten Pilotstudie in Deutschland. Stress und Sucht im Internet*. In: http://www.internetsucht.de/publikationen/internetsucht_kurzpraesentation.pdf am 03.1.2008

Seemann O (2000) *Wissenschaftliche Online-Umfrage zur Internet-Abhängigkeit*. MMW Fortschritte der Medizin, http://www.mmw.de/contentDisplaydo?cid=101475 am 19.12.2007

Eidenbenz F (2001) *Phänomen Internet-Sucht, Studie zu konstruktivem versus pathologischem Internetgebrauch*. Institut Offene Tür Zürich, http://www.offenetuer-zh.ch/Studie%20Internet-Sucht.html am 19.12.2007

China Youth Net Association (2005): *China Youngsters Network Addiction Data Report (2005)*, In: http://www.chinatechnews.com/2005/11/23/3256-china-publishes-first-internet-addiction-report/ am 03.01.2008, China

Grüsser SM, Thalemann R, Albrecht U, Thalemann CN (2005) *Excessive computer usage in adolescents – a psychometric evaluation*. In: Wiener Klinische Wochenschrift. Volume 117: 5–6, 188–195

KIM-Studie (2006) *Basisuntersuchung zum Medienumgang 6- bis 13-Jähriger in Deutschland*. Medienpädagogischer Forschungsverbund, Stuttgart

JIM-Studie 2007, *Basisuntersuchung zum Medienumgang 12- bis 19-Jähriger*. Medienpädagogischer Forschungsverbund, Stuttgart

Grüsser SM, Thalemann R, Griffiths M (2007) *Cyberpsychology and Behavior*. Im Druck. In: http://clients.open-screen.de/fachstelle/download/doku_fachtagung_internetsucht.pdf am 3.1.2008

Traugott G (2006) *Geschichte des Internets. Kunstuniversität Linz*. In: http://www.dma.ufg.ac.at/app/link/Grundlagen:Internet.Web.Multimedia/module/3419;jsessionid=3D0C1CAD49C6BD368F7DBA3932F3457B#12 am 27.12.2007

SPECTRA (2000) *SPECTRA-Aktuell 04/00. 110 000 österreichische Privathaushalte kaufen bzw. buchen bereits im Internet.* In: http://www.spectra.at/archiv/Aktuell_04_00.pdf am 27.12.2007

SPECTRA (2006) *SPECTRA-Aktuell 07/06. Internet weiter im Anstieg – 50+ Generation holt auf.* In: http://www.spectra.at/archiv/Aktuell_07_06_Internet.pdf am 27.12.2007

INTEGRAL (2007) *Austrian Internet Monitor. Kommunikation und IT in Österreich 3. Quartal 2007,* http://www.integral.co.at/dImages/AIM-Consumer_-_Q3_2007.pdf am 27.12.2007

Hahn A (2002) *Internetsucht: Jugendliche gefangen im Netz.* Bonn, Vortrag im Rahmen des Themenabends „Lost in Space – Jugend im Internetrausch"

Bergmann W, Hüther G (2006) *Computersüchtig. Kinder im Sog der Medien.* Walter, Düsseldorf

Musalek M (2008) *Neue Wege in der Diagnostik der Alkoholkrankheit: Von einer Defizienz-orientierten zur Ressourcen-orientierten Diagnostik.* Journal für Neurologie, Neurochirurgie und Psychiatrie, Verlag Krause & Pachernegg GmbH

Computerspielsucht

Klaus Wölfling und Kai W. Müller

1. Computerspielsucht – Eine kurze Einführung in die Thematik

Spielen ist ein wesentlicher und natürlich gegebener Bestandteil unseres Handlungsspektrums. Seitdem (Online-) Computerspiele und das Internet breit verfügbar sind, lässt sich in der Gesellschaft und in medizinisch-therapeutischen Fachkreisen großes Interesse an den Auswirkungen der (pathologischen) Internetnutzung beobachten. Das gehäufte Auftreten von Kasuistiken, in denen das Entgleiten der Kontrolle über die Nutzungszeiten zentral ist, fordert eine wissenschaftliche Auseinandersetzung mit diesem Phänomen.

Erste Angaben zur Verbreitung exzessiv ausgeführten Computerspielens bzw. Onlineverhaltens wurden von Eichenberg und Kollegen zusammengefasst (Eichenberg, Klemme und Theimann 2003). Nach Sichtung verschiedener epidemiologischer Studien zur Internetsucht, referieren die Autoren deutlich schwankende Angaben verschiedener Forschergruppen zur Prävalenz dieses neuartigen Störungsbildes (6 bis 13%). Da bisher noch keine Einigkeit über die diagnostische Identifikation des Symptomkomplexes Internetsucht, bzw. spezifischer gefasst Computerspielsucht, besteht, verwundern diese stark voneinander abweichenden Prävalenzschätzungen wenig. Auf den folgenden Seiten wird dieses Problem eingehender thematisiert werden. Außerdem sollen überblicksartig erste Charakterisierungen des Störungsbildes Computerspielsucht referiert und grundlegende Überlegungen zur Pathogenese angestellt werden.

2. Kennzeichen der Computerspielsucht

In Ermangelung einer Aufnahme des Störungsbildes Computer- bzw. Onlinesucht in die Internationalen Klassifikationssysteme Psychischer Störungen (ICD-10, „International Classification of Diseases"; Dilling, Mombour und Schmidt 2000 bzw. DSM-IV-TR, „Diagnostic and Statistical Manual of Mental Disorders"; Saß, Wittchen, Zaudig und Houben 2003) und der damit verbundenen Nichtanerkennung dieses Symptomkomplexes als eigenständige und behandlungsbedürftige, psychische Erkrankung besteht, neben vielen weiteren Problemen, in Fachkreisen nach wie vor eine uneinheitliche Vorgehensweise bei der diagnostischen Identifikation der Computerspielsucht. Die Interdisziplinäre Suchtforschergruppe um Grüsser (Thalemann, Albrecht, Thalemann und Grüsser 2004) vollzog, mit der Anpassung der auf Substanzabhängigkeit ausgerichteten Klassifikationskriterien auf das Störungsbild der Computerspielsucht, wichtige Pionierarbeit für Forschung und Praxis gleichermaßen. Im Rahmen dieser Anpassung wurden sechs der insgesamt sieben Kriterien aus dem DSM-IV-TR übernommen und auf das Gebiet der Computerspielsucht zugeschnitten. Mittlerweile wurden entsprechende Fragebogenbatterien zur Klassifikation und Diagnostik computerspielsüchtigen bzw. onlinesüchtigen Verhaltens erarbeitet.

Der CSVK (Computerspielfragebogen für Kinder und Jugendliche; Thalemann et al. 2004, revidierte Fassung von Wölfling und Müller 2008, zur Publikation vorgesehen) erfasst in Form eines Selbstbeurteilungsfragebogens, neben Aspekten der sozial-kommunikativen Kompetenz, schulbezogenen Einstellungen und Selbstbild, eine Skala zur Klassifikation von Computerspielsucht. In einer Reihe von Erhebungen an Kindern und jungen Erwachsenen konnte dabei nachgewiesen werden, dass die einzelnen Kriterien auf den Bereich der Computerspielsucht valide anwendbar sind und zuverlässig zwischen deutlich psychopathologisch gefärbtem und lediglich regelmäßigem, ansonsten jedoch als unkritisch einzustufendem Computerspielverhalten trennt. In der im Rahmen eines deutschlandweit einmaligen Modellprojekts seit März 2008 an den Kliniken der Johannes Gutenberg-Universität Mainz eingerichteten Ambulanz für Spielsucht, kommt zu Zwecken der diagnostischen Beurteilung zudem eine Screener-Version (CSV-R-Screener, Wölfling und Müller 2008, zur Publikation vorgesehen) des CSVK-R zum Einsatz. Darüber hinaus wurde vor kurzem ein weiteres Instrument zur Fremdeinschätzung (CSV-R-Checklist, Wölfling und Müller 2008, in Vorbereitung zur Publikation) entwickelt, zu dessen psychometrischen Qualitäten zum gegenwärtigen Zeitpunkt jedoch noch keine Aussage getroffen werden kann.

Kasten 1 gibt einen Überblick über die einzelnen Kriterien zur Abhängigkeit, die im Folgenden der Reihe nach vorgestellt und mit Beispielen aus Patientenschilderungen der Ambulanz für Spielsucht illustriert werden sollen.

▼ **Kasten 1** An das DSM-IV-TR angepasste Kriterien für Computerspielabhängigkeit

1. Craving:
Das unwiderstehliche Verlangen nach Computerspielen bzw. Onlineaktivitäten.
Bspw. vorzeitige Beendigung des Schultages, um möglichst schnell wieder ein Computerspiel beginnen zu können.

2. Kontrollverlust:
Verminderung der Kontrollfähigkeit bezüglich Beginn, Dauer und Beendigung der Computerspiele bzw. Onlineaktivitäten.
Bspw. systematische Unterschätzung der tatsächlich aufgewendeten Zeit für Computerspiele.

3. Entzug:
Auftreten aversiver Zustände (Nervosität, motorische Unruhe, Schlafstörungen, Reizbarkeit bis hin zu aggressiven Verhaltensweisen) bei verhinderter Computerspielnutzung bzw. Onlinenutzung.

4. Toleranzentwicklung:
Steigerung der Häufigkeit und/oder Intensität des Computerspielens bzw. der Onlineaktivitäten.

5. Lebensbereichsbeschränkungen:
Vernachlässigung von früher als angenehm empfundenen Aktivitäten oder Interessen aufgrund von Computerspielen/Onlineaktivitäten.
Bspw. Austritt aus dem langjährigen Sportverein.

6. Negative Konsequenzen:
Fortsetzung des Computerspielens bzw. der Onlineaktivitäten trotz spürbarer negativer Konsequenzen (Leistungsabfall in der Schule/im Beruf, Übermüdung, Mangelernährung, soziale Konflikte).

Das erste Kriterium bezieht sich auf das bei allen Süchten zu beobachtende Phänomen des Craving. Dieses wird als das unkontrollierbare und unwiderstehliche Verlangen nach der spezifischen Substanz, bzw. dem exzessiv ausgeübten Verhalten, aufgefasst. Darin inbegriffen sind Phänomene, wie ein anhaltendes Gedankenkreisen um die jeweilige Substanz bzw. das jeweilige Suchtverhalten. Ein in unserer Institution in Behandlung befindlicher Patient berichtete beispielsweise von plötzlich auftretenden Spielszenen während des Schulunterrichts. In hoher Übereinstimmung geben Patienten zudem an, in regelmäßigen Intervallen von ihrem Spielcharakter zu träumen, bzw. von erlebten oder auch lediglich imaginierten „Quests" (dies sind spielbezogene Herausforderungen, bzw. zu lösende Aufgaben, um im Spielgeschehen voranzukommen).

Kriterium Nummer zwei operationalisiert die Toleranzentwicklung, also die Notwendigkeit im Laufe der Suchtgenese, immer höhere Dosen der Substanz, bzw. des Verhaltens, zu konsumieren, um die anfänglich erwünschten

Effekte auch weiterhin spüren zu können. Im Rahmen einer Untersuchung an 1068 Wiener Schülern (Batthyány, Wölfling und Müller 2008, zur Publikation eingereicht) konnten sehr erhebliche Unterschiede zwischen Jugendlichen mit pathologischem und solchen mit unbedenklichem Computerspielverhalten eruiert werden. Seit der ersten Beschäftigung mit Computerspielen gaben abhängige Computerspieler eine durchschnittliche Steigerung der Spielzeiten von 1.78 Stunden pro Woche an. Bei regelmäßig spielenden Jugendlichen belief sich dieser Zuwachs auf lediglich 0.48 Wochenstunden. Auch die im Rahmen der Ambulanz für Spielsucht behandelten Patienten geben übereinstimmend an, zu Beginn ihres Konsums lediglich wenige Stunden pro Tag mit dem jeweilgen Spiel beschäftigt gewesen zu sein, im Laufe der Zeit jedoch zunehmend die Kontrolle über die Spielzeiten verloren zu haben. Kriterium 3, Kontrollverlust, besagt, dass der Konsum gegen die eigene Absicht, bzw. in größerem Umfang als geplant, stattfindet. Bezogen auf die Computerspielsucht heißt dies, dass das Spiel in seinem Verlauf eine derartige Sogwirkung entwickelt, dass den Betroffenen oftmals gar nicht bewusst ist, wie viele Stunden genau sie vor dem Bildschirm zugebracht haben. Ein in der Ambulanz für Spielsucht vorstellig gewordener Patient berichtete, dass er unsere Institution gewiss niemals aufgesucht hätte, wenn er nicht per Zufall herausgefunden hätte, dass es bei dem von ihm exzessiv gespielten Onlinerollenspiel die Option gibt, sich anzeigen zu lassen, wie viel Zeit man seit der Einrichtung des Spiel-Accounts online verbracht hat. Bei diesem konkreten Patienten belief sich die angezeigte Stundenzahl auf fast 9000 Stunden – im echten Leben entspricht das mehr als einem ganzen Jahr.

Sobald von Sucht die Rede ist, darf das Moment der Entzugssymptomatik natürlich nicht ausgelassen werden. Definiert über das Auftreten aversiver psychischer Zustände, wie z. B. motorische Unruhe, Nervosität, Reizbarkeit, bis hin zu offener Aggression, sowie negativen psychosomatischen Konsequenzen (Schlafstörungen, Konzentrationsunfähigkeit, etc.) bei verhindertem Konsum, stellen Entzugserscheinungen das Kriterium dar, dass aus psychometrischer Sicht mit der höchsten Trennschärfe zwischen psychopathologischem und lediglich regelmäßigem Computerkonsum differenziert. Die Bandbreite an berichteten Symptomen ist dabei groß, wobei jedoch auffällt, dass es vornehmlich aggressive Verhaltensentgleisungen sind, die sich als Reaktion auf versagten Spielkonsum gerade bei Betroffenen jüngeren Lebensalters manifestieren. Eine Mutter, die an der Ambulanz für Spielsucht einen Termin wahrnahm, um nach Rat zu fragen, wie sie mit ihrem exzessiv spielenden Sohn umzugehen habe, schilderte, wie ihr Sohn auf verschiedene Versuche ihrerseits, das Spielverhalten zu reglementieren, reagierte. Die Frau hatte zunächst versucht, über einen schriftlich fixierten Eltern-Kind-Vertrag, ein wöchentliches Kontingent an Spielstunden festzulegen. Beide Seiten hätten unterschrieben, bald jedoch sei klar geworden, dass der Sohn den Umstand ausnutzte, dass die Mutter verständlicherweise nicht in der Lage war, das Einhalten dieser Spielzeiten lückenlos zu überwachen. Es sei zu ersten Lügen und Verheimlichungen gekommen und der Sohn hatte eine erstaunliche Kreativität darin entwickelt, die zugeteilten Spielzeiten zu maximieren. Als die Mutter dann herausfand, dass die immer regelmäßiger werdenden außerhäuslichen Aktivitäten des Sohnes nicht, wie von diesem behauptet, damit zusammenhingen, dass er sich wieder in seinem Fußballverein engagierte, sondern er stattdessen vorzugsweise bei einem Bekannten verweilte, welcher ebenfalls über einen Internetanschluss verfügte, um bei diesem zu spielen, habe sie damit begonnen, Tastatur und Bildschirm zu konfiszieren. Eines Nachts sei sie aufgewacht und habe beobachten müssen, wie der Sohn in ihrem Schlafzimmer stand und sich an dem abschließbaren Kleiderschrank zu schaffen machte, in dem der Bildschirm aufbewahrt wurde. Als sie sich schließlich dazu entschlossen hatte, den privaten PC des Sohnes ganz wegzugeben, habe dieser einen Tobsuchtsanfall bekommen, die Mutter beschimpft, schließlich gar bedroht und das Inventar des Wohnzimmers demoliert.

Streitigkeiten zwischen Eltern und Kind sind im Zusammenhang mit Computerspielsucht keine Ausnahme. Tatsächlich scheinen viele Eltern erst aufgrund sich immer weiter zuspitzender intrafamiliärer Konflikte, die Entschlossenheit aufzubringen, für ihre Kinder professionelle Hilfsangebote wahrzunehmen. Diese Familienkonflikte, ebenso wie weitere, durch den Konsum bedingte gravierende negative Konsequenzen (gesundheitliche, soziale, etc.), stellen ein weiteres Kriterium zur Klassifikation computerspielsüchtigen Verhaltens dar. Streitigkeiten innerhalb der Familie sind also als alltägliche globale Belastungsmomente für Betroffene und deren Angehörige anzusehen, welche Geduld und Nerven gleichermaßen unzweifelhaft aufzehren. Allerdings wird dies von den Angehörigen nicht einmal als das dringendste Problem aufgefasst. Viel gravierender und vor allem nachhaltiger wirkt sich der Vertrauensverlust auf das Familiensystem aus, der aus zahlreichen Täuschungsmanövern und Verheimlichungstaktiken der von Computerspielsucht Betroffenen erwächst. So berichtet der alleinerziehende Vater eines achtzehnjährigen Patienten unserer Ambulanz in der Fremdanamnesesituation, dass, als er eines Morgens vor der Arbeit am Zimmer seines Sohnes vorbeikam, er merkwürdig anmutende Geräusche von dort wahrgenommen habe. Nachdem er den Raum betreten hatte, fiel ihm auf, dass sich der Schulrucksack seines Sohnes noch vor dem Schreibtisch befand, woraufhin er Verdacht schöpfte und schließlich begann, systematisch das Zimmer abzusuchen. Es endete damit, dass er den jungen Mann schließlich versteckt im Kleiderschrank vorfand. Nach einem Telefonat mit dem Sekretariat der Schule stellte sich heraus, dass der Sohn schon seit Monaten nur noch sehr unregelmäßig am Unterricht teilgenommen hatte und den Vater damit zu täuschen vermocht hatte, indem er sich allmorgendlich so lange in seinem Wandschrankversteck aufgehalten hatte, bis der Vater das Haus verlassen hatte.

Ebenso gehört zum Kriterienkatalog die Vernachlässigung wichtiger Aspekte des sozialen Lebensbereichs. Aufgrund der Altersstruktur der Betroffenen fallen hierunter vor allem schulische Pflichten, bzw. ausbildungsbezogene Angelegenheiten. Es ist kein Einzelfall, dass von Vertrauenslehrern oder Schulpsychologen die Termine zur diagnostischen Abklärung einer Computerspielsucht in der Ambulanz für Spielsucht vereinbart wurden, als Reaktion auf Übermüdung des Betroffenen während der Unterrichtszeit, immer zahlreicher werdender Fehlzeiten oder akuter Versetzungsgefährdung.

3. Ätiologische Faktoren der Sucht

Im Rahmen der langjährigen Untersuchungstradition von (stoffgebundenen) Abhängigkeiten wurden eine Reihe verschiedener Faktoren postuliert, denen ein wesentlicher Einfluss bei der Genese süchtigen Verhaltens zugesprochen wird. Dabei kann man zwischen Positionen unterscheiden, die sich eher auf Teilgebiete der Psychologie fokussieren und solchen, die in eher integrativer Betrachtungsweise ein dynamisches Zusammenspiel heterogener Faktoren berücksichtigen. Aus persönlichkeitspsychologischer Perspektive ist bekannt, dass eine überdurchschnittlich ausgeprägte habituelle Ängstlichkeit suchtbezogene Verhaltensweisen begünstigen kann (vgl. Labouvie, Pandina, White und Johnson 1990). Darüber hinaus scheint auch das Vorliegen einer gewissen sozialen Inhibition, bis hin zu einer sozialphobischen Angststörung, einen Risikofaktor darzustellen. Im Zusammenhang mit Suchterkrankungen muss wohl außerdem dem Konzept des Sensation Seekings (Zuckerman 1988) eine entscheidende Rolle beigemessen werden. Dieses Konzept beinhaltet die interindividuell unterschiedlich ausgeprägte Tendenz, sich verstärkt neuartigen, komplexen und abwechslungsreichen Reizen zuzuwenden, bzw. bevorzugt bestimmte Verhaltensweisen auszuführen, die ein hohes Maß an Stimulation bieten. Daraus erwachsende negative Konsequenzen (bspw. Gesundheitsgefährdung, soziale Ächtung, etc.) werden dabei vom Sensation Seeker billigend in Kauf genommen. In einer konkreteren Definition des Konstrukts geht Zuckerman von insgesamt vier Subskalen aus; im Einzelnen sind dies: Thrill and Adventure Seeking, d. h. das Bedürfnis nach Betätigungen, die aufgrund einer Konnotation von potenzieller Gefährlichkeit Aufregung versprechen. Experience Seeking stellt die Suche nach extremen Erfahrungen dar, die unter Umständen erst dadurch befriedigt wird, dass gewisse soziale Normen übertreten werden. Diese Subkomponente scheint, insbesondere bei der Ersthinwendung zu Drogen, eine zentrale Rolle zu spielen. Teenager mit hohen Ausprägungen auf dieser Dimension sollen ein um das Dreifache erhöhte Risiko besitzen, sich illegalen Drogen zuzuwenden

(Palmgreen, Donohew, Lorch, Hoyle und Stephenson 2002). Der Faktor Disinhibition drückt eine hedonistische Grundhaltung des Individuums aus. Hohe Korrelationen mit der Einstellung und dem Konsum alkoholischer Getränke werden in zahlreichen empirischen Untersuchungen berichtet. Individuen mit hohen Werten in Disinhibition wenden sich verstärkt Reizen mit hohem Belohnungscharakter zu und weisen gering ausgeprägte Werte bezüglich der Toleranz von Belohnungsaufschüben (delay of gratification) auf. Den letzten Faktor stellt Boredom Susceptibility (Anfälligkeit für Langeweile) dar. Dieser negativ definierte Faktor steht für eine generelle Abneigung gegen Wiederholungen von Reizen, Ereignissen oder Umständen, die sehr schnell als monoton und uninteressant abgewertet werden. Aus psychophysiologischen Untersuchungen zur Hautleitfähigkeitsreaktion weiß man, dass Personen mit hohen Werten auf Boredom Susceptibility auf wenig abwechslungsreiche Reize besonders schnell elektrodermal habituieren (Eysenck und Zuckermann 1978).

Inwieweit das Konzept des Sensation Seekings auch in Bezug auf die Computerspielsucht Gültigkeit besitzt, ist noch weitestgehend ungeklärt. Nach erstem klinischen Eindruck erscheint für das Gebiet der Computerspielsucht eine stärkere Ausprägung in Sensation Seeking nur hinsichtlich spezifischer Subskalen vorzuliegen. Hier ist es vor allem der Teilaspekt der „Boredom Susceptibility", auf dem Betroffene von Computerspielsucht hohe Werte aufweisen, während „Disinhibition" keinerlei suchtspezifische Relevanz zu besitzen scheint. Patienten der Ambulanz für Spielsucht berichten immer wieder, dass sie grundsätzlich rasch an verschiedenen Betätigungen (die auch nicht zwangsläufig computerbezogen sein müssen) Gefallen finden, diese anfängliche Euphorie jedoch schnell einem Gefühl der Langeweile weicht. So ist häufig zu beobachten, dass ein zunächst sehr ambitioniert begonnenes Hochschulstudium im Laufe der Semester immer mehr an Reiz verliert. Die empfundene Frustration über die vermeintliche Fehlentscheidung bei der Studienfachwahl hat dann oft genug multiple negative Konsequenzen bezüglich der leistungsbezogenen Motivation und der generellen Einstellung gegenüber der eigenen Zukunft. Der Faktor „Experience Seeking" kann nach klinischer Einschätzung ebenfalls in seiner breiten Auslegung bei Computerspielsucht nicht als überdurchschnittlich hoch ausgeprägt angesehen werden. Die persönliche Lebenswelt von Computerspielsüchtigen ist häufig doch sehr stark auf einen engen Bereich begrenzt. Außergewöhnliche Erfahrungen werden außerhalb dieses Bereichs so gut wie gar nicht angestrebt bzw. aktiv aufgesucht. Innerhalb des Mikrokosmos der Spielwelten, bzw. des Internets, mag sich dieser Sachverhalt anders darstellen. So berichtet im Rahmen einer probatorischen Sitzung eine Patientin (wohlgemerkt: Patientin, eine der seltenen Fälle), dass sie innerhalb der Fantasiewelt eines Computerspiels irgendwann begonnen hatte, das eigentliche Spielziel bewusst nicht mehr zu verfolgen, sondern eigene, von den Spielprogrammierern so sicherlich nicht beabsichtigte Spiele im Spiel zu betreiben, wie etwa das Erkunden spielzielirrelevanter, entlegener Regionen. Wie bereits ausgeführt, stützen sich diese Behauptungen zunächst fast ausschließlich auf klinische Fallbeobachtungen. Tendenziell bestätigen jedoch die mittels des SSS-V (Beauducel und Brocke 2003) gesammelten ersten statistischen Daten diesen klinischen Eindruck dahingehend, dass Computerspielsüchtige vornehmlich auf der Subskala „Boredom Susceptibility" erhöhte Werte aufweisen.

Bedient man sich entwicklungspsychologischer Forschungserkenntnisse, kann festgestellt werden, dass Suchtverhalten generell häufig in der frühen Adoleszenz beginnt. Verschiedene Entwicklungsaufgaben (Havighurst 1972) müssen bewältigt werden, der Heranwachsende sieht sich mit einer wahren Flut von kumulierten Stressoren konfrontiert. Hinzu kommen physische und hormonelle Veränderungen, wie sie typisch für das Stadium der Pubertät sind, sowie Verschiebungen im persönlichen Wertesystem. Die Orientierung an den Einstellungen der Eltern sinkt – soziale Normen der Peer-Group gewinnen an Bedeutung. Das soziale Selbst muss schrittweise aufgebaut und etabliert werden, um einen gewissen sozialen Status innerhalb der Peer-Group einzunehmen, ein Unterfangen, das manchmal besser, manchmal schlechter gelingt. Somit wird aus einer Reihe von Entwicklungsaufgaben schnell ein wahrgenommener Entwicklungsdruck (Silbereisen und Kastner 1998). Je nach individuellem Umgang mit dieser Drucksituation, ist der Jugendliche mehr oder minder gefährdet, pathologische Verhaltensauffälligkeiten, beispielsweise Suchtverhalten, zu entwickeln. Suchtverhalten kann also auch als Ausdruck mangelnder funktionaler Copingstrategien verstanden werden. Dieser Verdacht scheint ersten Erkenntnissen zufolge durchaus auch auf den Bereich der Verhaltenssüchte, insbesondere auf die Computerspielsucht, generalisierbar zu sein. In mehreren Erhebungen zu computerspielsüchtigem Verhalten (z. B. Wölfling, Thalemann und Grüsser 2007) wurden Zusammenhänge gefunden, zwischen problematischem Computerspielen, operationalisiert über die angepassten DSM-Kriterien (vgl. Kasten 1), und der persönlichen Art und Weise, wie mit Stressoren und Frustrationserlebnissen umgegangen wird. In diesen Untersuchungen fiel auf, dass als problematische Spieler eingestufte Jugendliche das Computerspielen überzufällig häufiger als Reaktion auf Ärger- und Frustrationserlebnisse einsetzten, das Computerspielen also im Sinne einer emotionsregulativen Stressverarbeitungsstrategie nutzen, um negative Gefühle zu vermindern. In einer Folgeuntersuchung (Batthyány et al. 2009, zur Publikation eingereicht) an 1060 Wiener Jugendlichen konnte dieser erste Verdacht weiter erhärtet werden. Die Analyse der Reaktionen von Problemspielern auf stressreiche bzw. frustrierende Ereignisse erbrachte, dass sich diese weniger funktionaler Copingstrategien bedienen (z. B. das Problem mit Freunden besprechen, Einsatz einer kognitiv-emotionalen Problemanalyse) und sich stattdessen signifikant häufiger eines Copingstils bedienen, den man als medienfokussiertes bzw. „mediales Coping" bezeichnen könnte. Im Einzelnen heißt das, dass diese problematischen PC-Spieler als Reaktion auf Stressoren eine verstärkte Beschäftigung mit ablenkenden Medien (PC, Spielkonsole, TV) im Sinne einer vermeidenden und auf lange Sicht dysfunktionalen Stressverarbeitungstechnik verfolgen. Ohne den pädagogischen Nutzen dieser Medien per se abzuwerten, kann doch behauptet werden, dass diese extreme Einengung im Copingverhalten auf technische Geräte perspektivisch kaum Chancen offeriert, auf nachfolgende Stresssituationen adäquat reagieren zu können. Das konsequente Ausblenden, die rein passive Auseinandersetzung mit stressreichen Erfahrungen ist eine Strategie, die zwar kurzfristig zum Erfolg führen mag, auf lange Sicht jedoch verhindert, dass grundlegende Lernerfahrungen gemacht werden können. Durch diese Lücke an Lernerfahrungen ist es unwahrscheinlich, dass auf spätere Stresskonfrontationen im Sinne einer protektiven Bewältigungsstrategie reagiert werden kann. Wahrscheinlicher ist, dass auch künftige Stressoren ein vermeidendes bzw. medienfokussiertes Copingverhalten auslösen, wodurch ein Teufelskreis in Gang gesetzt wird. Über die negativen Auswirkungen von mangelhaft verarbeiteten Stressoren auf psychische und physiologische Parameter sind in den letzten Dekaden zahlreiche (zum Teil auch prospektive) Untersuchungen durchgeführt worden, sodass mittlerweile als erwiesen angesehen werden kann, dass ein defizitär ausgebildetes Repertoire an Copingstrategien einen Risikofaktor für eine Vielzahl von negativen psychischen und somatischen Folgeerscheinungen darstellt. Nicht nur direkte Effekte auf das Immunsystem konnten identifiziert werden sondern auch Zusammenhänge zwischen dysfunktionalem Coping und negativer Affektivität und dem psychosomatischen Belastungsgrad. Erste Analysen dem Patientenklientel der Ambulanz für Spielsucht der Universitätsklinik Mainz zu diagnostischen Zwecken vorgelegten SCL-90-R (Derogatis 1986) untermauern diese negativen Konsequenzen in qualitativer Hinsicht. So ist tendenziell feststellbar, dass Personen mit einer Computerspielsucht deutlich erhöhte Werte bezüglich Depressivität, Ängstlichkeit und Somatisierung aufweisen.

Hawkins und Fitzgibbon (1993) fassen unter Zugrundelegung verschiedener empirischer Befunde in eher deskriptiver Manier 17 Risikofaktoren für die Entwicklung süchtigen Verhaltens zusammen, organisiert in den folgenden vier Clustern: soziokulturelle Faktoren, wie beispielsweise soziale Normen und ökonomische Deprivation, Interpersonelle Faktoren, zu denen das Konsumverhalten der Eltern bzw. deren Einstellungen, intrafamiliäre Konflikte und die Einstellung der Peer-Group gezählt werden, psychobehaviorale Faktoren, welche eine gering ausgeprägte Leistungsorientierung und die individuelle Einstellung gegenüber der Droge umfassen und biologische Faktoren, worunter die psychophysiologischen Effekte der Problemsubstanz, generelle genetische Prädispositionen und entwicklungsbezogene Besonderheiten (bspw. off-time maturation, Verhaltensauffälligkeiten) subsumiert werden.

Ein Modell mit eher explikativem Charakter wurde von Kielholz und Ladewig vorgestellt. In diesem so genannten Trias-Konzept wird Suchtverhalten als das Resultat des Zusammenspiels von Person, Umwelt und der spezifischen Droge angesehen. Hierbei fallen unter dem Aspekt der Person genetische, biologische und psychosoziale Dispositionen. Soziokulturelle Faktoren und soziale Einstellungssysteme sind unter dem Faktor Umwelt angesiedelt, Verfügbarkeit und psychophysiologische Effekte der Substanz fallen unter den Aspekt Droge. Inwiefern diese komplexen Modelle auch im Bereich der Verhaltenssüchte Gültigkeit beweisen, kann zum gegenwärtigen Zeitpunkt noch nicht abgeschätzt werden. Aktuell fehlt es hier noch an empirischen Daten. Jedoch lässt sich wohl behaupten, dass im Bereich der Computerspielsucht bzw. Onlinesucht dem Faktor der Verfügbarkeit offensichtlich eine besondere Bedeutung zuteil wird. Im Jahre 2007 waren innerhalb Westeuropas rund 169 Millionen Menschen regelmäßig online. Durchschnittlich etwa 29 % (in Deutschland ca. 23 %) können laut einer Erhebung von EIAA Mediascope Europe (Media Comsumption Study 2007) als „heavy internet users" eingestuft werden, d.h. diese Gruppe verwendet pro Woche ca. 16 Stunden auf verschiedene Onlineaktivitäten. Dabei verfügen mittlerweile ungefähr 80 % der Internetnutzer über einen schnellen und günstigen Breitbandanschluss. Die reine Verfügbarkeit kann also als in höchstem Maße gegeben angesehen werden. Doch prädiziert die Verfügbarkeit letztendlich auch den Konsum? Mehrere empirische Untersuchungen hierzu lassen auf einen positiven Zusammenhang zwischen Besitz von technischen Geräten (Spielkonsolen, TV-Geräte) und wöchentlichem Konsum schließen. Aus einer Erhebung des Kriminologischen Forschungsinstituts Niedersachsen (KFN; Mößle, Kleinmann, Rehbein und Pfeiffer 2006) an 6000 Schülern der vierten Klasse geht hervor, dass der Besitz einer Spielkonsole die durchschnittliche tägliche Nutzungszeit zum Teil bis auf 3.3 Stunden erhöhte. In der bereits erwähnten Untersuchung an Wiener Schülern (Batthyány et al. 2009) konnte eine Verdopplung der durchschnittlichen wöchentlichen Spielzeiten in Abhängigkeit vom Besitz eines eigenen PCs bzw. einer eigenen Spielkonsole verzeichnet werden.

4. Computerspielsucht – Ein erster integrativer Ansatz zur Ätiologie

Im Folgenden soll kurz der Versuch unternommen werden, mögliche Einflussvariablen, Konsequenzen und aufrechterhaltende Faktoren des Phänomens

Computerspielsucht in einem einfachen Modell zu organisieren. Dabei muss berücksichtigt werden, dass manche Faktoren bislang lediglich auf klinischen Fallbeobachtungen beruhen, bzw. aus allgemeinen Modellen zur Suchtentstehung abgeleitet und auf das Gebiet der Verhaltenssüchte übertragen wurden. Eine reduzierte schematische Übersicht über dieses Modell liefert Abbildung 1.

Wir beginnen mit einem Set an Persönlichkeitsdispositionen, die in dem Modell als Vulnerabilitätsfaktoren interpretiert werden können. Hierunter zu-

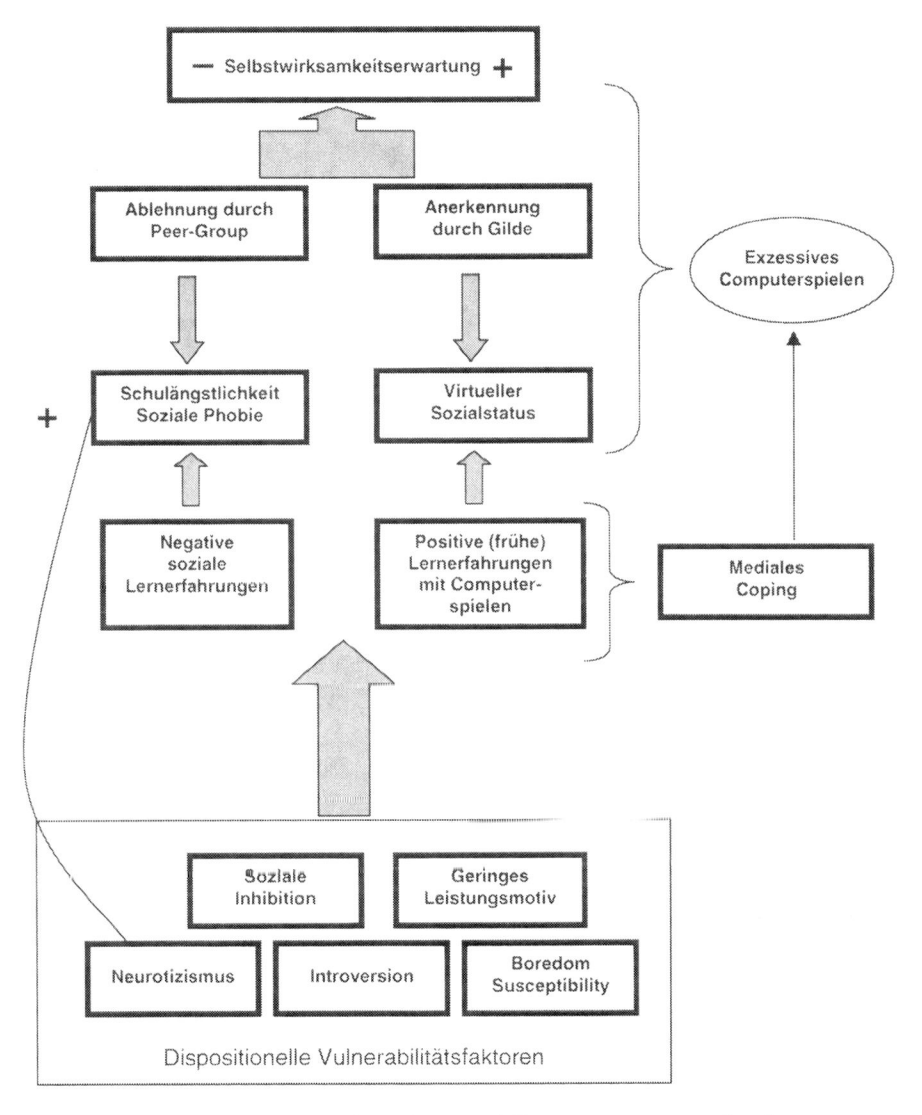

▲ **Abbildung 1** Integratives ätiologisches Modell zur Computerspielsucht

sammengefasst sind zum einen die Big-Five-Faktoren Introversion, sowie Neurotizismus. Beide Persönlichkeitsdimensionen spielen in diversen Modellen zur Suchtgenese eine Rolle. Zudem ergab eine erste Auswertung des NEO-FFI (deutsche Version nach Borkenau und Ostendorf 1993), welcher zu den Standardinventaren der Ambulanz für Spielsucht zählt, eine auffällig hohe Ausprägung auf beiden Dimensionen. Zum anderen wird, wie oben erläutert, eine monofaktoriell hohe Ausprägung auf der Subskala „Boredom Susceptibility" des Sensation Seeking Konstrukts angenommen, bei einem gleichzeitigen Vorliegen einer habituellen sozialen Gehemmtheit, welche sicherlich in direktem Zusammenhang zu der ausgeprägten Introversion steht. Außerdem nehmen wir ein habituell gering ausgeprägtes Leistungsmotiv an. Hier ist die Frage der Kausalität natürlich weitestgehend unklar. Fakt ist jedoch, dass viele Patienten ein geringes Leistungsbewusstsein kommunizieren (es sei denn, es geht um das Abschneiden in computerspielbezogenen Leistungssituationen). Mit diesem hypothetischen Set werden im Zuge der Entwicklung mehrere Lernerfahrungen mit der Umwelt gemacht. Im Laufe eines Lebens ist es unumgänglich, dass neben vielen positiven eben auch negative Erfahrungen eintreten. Dies ist ein Umstand, dem grundsätzlich alle lernenden Individuen ausgesetzt sind. Die entscheidende Frage lautet jedoch, wie der Einzelne mit solchen Negativerfahrungen umgeht. Weiter oben wurde bereits das defizitär ausgebildete Copingverhalten von Computerspielsüchtigen erörtert. Daran anschließend kann konstatiert werden, dass der aufgrund negativer Lernerlebnisse erfahrene Stress von Risikopersonen weniger adaptiv und funktional verarbeitet wird. Handelt es sich um einen sozialen Stressor (eine Form, wie sie vermutlich jeder von uns in der Schulzeit mehr oder weniger regelmäßig erlebt haben dürfte), wirkt neben den schwachen Copingressourcen zudem noch die habituell schwach ausgebildete soziale Kompetenz als zusätzliches Belastungsmoment. Konkret gesprochen bedeutet dies, dass, wenn eine Risikoperson in der Schule in eine soziale Konfliktsituation gerät, sie diesen Konflikt zum einen selbstwertrelevant bewertet und zum anderen sich nicht in der Lage sieht, funktionelle Unterstützung in der sozialen Gruppe (in diesem Fall von den Klassenkameraden) zu besorgen (denn dazu sind ja seine sozialen Kompetenzen nicht genug ausgebildet und seine Persönlichkeit zu vorsichtig, zu introvertiert). Wie das bei Lernprozessen so ist, findet ein solcher Vorgang nicht nur einmal, sondern mehrere Male statt, sodass die Risikoperson irgendwann die eigenen sozialkognitiven Schemata über die Schule und die dort lernenden Mitschüler deutlich negativ interpretiert. Unter Umständen – und auch dies ist lediglich ein vorsichtiger Verdacht, der anhand klinischer Fallbeobachtungen gewonnen wurde, tendenziell jedoch durch frühere Forschungsarbeiten gestützt wird (Wölfling, Thalemann und Grüsser 2007) – entwickelt sich sogar eine Schulängstlichkeit, im weiteren, ungünstigsten Verlauf womöglich sogar etwas wie eine soziale Phobie. Aus der pädagogischen

Psychologie ist bekannt, dass negative schulbezogene Einstellungen ein recht zuverlässiger Prädiktor für schlechte Schulleistungen sind. Das Ausbleiben von Erfolgen führt somit im weiteren Verlauf zu einer Abnahme der schulbezogenen Selbstwirksamkeitserwartung (Schwarzer 1994), wodurch das dispositionell ohnehin bereits schwach ausgeprägte Leistungsmotiv zusätzlich in Mitleidenschaft gezogen wird. Gleichzeitig bleibt soziale Bestätigung, die andere, unbelastete Jugendliche im Setting der Schule (sei es durch Peer-Anerkennung oder durch gute Schulleistungen) erfahren, der erwähnten Risikoperson ebenfalls versagt. Das soziale Selbst muss aber geschützt werden. Also beginnt die Risikoperson, sich anderen Ressorts als den üblichen zuzuwenden, fängt an, ebenfalls wieder vermittelt über Lernprozesse, welche dieses Mal jedoch mit positiven Verstärkern besetzt sind, sich in dem als sicher wahrgenommenen häuslichen Bereich verstärkt einer Leidenschaft zu widmen, die ihm schon immer Freude bereitet hat: Computerspielen. Es konnte zuletzt tatsächlich empirisch nachgewiesen werden, dass Computerspielsüchtige in signifikant jüngeren Jahren mit regelmäßigem Computerspielen begonnen haben (im Schnitt beträgt der Altersunterschied 1.5 Jahre; Batthyány et al. 2009). In diesen virtuellen Welten erfährt der RL-geächtete („RL" steht in dem Slang, den exzessive Computerspieler gerne benutzen für „real life") die so lange vermisste soziale Anerkennung. Sein Avatar wird von Level zu Level mächtiger und sämtliche errungenen Spielerfolge sind für alle anderen Mitspieler sofort sichtbar (auch dies ist ein Umstand, der aus klinischer Erfahrung den Patienten durchaus wichtig ist). Überdies ist er unter Umständen in einer Spielergemeinschaft (oder „Gilde") integriert und damit endlich sozial angebunden. Beides wirkt als sozialer Verstärker. Über spielinterne Kommunikationsmöglichkeiten, wie dem Teamspeak, kann die Risikoperson mit den Mitspielern in sozialen Kontakt treten, aber selbstverständlich aus willkommener, sicherer, sozialkommunikativer Distanz. In diesem Bereich erfährt die Selbstwirksamkeitserwartung eine Steigerung. Das wirkliche, bislang wenig erfolgreich verlaufene und obendrein als anstrengend empfundene Leben tritt immer mehr in den Hintergrund und Versuche, sich doch noch in den wirklichen sozialen Bereich zu integrieren, werden gar nicht mehr unternommen. Möglicherweise, aber das ist bislang noch nicht untersucht worden, wirkt an dieser Stelle auch eine Art selektive Aufmerksamkeit, bzw. ein depressiver Attributionsstil, d.h. auch relativ neutrale soziale Hinweisreize der Mitschüler werden im Sinne früherer Erfahrungswerte als abwertend und feindselig interpretiert. Bisher möglicherweise aufgrund elterlichen Drucks ausgeübte Freizeitbeschäftigungen werden zunehmend vernachlässigt, ebenso wie schulische Belange (Kriterium 3 und 4). Elterliche Versuche, das exzessive Computerspielen einzudämmen, werden nunmehr als Bedrohung des gerade erst aufgebauten sozialen Selbstwertes interpretiert und entsprechend aggressiv beantwortet. Die innerfamiliären Konflikte häufen sich ebenso wie das negative Feedback seitens der Schule; beide Konfliktherde schaukeln sich weiter auf und werden nur durch weiter gesteigertes Computerspielen, das längst Copingcharakter (Stichwort: Mediales Coping) gewonnen hat, seitens des Jugendlichen quittiert. Die Abhängigkeit hat ihren Anfang genommen und setzt sich fort.

Im Folgenden sollen die theoretischen Vorüberlegungen anhand einer Kasuistik aus der Patientenklientel der Ambulanz für Spielsucht qualitativ unterfüttert und veranschaulicht werden und exemplarisch die typische Erlebniswelt und Problematik eines von Computerspielsucht Betroffenen skizziert werden.

▼ **Kasten 2:** Kasuistik eines Patienten der Mainzer Ambulanz für Spielsucht:

Ein 26-jähriger Student der Biologie suchte die Ambulanz für Spielsucht eigenmotiviert auf, um eine, seiner Meinung nach, vorliegende Abhängigkeit von PC-Spielen diagnostisch abklären zu lassen. Im Verlauf des diagnostischen Vorgesprächs stellte sich heraus, dass er mittlerweile das Ende der Regelstudienzeit erreicht hatte, ein Abschluss seines Studiums jedoch noch nicht absehbar ist. Der Patient berichtete, die Zwischenprüfungen noch ohne größere Probleme bestanden zu haben, im Hauptstudium jedoch immer häufiger Abgabetermine für Seminararbeiten und Anmeldungsfristen für prüfungsrelevante Veranstaltungen und Praktika versäumt zu haben. Auch sei es vermehrt vorgekommen, dass er dringende Anträge zur weiteren Bafög-Bewilligung nicht fristgerecht habe bearbeiten und einreichen können, weswegen er des Öfteren mit finanziellen Engpässen zu kämpfen hatte. Als Grund für diese Versäumnisse gibt der Patient eine grundsätzliche Tendenz zur „Schlampigkeit" an, zu welcher sich in jüngster Zeit ein verstärkter Rückzug in den häuslichen Bereich, begleitet von einem zunehmend stärker werdenden Drang, sich mit Computerspielen zu beschäftigen, gesellt habe. Es habe Tage gegeben, an denen er am frühen Vormittag ein solches Spiel begonnen habe und den PC erst weit nach Mitternacht ausgeschaltet habe. Die Verpflichtung, an diesen Tagen rechtzeitig zu Vorlesungen erscheinen zu müssen, habe ihn in seinem Spieldrang immer weniger behindert und er habe sich eingeredet, dass er, wenn er schon die erste Veranstaltung verpasst habe, es sich nicht mehr lohnen würde, an diesem Tag überhaupt noch den Weg zur Universität anzutreten. Einzig der Wechsel des Tageslichts habe dafür gesorgt, dass er, ob seines Verharrens in der Wohnung, ein schlechtes Gewissen bekam. Dieses „Problem" wurde schließlich dadurch gelöst, dass die Fensterrollläden von morgens bis abends geschlossen blieben.
Zu seiner aktuellen Lebenssituation berichtet er, dass er alleine wohne, sich seine sozialen Kontakte zuletzt immer stärker reduziert hätten, die Beziehung zu seiner Freundin jedoch nach wie vor unbelastet sei. Der Patient beschreibt, sich zuletzt selbst oft nicht mehr wieder erkannt zu haben und betont vor allem seine Befürchtungen, den Bezug zu seinem Studium und damit zu seiner zukünftigen beruflichen Existenz nicht mehr halten zu können, sollte das Computerspielen seinen Lebensalltag weiterhin in diesem extremen Ausmaß dominieren.

Die Analyse vom Patienten bearbeiteter diagnostischer Fragebögen erbrachte zum einen, dass von der Manifestation eines computerspielsüchtigen Verhaltens ausgegangen werden konnte, zum anderen wurde evident, dass der Patient eher introvertierte Züge aufwies, sich im Rahmen sozialer Kontakte generell als gehemmt einstufte, erhöhte Werte bezüglich Depressivität bzw. negativer Affektivität feststellbar waren und das Computerspielen als eine Art dysfunktionalen Copings im Sinne einer maladaptiv-vermeidenden Stressbewältigungsstrategie eingesetzt wurde.

Im Laufe der therapeutischen Einzelsitzungen stellte sich heraus, dass der Patient bereits als Kind eine ausgeprägte Affinität zu Computer- und Konsolenspielen aufwies, welche er hauptsächlich darauf zurückführte, dass sich seine Eltern frühzeitig haben scheiden lassen, seine Mutter daraufhin eine Vollzeitbeschäftigung angenommen hatte und er sich die meiste Zeit des Tages eigenverantwortlich hatte beschäftigen müssen. Seiner Mutter sei seine ausgeprägte Vorliebe für Computerspiele zwar durchaus aufgefallen, ohne dass jedoch erzieherische Maßnahmen zur Gegensteuerung unternommen worden wären. Der Mutter habe es Arbeit abgenommen, zu wissen, dass sich ihr Kind auch ohne sie zu beschäftigen vermochte. Computerspiele hätten den Patient von da an durch sämtliche Entwicklungsstufen begleitet, ohne jedoch, dass es zu einem bemerkenswerten schulischen Leistungseinbruch oder einem extremen sozialen Rückzug gekommen wäre. Wiewohl der Patient angibt, aufgrund seines eher introvertierten Wesens nie einen großen Freundeskreis unterhalten zu haben, gesteht er doch ein, dass dieser nie zuvor derart klein gewesen wäre, wie zum aktuellen Zeitpunkt.

Befragt zu seinem momentanen Computerspielverhalten berichtet der Patient, kein spezielles Lieblingsspiel zu haben, jedoch vorwiegend Onlinerollenspiele zu konsumieren. Im Laufe der Jahre habe er eine ansehnliche Sammlung aller möglichen, hauptsächlich älterer Spiele, zusammengetragen, welche er je nach Stimmung abwechselnd spielen würde. Zum Stichwort „Stimmung" bemerkt der junge Mann, sich auffallend häufig in einer melancholisch-nostalgischen Grundstimmung zu befinden. Spiele aus seiner Kindheit würden ihm in gewissen Momenten helfen, das Aufwallen solch sentimentaler Gedanken in Grenzen zu halten. Daneben glaubt der Patient, sich aufgrund seines pessimistischen Weltbildes, welches von Gedanken an das unverantwortliche Handeln der Menschheit, die nach wie vor ungelösten sozialen Probleme dieser Zeit sowie einem Gefühl der Hoffnungslosigkeit angesichts der persönlichen Zukunft geprägt ist, vorzugsweise in die Welt von Computerspielen zu flüchten. „Spiele haben immer ein Happy End", so das Fazit, das der junge Mann nach einigen Augenblicken des Grübelns zog.

In den anschließenden Sitzungen ergab sich, gemäß der getroffenen Abstinenzvereinbarung bezüglich des Onlinespielens während der Zeit der therapeutischen Intervention, dass eine Verschiebung des internetbezogenen Problemverhaltens in Richtung anderer Onlineangebote stattgefunden hatte. An Stelle der Onlinerollenspielwelten wurden vom Patienten nunmehr Online-Chats aufgesucht, bzw. erhebliche Zeit in die Recherche wenig relevanter Informationen investiert. Auch wenn also nicht gespielt wurde, verlor sich der Betroffene doch nach wie vor in der, wie er es ausdrückte, „Unendlichkeit der virtuellen Möglichkeiten", wodurch die zuvor angeführten negativen Konsequenzen natürlich bestehen blieben. Es trat deutlich zu Tage, dass der Patient es zwar geschafft hatte, das primärsüchtige Verhalten in den Hintergrund zu stellen, allerdings nichtsdestoweniger das Internet in seiner Bandbreite an Offerten nach wie vor dazu missbraucht wurde, als Gegenstand dysfunktionaler Stressverarbeitung zu dienen. Den vermuteten defizitären Umgang mit Belastungen des täglichen Lebens, bzw. der misslungenen Etablierung und Aufrechterhaltung einer gewissen Alltagsroutine, bestätigte der Patient, indem er anführte, dass er durch die vielfältigen Onlineangebote nach wie vor von einer geregelten Tagesstruktur abgehalten werde.

5. Literatur

Batthyány D, Wölfling K, Müller KW, Benker F (2009) *Computerspielverhalten – Klinische Merkmale von Abhängigkeit und Missbrauch*, zur Publikation eingereicht

Beauducel A, Zuckerman M, Brocke B (2003) *Sensation Seeking Scale – Form V: Merkmale des Verfahrens und Bemerkungen zur deutschsprachigen Adaption*. In: Roth M, Hammelstein P (Hrsg.) Sensation Seeking – Konzeption, Diagnostik und Anwendung. Hogrefe, Göttingen

Borkenau P, Ostendorf F (1993) *NEO-Fünf-Faktoren-Inventar (NEO-FFI) nach Costa und McCrae*. Hogrefe, Göttingen

Derogatis LR (1986) *SCL-90-R. Self-Report Symptom Inventory*. In: Collegium Internationale Psychiatriae Scalarum (Hrsg) Internationale Skalen der Psychiatrie. Beltz, Weinheim

Dilling H, Mombour W, Schmidt MH (2000) *Internationale Klassifikation psychischer Störungen*, 4. Aufl. ICD-10, Kapitel V (F). Huber, Bern

Hawkins JD, Fitzgibbon JJ (1993) *Risk factors and risk behaviors in prevention of adolescent substance abuse*. Adolescent medicine state of the art Reviews: Adolescent Substance Abuse and Addictions 4: 249–262

EIAA Mediascope Europe (2007) *Media consumption study – report*

Eichenberg C, Klemme A, Theimann T (2003) *Internetsucht: Ein neues Störungsbild? Ein Überblick zu neueren Befunden*. Psychomed 2003; 2: 100–105

Eysenck HJ, Zuckerman M (1978) *The relationship between sensation seeking and Eysenck´s dimensions of personality*. British Journal of Psychology, 69: 483–487

Labouvie EW, Pandina RJ, White HR, Johnson V (1990) *Risk factors of adolescent drug use: An affect-based interpretation*. Journal of Substance Abuse 2: 265–285

Mößle T, Kleinmann M, Rehbein F, Pfeiffer C (2006) *Mediennutzung, Schulerfolg, Jugendgewalt und die Krise der Jungen*. ZJJ – Zeitschrift für Jugendkriminalrecht und Jugendhilfe, 3: 295–309

Palmgreen P, Donohew L, Lorch EP, Hoyle RH, Stephenson MT (2002) *Television campaigns and sensation seeking targeting of adolescent marijuana use: A controlled time-series approach*. In: Hornik R (Ed), Public health communication: Evidence for behavior change. Lawrence Erlbaum, NJ, S 35–56

Saß H, Wittchen HU, Zaudig M, Houben I (2003) *Diagnostische Kriterien des Diagnostischen und Statistischen Manuals Psychischer Störungen* DSM-IV-TR. Hogrefe, Göttingen

Havighurst RT (1972) *Developmental tasks and education*. David McKay Company, New York

Schwarzer R (1994) *Optimistische Kompetenzerwartung: Zur Erfassung einer personalen Bewältigungsressource*. Diagnostica 40 (2): 105–123.

Silbereisen RK, Kastner P (1998) *Jugend und Problemverhalten. Entwicklungspsychologische Perspektiven*. In: Oerter R, Montada L (Hrsg.) *Entwicklungspsychologie. Ein Lehrbuch*. Psychologie Verlags Union, München

Thalemann R, Albrecht U, Thalemann CN, Grüsser SM (2004) *Fragebogen zum Computerspielverhalten bei Kindern (CSVK): Entwicklung und psychometrische Kennwerte.* Psychomed 16(4): 226–233

Wölfling K, Thalemann R, Grüsser SM (2007) *Computerspielsucht: Ein psychopathologischer Symptomkomplex im Jugendalter.* Psychiatr Prax, Nov 20, [Epub ahead of print].

Wölfling K, Müller KW (2008) *Fragebogen zum Computerspielverhalten – Screenerversion* (CSV-R-Screener)

Wölfling K, Müller KW (2008) *Fragebogen zum Computerspielverhalten – Checklist* (CSV-R-Checklist)

Zuckerman M (1988). *Behavior and Biology: Research on Sensation Seeking and Reactions to the Media.* In: Donohew L, Sypher HE, Higgins ET (ed. H), *Communication, Social Cognition and Affect.* Lawrence Erlbaum, Hillsdale, New Jersey

Suche, Sog, Sucht: Was Online-Gaming problematisch machen kann

Jürgen Fritz und Tanja Witting

Gewaltorientierte Darstellungen und Handlungsmuster in virtuellen Spielwelten wurden und werden kritisch diskutiert und auf ihr Gefährdungspotenzial für die Nutzer von Bildschirmspielen überprüft. Ein weiteres Gefährdungsmoment im Zusammenhang mit Bildschirmspielen ergibt sich weniger aus den Inhalten der Games, sondern vielmehr aus einem problematischen Nutzungsverhalten der Gamer. Eine Nutzung von Computerspielen in der Ausprägung einer nichtstoffgebundenen Abhängigkeit – in der öffentlichen Diskussion oft als „Computerspielsucht" bezeichnet – wird erst seit wenigen Jahren beobachtet. Dabei sind es nahezu ausschließlich Online-Spiele, die im Falle eines abhängig erscheinenden Spielverhaltens genutzt werden.

1. Trend Online-Spiele

Das Angebot an Bildschirmspielen, die man online im Internet oder über lokale Netzwerke spielen kann, ist äußerst vielfältig. Dieser Angebotsreichtum bedient das in den letzten Jahren bei Usern deutlich gestiegene Interesse an Games, die ein vernetztes Spielen erlauben. Mittlerweile wird von einer großen Zahl von Spielern beim Erscheinen eines neuen Spieltitels die Option eines Mehrspielermodus erwartet. Zugleich können zahlreiche Online-Spiele steigende Nutzerzahlen verbuchen.

Auf die Tatsache, dass erste Online-Games bereits in den 70er Jahren existierten, weisen Quandt und Wimmer (2008) hin: Sie sehen die Wurzeln des momentan boomenden „Online-Gaming-Trends" bei den MUDs, den Multi User

Dungeons, die in den Anfängen überwiegend textbasiert waren, jedoch bereits über den besonderen Reiz unterschiedlicher Spielerinteraktionen verfügten. Die Autoren kennzeichnen die MUDs der ersten Stunde als Beschäftigung für einige wenige, die ihrer Computerleidenschaft im Rahmen begrenzter Universitätsnetzwerke nachgingen. Heute stehen Online-Gamern schnelle und kostengünstige Internetverbindungen sowie Online-Spiele unterschiedlicher Genres zur Verfügung. Als „Online-Hauptgenres" können, folgt man Quandt und Wimmer, Rollenspiele, Actionspiele, Strategiespiele sowie Sport-/Rennspiele identifiziert werden.

Unter der Fragestellung, inwiefern bestimmte Typen von Online-Games exzessives Spielen oder gar eine Verhaltenssucht begünstigen können, bietet sich unserer Meinung nach eine Einteilung der aktuellen Online-Games an, die sich nicht vorrangig an klassischen Bildschirmspielgenres orientiert. Vielmehr schlagen wir vor, bei einer solchen Einteilung auf die Qualität der Spielerinteraktionen und die Beständigkeit der virtuellen Spielwelt zu fokussieren.

2. „Suchtpotenzial" von Online-Spielen

2.1. Qualität der Spielerinteraktionen

Bereits für die MUDs wurden die Spielerinteraktionen als besonderer Reiz beschrieben. Für viele Nutzer verfügen Games, bei denen menschliche Spieler miteinander in Kontakt stehen, über ein größeres Motivierungspotenzial als Single-Player-Games.

Das gesteigerte Motivierungspotenzial wird u. a. hervorgerufen durch die Ansprache des Wettbewerbmotivs. Gegenspieler, die von realen Personen gesteuert werden, erweisen sich oft als eine größere Herausforderung als programmierte Computerspielgegner. Sie können flexibler auf Situationen reagieren und zu immer neuen Strategien und Verhaltensweisen greifen. Ein Sieg über einen realen Mitspieler stellt sich somit als größere Leistung dar, als ein Sieg über einen programmierten, „dummen" Bot – vorausgesetzt die wettstreitenden Spieler verfügen über ein ähnliches Kompetenzniveau im Umgang mit dem Spiel. Das „Plattmachen" eines Spielneulings wird in vielen Spielerkreisen als „billiger" Sieg und unehrenhaft angesehen und ist daher nicht als Regelfall anzusehen.

Ein Sieg über einen realen, konkurrenzfähigen Mitspieler stellt sich zudem als „belohnender" dar, weil es ein reales Gegenüber gibt, das der spielerischen Leistung des Gegners Anerkennung zollt. Spielerfolge werden hier von einem bedeutsamen Anderen bemerkt und nicht mehr nur allein vor dem Computer erlebt.

Die soziale Interaktion im Rahmen von Online-Games ist jedoch meist nicht auf das Motiv von Wettbewerb und Konkurrenz beschränkt, sondern ermöglicht – oft in ausgeprägter Form – das Erleben von Kooperation und Gemeinschaft innerhalb einer Gruppe von Spielern, die gemeinsam ein Ziel verfolgt. Auch hier erfahren die Spieler die Wertschätzung ihres Könnens und ihres Engagements durch andere und erleben innerpsychisch eine Bestätigung der eigenen Bedeutsamkeit, wenn immer es ihnen gelingt, ihre Fähigkeiten für die Gruppe gewinnbringend einzusetzen.

Entsprechend dem Grad der Beständigkeit der virtuellen Spielwelt ergeben sich innerhalb und im Umfeld von Online-Spielen Vergemeinschaftungsprozesse, die die Motivation zur Teilnahme am Online-Spiel weiter erhöhen: gespeist einerseits aus der Anerkennung und Unterstützung, die die sozialen Kontakte vermitteln, anderseits bedingt durch ein Gefühl der Verpflichtung gegenüber der Gruppe, die auf das spielerische Engagement aller Mitglieder angewiesen ist.

2.2. Grad der Beständigkeit der virtuellen Spielwelt

Einen starken Einfluss auf die sich entwickelnde Spieldynamik – insbesondere in Hinblick auf ein „Suchtpotenzial" der Online-Games – stellt der Grad der Beständigkeit der virtuellen Spielwelt dar.

So gibt es eine große Zahl sehr einfach gehaltener Online-Spiele, die als Browser-Spiele keiner Installation bedürfen und sich in kurzen Partien spielen lassen, ohne dass zuvor ein komplexes Regelwerk verstanden oder eine besondere sensomotorische Steuerungsfähigkeit entwickelt werden muss. Der zu investierende Zeitaufwand ist bei diesen „Casual Games", zu denen beispielsweise verschiedene Typen von Knobel- und Geschicklichkeitsspielen zu rechnen sind, sehr niedrig. Gegenspieler treten hierbei häufig nur als Vermerk in einer High Score Liste auf. Das „Suchtpotenzial" kann bei diesem Typ der Online-Spiele als eher gering angesehen werden. Sie erweisen sich zwar als gelegentliche „Zeitdiebe", insbesondere dann, wenn andere, unliebsame Tätigkeiten am Computer verrichtet werden sollten. Jedoch beschränkt sich das Spielen oft nur auf einen kurzen Zeitraum. Über Tage oder gar Monate vermögen diese Spiele in aller Regel nicht zu fesseln – zu gering ist ihr spielerisches Herausforderungs- und Belohnungspotenzial.

Werden Online-Spiele zwar in zeitlich eingegrenzten Partien gespielt, erfordern darüber hinaus jedoch die Beherrschung eines komplexen Regelwerks und/oder besondere sensomotorische Steuerungsfähigkeiten, erhöht sich damit in den meisten Fällen die mit dem Spielen verbrachte Zeit: Ein gewisses Training ist notwendig, um im Spiel erfolgreich sein zu können. Zu diesem Spieltyp sind Strategiespiele, wie „Command and Conquer", Sportspiele, wie „FIFA" oder auch Actionspiele, wie „Counter-Strike", zu zählen. Die Nutzungsformen dieser Spiele weisen eine große Bandbreite auf. So gibt es User, die nur gelegentlich im Internet mit Anderen spielen. Der Kontakt zu anderen Spielern bleibt meist flüchtig und unverbindlich. Dennoch fällt dabei der Anteil der ins Spiel investierten Lebenszeit bereits deutlich größer aus, als bei der sporadischen oder auch regelmäßigen Nutzung von Online-Casual Games.

Dieser zeitliche Anteil erfährt meist eine weitere Steigerung, wenn sich Spieler zu Teams oder Clans zusammenschließen, regelmäßig miteinander im Internet oder auch im LAN trainieren und sich dem Wettkampf mit anderen Gruppen stellen. Die Verbindlichkeit und der Belohnungswert, der sich aus dem Zusammenschluss zum Team ergibt, führen zu engen Verquickungen mit dem Spiel.

Werden solche Spiele gar als „E-Sport" im Rahmen der „Electronic Sports League" gespielt, bleibt meist für andere Hobbys keine Zeit mehr. Unter dem Begriff „E-Sport" hat sich eine Freizeitkultur entwickelt, die vielfältige soziale Beziehungen entstehen lässt, am ehesten mit „Vereinsaktivitäten" vergleichbar ist und deutliche Bezüge zur Welt des Sports aufweist. Diese Aktivitäten entfalten sich dabei fast immer sowohl in virtuellen als auch realen Räumen.

Durch das, für eine erfolgreiche Liga-Platzierung notwendige, intensive Üben wird zwar von einigen Usern sehr viel Lebenszeit in virtuellen Spielwelten verbracht, zugleich erfährt die Auseinandersetzung mit dem Spiel auch immer wieder eine Eingrenzung, da die virtuelle Spielwelt nicht persistent ist, sondern auf einzelne, abgeschlossene Partien beschränkt bleibt. Im Zusammenhang mit diesem Typ der Online-Spiele werden durchaus exzessive, kaum aber abhängige Verhaltensweisen beschrieben.

In Hinblick auf den Grad der Beständigkeit der Online-Spielwelten bieten persistente Spiele eindeutig das höchste „Suchtpotenzial". Diese Spielwelten sind dadurch gekennzeichnet, dass die Spielhandlung weiter fortgeführt wird, auch wenn der einzelne User die Spielwelt verlässt. Die Spielwelt existiert als virtuelle Welt weiter und verändert sich weiter, wodurch viele Spieler stark verleitet werden, ihre Abwesenheit in der Spielwelt möglichst gering zu halten, um keine Fortentwicklung zu verpassen, den Anschluss an andere Spieler nicht zu verlieren oder gar in der Abwesenheit Schaden zu erleiden. Ein Ende des Spiels existiert prinzipiell nicht, sodass das Spiel immer weiter fortgeführt werden kann. Durch diese Möglichkeit ergibt sich in aller Regel eine langfristige Bindung an das Spiel.

Es gibt verschiedene Typen von persistenten Online-Spielwelten mit unterschiedlichen Wirkspektren in Hinblick auf die Art der Motivation und des Belohnungswertes für die Spielenden:

1. Einen sehr hohen Bekanntheitsgrad besitzen persistente Online-Welten mit Avatarbindung (wie z. B. „World of Warcraft"). Im Mittelpunkt der Wahrnehmung des Spielers steht die eigene Spielfigur, der Avatar. Dieser kann

gemäß der zur Auswahl stehenden Optionen gestaltet werden. Die Erschaffung eines virtuellen Alter Egos und dessen weitere Entwicklung sind zentrale Aufgaben im Spiel. Es gilt, den eigenen Avatar mächtiger, kraftvoller und wirkungsvoller werden zu lassen. Das Spiel erlaubt die Gestaltung und Verbesserung eines virtuellen Stellvertreters, der möglicherweise genau all das verkörpert, was sich ein Spieler wünscht und ihm im realen Leben versagt bleibt. Dabei sind Erfolge in der Entwicklung des Avatars spielintern belegbar durch den Level, den eine Figur erreicht hat und durch ihre Fähigkeiten und Ausrüstungsgegenstände. Eine „hochwertige" Spielfigur verschafft Anerkennung bei den Mitspielern, setzt jedoch voraus, dass sehr viel Zeit in das Spiel investiert wird – anders ist ein Aufsteigen nicht möglich. (Es sei denn, man bezahlt andere Spieler für das „Hochleveln" eines Charakters und erwirbt seinen „High-End-Avatar" somit käuflich.) Die Bindung an das Online-Spiel verstärkt sich zudem dadurch, dass die Spielaufgaben, die ein Nutzer bewältigen muss, um aufzusteigen, stets anspruchsvoller werden und nicht mehr nur von einer Figur allein zu bewältigen sind. Die Kontakte zu anderen Spielfiguren/Spielern müssen ausgebaut und gefestigt werden, um kooperativ die Spielforderungen zu bewältigen. Von diesen spielinitiierten Vergemeinschaftungen gehen, wie bereits erwähnt, sowohl soziale Anerkennung als auch soziale Verpflichtungen aus.

Dem Spieltyp des persistenten Online-Games mit Avatarbindung ist ein ausgesprochen hohes „Suchtpotenzial" zuzuschreiben. Er ist insgesamt in seiner Dynamik vielfältig auf eine langfristige Bindung angelegt und gewährleistet damit auch, dass die in vielen Fällen monatlich zu entrichtende Spielgebühr dauerhaft eingenommen wird.

2. Einen mindestens ebenso hohen Verbreitungsgrad bei einer extrem niedrigen Zugangsschwelle besitzen die persistenten Online-Welten mit Siedlungsbindung, wie sie z. B. als Browser-Games von der Firma Gameforge kostenfrei angeboten werden (z. B. „Ogame"). Auch diese Welten existieren unabhängig davon, ob der einzelne Spieler online oder offline ist. Sie gehen jedoch noch einen Schritt weiter. Auch wenn der Spieler offline ist, können die Mitspieler gegnerische Aktivitäten entfalten, den Spieler beispielsweise angreifen, seine Flotte vernichten und ihn ausrauben. Dies führt dazu, dass der Spieler permanent an das Spiel gebunden ist, Tag und Nacht an das Spiel denken müsste, um nicht virtuellen Reichtum und Rang innerhalb der virtuellen Spielgemeinschaft einzubüßen.

Bei diesen Spielen mit Siedlungsbindung gibt es keinen Avatar, mit dem sich der User verbunden fühlt. Es entwickelt sich keine epische Geschichte, und die auszuführenden Handlungsmuster erscheinen äußerst repetitiv, wenngleich sie komplexe Denkanstrengungen erfordern. Hier wird der Spieler an die virtuelle Spielwelt, v. a. durch die permanente Bedrohungssituation, auch

über die aktive Spielphase hinaus gebunden. Diese permanente Bedrohung des Statusverlustes innerhalb der virtuellen Spielwelt bedingt eine spezifische Dynamik, in der das Streben nach „Macht, Herrschaft und Kontrolle" (Fritz 2003), wie es motivational allen Bildschirmspielen zugrunde liegt, eine Verschärfung erfährt. In Online-Spielen ist die Meisterschaft im Spiel zudem grundsätzlich von besonderer Bedeutung, wie bereits Bruckman 1992 im Zusammenhang mit MUDs (unter Bezug auf die Arbeiten von Turkle aus den 80er Jahren) deutlich machte, denn „mastery over the game confers status within the community (1992, S 7)".
Insbesondere die allgegenwärtige Verortung der Spieler in einem Rankingsystem, das den Status des einzelnen Spielers abbildet, trägt dazu bei, dass das „Suchtpotenzial" dieses Spieltyps ebenfalls als hoch einzustufen ist.
3. Sehr schwierig zum aktuellen Zeitpunkt einzuschätzen sind Social-World-„Games", wie „Second Life". Hier sind umfangreiche empirische Forschungen notwendig, um die Nutzungsmuster der Bewohner dieser Welten kennenzulernen. Grundsätzlich kann jedoch festgehalten werden: Die sehr offenen Handlungsmöglichkeiten, der große Gestaltungsspielraum, die vielfältigen Konfigurations- und Präsentationschancen des eigenen Avatars und die enormen Freiräume bei der Entwicklung von sozialen Beziehungen bieten für bestimmte Nutzer große Chancen, ein virtuelles Leben als Kompensation zur realen Existenz zu führen, sodass den Social-World-„Games" ein hohes „Suchtpotenzial" zugeschrieben werden kann.

2.1. Zugangsmöglichkeiten

Online-Spiele verfügen über eine ausgesprochen „gute Griffnähe". Virtuelle Spielwelten sind für eine große Zahl (nicht nur) jugendlicher Personen ausgesprochen leicht zugänglich: Leistungsstarke Rechner und kostengünstige Internetzugänge gehören für einen großen Personenkreis mittlerweile zur Grundausstattung des eigenen Zuhauses. Die Kosten, die für die Anschaffung von Spielsoftware (wo sie denn zum Spielen benötigt wird) anfallen sowie monatliche Gebühren für die Teilnahme an einem Online-Spiel (wenn solche erhoben werden), sind verglichen mit anderen Freizeitaktivitäten – beispielsweise regelmäßigen Kino- oder Schwimmbadbesuchen – oder Suchtstoffen – beispielsweise Alkohol oder Nikotin – ausgesprochen gering. Die Wohnung muss nicht verlassen werden, um ins Spiel einzusteigen, es sind keine „Öffnungszeiten" zu beachten und auch ohne konkrete Verabredung kann der Spieler sicher sein, in den virtuellen Spielwelten jederzeit Gleichgesinnte antreffen zu können.

Die allmähliche Steigerung von Spielzeiten lässt sich in den eigenen vier Wänden vor den Freunden lange Zeit verbergen. Eltern können zu Beginn eines exzessiven Spielverhaltens möglicherweise mit der Ausrede beruhigt werden, die sich ausdehnenden Aufenthalte vor dem Computer seien auch den aufwändigen Hausaufgaben geschuldet – das Aufrufen einer Textdatei in einem neuen Fenster auf dem Monitor, wenn Schritte vor der Zimmertür zu hören sind, beherrschen viele Jugendliche ausgesprochen routiniert. Zudem bewirkt ein übermäßiges Spielen am Computer erst mit deutlicher zeitlicher Verzögerung für Außenstehende wahrnehmbare körperliche, soziale und leistungsbezogene Beeinträchtigungen. Ist die wirtschaftliche Absicherung und die Versorgung mit Nahrung, insbesondere für Jugendliche durch ihre Eltern, gewährleistet, stellen Betroffene für sich selber oft nur sehr selten bzw. sehr spät das Vorliegen einer für sie schädlichen Situation fest.

3. Individuelle Voraussetzungen und Nutzungsmuster der Spielenden

In den Arbeitspapieren des Hans-Bredow-Instituts zum Thema „Spielen im Netz" (2008) wird im Zusammenhang mit dem Thema „Computerspielsucht" auf einen entscheidenden Faktor hingewiesen, der in der aktuellen Debatte oft wenig Berücksichtigung findet: Unterstellt man den Online-Spielen per se ein hohes Gefährdungsrisiko, unterschlägt man die individuellen Voraussetzungen und Nutzungsmuster der User. Damit fällt die öffentliche Diskussion über das Thema „Verhaltenssucht Computerspiel" oft weit hinter den aktuellen Stand der Suchtforschung zurück, für die es selbstverständlich ist, stets das Zusammenspiel von Droge bzw. problematischem Verhalten, persönlichen und sozialen Faktoren in den Blick zu nehmen. Eine tatsächliche Gefährdung ergibt sich immer erst im Zusammenspiel dieser Faktoren. So reicht es nicht aus, allein das „Suchtpotenzial" der Games zu beschreiben, ohne zugleich zu betrachten, wer, wie, in welchen Kontexten und mit welchen Motiven die Spiele nutzt.

So ist das Angebot, sich ein idealisiertes, virtuelles Alter Ego und eine idealisierte, virtuelle Welt zu erschaffen, v. a. für den User risikobehaftet, der sein reales Ich und sein reales soziales Leben als ausgesprochen unbefriedigend empfindet: Wenn das Spiel und der eigene virtuelle Stellvertreter als positiver Kontrast zu den Angeboten und Möglichkeiten der realen Welt erlebt wird – man nur in der virtuellen Spielwelt der sein kann, der man gerne wäre – , können sich die Bindungen an diese virtuellen Online-Welten immer weiter verstärken. Prozesse der Identitätsdiffusion können nicht ausgeschlossen werden, wenn der Spieler mehr und mehr Zeit in das Spiel investiert und die notwendige Distanz zwischen dem virtuellen Avatar und seiner realen Identität verwischen lässt. Dadurch besteht die Gefahr, dass die Aktivitäten in der realen Welt zunehmend überformt und überlagert werden und ein deutliches „Zurück" in die Kontexte der realen Welt immer schwieriger wird: „Natürlich steht es jedem frei, die Welt zu verlassen und sich in einem anderen Universum eine neue Existenz aufzubauen. Die Folge ist jedoch der vollständige Verlust allen Hab und Guts, aller Erfahrungen, aller Reputation und aller sozialer Kontakte. Wer seinen digitalen Körper verlässt, kann nur seine Seele mit hinüber nehmen, den Geist, der jeden Avatar bewohnt. Verständlicherweise ist die Hemmschwelle zu einem virtuellen Selbstmord groß (Schmidt 2006, S 61)."

Auch in Bezug auf die Online-Spiele mit Siedlungsbindung, ohne Avatarbindung, ist ein „Zurück", bzw. eine Aufgabe des hochgespielten und dadurch wertvollen Accounts, für solche Personen besonders schwierig, die ihren Wert in der realen Welt nicht in gleichem Maße gespiegelt sehen. Solche Nutzer laufen Gefahr, die virtuelle Spielwelt kompensatorisch zu nutzen, als Ersatz für das, was in der realen Welt fehlt. Dabei funktioniert nicht nur das Rankingsystem als besonderes Feedbackmoment, das an das Spiel bindet, sondern auch die virtuellen Kontakte zu anderen Mitspielern. Bei dem Online-Strategiespiel „O-Game" beispielsweise schließen sich viele Gamer zu Allys zusammen. Diese Allys stellen sich für einige Spieler als bestätigendes Beziehungsnetz dar, über das sie in der realen Welt nicht verfügen. Im Rahmen eines Lehrforschungsseminars an der Fachhochschule Köln haben sich Studierende im Selbstversuch auf die Online-Spielwelt „O-Game" eingelassen. Ein Teilnehmer beschreibt seine „Ally-Erfahrungen", wie folgt: „Nach ca. zwei Monaten Mitgliedschaft habe ich es nicht nur im internen Ally-Ranking auf Platz 3 geschafft, sondern auch im Gesamtranking unter die Top 100! Der Kontakt zu meinem Lehrer (Ein erfahrener Spieler hatte sich angeboten, den Neuling mit seinem Wissen zu unterstützen. Anmerkung d. Verf.) und zur gesamten Ally wurde mit jedem Tag intensiver, und es wurde nicht mehr ausschließlich über das Spiel an sich geredet, sondern ebenso über private und freundschaftliche Dinge. (...) Mittlerweile bin ich einer der am längsten aktiven Mitglieder in der Ally. Ich wurde für den Diplomaten-Posten vorgeschlagen und anschließend gewählt. Somit habe ich nun nicht nur die Möglichkeit, über die Ally zu kommunizieren, sondern ich kann sie und ihr Grundgerüst aktiv mitgestalten und bestimmen. Die Verantwortung ist für mich persönlich damit noch gestiegen, und ich gehe längst nicht mehr nur zum Spielen online, sondern freue mich jeden Tag darauf, mit den anderen Jungs zu sprechen und neue Angriffe zu planen. Ich glaube, dass, je länger und intensiver der Kontakt innerhalb der Ally wird, desto süchtiger kann man nach dem Spiel, beziehungsweise nach dem Drumherum, werden. Es ist nicht nur der Spielspaß, der einen an den PC fesselt, sondern auch eine Art virtuelle Freundschaft."

Einen so raschen Aufstieg und einen scheinbar allgegenwärtigen und stets auf die gleichen Ziele ausgerichteten Freundeskreis wie in den virtuellen Spielwelten hält das reale Leben meist nicht bereit. In der Realität müssen in der

Regel zahlreiche Rückschläge beim beruflichen und sozialen Aufstieg sowie Enttäuschungen in sozialen Beziehungen verkraftet werden. Personen, die nur über eine geringe Frustrationstoleranz verfügen und den Risiken und möglichen Rückschlägen der realen Welt ausweichen möchten, finden in virtuellen Spielwelten meist genau die „schöne, neue Welt", die sie suchen. Das kann zur Konsequenz haben, dass die Auseinandersetzung mit der unbequemen, unbefriedigenden realen Welt auf ein Minimum reduziert wird.

Gleiches gilt für Personen, die bereits eine psychische Störung aufweisen, wie depressive Störungen, Angsterkrankungen und Persönlichkeitsstörungen: Ein pathologisches Nutzungsverhalten in Bezug auf Online-Spiele ist hier sowohl als gescheiterter Konfliktlösungsversuch zu verstehen als auch als Symptom der vorliegenden Erkrankung (te Wildt 2007).

Auch Kinder und Jugendliche, die erst lernen müssen, Beziehungen und Freundschaften aufzubauen und zu unterhalten, und das eigene Leben kreativ und zufrieden zu gestalten, müssen als Personengruppe mit einem „erhöhten Suchtpotenzial" betrachtet werden. Kinder und Jugendliche erfahren in der Schule (aber nicht nur dort) Leistungsanforderungen, denen viele nicht entsprechen können. In virtuellen Spielwelten können sie sich jedoch genau die Herausforderungen aussuchen, die sie erfolgreich bewältigen können. Als Ersatz für konfliktbeladene Peerbeziehungen bieten virtuelle Spielwelten außerdem virtuelle Freundschaften, in denen durch die Ausrichtung auf das gemeinsame Spielinteresse oft große Harmonie vorzuherrschen scheint.

Dabei ist zu berücksichtigen, dass das Spielen von Online-Spielen bei den meisten Kindern und Jugendlichen zunächst grundsätzlich positiv besetzt ist. Es ist in vielen Freundeskreisen „angesagt", sich mit den neuesten Spielen auszukennen. Expertenwissen über ein Spiel sowie eine gute Platzierung im spielinternen Ranking dienen als „soziale Währung" unter Gleichaltrigen: Das Wissen wird in Gespräche eingebracht, es kann neue Freundschaft initiieren. Gemeinsames Spielen kann Bestandteil bereits bestehender Freundschaft sein. Prinzipiell bietet das Spielen in Online-Welten gleichermaßen Chancen wie Gefahren. So kann das Spiel mit einer virtuellen Identität auch helfen, an der eigenen realen Identität zu arbeiten. In virtuellen Spielgemeinschaften können soziale Kompetenzen erprobt und entwickelt werden, die sich auch in der realen Welt als nützlich erweisen. Wo sind also Grenzen zu ziehen zwischen einer unbedenklichen oder gar förderlichen Nutzung von Online-Spielen und einem als abhängig zu bezeichnenden Spielgebrauch?

4. Exzessives Spielen, Abhängigkeit/Sucht, Exodus

Generell gültige Kriterien, nach denen man von unbedenklicher oder bedenklicher Computerspielnutzung sprechen kann, lassen sich nur schwer bestimmen. Auf den ersten Blick erscheint eine Computerspielnutzung dann relativ unbedenklich, wenn die Vielfalt der Beziehungen und Aktivitäten durch das Computerspiel nicht gefährdet ist und die Lebensgestaltung insgesamt als ausbalanciert erscheint. Dies erfordert jedoch, das Inventar der Aktivitäten in Blick zu nehmen und sich das Beziehungsnetz des Spielers genauer anzusehen. Wichtig ist es, in Hinblick auf eine Abgrenzung von unbedenklicher und bedenklicher Nutzungsweise zu wissen, welche Funktionen das Computerspiel für den jeweiligen Spieler erfüllt, und welche Bedeutung das Spiel für den Spieler im Kontext seiner Lebenswelt (und mit Blick auf die Phase im Lebenslauf und den damit verbundenen Entwicklungsaufgaben) gewonnen hat.

Das Erfassen der zeitlichen Inanspruchnahme durch das Computerspiel reicht allein nicht aus, um von bedenklicher oder gar abhängiger Computerspielnutzung sprechen zu können. Ganz abgesehen davon, dass es bei bestimmten Computerspielen problematisch ist, die zeitliche Nutzung angemessen zu erfassen. Manche Computerspiele erfordern eine so intensive Beschäftigung, dass andere Tätigkeiten während der Spielprozesse kaum denkbar sind. Dies gilt insbesondere bei den extrem zeitkritischen Shooter-Games. Andere Spiele hingegen machen es möglich, sie ganz nebenbei zu spielen. Wieder andere erfordern zwar eine kontinuierliche Beschäftigung mit den Spielforderungen über Wochen und Monate, bei der täglichen aktiven Auseinandersetzung am Bildschirm sind jedoch nur geringe Zeitinvestitionen erforderlich. Mit anderen Worten: Bei der Beantwortung der Frage kommt es auch darauf an, welche Spiele mit welcher Dauer, Intensität und Frequenz gespielt werden, wie sich die verschiedenen Spielphasen im Spielprozess einordnen lassen, ob sporadisch oder kontinuierlich gespielt wird, ob Spieldauer und Spielintensität sich steigern oder sich vermindern.

Als ein weiteres wichtiges Kriterium sind die „Nachhalleffekte" des Spiels anzusehen: Viele Computerspiele führen dazu, dass sich die Spieler nach intensiven Spielphasen auch weiterhin gedanklich mit den Spielprozessen, den Handlungserfordernissen und den Problemlösungsstrategien befassen. Es kann so weit gehen, dass die Spieler Tag und Nacht auch gedanklich mit „ihrem" Spiel verbunden sind und nicht mehr „loslassen" können. All dies (und noch einiges mehr) müsste durch eine intensive Befragung (im Rahmen qualitativer Forschungen oder einer Anamnese) erfasst werden, bevor man von exzessiver Computerspielnutzung oder von Abhängigkeit sprechen könnte.

Nach dem gegenwärtigen Diskussionsstand und den vorhandenen empirischen Forschungsergebnissen könnte man grob drei Sichtweisen zu problematisch erscheinender Computerspielnutzung voneinander abgrenzen: 1) Exzessive Spielnutzung, 2) Abhängigkeit/Sucht, 3) Exodus.

1. Hauptmerkmal der *exzessiven Spielnutzung* ist eine deutliche Vereinseitigung in den Freizeitinteressen. Es dreht sich mehr oder weniger alles um das Computerspiel. Die Teilnahme an Spielprozessen wird zum alles bestimmenden Hobby erklärt und prägt weitgehend das selbstbestimmte Freizeitverhalten. Das zeigt sich sowohl an der Spieldauer als auch an der Spielintensität. Das Interesse an Computerspielen dauert über eine längere Zeit an und kann auch Auswirkungen auf Schule, Beruf und Sozialkontakte haben. Die gedankliche Auseinandersetzung mit den Computerspielen dauert vielfach über den eigentlichen Spielprozess an und bringt den Spieler dazu, sich häufig, auch während anderer Aktivitäten (in Schule, Beruf), mit den Problemen und Lösungsstrategien der Spiele zu befassen.

2. In der medizinischen Fachliteratur werden Kriterien benannt, die erfüllt sein müssten, wenn man von einer *Abhängigkeit/Sucht* ausgehen sollte:

Grüsser und Thalemann (2006) haben insbesondere für Eltern ein gut anwendbares, informelles Arbeitsmittel entwickelt, mit dem man die Problematik des Spielverhaltens in Blick nehmen kann. Grundsätzlich gelten folgende Merkmale als „Warnsignale":
- Das Kind spürt meistens einen starken Wunsch, am Computer zu spielen.
- Es spielt länger, als es sich vorgenommen oder mit den Eltern abgesprochen hat.
- Es fühlt sich schlecht und nervös, wenn es nicht am Computer spielen kann.
- Es denkt eigentlich immer an die Computerspiele, selbst dann, wenn es sich auf etwas anderes (z. B. häusliche und schulische Anforderungen) konzentrieren sollte.
- Wenn es nicht am Computer spielen kann, fällt ihm nichts ein, was es sonst tun könnte.
- Die sozialen Kontakte sind sehr begrenzt. Dies gilt auch für andere Freizeitaktivitäten und Hobbys. Schlafen, Essen und körperliche Hygiene werden vernachlässigt.
- Das Computerspielen dehnt sich zeitlich immer weiter aus und wird intensiver durchgeführt.

Te Wildt (2007, S 70) benennt drei Zusatzkriterien, um die Diagnose „Abhängigkeit" enger zu fassen:
- Aufs-Spiel-Setzen oder Riskieren einer engen Beziehung, einer Arbeitsstelle oder eines beruflichen Angebots.

- Belügen von Familienmitgliedern, Therapeuten oder Anderen, um das Ausmaß und die Verstrickung zu verbergen.
- Versuch, damit Problemen auszuweichen oder Stimmungen von Hilflosigkeit, Schuld, Angst, Depression zu vermeiden.

Bisher wurde eine „Computerspielabhängigkeit" nicht als eigenständige Erkrankungsform in die psychiatrischen Klassifikationssysteme aufgenommen. Die zuvor beschriebene Verhaltensausprägung kann jedoch dem Bereich der Störungen der Impulskontrolle zugeordnet werden.

3. Auch wenn (im engeren Sinne) keine psychische Erkrankung vorliegen mag und nicht von „Abhängigkeit" im medizinischen Sinne gesprochen werden kann, so stimmt es doch bedenklich, dass nicht wenige Menschen mehr als zwölf Stunden am Tag in virtuellen Spielwelten „leben". Das Abwenden von der realen Welt und die Hinwendung zu virtuellen Spielwelten könnte man als *Exodus* (Castronova 2007) bezeichnen.

Während bei Formen der Abhängigkeit die Fähigkeit zunehmend verloren geht, sich mit der realen Welt auseinander zu setzen, ist der „Exodus" dadurch gekennzeichnet, dass man bewusst die Entscheidung trifft, den Schwerpunkt seines Lebens in virtuellen Räumen zu verankern.

Die sozialen und emotionalen Gratifikationen in virtuellen Spielwelten und anderen virtuellen Räumen (z. B. Chat-Rooms, E-Mail-Kontakte, etc.) treten an die Stelle von unabgegoltenen emotionalen und sozialen Bedürfnissen. Diese Spieler sind „Auswanderer" auf einem „virtuellen Auswandererschiff". Sie „kolonisieren" virtuelle Welten, um dort eine „Heimat" zu finden, die sie in der realen Welt (noch) nicht gefunden oder verloren zu haben scheinen.

Welche Folgen dieser „Exodus" hat, lässt sich bestenfalls vermuten. Verlässliche empirische Untersuchungen sind allenfalls vereinzelt vorhanden. Aktuelle Untersuchungen an der FH Köln (im Rahmen von Diplomarbeiten) belegen, dass in der Tat Identitätskonfigurationen entstehen, die stärker auf virtuelle Spielwelten (so z. B. auf „Second Life" und „World of Warcraft") ausgerichtet sind, als auf die (als weniger befriedigend empfundenen) realen Kontakte. Ob es dabei zu „Identitätsdiffusionen" kommt, oder ob die Menschen lernen, den Wechsel ihrer Identität problemlos zu bewältigen, ist eine offene Forschungsfrage. Man muss akzeptieren, dass virtuelle Welten und Räume ein Teil der Lebenswelt von Menschen sind und der „Exodus" in diese Welten und Räume damit nicht automatisch als pathologisch angesehen werden darf. Die Aufenthalte in virtuellen Spielwelten bieten, das zeigen auch unsere Untersuchungen, durchaus auch positive Tendenzen. Man kann dort ein „Leben" entwickeln und ausfalten, das einem in der realen Welt verwehrt ist, und man schafft Beziehungsnetze, die ein Mindestmaß an Befriedigung bieten können.

Unter soziologischer Perspektive könnte man die Aufenthalte in virtuellen Spielwelten und virtuellen Räumen als einen Reflex auf eine veränderte Berufswelt verstehen, in der die Menschen lernen müssen, sich in virtuellen Räumen souverän zu bewegen: Ausweitung der E-Mail-Kontakte, beruflich motivierte Chat-Rooms, Internetrecherchen, Austausch von Dokumenten über das Internet, Internetkonferenzen und vieles Andere sind die ersten deutlichen Belege, dass in allen Lebensbereichen der Menschen virtuelle Räume entstehen und nutzbar gemacht werden. Insoweit deutet sich durch den „Exodus" ein gesellschaftlicher Veränderungsprozess an, dessen Ausmaße wir noch gar nicht erfassen können. Gleichwohl: Die reale Welt ist nicht hintergehbar. Es sind Lernprozesse notwendig, die reale Lebenswelt und die virtuellen Spielwelten angemessen auszubalancieren, um zu einer angemessenen Identitätsbildung zu gelangen.

5. (Pädagogische) Präventions- und Interventionsmöglichkeiten

In erster Linie kommt es auf die Balance an, die die Spieler für sich finden müssen. Sie müssen ihr zeitliches, emotionales und finanzielles Engagement und die Intensität der in der virtuellen Spielwelt eingegangenen Bindungen mit den Erfordernissen der realen Welt und ihren sozialen Beziehungen ausbalancieren lernen. Das ist gewiss nicht immer eine leichte Aufgabe. Aber genau diese Form der Selbstsozialisation ist erforderlich, wenn Kinder und Jugendliche, aber auch Erwachsene, sich auf virtuelle Spielwelten einlassen. Kinder, Jugendliche und Erwachsene müssen lernen, eine für sie angemessene Balance zu finden (alleine und mit Hilfe von Eltern und Freunden).

Pädagogische Initiativen und Projekte, die darauf abzielen, eine angemessene Balance innerhalb der verschiedenen Areale der Lebenswelt herzustellen, könnten den Prozess der Selbstsozialisation von Jugendlichen in günstige Bahnen lenken. Hier wären medienpädagogische Projekte sicher sinnvoll. Ein Beispiel hierfür findet sich bei Pohlmann (2008), der eine medienpädagogische Begleitung von Jugendlichen beschreibt, die in Online-Spielwelten ihre Freizeit verbringen. Neben dem Versuch, die Aufenthalte zeitlich zu begrenzen, kommt es darauf an, den Jugendlichen Aussprachemöglichkeiten außerhalb des Internets anzubieten und ein solches Projekt mit Elternarbeit zu verbinden. Ein wesentlicher Effekt eines solchen pädagogischen Angebots ist die Förderung von multimodalen Beziehungsnetzen, d. h. von Beziehungsstrukturen, die sowohl in virtuellen als auch in realen Räumen situiert sind.

In der Arbeit mit Jugendlichen ist es erforderlich, im Einzelfall zu prüfen, welcher Belohnungswert in den Spielprozessen steckt, was für den einzelnen Jugendlichen die Motivationskraft der Online-Welten ausmacht. Aus diesem Erkenntnishintergrund könnte man medienpädagogische/spielpädagogische/erlebnispädagogische Projekte entwickeln, die für die Jugendlichen einen höheren Belohnungswert und größere Attraktivität besitzen, als die Aufenthalte in virtuellen Spielwelten. Unter dem Begriff „Pervasive Gaming" werden Projekte entwickelt, die darauf abzielen, reale Spielräume mit virtuellen Elementen zu durchdringen und Lerneffekte so durch Einbindung und Verschmelzung unterschiedlicher Reizangebote zu erreichen.

An der Fachhochschule Köln werden im Rahmen von Sommerakademien bereits seit einigen Jahren multimediale Spielaktionen entwickelt, die für verschiedene Praxisfelder geeignet sind. Diese sehen im Rahmen von bündigen und in sich schlüssigen Spielgeschichten einen Wechsel von Spielprozessen in realen und virtuellen Spielräumen – im Sinne eines „Pervasive Gaming" – vor. Die Lerneffekte werden durch eine inhaltlich aufeinander bezogene Verbindung der unterschiedlichen Erlebnisräume bewirkt.

In Hinblick auf Multiplikatoren könnten sowohl Beratungsangebote als auch Schulungen und Weiterbildungen sinnvoll sein. In diesem Rahmen ließe sich vermitteln, welche Elemente das Motivierungspotenzial von virtuellen Spielwelten ausmachen, wie Jugendliche sich mit den Spielen strukturell koppeln, welche virtuellen Beziehungsnetze entstehen, welche Kommunikationsinhalte und Kommunikationsstile dort zu erwarten sind und welche Faszinationskraft von diesen Netzen und den damit zusammenhängenden Spielprozessen ausgehen kann. Solche Schulungen und Weiterbildungen dürften auch für medizinische Einrichtungen und Suchtberatungsstellen hilfreich sein, um leichter eine Verständnisbrücke zu ihren Patienten und Klienten zu finden.

6. Literatur

Bruckman A (1992) *Identity Workshop: Emergent Social and Psychological Phenomena in Text-Based Virtual Reality.* online abrufbar unter http://www.cc.gatech.edu/~asb/papers/identity-workshop.rtf, 10.05.2008

Castronova E (2007) *Exodus to the virtual world. How online fun is changing reality.* Palgrave Macmillan, New York

Fritz J (2003) *Warum eigentlich spielt jemand Computerspiele? Macht, Herrschaft und Kontrolle faszinieren und motivieren.* In: Fritz J, Fehr W (Hrsg.) Computerspiele. Virtuelle Spiel- und Lernwelten (CD-Rom). Bundeszentrale für politische Bildung, Bonn

Grüsser S, Thalemann R (2006) *Computerspielsüchtig? Rat und Hilfe.* Hans Huber, Bern

Pohlmann H (2008) *Entwicklung von Beziehungsnetzen in „World of Warcraft".* In: Fritz J (Hrsg.) *Computerspiele(r) verstehen.* Bundeszentrale für politische Bildung, Bonn

Quandt T, Wimmer J (2008) *Online-Spieler in Deutschland 2007. Befunde einer repräsentativen Befragungsstudie.* In: Quandt T et al. (2008) *Die Computerspieler. Studien zur Nutzung von Computergames.* VS, Wiesbaden

Schmidt F (2006) *Parallele Realitäten.* Niggli, Zürich

Schmidt J et al. (2008) *Spielen im Netz. Zur Systematisierung des Phänomens „Online-Games".* Arbeitspapiere des Hans-Bredow-Instituts Nr. 19, Hamburg

Te Wildt B (2007) *Pathological Internet Use. Abhängigkeit, Realitätsflucht und Identitätsverlust im Cyberspace.* In: Lober A (Hrsg.) Virtuelle Welten werden real. Heise, Hannover

Die Sucht nach Macht
Notizen zu einer Psychoanalytischen Politikwissenschaft

Paul Parin

1. Vorbemerkung

Im Jahr 1989 ist ein Aufsatz von Goldy Parin-Matthèy und mir erschienen, der Kolleginnen und Kollegen auffordern sollte, die psychoanalytische Politikwissenschaft zur Macht zu ergänzen oder überhaupt erst zu begründen.(Parin 2005) Seit ich im Jahr 1990 meine psychoanalytische Praxis aufgegeben habe, bin ich in zweierlei Hinsicht informiert geblieben: Zum einen habe ich das Zeitgeschehen aufmerksam verfolgt und Ereignisse wie den 9/11 in Artikeln kommentiert.[1] Zum anderen habe ich das psychoanalytische Geschehen zwar nicht so dicht verfolgt wie früher, kann aber doch von der Entwicklung dieses Wissenszweiges, insofern dies für meine Überlegungen maßgebend ist, ein gewisses Bild geben.

Ich schreibe diese Bemerkungen nieder, weil ich selbst schon lang den Wunsch hatte, eine psychoanalytische Politikwissenschaft zu begründen und Fragen aufzuwerfen, zu deren Beantwortung die Libidotheorie von Sigmund Freud und die von ihr abgeleiteten Deutungen über das unbewusste Geschehen nicht hinreichen. Ob das notwendig ist oder nicht, wird sich erweisen, notwen-

---

[1] Zunächst hatte ich einen unpubliziert gebliebenen, psychoanalytisch orientierten Artikel zu dem Thema geschrieben, dann, wenige Monate später, einen ausführlicheren Aufsatz über das Geschehen selbst und die Reaktion der Regierung der Vereinigten Staaten, der inzwischen publiziert und wieder abgedruckt worden ist (*Der alte Mann und der neue Krieg*, Parin 2005, S 139–153).

dig ist es auf jeden Fall für mich, da ich jetzt schon seit so vielen Jahren darauf warte, dass diese ergänzenden Bemerkungen verfasst werden.[2]

Ich schlage vor, die Freud'sche Politikwissenschaft dahingehend zu erweitern, dass man die Macht[3] als eine Sucht bezeichnet, und zwar als eine Sucht, die verderblich ist und Verderben bringen kann. Wenn man diesen Schritt macht, wird der große Vorrat an Wissen, das man in den letzten Jahrzehnten über Sucht erworben hat, zur Verfügung stehen, um eine Politologie der Macht und Machtverhältnisse zu entwerfen.

Die menschlichen Gesellschaftsformen und die ihnen zugrunde liegenden unbewussten Phantasien sind weder gottgegeben, wie man schon lange eingesehen hat, noch naturgegeben, wie Anhänger des Szientismus behaupten mögen, sondern kulturbedingt. Und damit genauso veränderbar wie die Gesellschaft selbst. Wenn man aber an die Veränderbarkeit der Gesellschaft glaubt, muss man auch an die Veränderbarkeit des Suchtcharakters der Mächtigen in unseren Gesellschaften glauben.

2. Ein altes Rätsel

Bereits während der Zeit des Völkerbundes führte die Frage, was die unbewussten Antriebe für Macht und Machtausübung sein könnten, im Rahmen einer damals geplanten Friedenspolitik zum offiziellen Auftrag an Edward Glover[4] (Glover 1933), eine psychoanalytische Politikwissenschaft zu begründen. So interessant seine Beiträge und so inspirierend sein sarkastischer Stil auch sein mögen, Glover kam nicht über die Freud'sche Theorie hinaus und machte unbewusste sadistische, masochistische und exhibitorische Strebungen im Rahmen der Libidotheorie verantwortlich für den „Rückfall in die Barbarei" – eine Wendung, mit der man damals die Gräuel des Ersten Weltkrieges umschrieb. Dass sich mit den Erkenntnissen der Freud'schen Theorie etwas an diesem Phänomen ändern oder gar direkt Einfluss auf Mächtige nehmen ließe, ging aus

---

2 Der vorliegende Text entstand im Dialog und in Zusammenarbeit mit Stefan Zweifel. Ich drücke ihm meinen Dank für seine eigenständige Mitautorenschaft aus.
3 Mit „Macht" sind immer Machtverhältnisse gemeint. Macht schlechthin, ohne Rücksicht auf die wirklichen materiellen Verhältnisse, unter denen sie wirkt, ist ein mystischer oder transzendenter Begriff, über den die Psychoanalyse nichts auszusagen hat.
4 Der Völkerbund hatte bald andere Sorgen: den Überfall von Mussolinis Italien auf Äthiopien, den Aufstand von Franco und seinen Generälen gegen die Spanische Republik. So blieb das Buch so wirkungslos wie Harold Dwight Lasswells *Psychopathology and Politics* aus dem Jahr 1931.

dem Sammelband jedoch nicht hervor. Würde Freud selbst die Lösung bringen?

Diese Hoffnung beflügelte den begeisterten Pazifisten Albert Einstein 1932 in dem berühmt gewordenen Briefwechsel mit Sigmund Freud, der ebenfalls auf Anregung des Völkerbundes entstanden war. Freud sollte, wie Einstein meinte, „vom Standpunkte Ihrer vertieften Kenntnis des menschlichen Trieblebens" solche „Rückfälle in die Barbarei" verhindern helfen: „Gibt es eine Möglichkeit, die psychische Entwicklung der Menschen so zu leiten, dass sie den Psychosen des Hasses und des Vernichtens gegenüber widerstandsfähiger werden?"

Dabei zeigte sich Einstein weit optimistischer als Freud. Denn Freud glaubte zwar, dass die Libido und ihre Schicksale (Eros, Todestrieb, unbewusste Aggressivität und Destruktivität) weiter erforscht werden können, aber es schien ihm unwahrscheinlich, dass man die Öffentlichkeit und die Gremien der Herrschaft (Regierungen, Parlamente, Dynastien usw.) durch Regulative dazu bringen könnte, gemäß diesen Einsichten zu handeln.[5] Auch bezweifelte er, dass man rasch genug zu den erforderlichen Erkenntnissen gelange.

Einstein jedoch drängte Freud dazu, er solle nun endlich sagen, wie das Unbewusste des Menschen in sein bewusstes, vernünftiges Handeln und Denken eingreife, um durch diese Einsichten weiteren „Rückfällen in die Barbarei" zuvorzukommen. Freud wollte sich nicht auf eine Prognose einlassen und antwortete mit einer Wendung, die für seine skeptisch-ironische Haltung typisch ist. Er schrieb an Einstein: Sie dürften Recht haben, wir wissen so viel über das Unbewusste des Menschen, dass es möglich wäre, solche schrecklichen Ereignisse wie Krieg, Vertreibung, Gefangenschaft und Mord auf ihre unbewussten Motive zurückzuführen, doch Gottes Mühlen mahlen bekanntlich langsam, und „nur ungern denkt man an Mühlen, die so langsam mahlen, dass man verhungert ist, ehe man das Mehl bekommt".

Es scheint beiden großen Geistern entgangen zu sein, dass allein schon die Formulierung der Grundfrage ein Vorurteil enthielt: Wieso sprach man von einem „Rückfall" in die Barbarei? Nur bei einem linearen Geschichtsverständnis kann man davon ausgehen, dass es mit den barbarischen Trieben des Menschen je ein Ende nehmen werde. Dabei war es immer schon zu solchen „Rückfällen" gekommen, sei es im Alten Ägypten oder zur Zeit der griechischen Polis, sei es unter der Tyrannis oder während der Frühformen der Demokratie. Es gab immer wieder Personen, die komplexe historische Konstellationen so zu manipulieren verstanden, dass sie ihre Machttriebe befriedigen und ihr Handeln als allgemeine Maxime durchsetzen konnten.

---

5 In seiner 1899 erschienenen und auf 1900 datierten *Traumdeutung* hieß das Motto freilich noch: *Flectere si nequeo superos, acheronta movebo* – Wenn ich die Oberen nicht bewegen kann, werde ich den Untergrund aufrühren.

Liegt das nun an einem genetisch angeborenen Defekt der Individuen oder am individuellen Triebschicksal, am jeweiligen kulturellen Kontext oder insgesamt an einer historischen Fehlentwicklung der Gesellschaft im Sinne des Marxismus?

Die Ethnopsychoanalyse hat schon vor längerem Ansätze entwickelt, um die engen Grenzen individueller Psychologie hinter sich zu lassen und zugleich die Illusion einer naturgegebenen Kultur zu hinterfragen. Dass diese Ansätze gerade in den letzten zwanzig Jahren vergessen gingen, also während all der Kriege und Vertreibungen, die seit dem Fall der Sowjetunion weltweit die Machtgier in allen möglichen Ausprägungen wüten ließen, bleibt genauso ein Rätsel wie der Machttrieb selbst.

Politische Beobachter solcher Aktualitäten kapitulieren vor dem Machttrieb von Diktatoren und den damit einhergehenden Gewaltexzessen jeweils mit dem Hinweis: Das liegt wohl in der menschlichen Natur, der Mensch ist dem Menschen ein Wolf, es herrscht das genetisch verankerte Gesetz des Stärkeren. Oder sie werfen der Psychoanalyse vor, nicht erklären zu können, weshalb mit dem Machtanspruch jeweils jene aggressiven Züge obsiegen, die man in den demokratischen Ordnungen überwunden glaubte.

Im Gegenzug liegt die Verteidigung nahe: Ja, die Psychoanalyse weiß über die Schicksale der Triebanlagen, die aus der Verdrängung fortwirken, vieles auszusagen, aber es fehlt ihr eine psychoanalytische Möglichkeit, die unbewussten Triebe der Machtmenschen zu studieren – man könnte die Welt schon ändern, aber Machthaber wie Diktatoren, Präsidenten und Generäle legen sich nicht auf die Couch.[6]

---

6 In meiner Praxis habe ich eigentlich nie reine Machtmenschen behandelt. Hingegen kann ich mich an einige Fälle typischer Machtmenschen erinnern, gerade weil ich sie nicht behandeln konnte: Ihr grandioses Selbst hatte sich bereits so ausgewirkt, dass sie – ähnlich wie bei Psychosen – einer klassischen Analyse nicht mehr zugänglich waren.
Unter ihnen war der Sohn eines sehr ehrgeizigen Schuldirektors, der seinen Sohn allein erzog und mit aller Macht in eine maximale Position bringen wollte, damit er an der Spitze von irgendetwas stehe. Der Sohn wählte die Medizin. Er wollte Psychiater werden und hatte alle Prüfungen mit einem Optimum an Noten bestanden. Als er zu mir kam, war er etwas über dreißig und hat trotz bester Qualifikationen an zwei Stellen als Chefarzt einer zunächst kleinen, dann größeren Klinik völligen Misserfolg erlebt. Die beiden Privatkliniken hatten ihn nicht zuletzt wegen seiner hervorragenden Zeugnisse gewählt, aber nach einem Jahr musste er sich jeweils verabschieden, weil er durch seine Unfähigkeit im Umgang mit Menschen die Kliniken in ein Chaos gestürzt hatte.
Er suchte mich auf, um in einer vierten Analyse endlich die menschlichen Qualitäten zu erwerben, die es ihm ermöglichen würden, das ehrgeizige Ziel seines Vaters, der zu jener Zeit schon gestorben war, zu verwirklichen und an der Spitze einer großen Organisation zu stehen.

Gewiss, es fehlt eine psychoanalytische Politologie der Machttriebe bei den Diktatoren, deren Unbewusstes unbekannt ist, weil es einer Durchforschung mit Mitteln der Psychoanalyse unzugänglich bleibt. Doch wir glauben, mit der Ethnopsychoanalyse Möglichkeiten eingeleitet zu haben, um Machthaber nicht länger als historische Zufallsprodukte von Umständen zu betrachten, aber auch nicht als genetisch angeborene Invariante unabhängig vom Kontext der jeweiligen Kultur.

Vielleicht liegt die Lösung nicht so sehr in philosophischen Überlegungen, wie sie von Friedrich Nietzsche bis zu Michel Foucault angestellt worden sind, sondern in einem zunächst banalen Blick auf unsere Epoche selbst, vielleicht ist in ihrem auffälligsten Charakterzug bereits ein Schlüssel zur Erklärung gegeben, weshalb die Machtgier unabhängig von der grundlegenden Neuordnung der Welt nach 1989 weiter wuchert und die „Rückfälle in die Barbarei" an der Tagesordnung geblieben sind.

In etwa zwei bis drei Wochen täglicher Vorbesprechungen musste ich feststellen, dass es völlig unmöglich war, dem Kollegen im Gespräch nahezukommen. Er war extrem selbstunsicher, konnte nie auf etwas eingehen, was ich sagte, und hatte von sich selbst so formal erzählt, als sei er der historische Biograph eines ihm fremden Lebens.
Wenn er zu mir kam, begrüßte er mich im Vorzimmer mit einem Handschlag, der mir fast die Hand zerquetschte, und rief, ja brüllte mich an: Guten Tag, Herr Parin. Dann fiel er in sich zusammen, legte sich wortlos auf die Couch und konnte nur stotternd und unzusammenhängend flüstern, im Dialekt. Er kam trotz aller Hilfe nicht über einen Smalltalk hinaus. Als ich ihm sagte, ich könne ihm nicht versprechen, ihn in einer vierten Analyse von den – wie er meinte: nicht sonderlich schlimmen – Symptomen zu befreien, war er enttäuscht und sagte, dann müsse er es eben bei einem anderen versuchen, denn so habe er schon dreimal Schiffbruch erlitten, obwohl er sich nicht erklären könne, wieso – und er zählte wieder die Zeugnisse und Diplome auf.
Später erfuhr ich, dass er zwar keine weitere Analyse versucht hatte, aber wegen des großen ökonomischen Einflusses seiner Familie noch einmal zum Chefarzt gewählt worden war. In einer der ältesten psychiatrischen Anstalten unseres Landes. Auch dort hat er ein menschliches Durcheinander hinterlassen. Er konnte weder auf Mitarbeiter und schon gar nicht auf Patienten eingehen und hat zwanghaft ausgedachte Machtspiele mit ihnen inszeniert, bis der Wirrwarr so groß war, dass man ihn nur noch loswerden wollte.

3. Unsere Epoche: Das Zeitalter der Sucht

Es ist gut möglich, dass man das letzte Jahrzehnt des vorigen und das erste dieses Jahrhunderts einmal als das „Zeitalter der Sucht" bezeichnen wird, analog dazu, dass man von den Jahren vor und nach der Französischen Revolution vom „Zeitalter der Aufklärung" spricht oder die Revoltebewegungen von 1968 als eine „Kulturrevolution" bezeichnet.

Sucht und Süchtigkeit haben in diesen Jahren eine Dimension angenommen, die früher nicht festzustellen war. Selbstredend hat es immer schon Sucht und Suchtwirkungen gegeben, auch solche, die ins politische Geschehen eingegriffen haben: die Opium-Kriege in China etwa oder die Gepflogenheit neuerer Kriegsführung, nur Soldaten an die Front zu schicken, die zuvor mit entsprechenden Drogen versorgt und in Kampfstimmung gebracht worden sind. Wobei selbst das so neu gar nicht ist: Es ist bekannt, dass in Russland die Soldaten des Zaren und später zum Teil auch der Sowjetarmeen nur richtig kämpfen konnten, wenn ein Nachschub gestimmt hat – der an Wodka, mit dem sich alle, von den Soldaten über die Offiziere bis hinauf zu den Generälen, in einen Zustand mehr oder weniger starker Betäubung versetzten.

Nun, die Sucht ist schon bei oberflächlicher Betrachtung ein ganz eigenartiges psychosoziales Phänomen. Während andere, sich in die Breite auswirkende menschliche Eigenarten davon abhängig sind, wie die betroffenen Männer und Frauen aufgewachsen sind, welcher Kultur, welcher Sozialisation sie ausgesetzt waren, ist für das Phänomen der Sucht nichts davon gültig. Es ist vielleicht die erste und einzige psychosozial relevante Manifestation der Gesellschaft, die auf die historischen Umstände reagiert, ohne Rücksicht darauf zu nehmen, was für Individuen – oder besser: was für „vergesellschaftete Wesen" – den Kräften einer Süchtigkeit ausgeliefert sind. Einzelne und ganze Gruppen von Menschen können unabhängig vom Lebensalter, angefangen von der Kindheit über die Adoleszenz bis ins hohe Alter, und auch unabhängig ob durch Zwang oder Verführung in eine Sucht einsteigen. Süchtig wird man nicht geboren, man muss es werden.

Sucht kann nicht auf eine genetische Anlage allein – was immer damit gemeint sein mag – zurückgeführt werden, Sucht braucht immer eine Gesellschaft, in der die Sucht ihre Träger findet. Süchtigkeit kann zwar einen einzelnen Menschen ergreifen, jedoch ist in der Regel besonders für ihr Fortbestehen eine Gesellschaft nötig, die von der Süchtigkeit Kenntnis nimmt, sei es, indem sie gegen sie antritt, sie verfolgt oder heilen möchte, sei es, dass die Gesellschaft selbst zur Entwicklung der Sucht obligat dazugehört, denn niemand ist süchtig, der nicht erlebt, dass er durch eine größere Menschengruppe, in der er lebt, von der Sucht getrennt oder mit ihr durch Sucht verbunden wird. Es ist also gleichgültig, ob die Süchtigkeit eines amerikanischen Großstadt-Jünglings untersucht wird oder eines uralten Jägers in den sibirischen Steppen, die Gesetzmäßigkeiten, die die Sucht ihren Trägern aufzwingt, sind immer dieselben.

Die Vermutung indes, dass eine Sucht nur dann entsteht, wenn suchterzeugende Substanzen (Drogen) zugeführt werden, muss revidiert werden. Es gibt Suchtkranke, einzelne und ganze Gruppen, die ohne irgendeine Zufuhr von Drogen süchtig werden, ganz so wie andere, die gewohnheitsmäßig Heroin oder Kokain oder andere Drogen nehmen. Das ist die Sucht, an Geldautomaten zu spielen. Es kommt dort zu Phänomenen sozialen Verfalls, von gesellschaftlich verpöntem oder gesellschaftlich akzeptiertem Suchtverhalten, ohne dass eine wissenschaftlich gültige psychoanalytische Erklärung dafür gefunden werden konnte.[7]

Hingegen sind alle möglichen Therapien oder Verhinderungen von Sucht durchgespielt worden, vorab natürlich in den industriell entwickelten, reichen Gesellschaften, aber auch bereits in der Zweiten und Dritten Welt. Dabei hat die Sucht bzw. ihre Bekämpfung Dimensionen angenommen, die an ökonomischem Aufwand den Staatshaushalt mittelgroßer Nationen übersteigen.

Auch wenn man die Ursachen der Sucht also nicht zweifelsfrei kennt, es wird gegen die Sucht entweder therapeutisch oder repressiv oder sonst irgendwie vorgegangen, und die Süchtigen – einzelne und ihre Gruppen – sind in jeder Hinsicht untersucht worden, um sie therapeutisch-medizinisch zu heilen oder ihre jeweilige Sucht durch Tabus, Gebote, Verbote, wissenschaftlich fundierte und althergebrachte Methoden wieder zum Verschwinden zu bringen. Die Sucht unterscheidet sich also von anderen psychosozialen Problemen dadurch, dass sie geheilt bzw. wieder rückgängig gemacht werden kann.

Die dabei entwickelte reiche Auswahl von Methoden könnte demnach bei einer ganz besonderen Form der Sucht angewendet werden, die heute weltweit für Verheerungen sorgt: die Sucht nach Macht.

Doch gerade die Sucht nach Macht wurde im Sinn einer psychoanalytisch orientieren Politikwissenschaft nie untersucht, geschweige denn, dass je eine der diversen Praktiken, mit denen eine Sucht unterbunden werden kann, auf Mächtige angewandt wurde.

Im Gegenteil. Nach wie vor rätseln bei plötzlichen Veränderungen der Machtverhältnisse und damit einhergehenden politischen Konflikten die Journalisten, Sozialwissenschaftler und auch Historiker darüber, welche Antriebe den Menschen dazu bringen, diese oder jene Machtstruktur für sich auszunützen

---

7 Die Studie *Glücksspiel und Spielsucht in der Schweiz* (1991) von Mario Gmür über sämtliche damals verfügbaren psychoanalytischen Interpretationen dieser Sucht zeigt: Keine dieser Erklärungen bleibt ohne eine Gegenerklärung bestehen, die Sucht aber ist phänomenologisch unbestreitbar vorhanden.

oder zu erzeugen, welche Mechanismen dafür sorgen, dass die Macht die Machthaber verändert, und was dem sonderbaren Phänomen zugrunde liegt, dass es Einzelne gibt, die die Macht als einziges Prinzip für ihr öffentliches, aber auch für ihr privates Handeln angenommen haben: Sie halten an der Macht fest, so wie es Machiavelli dem „principe" empfohlen hat, ohne dass man wissen könnte, welchen Gewinn sie davon haben.

Die marxistische Theorie war: Macht ist gleichbedeutend mit dem Bedürfnis, über Kapital zu verfügen und die Gewinnrate stets hochzuhalten, um so das eigene Kapital zu erhöhen. Das greift zu kurz und gilt keineswegs für alle, die Macht anstreben und ihr Leben der Erhaltung dieser Macht widmen. Die Motive der Machtausübung in kleineren abgeschlossenen Gremien, die keinerlei wirtschaftlichen Vorteil versprechen, bleiben ebenso rätselhaft wie die Teilnahme an großen politischen Bewegungen, etwa einer diktatorischen Unterwerfung eines ganzen Landes oder mehrerer Länder. Die Machthaber selber entfernen sich vollständig von ihren ersten Zielen und begeben sich auf ein Gebiet, das ihnen rätselhafterweise wichtiger wird als alles im Leben, als Liebe, Freundschaft und dergleichen.

Ohne die Dinge im Einzelnen aufzuzählen, zitiere ich bezüglich der politischen Sphäre den ehemaligen deutschen Bundespräsidenten Friedrich von Weizsäcker, der am letzten Tag seiner Amtsperiode sagte: Unsere Politik hat sich meilenweit von dem entfernt, was die Interessen derjenigen sind, die uns mit der Regierung betraut haben; es wird eine Aufgabe kommender Generationen sein, diese enorme Kluft zu überwinden und die Politik der machtausübenden Regierungen und Verwaltungen wieder näher an das heranzubringen, was die Regierten und Verwalteten eigentlich am dringendsten nötig hätten. Diese Einsicht von Weizsäckers hat natürlich am Streben nach Macht überhaupt nichts geändert, weder in Deutschland noch sonst irgendwo auf der Welt.

Das gleiche irrationale Phänomen beobachtet man in anderen Sphären: Es ist mir bekannt, dass psychoanalytische Gruppen jahre- und jahrzehntelang von Machtkämpfen geschüttelt wurden, die die Anerkennung als die richtige psychoanalytische Gruppe mit sich bringen sollten, ohne dass sich dadurch die Aussicht auf einen wirtschaftlichen Vorteil notwendigerweise verbessert hätte. Die Machtkämpfe in der kalifornischen psychoanalytischen Bewegung spielten sich zwischen Kollegen, manchmal auch Kolleginnen ab, die eine gesicherte Existenz hatten und bei denen die Anerkennung als die mächtigste Gruppe nichts anderes bewirkte als Prestige. Freilich auch nur ein Prestige in einem eng umschriebenen Kreis. Und trotzdem hat es dicke Dossiers gebraucht, bis endlich beide Gruppen von ihrem Ziel abließen, als die richtigere zu gelten und dadurch die mächtigere zu werden.[8]

---

8 Durch Zufall gelangte ich in ein Machtspiel in einer psychoanalytischen Gesellschaft, und da zeigte sich, dass auch sie nicht in der Lage war, die Vorgänge zu durchleuchten, die ihre Entscheidungen und Rivalitäten steuerten.

Wenn ein Kaninchenzüchterverein also ähnliche Machtkämpfe zu erdulden hat wie die Parteien in der westlichen Welt oder wie der Verbund der westlichen Staaten gegenüber der unterentwickelten Welt, dann muss eine spezifische unbewusste Matrix, ein unbewusster Nährboden für das Gefühl der Macht vorhanden sein.

Ich schlage vor, das Wissen über Sucht als eine Art Sammeltopf von ungenützten wissenschaftlichen und empirischen Erfahrungen zu einer Politologie der Macht anzunehmen. Heute möchte ich sagen, dass es keinen unerforschten Aspekt der Macht und der Mächtigen mehr gäbe, wenn man nur diesen einen Schritt machen wollte: die Macht als Sucht zu betrachten.

Dabei will ich vorderhand die Frage offenlassen, woher die Triebkräfte kommen, ob sie angeboren sind wie die Kräfte im Es gemäß der Libidotheorie oder nicht. Ein Vorbild dafür ist das grundlegende Werk von Freud, *Die Traumdeutung*, wo zunächst auch nicht entschieden war, was somatisch angelegt ist und was nicht.

Man sollte einmal all die erfundenen und reich erprobten Verfahren beschreiben, die man angewandt hat, um entweder ein Einschwenken auf eine Sucht nach Macht zu erklären oder dieses seltsame Verbundensein der Macht-

---

Es handelte sich um die *International Psychoanalytical Association* (IPA). Das Amt des Präsidenten, der auf jeweils vier Jahre gewählt worden war, und der wissenschaftliche Beirat lagen seit vielen Jahren in den Händen einer erzkonservativen Fraktion der britischen Psychoanalytiker und weiterer sehr weit rechtstehender, wenn auch wissenschaftlich durchaus bedeutender Psychoanalytiker.

Für die nächste Präsidentschaft war der Holländer Piet J. van der Leeuw gewählt worden. Er war ein guter persönlicher Freund von mir und bat mich, ins Wahlgremium einzutreten. Er machte sich zum Ziel seiner Präsidentschaft, die hinderlichen Rivalitäten und Machtkämpfe in verschiedenen psychoanalytischen Vereinigungen endlich zu verstehen und vielleicht sogar zur Auflösung zu bringen.

Für den nächsten internationalen Kongress hat er mich als Mitglied in das Programmkomitee vorgeschlagen, das als höchstes Forum der wissenschaftlichen Psychoanalyse galt. Als ich im Gremium erschien, ein Dutzend Psychoanalytiker, wurde ich Zeuge eines unlauteren parlamentarischen Tricks. Um einen Kandidaten für die nächste Wahl aufzustellen, war die Unterschrift von zehn Mitgliedern nötig, die spätestens acht Tage – wenn ich mich recht erinnere – am schwarzen Brett des Kongresses angeschlagen sein mussten. Als ich in die Sitzung kam, stellte sich heraus, dass man durch eine Änderung der Prozedur die Frist manipuliert hatte, so dass man nach der neuen Bestimmung ohnehin niemanden mehr vorschlagen konnte. So gab es nur einen Kandidaten, der von der bis anhin bestehenden Leitung der IPA vorgeschlagen worden war.

Ich führte in einer kurzen Ansprache aus, ich könne mich an keinem Wahlkomitee beteiligen, wenn gar keine Auswahl bestehe. Mehrere empörte Gegenvoten betonten, jene, die diese Kandidatur vorgeschlagen hätten, würden am besten wissen, wer für die Arbeit geeignet sei. Zwei Mitglieder gaben jedoch mir Recht, so dass keine Mehrheit zustande kam.

haber mit der Macht aufzuklären und wenn möglich zu lockern. Denn dass Macht und Machtausübung auf der Ebene der Politik und Weltpolitik Erfolg haben können und auch immer wieder haben, enthebt ja nicht von der Aufgabe, zu sehen, was man von den bisher erworbenen Erkenntnissen über die Sucht anwenden könnte, um den Einfluss dieser verderblichen Sucht zu brechen.

> Nach der Pause war nur noch Herr Heimann aus New York meiner Meinung. Da sagte ich ruhig, aber doch deutlich genug: Dieses Verfahren, dass jeweils der Führer wisse, wer sein Werk fortsetzen soll, sei ja von Stalin und Franco mit großem Erfolg angewandt worden ... Da wolle ich nicht mitmachen, und ich trete zurück.
> Ich verließ den Saal, nach kurzer Zeit erschien van der Leeuw wutentbrannt, er hätte so viel Überredungskunst angewandt, mich in dieses Wahlkomitee zu bringen, und jetzt hätte ich es gesprengt. Er war ein blonder Typ, war bis zur Glatze rot angelaufen und redete wütend auf mich ein. Mit lauter Stimme, aber ohne Schimpfworte zu gebrauchen. Ich blieb ganz ruhig und erklärte ihm, dass sei eben der Unterschied von Demokratie und Diktatur, wo man nur die Machtposition des Diktators bestätigen, aber nicht wählen könne.
> Er beruhigte sich und meinte: Als Präsident wolle er in verschiedenen nationalen Vereinigungen mit den Menschen sprechen, um sie von den unproduktiven Machtkämpfen wegzubringen und zu einem demokratischen Verständnis zu führen.
> Er hatte sich bereits bei einer Analytikerin zu einer neuen Tranche Analyse angemeldet, um das alles dann zu verstehen, und lernte Spanisch, um auch mit den fragwürdigen lateinamerikanischen Vertretern der Psychoanalyse diskutieren zu können.
> Vier Jahre lang hatte er als Präsident mit über hundert Funktionären der Psychoanalyse in verschiedenen Ländern gesprochen, überall verständnisvolle, intelligente und hochgebildete Menschen gefunden, ohne einem Verständnis der Machtkämpfe näherzukommen. Es schien ihm unmöglich festzustellen, um welche Werte es ihnen eigentlich ging und weshalb sie an ihrer Herrschaft so hingen, dass sie mit einem parlamentarischen Trick diese Herrschaft sichern wollten.
> Ich konnte ihm sagen, er hätte eben nicht die richtigen Adressaten gewählt. Anstatt mit einzelnen Menschen zu sprechen, die alle offen und demokratisch zu sein schienen, hätte er die Machtstrukturen, die sich aus unbewussten Tendenzen bildeten, untersuchen müssen, denn Macht sei nie auf einzelne Menschen, sondern immer auf Gruppen angewiesen, um sich erhalten zu können.
> Es waren dann wirklich mehrere lokale Entwicklungen bekannt geworden. Zum Beispiel zerfiel die Gruppe der Psychoanalytiker in Argentinien nach dem Putschversuch von 1973 in zwei Teile: Ein Drittel erklärte sich mit dem Regime der Generäle nicht einverstanden und unterstützte die oppositionelle Regierung. Zwei Drittel fanden sich damit ab, dass man in wenigen Tagen Hunderte freiwillige Helfer für die Behandlung psychotischer Menschen in Buenos Aires entließ und stattdessen auf die völlig veraltete Methode zurückgriff, die für die Psychiatrie der Diktaturen im 20. Jahrhundert typisch war: Man bestellte bei Siemens Elektroschock-Apparate.
> Worum es den Machthabern in der IPA ging, hätte van der Leeuw nur aufklären können, wenn er die Vorgänge und die Atmosphäre in Argentinien sogleich in seine Überlegungen miteinbezogen hätte, um die Anpassung jener Kollegen zu untersuchen, denen ihre gehobene Position wichtiger war als der Fortgang der praktischen und theoretischen Entwicklung der Psychoanalyse.

Dabei bilde ich mir nicht ein, dass man durch Vermehrung der Kenntnisse die Missstände, die die Sucht nach Macht mit sich bringt, sofort oder vielleicht auch später wirklich wird beseitigen können, aber es wäre doch interessant zu sehen, was geschieht, wenn man all das, was man zur Bekämpfung der Sucht inzwischen ausprobiert und in Erfahrung gebracht hat, auf ein Gebiet anwendet, das normalerweise nicht den gleichen Kriterien unterworfen wird wie die anderen Süchte. Was würde also geschehen, wenn man allgemein anerkennt: dass die Sucht nach Macht etwas Pathologisches sei und dass sie beseitigt werden müsse, damit die Machtinhaber wieder zu einem vernünftigen normalen Leben zurückfinden könnten und ihr Streben nach Macht nicht mehr eine Sucht, sondern bloß die Ausstattung einer normalen Psyche wäre, die die anderen Interessen ihres Trägers nicht mehr länger in den Hintergrund drängt oder gänzlich zum Verschwinden bringt.[9]

Es hätte also gründliche politische Konsequenzen, wenn man dieses Repertoire von Wissen darauf anwenden würde, die Sucht in ihrer Erscheinungsform, wie sie heute das Leben der Nationen beeinflusst bzw. weitgehend bestimmt, transparent zu machen, ebenso transparent wie die Psychoanalyse seinerzeit das unbewusste Seelenleben und dessen Auswirkungen auf das Zusammenleben der Menschen.

4. Erste Einblicke in die Macht

Es hieß immer wieder, dass die Psychoanalyse über die Macht nichts aussagen kann, weil sich Machthaber nicht einer Psychoanalyse unterziehen. Weder Präsidenten noch Generäle, noch sonstige Machthaber sind bestrebt, sich auf die Analyse ihrer inneren und zum Teil ihnen selbst unbekannten Motive einzulassen. Doch diese bequeme Erklärung, warum es keine psychoanalytische Politikwissenschaft der Macht geben kann, ist nicht mehr gültig.

Schon längst gibt es Methoden und Erfahrungen, die eine mit therapeutischen Analysen gleichzusetzende Einsicht in das unbewusste Leben der Machthaber und Machthaberinnen gestatten. Es gibt eine reiche Auswahl von Möglichkeiten, eine solche Analyse zu rekonstruieren, auch wenn die Machthaber entweder nicht gewillt sind, ihr Innenleben zu erklären, oder längst tot sind. Ich verweise auf ausführliche Biographien und Literatur über Machthaber, die ein

---

9 Es gibt wenige Beispiele von Machthabern, die diese anderen Interessen nicht völlig verdrängten und sich deshalb auch nicht bis zuletzt an die Macht klammerten: den französischen Präsidenten Pierre Mendès-France, den Präsidenten von Tansania Nyerere oder den deutschen Bundeskanzler Willy Brandt.

Wissensmaterial über das jeweilige Leben beinhalten, das die Reichhaltigkeit einer mehrjährigen eigenen Analyse bei weitem übertrifft. Zum Beispiel ist die zweibändige Biographie über Adolf Hitler von Ian Kershaw (2000) geeignet, mehr über Adolf Hitler auszusagen, als er selber hätte beibringen können.

Es gibt auch direkte Zeugnisse von politisch engagierten Personen, die fasziniert und teilweise auch engagiert den Werdegang von Machtmenschen unterstützt und verfolgt haben, sich dann nach dem Ende dieser von ihnen studierten und bewunderten Machthaber zurücknehmen konnten und aus deren Lebenslauf, manchmal auch aus deren Niedergang, erschlossen, was diese Personen auf den Weg der Macht und des Machtmissbrauchs gebracht haben könnte. Das gelang etwa Hans-Jürgen Wirth am Beispiel des deutschen Politikers Uwe Barschel, der nach einem gelungenen Selbstmordversuch tot in einer Badewanne in Genf aufgefunden wurde und damit allerlei Rätsel aufwarf (Wirth 2002).

Es hat weitere Versuche gegeben, über Machtverhältnisse bzw. über die unbewussten Motive von Mächtigen und Machthabern Aussagen zu machen, die ich in lockerer Folge aufzählen möchte.

Das eine sind die Beobachtungen an einzelnen Analysanden und Analysandinnen, die, von einer neurotischen Konfliktlage ausgehend, eine therapeutische Analyse aufsuchten, in deren Verlauf sie sich recht schnell – innert Monaten oder einiger Jahren – zu reinen Machtmenschen entwickelt haben. Ein faszinierendes Beispiel dafür ist die Erzählung *Der Flieger* (Argelander 1971), die Darstellung eines Falles, der von Hermann Argelander in Frankfurt behandelt worden war und der sich im Verlauf seiner Analyse von einem tüchtigen Kaufmann zu einem reinen Machtmenschen entwickelt hatte, für den nichts anderes mehr zählte, als seine wirtschaftliche Macht zu festigen und beizubehalten.

Ein anderer Zugang sind Methoden, die sich von der Psychoanalyse ableiten, aber nicht mit ihr zusammenfallen. Das ist vor allem das Psychodrama nach Moreno. Menschen, die sich diesem Psychodrama unterziehen, können dazu kommen, die unbewussten Motive, die sie von sich aus gar nie hätten artikulieren können, mit allen nötigen und zugehörigen Gefühlen wieder zu beleben. Darunter auch Gefühle der Ohnmacht bei Opfern von Machtspielen – sei es Opfern im familiären oder politischen Rahmen, sei es bei den Söhnen von deutschen Tätern der Nazizeit oder später in Lateinamerika und aktuell in Gaza: Durch Regie und Rollenspiele wird bei den Opfern die Blockade und auch die Zunge gelöst.

Eine weitere Möglichkeit, zu einer Psychoanalyse der Macht zu gelangen, eröffnen literarische Produktionen, die Machthaber oder Machtverhältnisse einleuchtend schildern. Ich selbst habe zu Beginn meiner ethnologischen Ausbildung von zwei Romanen am meisten Anweisungen erhalten.

Der eine ist der erste Roman von George Orwell: *The Burmese Days* (1934). (Orwell 1986). Als Polizist der Kolonialarmee in Burma hatte Orwell tiefen Einblick in die Mechanismen der Kolonialmächte und fand gleichsam beiläufig für sich selbst heraus, dass er mehr Talent zum Schriftsteller hatte als zum Polizisten. Im Roman nun ist das Verhältnis der Macht des britischen Kolonialreichs zu den in Indien beherrschten Völkerschaften und den verschiedenen Klassen und Kasten so plastisch dargestellt, dass es dann für mich leicht war, die Auswirkungen der britischen „indirect rule" auch in Afrika zu beobachten.

Diese Herrschaftsform der „indirect rule" war immer als sehr human dargestellt worden, da die jeweiligen politischen Strukturen und Verhältnisse scheinbar unangetastet blieben und das britische Reich nur seinen schützenden Schirm über die unterworfenen Länder zu breiten schien. Als dann nach 1947 die britische Macht wegbrach, zeigte sich, dass die unter der Decke der „indirect rule" gleichsam „eingefrorenen" Verhältnisse auch viel Gewalt aufgestaut hatten. So nahmen wir bei unserer ersten Reise nach Afrika 1954/1955 die ersten Scharmützel im Aurès-Gebirge viel ernster als die dortigen Diplomaten – für uns waren sie Anzeichen, dass unter der brüchigen Oberfläche bereits ein antikolonialer Befreiungskrieg angefangen hatte.

In Orwells Roman selbst scheint das Verhältnis der britischen Kaufleute und Polizeibeamten der Kolonialmacht zunächst harmonisch in die burmesische Umwelt integriert zu sein. Im Rahmen einer konventionellen Liebesgeschichte kommt es dann aber zu dramatischen Ereignissen, bei denen diese schöne Fassade der „indirect rule" einbricht und sich zeigt, mit wie viel Verachtung und Hass die Kolonialherren auf die Burmesen blicken: Alle Eingeborenen werden in einer Hasstirade als „nigger" bezeichnet, die man mit Gewalt in ihre Schranken weisen und „ausmerzen" soll – der entsprechende Monolog wurde später durch Hitler, aber auch bei kolonialen Kriegen, grausige Realität.

Das andere Buch, das mich selbst beeinflusst hat, ist: *The Seven Pillars of Wisdom* (1922/1926) von T. E. Lawrence (2005). Diesen Roman hatte ich zunächst fasziniert nur als „Roman" gelesen. Es hat für mich einen Gültigkeitscharakter, wenn ein Schriftsteller einen stimmigen, großen Roman schreibt, der als solcher wirkt. Der autobiographisch gefärbte Erzähler schildert anhand einer Serie von abenteuerlichen und meist tragischen Liebesgeschichten den Versuch eines sprachbegabten Einzelgängers, einen panarabischen Nationalismus zu begründen: Das bereits geschwächte osmanische Reich sollte im Namen einer solchen panarabischen Erneuerung gestürzt werden. Der Erzähler hält einmal bei einem Stamm eine flammende Rede, um einen Aufstand auszulösen, und wird in der Tat von allen mit viel Applaus bedacht, das heißt gemäß dortiger Sitte mit dem Abbrennen wohlriechender Düfte – der Stammesfürst fordert ihn auf, die Rede gleich nochmals zu halten, weil sie so „schön" gewesen sei. Die politische Wirkung verflüchtigte sich also im Ornamentalen der Rhetorik.

Damit scheiterte der Plan des Helden genauso wie bei einem Ritt mit Kamelen nach Damaskus, wo sein arabischer Begleiter bereits schwärmt, wie in einem panarabischen Großreich die Kamelzucht verbessert und neue veterinäre Methoden entwickelt werden würden – sein eigenes Reitkamel geht bei diesem Ritt jedoch jämmerlich zugrunde. Diese ganz anders orientierte Denkweise im islamischen Umfeld erlebten wir dann später in Nigeria oder während der Mau-Mau-Kriege in Kenia. So gaben uns beide Romane Leitlinien, um die antikolonialen Kämpfe der 1950er- und 1960er-Jahre zu verstehen.

5. Freuds Scheitern

Wenn man anerkennt, dass es der psychoanalytischen Aufklärung des Unbewussten von Einzelnen und Gruppen nicht möglich war, die Bedürfnisse nach Macht näher aufzuklären, muss man sich entschließen, die Freud'sche Theorie zu erweitern.

Das Problem war weniger, dass Gottes Mühlen langsam mahlen, immerhin hat die Psychoanalyse selbst viel schneller als von Freud erwartet allgemeine Anerkennung gefunden. Vielmehr lag die Schwäche darin, dass zum einen die Libidotheorie unzureichend war, da es sich bei Machtfragen nicht nur um ein individuelles, sondern immer um ein soziales Phänomen handelt, und dass zum anderen Freuds Sicht solcher sozialer Erscheinungen viel zu statisch blieb.

Einige der Mitarbeiter und Schüler von Sigmund Freud hatten bemerkt, dass Freud sich über Macht, Machttrieb, Machtbedürfnisse und dergleichen nicht richtig äußern konnte, weil er die sozialen und politischen Verhältnisse immer als gegeben annahm. Andere haben Freuds Sicht zementiert: Besonders Heinz Hartmann hat die frühkindliche Entwicklung rekonstruiert und dabei kaum haltbare, aus der Naturwissenschaft bezogene Annahmen festgeschrieben wie etwa, dass ein Kind in einer durchschnittlich zu erwartenden Umwelt groß werde und somit deren Ergebnis sei – obgleich es eine solche natürlich vorgegebene Sozialisation gar nicht gibt und nicht geben kann. Sie ist in jeder Großgruppe, in jeder Ethnie wieder anders, so dass das Ergebnis keineswegs ein durchschnittlich zu erwartendes ist – es gibt keine „durchschnittliche" und damit in ihrem Ergebnis vorausberechenbare Sozialisation.
Eine weitere wichtige Kritik betrifft die ethnozentrische Einstellung Freuds, als er in Wien noch vor seiner Emigration nach England wahrnahm, wie der Antisemitismus der nationalsozialistischen Bewegung in Deutschland in bedrohlicher Weise zunahm. Er ging daran, mit seinen letzten Lebenskräften darüber zu schreiben. Aber er fragte nicht danach, was die Antisemiten und ihre Prosely-

ten dazu brachte, so aggressiv gegen eine Gruppe, die sie rassistisch abgegrenzt hatten, gegen die Juden, zu sein, sondern er fragte sich, was die Juden an sich hätten, um solche Aggressionen zu provozieren. Dies schrieb er offen an seinen Freund, den österreichischen Schriftsteller Arnold Zweig. Damit hat er auf das Phänomen genauso reagiert, wie es in seiner Kultur üblich war.

Freud hat mit den Mitteln der Psychoanalyse diejenigen, gegen die sich die kollektiven Aggressionen richteten, die Juden, historisch und ethnologisch und vor allem philosophisch daraufhin untersucht: Was haben sie an sich, dass sie solche Aggressionen auslösen? Er kam dabei auf den Alleinvertretungsanspruch der jüdischen Religion, der die anderen eben so sehr aufgebracht hätte, dass es gleichsam unweigerlich zum Phänomen des Antisemitismus kommen musste – obwohl sie diesen Anspruch ja mit anderen Weltreligionen teilt. Er hat überhaupt nicht wahrnehmen können, dass es unmöglich ist, das kulturell zwar gesonderte, aber doch oft weitgehend an die Umgebung assimilierte Wesen der Juden zum Ausgangspunkt der Analyse zu nehmen. Dieses ethnozentrische Missverständnis hat sich später als Eurozentrismus der Psychoanalyse ausgeweitet und wurde erst durch die Einsichten der Ethnopsychoanalyse relativiert.

Ein weiteres grundlegendes Missverständnis, das der Entwicklung einer psychoanalytischen Politikwissenschaft im Weg stand, war das sogenannte „szientistische Selbst-Missverständnis", in dessen Rahmen die Psychoanalyse selbst als sichere Grundlage jeglicher weiteren Wissenschaft in Frage gestellt wird. Im späten Werk *Abriss der Psychoanalyse* schrieb Freud, dass die Psychoanalyse vielleicht durch eine Entdeckung auf dem Gebiet der Biologie und Hormonlehre als Wissenschaft vom Unbewussten überflüssig werden könnte. Schon zeitgenössische, vor allem aber spätere Kritiker haben die fatale Auswirkung des „szientistischen Selbst-Missverständnisses" betont: Freud habe zwar an das Potenzial der Psychoanalyse geglaubt, sei aber trotzdem dem Irrtum unterlegen, dass diese Sicht des Unbewussten im Rahmen einer naturwissenschaftlichen Entdeckung dereinst für irrelevant erklärt werden könnte – freilich hat nicht einmal die moderne Möglichkeit, Hirnströme zu messen, dieses Versprechen eingelöst, denn so genau einzelne Regionen des Gehirns und einzelne Impulse bildlich dargestellt werden können, so wenig hat dies einen anderen, „direkteren" Zugriff auf unbewusste Vorgänge und die individuell spezifische Bedeutung von Impulsen im Zusammenspiel mit Erinnerungen und Erlebnissen ermöglicht. Das subjektive Erleben bleibt einer quantitativen Methode unzugänglich.

Beim „szientistischen Selbst-Missverständnis" ließ sich Freud von den gewaltigen Fortschritten der Medizin während seiner Lebenszeit blenden und vernachlässigte den Umstand, dass die Psychoanalyse ihrem Wesen nach auf jeden naturwissenschaftlichen Fortschritt verzichten kann, weil sie das Unbewusste ja gar nicht aus den natürlichen Gegebenheiten, sondern immer nur aus dem Entwicklungsgang der in einer bestimmten Kultur großgewordenen Personen bezieht.

Dort also hat Freud, nicht nur meiner Ansicht nach, sondern nach Ansicht der meisten Psychoanalytiker-Generationen seither, haltgemacht und kein Verständnis dafür aufgebracht, dass seine Einsichten nicht naturwissenschaftlicher Kritik unterworfen werden können. Die Psychoanalyse steht auf einer anderen Ebene.

Wenn ich daran gehe, die Machtverhältnisse als Sucht zu charakterisieren, dann schließe ich mich durchaus der Tendenz an, das „szientistische Selbst-Missverständnis" nicht mehr mitzumachen, sondern mich auf eine Analyse historischer, soziologischer und politologischer Einsichten zu stützen, die so, wie sie sich in der Ethnopsychoanalyse ergänzen, viel eher eine Einsicht in jene unbewussten Muster geben, die der Macht und der Sucht nach Macht zugrunde liegen.

6. Jenseits der Libidotheorie: Narzissmus und Macht

Nachdem schon Otto Fenichel und andere postuliert hatten, die gesellschaftliche Entwicklung als eine sich wandelnde, konfliktreiche, aber nicht starre, naturgegebene anzusehen, und der Versuch gemacht worden war, die marxistische Theorie auf die Gesellschaftsformen anzuwenden, in denen das Unbewusste von einzelnen Personen untersucht wurde, hat auch unsere Forschung zur Einsicht geführt, dass die Entwicklungstheorie erweitert werden muss.

Bereits das bei Anna Freud entlehnte Motto unserer ersten Arbeit *Die Weissen denken zuviel* (Parin et al. 1992) deutet dies an: „So sehr das Es sich gleich bleibt, so sehr verändert sich das Ich." Daraus ist zu ersehen, dass die Ich-Entwicklung sehr viel mannigfaltiger verlaufen kann, als es Freuds Libidotheorie postuliert, gemäß der das neugeborene Kind ein unbeschriebenes Blatt ist und nur einen primären Narzissmus kennt. Doch das Kind nimmt nicht nur sich selbst, sondern auch andere Personen durchaus wahr, so dass erste Beziehungen, die Umwelt und deren kulturelle Formung weit mehr Einfluss haben.

Es hat sich in den letzten Jahren gezeigt, dass das tragische Zerwürfnis von Sigmund Freud mit Sandor Ferenczi, seinem ältesten, begabtesten und liebsten Mitarbeiter und Schüler, dazu geführt hatte, dass die Chance einer Erweiterung der Libidotheorie zur Erklärung von Macht und Sucht verpasst wurde. Ferenczi hatte Freud seine neue, lockerere Technik in der Psychoanalyse vorgestellt und dabei die sogenannte Abstinenzregel und das Schweigegebot scheinbar außer Kraft gesetzt. Freud, darüber verärgert, wollte das nicht ohne kritischen Kommentar veröffentlichen und mit Ferenczi diskutieren. Doch er kam im Bann dieser Kontroverse gar nicht dazu, Ferenczis erweitertes Konzept der Gegenübertragung zu würdigen, inwiefern schon beim Kleinkind über den primären Narzissmus hinaus eine Vorstufe von Objektbeziehungen gegeben ist, in die der Analytiker und der Analysand verwickelt sind. Ferenczi aber war an einer hyperchromen Anämie erkrankt, die mit psycho-organischen Störungen einherging, und es kam nicht mehr zu einer Diskussion, bevor er starb. Freud hat also übersehen, dass Ferenczi nicht nur die Technik erweiterte, sondern auch grundlegend neue Annahmen über die frühkindliche Entwicklung des Seelenlebens vorgeschlagen hatte.

In neuerer Zeit ist es verschiedenen Analytikern gelungen, durch eine kritische Revision der Freud'schen Ideen zur Erfassung der Psychologie von Machthabern und ihren Anhängern über die Libidotheorie hinauszugelangen. Insgesamt könnte man sagen, dass die Mächtigen und die, über die Macht ausgeübt wird, in ihrem emotionellen Potenzial eingeengt, ihre Triebziele regressiv eingeschränkt und auf narzisstische reduziert werden.

Unter dem Einfluss der Narzissmusdebatte rund um Béla Grunberger und Heinz Kohut wurde festgestellt, dass auch andere Elemente in der Entwicklung eine Rolle spielen als nur die Kräfte der Libido. Mario Erdheim hat zudem herausgearbeitet, dass der Heranwachsende im Spannungsfeld eines grundlegenden Antagonismus zwischen der Familie und den Anforderungen der Gesellschaft steht, auf den er dann mit einer verlängerten Adoleszenz reagiert.

Die radikalste Formulierung fand in unauffälliger Weise Fritz Morgenthaler: In jeder individuellen Analyse müsse der Analytiker nicht nur wahrnehmen, wenn Gefühle aus der vorpubertären Zeit auf ihn übertragen werden, er müsse auch wahrnehmen, dass und wann er als Objekt der Selbstliebe, also als Teil des untersuchten jungen Mannes oder der jungen Frau, wahrgenommen werde.

Nicht nur bei der Entwicklung verschiedener Formen des grandiosen Selbst, sondern im gesamten Verhalten, und auch dort nicht nur während der persönlichen Analyse, sondern im Kontakt mit anderen Menschen, wird diese narzisstische Bedeutung weitaus wichtiger, als es die Rückgriffe auf die in der Familie erworbene Entwicklung der Psyche erwarten lässt.

Man kann sagen, dass Macht und Machthaber psychologisch immer dadurch charakterisiert sind, dass sie selbst auf Liebesobjekte nach dem Anlehnungstypus der Libidotheorie des Es verzichten, dass sie aber ihre Mitmenschen mit narzisstischer Libido als Selbstobjekte besetzen.

Dabei erfolgt der Umschlag von einem rationalen Verhalten in ein irrationales aggressives nicht im Rahmen der neodarwinistischen Lehre, dass der Mensch dem Menschen ein Wolf sei und aus instinktmäßiger Anlage heraus andere Menschen hassen, vernichten und vertreiben möchte. Man muss gar nicht auf eine genetische Anlage zurückgreifen, um das zu erklären, sondern es erhellt sich mit der Einführung des Begriffs eines „rücksichtslosen Egoismus":

Die eigenen Wünsche, Begierden und Interessen sind wichtiger als die von Fremden. Das ergibt sich aus leicht nachfühlbaren materiellen Interessen. Alles, was dem entgegengesetzt ist, muss weichen. Am besten, es wird vernichtet, vertrieben. Es kann also nur die Eigenen geben und die Fremden. Dieser Antagonismus kann durch Gewalt oder Diplomatie gelöst werden. Freilich stimmt die Vernunft bei diplomatischen Regelungen selten mit den narzisstischen Bedürfnissen überein.

So unklar ist, was mit der Macht eigentlich angestrebt wird, sobald man sie als Sucht betrachtet, wird es deutlicher: Was für Befriedigung der Süchtige eigentlich sucht, kann sehr verschieden sein. Stets aber ist in der Sucht enthalten, dass er eine ihn egoistisch befriedigende Phantasie realisieren möchte und seine ganzen Fähigkeiten und Talente, insbesondere die Fähigkeit, auf andere Menschen einzuwirken, in den Dienst dieses Bedürfnisses stellt. Die Phantasie allein ist dabei erst der Inhalt, die Dynamik muss dann noch in der Realität durchgesetzt werden.

Solange das Kräfteverhältnis zwischen dem Ich und den anderen in ein starres soziales Umfeld eingebettet war, konnte man die unbewussten Kräfte hinter dieser Realität noch nicht erhellen. Erst mit der Durchleuchtung verschiedener Völker und historischer Epochen zeigte sich, dass es sich um „cluster" von „commonly shared phantasies" handelt, um Muster und Zusammengehörigkeitsgefühle, in denen die unbewussten Phantasien der Machthaber und ihrer Anhänger zusammenfallen.

Die narzisstischen Phantasien, die gerade bei der Sucht immer auftreten, waren vorerst ein Rätsel. Macht kann in mittleren und größeren Gruppen nur von Personen ausgeübt werden, die ein Umfeld von Anhängern um sich scharen. Die sind im psychoanalytischen Sinn weder Freunde noch Liebesobjekte. Man bezeichnet sie als narzisstische Partialobjekte. Wenn dann die Macht aus irgendeinem Grund verloren geht, fallen auch diese Teilobjekte vom Machthaber ab – ganz nach dem Modell von Räuberbanden. Es bleibt nichts übrig: weder Anhänger noch Ideologie. Alles verliert seine Geltung. Restlos.

Dabei ist den Süchtigen oder den Mächtigen sowohl während ihrer Herrschaft wie danach nicht klar, was sie eigentlich anstreben, es bleibt ihnen obligat unbewusst. Sobald sie versuchen ihre Motive zu verstehen, zerfallen diese Phantasien in soziale Handlungsmuster, die dann ihre Kraft verlieren.

Unabhängig vom körperlichen Bedürfnis nach der Droge bleibt die Voraussetzung eines Erfolges, dass eine Gruppe die gleiche Sucht teilt, also eine Machtgruppe von der gleichen Ideologie beflügelt wird. Das sieht dann jeweils ganz natürlich aus; aber eine Ideologie unterscheidet sich von der Ideologie einer Nachbarskultur wie eine Tierart von der anderen und ist nie „natürlich".

Man kann nun entweder verschiedene gleichzeitig entstandene Organisationsformen von Macht miteinander vergleichen, historischen Entwicklungen nachgehen oder aktuelle Ereignisse schildern, jedes Mal zeigt sich, dass die Ideologie eine gewachsene ist, ein bloßes Instrument, um die narzisstischen Phantasien in die Tat umzusetzen.

Ob Napoleon oder römische Kaiser zur Zeit des drohenden Niedergangs des römischen Imperiums, stets ist ihnen gemeinsam, dass sie ihre Talente und den Ausbau ihrer narzisstischen Phantasien selbst nicht erkennen, sondern sie für naturgegeben betrachten. Sie halten sie für selbstverständlich, um eine Gruppe zu organisieren.

Wer Macht ausübt, wird zu einem Menschen, der alles, was er selbst tut, für natürlich und richtig hält. Er betrachtet alles als Naturtatsachen, die man nicht ändern kann. Wenn er entmachtet wird, ist nichts mehr davon realisierbar, aber auch nichts mehr sichtbar. Der Machthaber kann dann gar nicht mehr begreifen, weshalb er all die Mühen auf sich genommen hat. Er kann sich auch die Befriedigung an der Macht nur in seltenen Fällen reflexiv bewusst machen. Sobald er die Macht verloren hat, meint er: Ich habe immer alles richtig gemacht – nur Nebenumstände waren daran schuld, dass meine Befriedigung an der Macht nicht länger andauern konnte.

Das zeigt sich etwa in den Memoiren von General de Gaulle, der mit großer Begabung immer wieder seine neue Machtposition mit einer entsprechenden Ideologie untermauerte. Als er einmal eine Flotte von den Alliierten erhalten hatte, fuhr er an die Küste von Dakar, das unter der Herrschaft der ihm feindlichen Vichy-Regierung stand. Er musste abziehen, weil sie ihn mit Kanonen bedrohten. Jahre später schreibt er: Wenn es nicht so nebelig gewesen wäre und die Menschen gemerkt hätten, dass ich mich mit dem ganzen Ruhm der französischen Nation näherte, hätten sie mich nicht beschießen wollen, sondern an Land gehen lassen. Also ein ganz wahnhafter Gedanke.

Freilich sind wir alle von solchen wahnhaften Phantasien befallen. Erst in der Konfrontation mit anderen Völkern zeigt sich die Beschränktheit der eigenen Perspektive. Dem liegt die lange Erfahrung der Ethnopsychoanalyse zugrunde, die die Relativität der eigenen kulturell bedingten Vorstellungen aufdeckte und auch klar machte, dass die Psychoanalytiker nicht neutrale Beobachter sind, sondern immer Teil des Geschehens.

So sehr also die Narzissmustheorie das Ungenügen der Freud'schen Libidotheorie zu einer Erklärung der Sucht nach Macht ergänzt, sie erfasst noch nicht die Tatsache, dass Sucht nie individuell ist, sondern ein soziales Phänomen. Die Erlebnisform, die bei Süchtigen als normal erscheint, gilt auch für die Mächtigen und ihre unbewusste Befriedigung an der Macht, die zur Bildung einer Ideologie und individuellen Ausgestaltung der Vorteile führt. Die Sucht kann also als Modell dienen, um das Innenleben der Mächtigen darzustellen. Aber ohne Einbezug der sozialen und kulturellen Bedingungen, unter denen jemand süchtig geworden ist, nützt das Modell gar nichts.

Es handelt sich bei Machtsucht also nie um ein Einzelphänomen wie den Eros in der Libidotheorie, sondern immer um ein soziales Phänomen. Insofern könnte man nun hoffen, aus der Ethnopsychoanalyse Aufschlüsse zu erhalten. Doch zunächst mussten wir lernen, mit unseren Projektionen auf die Fremden umzugehen und unsere eigene Position sowie unser Denken im Dialog mit den Agni oder Dogon zu relativieren.

7. Ethnopsychoanalyse als Methode zur Analyse von Macht

Das Wagnis der ethnologischen Forschung haben seltsamerweise drei Ethnologen gemacht, die zwar nicht Mitglied einer sozialistischen Partei waren, aber die Grundüberzeugung der marxistischen Gesellschaftstheorie teilten: Man muss erst wissen, wie die Produktionsverhältnisse, die Kapital- und Gewinnratenverhältnisse sind, erst dann kann man sich an die psychoanalytischen Explorationen heranwagen.

Der eine von ihnen, René Dumont, hat das Interesse am Gesellschaftlichen so weit ausgedehnt, dass er seine Gesprächspartner vor diesem Hintergrund zu verstehen suchte, und dabei mit Büchern wie *L'Afrique noire est mal partie* das Wissen vom Unbewussten in dieser oder jener Kultur angereichert – ohne sich dabei je als Psychologe zu verstehen.

Die zwei anderen, Michel Leiris und Bruno Cathomas, haben, den Begriff von Georges Devereux aufgreifend, versucht, ihre Erfahrungen als Ethnologen mit gängigen Begriffen aus der Psychoanalyse zu korrelieren. Kurz gesagt: Eine ethnologische Exploration, die zum Teil sehr intensiv gewesen war und mehrere Monate gedauert hatte, wurde im Nachhinein mit psychoanalytischen Etiketten versehen, die gar nicht aus jener untersuchten Kultur stammten, sondern aus ihrer eigenen.

Indem sie versuchten, die ethnologisch aufgenommenen Daten psychoanalytisch abzugleichen, gingen sie ähnlich vor wie Géza Róheim, der erste Ethnologe, der sich für Psychoanalyse interessiert hatte: Besonders berühmt waren seine Expeditionen nach Australien, wo Róheim Beweise sammelte, die die Hypothesen von Freud (Ödipuskomplex, Mutterabhängigkeit, phallische Phase) bestätigten. Freud war solchen Rückmeldungen gegenüber nicht abweisend, aber skeptisch eingestellt: Mag sein, aber dann müsste man mehr wissen von den untersuchten Menschen.

Die Ethnopsychoanalyse wird heute als Etikette von vielen verwendet, die eigentlich nichts anderes machen, als Termini von Freud auf irgendwelche ethnologische Beobachtungen aufzukleben. Die Ethnopsychoanalyse selbst aber ging einen ganz anderen Weg, der viel aufschlussreicher war: die eigene Kultur an jedem einzelnen Fall, an jeder Vermutung von Entwicklungspsychologie wieder zu prüfen, so dass der Standpunkt des Psychoanalytikers gar nicht so sehr, wie Freud sagte, derjenige eines neutralen Beobachters ist, sondern der eines dialogischen Partners, der sich nicht nur während der einzelnen Analysen Fragen stellen muss, sondern sich ständig verändert mit dem zunehmenden Wissen.

Unsere Gruppe von drei aus Zürich eingereisten Forschern mit jeweils anderem biographischen Hintergrund hat gewusst, dass man beim Studium von Einzelpersonen, besonders wenn man auf ihr Denken, Fühlen und auf ihre Sozialisation abzielt, die Gesellschaft nicht als statische Gegebenheit betrachten kann. Daraus hat sich für uns ein erweitertes Interesse ergeben. Nicht nur, dass wir versucht haben, diese Kulturen auf der Basis soziologisch und historisch orientierter ethnologischer Studien zu verstehen, sondern dass wir auch weitere Determinanten dieser kulturellen Entwicklungen, die bei jedem Volk anders waren, in Betracht zogen.

Diese Erweiterung führte dazu, dass wir als Analytiker schon sehr bald sicher sein konnten, dass unsere Vergleichsbasis falsch war: Sie blieb das Ergebnis unserer eigenen Sozialisation und unserer eigenen Wissensbasis. Die Schlussfolgerungen, die wir aus unseren Gesprächen mit den Exploranden und Explorandinnen zogen, waren im Prinzip unrichtig.

So haben wir unseren zweiten Forschungsbericht mit einem völlig oberflächlich scheinenden „Irrtum" eingeleitet: Bevor wir 1966 sechs Monate bei den Agni verbrachten, waren wir bei ihnen durchgereist – da hat Goldy gesagt: Schau, die Leute haben alle den gleichen Ausdruck, das sind genau solche Menschen wie der *Caligula* von Camus.

Nun hat Camus selbst die Überlieferungen rund um den römischen Imperator bereits so umgeformt, dass er für ein Drama zu verwenden war. Darin wurde der Charakter von Caligula so beschrieben, wie uns die Agni auf Anhieb vorgekommen waren: ein super-skeptischer, zynischer Herrscher, der nur seinen phantasierten Wünschen folgt. Er will den Mond haben, dann muss er den Mond auch bekommen – alles andere muss diesem Wunsch weichen. Seine Phantasie hält er für richtig, doch die Gesellschaft ist gegen ihn und macht ihn kaputt.

Der Gesichtsausdruck der Agni erinnert an extrem misstrauische Menschen, die davon ausgehen, dass ihr Gegenüber sie zum Mindesten übers Ohr hauen will. Diesen Ausdruck erwerben sie schon in der Kindheit, manchmal in der Adoleszenz. Er ist Ausdruck eines depressiv-misstrauischen Weltbezugs, als lebten sie in einer durch und durch trügerischen Welt.

Die Kinder werden in den ersten beiden Lebensjahren von der Mutter intensiv gestillt und gepflegt und dann plötzlich von ihr verlassen. Die Mutter unterhält hinfort keinerlei emotionale Bindung mehr zu dem Kind, sondern ist ganz auf das nächste eingestellt, selbst wenn sie noch gar nicht schwanger ist. Sie sagt: „Je suis lourde, je sens, je suis enceinte ...", selbst wenn sie mit gar niemandem geschlafen hat. Sie lässt von da an keine positiven Gefühle zu ihrem Kind mehr zu.

Dann wird das Kind in eine verwandte Familie weggegeben, wie hier in ein Heim. Diese Kinder haben untereinander Spielgruppen und sind misstrauisch-trotzig gestimmt, bis sie in „unser" Schulalter kommen. Dann werden sie Fußball-Fanatiker. Während der sechs Monate bei den Agni fand jeden Sonntag ein Freundschaftsspiel mit benachbarten Gruppen statt. Sie hatten zwar einen Schiedsrichter und zwei Linienrichter. Und doch wurde kein einziges Spiel zu Ende geführt, weil sie immer Streit bekamen.

Die einzigen quasi normalen Leute waren die in den Irrenanstalten. Warum? Weil sie keinen Besuch von Familienangehörigen erhielten. Die Verbindungsstraßen waren schlecht. Wenn sie aus der durch Chlorpromazin verursachten Dumpfheit auftauchten und man fragte: „Wollen Sie, dass wir Angehörige mit dem Auto herbringen?", schienen sie ganz verstört.

Der Gesichtsausdruck der Agni hatte also nicht mit Machtsucht zu tun, sondern mit dem Verlauf ihrer Kindheit und den Familienstrukturen. Wir haben sie zunächst gesehen wie den Caligula von Camus, was rein gar nichts mit ihnen zu tun hatte. Da mussten wir uns sagen: Ja, mit so unrichtigen Vorstellungen sind wir an die Agni herangetreten. Und doch stießen wir auf Merkmale, die für viele Angehörige dieser Ethnie galten. Zudem hat sich gezeigt, dass man falsche Voraussetzungen wie unsere völlig absurde Gleichsetzung „Die sind wie Caligula von Camus" mit der Zeit reduzieren und methodologisch gleichsam wettmachen kann. Vielleicht ein notwendiger Prozess, denn ganz neutral, also ohne jede Voraussetzung, kann man sich auf solche Dialoge mit anderen Gruppen nicht einlassen. Also auch nicht auf eine Analyse der zahllosen Gruppen von Mächtigen.

Wenn man sich am Ende dieser Arbeit auf die Machtsucht-Problematik einlassen muss, wird man dort ebenfalls darauf angewiesen sein, mit so ungenügenden – bewusst ungenügenden – Vorstellungen über die Sucht, ihre Behandlung usw. arbeiten zu müssen, ohne dass bereits klar wäre, worauf man hinaus will. Jedenfalls müsste man ebenso kühn vorgehen wie damals bei den Deutungen der fremden Kultur: Wir vermuten zwar, von falschen Voraussetzungen auszugehen, aber wir werden diese Verfälschung zum Teil relativieren können, so dass die Thesen wahrscheinlich auf einen Großteil der Inhaber politischer, wirtschaftlicher und gesellschaftlicher Macht zutreffen.

Dabei aber wird die Psychoanalyse selbst Teil eines gesellschaftlichen Geschehens. Um den dabei entstehenden Anforderungen zu genügen, musste sie selbst erst dynamisch werden und in der Begegnung mit anderen Kulturen und

Gesellschaften ihre statische Position aufgeben, die noch Freud dazu gebracht hatte, die Frage des Antisemitismus aus seinem kulturell-religiösen Umfeld heraus zu beantworten. Die Vorstellung einer starren Gesellschaft, wie sie Freud oder Hartmann annahmen, muss aufgegeben werden.

Die Entwicklung der Psychoanalyse, namentlich in Nordamerika, machte eine eigentliche Stagnation durch. Die Theorie war über alte Einsichten hinweggegangen, nach denen jede menschliche Gefühlsregung ambivalent ist, also sowohl gut wie böse. Stattdessen hielt man daran fest, dass der Eros, die freundlichen Gefühlsregungen, Mitgefühl und auch das Wissen, was Recht und was Unrecht ist, den einen zukommt, während die anderen von Natur aus böse sind und bekämpft werden müssen. Das wirkt bis heute in der Unfähigkeit nach, die manichäische Einteilung der Kulturen in die Guten und die Schurken zu kritisieren. „Schurkenstaaten" ist dabei ein Begriff, der durchaus mystisch ist, ganz so, als ob man gut und böse nach dem Vorbild der christlichen und jüdischen Religionen übernommen und nie davon Abstand genommen hätte.

Weshalb ist es zu dieser Stagnation mit Auswirkungen bis heute gekommen? Weshalb ist in den USA die Psychoanalyse eine Dienstmagd der Psychiatrie geblieben und nicht zu einem Instrument geworden, die Macht öffentlich zu durchleuchten?

Auffallend ist, dass die Vorläufer einer offeneren, kritischeren Psychoanalyse mit einer gesellschaftskritischen Haltung in die psychoanalytische Forschung eintraten. Schon vor und während dem Zweiten Weltkrieg haben besonders Otto Fenichel, aber auch der junge Erich Fromm ein marxistisches Weltbild mitgebracht, ohne freilich zu behaupten, dass dieses eine hinreichende Erklärung der psychologischen Phänomene mit sich bringe. Aber es bringt eine notwendige Voraussetzung mit sich, um die Psychoanalyse zu erweitern: den Blick auf das Gesellschaftliche.

Nach dem Zweiten Weltkrieg setzte eine Fülle von ähnlich gelagerten Untersuchungen ein, die von äußeren Umständen befördert worden sind: Es gab immer mehr Analytiker, die in der analytischen Selbstreflexion schon so frei waren, dass sie in andere Länder gingen, um gegensätzliche und andere Kulturen an Einzelpersonen zu studieren; sie erlebten, wie dabei ihre eigene Position im Rahmen der sogenannten „Gegenübertragung" ständig geändert werden musste, je nachdem, wohin sie kamen. So zeigten viele Einzeluntersuchungen, dass sich die Psychoanalyse von einer statischen zu einer dynamischen Untersuchungsmethode gewandelt hatte.

Einen noch größeren Impuls gab es durch die postkoloniale Entwicklung besonders in Afrika und Asien. Hinzu kam, dass immer breitere Flüchtlingsströme die Kulturgrenzen überschritten, weil sie vertrieben wurden und dabei merkten, wie ihre mitgebrachten Vorstellungen über Leben, Hass, Liebe, politische Einstellungen und wirtschaftliche Faktoren völlig andere waren als bei den Vertretern der Kultur, in die sie eingewandert waren.[10]

Dabei geriet alles in Bewegung, sowohl die Übertragung, wie man sie aus Einzelanalysen wahrnehmen konnte, als auch die Gegenübertragung, die sich im Dialog der Kulturen ständig ändern musste.

Diese Erfahrungen schlugen sich in vielen heterogenen Ansätzen nieder, wie die Psychoanalyse politisch tätig werden könnte. Sehr anschaulich wird diese Vielfalt von Ansätzen in einem 2003 veröffentlichten Lexikon, in dem 113 Kurzbiographien von Forschern (Soziologen, Ethnologen, Psychoanalytikern) nachzulesen sind, die alle auf ihre Art an der kulturzentristischen Einstellung der klassischen Psychoanalyse rüttelten und sie durch verschiedene Methoden zu überwinden suchten (Reichmayr et al. 2003). Dabei kam es keineswegs zu einem homogenen Material. Der einzig einheitliche Zug ist, dass keiner der vielen Ansätze zu einer wirksamen Kritik der Macht geführt hat: Alle haben vor einer Kritik der Macht als Sucht wie vor einer unsichtbaren Tür haltgemacht. Als ob ein Tabu darüber läge, dieses Wissen auf Mächtige und Machtgruppen anzuwenden. Ich will nun diese offene Tür durchschreiten.

Man scheint den Neo-Imperialismus, der vergangene Formen des Kolonialismus neu belebt, als gegeben hinzunehmen, scheint sich mit der zunehmenden Homogenisierung der Welt im Zug der Globalisierung abzufinden, obwohl doch diese angebliche Homogenisierung unter dem Druck einer Macht, der USA, und einer politischen Idee, der Demokratie, letztlich das Untersuchungsfeld und die Notwendigkeit der Psychoanalyse aufheben würde, da – so das Argument – in einer gleichgeschalteten Welt die Machtkämpfe von sich aus aufhören würden.

Die Psychoanalytiker selber haben diese Entwertung ihrer Politikwissenschaft ohne Protest und Gegenreaktion hingenommen: Offenbar hatten sie sich so weit identifiziert mit der herrschenden Idee einer hegemonialen Macht, die die ganze Welt so transformieren wird, dass sie zur Ansicht kamen: Die Psychoanalyse wird überflüssig, weil sich die Untersuchung verschiedener „cluster" von unbewussten Vorstellungen erübrigt, wenn eine einheitliche Fortschrittswelle über die Welt dahingegangen sein wird.

---

10 Anstöße, chinesische Einwanderer in den USA zu studieren, kamen von der Erfahrung der amerikanischen Armeeführung, insbesondere der Navy, da sie gewahr worden war, dass man überhaupt nicht wisse, wie die in die USA eingewanderten Chinesen eingestellt sind, was sie fühlen, wie sie denken – es sind Menschen anderer Art, anderer Gattung. Sie haben dann Werner Muensterberger beauftragt, Studien mit eingewanderten Chinesen, hauptsächlich aus Yunnan, einzuleiten. Durchgeführt wurden die einzelnen Analysen von Chinesen, die schon länger eingewandert und mit der amerikanischen Kultur besser vertraut waren.

Es heißt dann: Es würde keine Konflikte mehr geben, die den Ausgangspunkt der Psychoanalyse darstellen. Das ist insofern grotesk, als die Psychoanalyse auch bei uns, in einem einheitlichen kulturellen Umfeld, genug Konflikte vorgefunden hatte, zu deren Klärung sie sich einst aufmachte.

Zudem bleibt die Durchsetzung dieser Ideologie fraglich, wenn man historisch vergleichbare Ströme zur Homogenisierung in Betracht zieht, etwa den vormaligen Herrschaftsanspruch der Kirche, dann nach der Aufklärung den Kult der Vernunft oder noch später den real existierenden Sozialismus.

Es müssen zur spezifischen Erklärung von Machtformen die objektiv wirksamen gesellschaftlichen Kräfte miteinbezogen werden. Das gilt natürlich auch für die heute vorherrschende Machtideologie: die Organisationsform der Demokratie. Wenn man der Ideologie der Demokratie nachgeht, kommt man auf die griechische Polis, wo auf der Agora, dem Marktplatz, eine vernünftige Verteilung der Macht stattfand, wie es jeweils heißt. Schaut man genauer hin, merkt man, dass nicht alle Schichten an dieser Diskussion partizipierten, weder die Frauen noch die Sklaven, und dass jemand wie Sokrates, der gegen den Krieg mit den Persern und für Verhandlungen mit ihnen war, der also die Interessen der demokratisch legitimierten Machtgruppe angriff, den Schierlingsbecher trinken musste. Da liegt der Schluss nahe: Demokratie an und für sich ist keineswegs eine „vernünftige" Regelung von Konflikten zwischen Interessengruppen, sondern eine Form, um die irrationale Sucht nach Macht rational auszuleben, wobei sie als Teil der modernen Hegemonieansprüche Gewalt ausübt.

In der Tat ist nicht die Psychoanalyse zu Ende, aber die frühen Impulse aus der Ethnopsychoanalyse sind zu einem Ende gekommen. Dabei wäre es möglich, die Erfahrungen der bisherigen Forscher und die Ansätze, wie sie im erwähnten biographischen Lexikon zu finden sind, mit neuen Ansätzen zu erweitern und eine breit angelegte Erneuerung der psychoanalytischen Praxis und Theorie in Gang zu bringen.

Seltsamerweise wird die Psychoanalyse in Asien und Afrika nicht vorangetrieben, nicht einmal aus dem Kreis der westlichen psychoanalytischen Gesellschaften heraus. Es ist, als ob man die neokoloniale Neugestaltung der Welt nicht in Frage stellen wollte.

Die wenigen Initiativen, die bisher unternommen wurden, zeigen diesen blinden Fleck: Rund dreißig Forscher eines amerikanischen Instituts zur Vertiefung der Völkerpsychologie erhielten seinerzeit den Status von offiziellen Beratern bei Friedensverhandlungen zwischen Ägypten und Israel.[11] Wenn man resü-

---

11 Die Tätigkeit des Center for the Study of Mind and Human Interaction (CSMHI) fasst Vamik D. Volkan zusammen in: Zur Psychoanalyse nationaler, ethnischer und religiöser Konflikte, Psychosozial-Verlag, Gießen 1999.
Vgl. meine Rezension in der Frankfurter Rundschau, 22. 01. 2000.

miert, was sie publiziert haben, so gingen sie eine lange Strecke auf dem Weg der Psychoanalyse, ließen aber systematisch weg, dass sie, wo immer sie auftauchten, als Amerikaner, als Repräsentanten einer Weltmacht dastanden, die alles ändert und ändern wird und ändern will und ändern muss. Deshalb konnte es nicht zu einem besseren gegenseitigen Verständnis jenseits der Sprache der Gewalt kommen. Die eigene Position wurde immer ausgespart – trotz der verfügbaren Erkenntnisse der Ethnopsychoanalyse.

8. Sucht und Macht: Ein Ausblick

Die Sucht nach Macht ist weder gottgegeben noch naturgegeben im Sinne des Szientismus noch triebgesteuert im Sinne psychoanalytischer Entwicklungstheorien der Libido beim Individuum, sondern kulturbedingt: Die jeweilige Form, wie Sucht nach Macht ausgelebt wird, steht in Korrelation zur Gesellschaftsform. Die aber ist veränderbar. Dabei müsste die Psychoanalyse Teil einer gesellschaftlichen Kraft werden, die die Sucht nach Macht unterbindet. Sei es durch äußere Maßnahmen, sei es durch eine Aufklärung der ihr zugrunde liegenden „shared phantasies".

Dass das nicht geschehen ist, ist umso merkwürdiger, als der Psychoanalyse fernstehende Historiker, Soziologen immer wieder gesagt haben: Es gibt kein vernünftiges Motiv, dass diese Leute Macht ausüben, an ihr festhalten und sie nicht aufgeben können. Und es wurden eine Menge Ausdrücke geprägt, die dieses Verhalten der Mächtigen charakterisieren. Etwa wenn in Wahlnächten westlicher Demokratien die Unterlegenen als „schlechte Verlierer" es nicht über sich bringen, die Macht weiterzugeben.

Das hat sich in jüngster Zeit – man denke nur an Gerhard Schröder oder Silvio Berlusconi – gehäuft. Immer wieder weigern sich Machtgruppen und Machthaber, sich den von ihnen selbst eingerichteten demokratischen Prozessen widerstandslos zu fügen. Es ist genau so wie bei den Süchtigen, die von der Sucht nicht lassen, bis sich ihr soziales Umfeld grundsätzlich ändert oder durch therapeutische Maßnahmen verändert wird.
Bei solchen Anlässen treten die unbewussten irrationalen Züge hervor, die unter der Ideologie der Demokratie verdrängt werden. Der Alleinvertretungsanspruch der Demokratie etwa wurde von den Psychoanalytikern nie in Frage gestellt, obwohl sie doch schon längst auf dem Weg gewesen sind, die eigene Kultur als einen Sonderfall zu begreifen. Man hat direkt den Eindruck, dass sie sich einfach keine Zeit nahmen, sich auf politische Prozesse einzulassen.

Schwierig wäre das nicht gewesen, denn dank der Entwicklung der Medien kann man jeden einzelnen Schritt einer Machtgruppe an der Spitze einer Nation verfolgen und gelangt dann immer wieder zu dem Schluss: Ja, was dort passiert, das ist genau so – und das füge ich hinzu – wie das Verhalten eines Heroin- oder Kokainsüchtigen.

Die große Mehrzahl der Machthaber in der Politik – es mag in anderen Machtgruppen ähnlich sein – hat bewusst zwar rationale Ziele, kümmert sich aber in Wirklichkeit so wenig um alles, was außerhalb ihrer Sucht steht, dass die Machthaber schon zu Recht mit Geisteskranken verglichen wurden, die nur eine überwertige Idee haben, die sie dann mit aller Energie Tag und Nacht verfolgen, die ihre Träume formt usw., während sie für alle anderen Lebensbereiche, die jeder gewöhnliche Mensch leicht bewältigen kann, gar kein Interesse aufbringen.

Sie wirken dann auf der einen Seite wie Schwachsinnige, auf der anderen wie Geisteskranke, die außer ihrem Wahn gar nichts zur Kenntnis nehmen können. Das sind keine Diagnosen, sondern Vergleiche, Illustrationen dafür, wie einseitig Machthabende verfahren.

Das ist auch der Punkt, weshalb ich methodisch vorschlage, alles das, was man über Suchtverhalten weiß, endlich auf die Probleme der Tagespolitik, auf Probleme der Wirtschaftspolitik usw. anzuwenden.

Wenn in letzter Zeit vermehrt vom Neo-Imperialismus gesprochen wird, so heißt das nichts weiter als: Hier ist eine bevorzugte kulturelle politische Gruppe, nämlich unsere eigene, die haushoch allen anderen überlegen ist, und wir müssen nur sehen, dass sie den Sieg über die anderen Gruppen davonträgt. Dabei wirkt der Neo-Imperialismus wie eine historische Metapher, die ein bestimmtes Stadium aus dem Zeitalter des Imperialismus wiederholt, ohne dass er der heutigen Epoche und Verflechtung der Kulturen irgend angemessen wäre.

Mein Vorschlag wäre, die bereits erfolgten, publizierten Analysen über Sucht jetzt einmal anders anzuordnen: nicht so, dass sie einen Zugang zum Unbewussten der Untersuchten eröffnen, sondern so, dass sie das Gesamtbild der Gesellschaft als süchtiges Verhalten einsichtig machen. Ein Gesamtbild, das entsprechend der Verteilung der Sucht alle oder fast alle mittleren und großen Menschengruppen erfassen kann und auch nicht an ein Lebensalter oder eine soziale Schicht gebunden ist: Es wirkt dann so, als ob es sich um eine von außen herangebrachte Seuche, eine ansteckende Krankheit handelte.
Man ist ja gewohnt, solche aus dem somatischen Bereich stammende Ereignisse als tiefe Eingriffe in die Kulturentwicklung zu verstehen, wie die Pest zu Ende des Mittelalters, dann die Syphilis, und kaum hatte man die Syphilis überwunden, Aids. Das waren solche von einem nicht psychologischen und nicht sozialen Medium ausgehende Erschütterungen. Und genauso scheint die Sucht alle Bereiche des sozialen und politischen Lebens nicht gerade auszulöschen, aber zu überformen, ihnen eine andere Gestalt zu geben.

Wir schlagen also vor, die gesammelten Erfahrungen unter dem Gesichtspunkt der Sucht zu ordnen und ein Forum einzurichten, das ähnlich der

Freud'schen Psychoanalyse eine einheitliche Fragestellung und vielleicht auch einmal einheitliche Antworten ermöglicht.

So weit ist man überhaupt nicht gekommen. Jede Erneuerung der psychosozialen Erklärungsversuche stürzte wieder in den gleichen Raum der kulturspezifischen Eigenheiten zurück, die man jeweils studiert hat und die mit den anderen überhaupt nicht verknüpft worden sind. Denn das verknüpfende Element ist nicht die genetische Anlage und nicht die Natur oder schon gar nicht eine biologische Seuche wie die Syphilis oder die Vogelgrippe, die vielleicht droht, sondern das Suchtverhalten an und für sich.

Ich glaube nicht, dass es dabei möglich ist, spezifische Untersuchungen anzusetzen, die nur von der Sucht ausgehen. Man weiß zu wenig über die Sucht als Sucht nach Macht. Nicht umsonst ist der *Principe* von Machiavelli ein noch heute berührendes Buch, denn dort versucht er unter sehr eindeutigen Voraussetzungen, einem jungen Fürsten zu erklären, wie man in seiner Zeit und an seinem Ort die Macht erwirbt und behält. Kritischen Historikern wird dies keineswegs als eine zynische Sache erscheinen, denn diese Fürsten waren nun wirklich darauf angewiesen, ihre Ziele mit Macht und über Macht zu verfolgen. Dies war zu Machiavellis Zeiten ausgesprochen vernünftig, während es heute im Sinne der seit der Aufklärung verbreiteten Ideologie eigentlich als unvernünftig gelten müsste, so zu handeln.

Wenn es heute einen Machiavelli gäbe, der das Suchtverhalten der Großmächte, aber auch kleinerer Staaten, ob sie nun eine demokratische oder weniger demokratische oder gar diktatorische Konstitution haben, untersuchen würde, dann wäre er in der Lage, sie einer suchtspezifischen Analyse zu unterwerfen.

Und diese Schritte wären sehr leicht zu tun. Es gibt ja nicht nur genügend untersuchtes historisches Material, man kann sich ständig Bestätigungen über die Theorien, die man für die Suchtpolitik bildet, holen. Dabei muss man von der Metapher, dass das Streben der Macht eine Sucht ist, gar nichts abstreichen und kann, ohne ins Philosophieren zu verfallen, die Tatsachen unter diesem Gesichtspunkt zusammenfassen und ordnen. Ob man indes je spezifische Untersuchungsinstrumente entwickeln kann, bleibt fraglich, so oder so ist es bis dahin ein langer Weg.

Und doch sehe ich es heute für richtig an, erst einmal den Spieß umzudrehen: die Sucht ohne Erhellung der dahinter liegenden Triebkräfte als gegeben anzunehmen und die Möglichkeiten anzuwenden, um die Sucht und die Süchtigen – ich will gar nicht sagen: zu heilen – wieder in andere Bahnen zu lenken.

Wie das passieren kann, das weiß ich auch nicht. Wahrscheinlich wäre es nötig, neben der sogenannten unabhängigen Rechtspflege eine Art Öffentlichkeit herzustellen, die allgemein zugänglich ist.

Eine solche Plattform sollten ja die Medien bilden. Und doch kann man, wie in den letzten zwanzig Jahren zu sehen war, praktisch jede Großgruppe zur

Teilnahme an der gerade aktuellen Sucht manipulieren. Als Gegenposition, die das Handeln der Mächtigen als Suchtphänomen ansieht und einzugreifen versucht, um die Sucht gleichsam von außen zu unterbrechen, dafür ist die gegenwärtige Medienlandschaft nicht geeignet.

Ich habe keine Ahnung, wie man sie verändern müsste. Ansätze dazu sind vorhanden. Etwa Medien, die diese Transzendenz ihrer Kultur herzustellen versuchen. Letztes Beispiel ist der arabische Sender Al-Djazira, der es unternommen hat, sein Programm, das auf den arabischen oder muslimischen Kulturen beruht, so zu bringen, dass deren eigene Interpretation der Verhältnisse mit den Interpretationen der Fremden relativiert werden. Im Idealfall könnten dann die Massen gleichsam rational aussuchen, was sie für richtig und unrichtig halten. Dieser Prozess aber wird wiederum durch andere Medien behindert, so dass andere politische Mittel, die in diesem Suchtverhalten eine große Rolle spielen, ebenfalls propagiert werden können. Das einfachste Mittel lautet: Es drohen Gefahren, Gefahren noch nicht einmal von den Bösen, sondern überhaupt Gefahren, und es gibt welche, nämlich die, die gerade an der Macht sind, die die Möglichkeit haben, uns vor diesen Gefahren zu bewahren.

Die Gefahren, vor denen gewarnt wird, sind reale Gefährdungen der Sicherheit, des Fortlebens, der Gesundheit, der Natur. Doch sie werden nun gerade nicht als reale Gefahren dargestellt, denen mit rationalen Mitteln beizukommen wäre, sondern bloß als Anlass missbraucht, um die eigene Sucht nach Macht zu stillen. So lange, bis die Machthaber – meist durch äußere Einflüsse – scheitern und von ihrer Sucht ablassen müssen.

Ob solche Machtkonstellationen den Keim, eines Tages zu zerfallen, bereits in sich tragen, ist noch umstritten. Jedenfalls kommt eine historische Betrachtung eher zum Schluss, dass nur außerhalb des Bereichs des Machtsüchtigen liegende Kräfte im Stande sind, diese Sucht nicht etwa zu stillen, aber zum Verschwinden zu bringen.

Das Typische an diesem Vorgang ist, soweit man sehen kann, dass diese Gruppe der Machtsüchtigen sofort auseinanderfällt, wenn sie durch äußere Einflüsse ihre Macht verliert. Es ist dies ein Muster, das es eigentlich in der großen Politik weniger gegeben hat als bei kriminellen Gruppen, die sich nur zu einer bestimmten Sache wie etwa dem Alkoholschmuggel in Ländern mit Prohibition zusammengefunden haben: Sobald der kriminelle Zweck erfüllt oder nicht mehr durchführbar war, blieb von der wohlorganisierten kriminellen Gesellschaft nichts mehr übrig.

Auch wenn man dieses Ziel vor Augen hat, darf man nicht teleologisch versuchen, die „bösen" Kräfte zu bannen und die „guten" zu preisen. Dieses manichäische Weltbild unterschlägt die Ambivalenz der Kräfte, die aus dem Unbewussten wirken. Diese müsste man als Naturtatsachen hinnehmen und nicht mit teleologischen Vorurteilen entstellen oder gar kastrieren wollen. Wie Freud in der *Traumdeutung* die Theorie der Psychoanalyse als Konflikttheorie entwarf, ohne sogleich zu bestimmen, welche Kräfte jeweils am Werk sind. Auch ihm gelang es erst nach Jahrzehnten des Forschens, das heute gültige Modell des „psychischen Apparats" zu entwerfen, wobei später die Libidotheorie durch die sogenannte erste und zweite Angsttheorie, die Einführung anderer Instanzen erweitert und verändert wurde.

Als Grundlage ist vom rücksichtslosen Egoismus jedes Lebewesens auszugehen, ohne deswegen in die absurde Theorie des Neodarwinismus zu verfallen. Dieser Egoismus nun ist nicht zu verwerfen im Namen eines „guten" Zieles, sondern in seiner Ambivalenz zu analysieren: Wie und wann schlägt er um in ein Suchtverhalten, das die eigentlichen Interessen einer Person überformt und zum Verschwinden bringt. Man muss den Menschen nicht vom Egoismus „heilen", sondern von der Dynamik der Sucht bewahren.

Dabei wird eine psychoanalytische Politologie der Sucht, wie ich glaube, wohl nicht weiter führen, als einmal die „commonly shared phantasies" der Machtgierigen unabhängig vom Ort und der Zeit, wo sie entstanden sind, festzustellen. Um dann vorsichtig zu einer Möglichkeit zu gelangen, auf Machtgruppen und vor allem auf Machtgruppen in Regierungen von einer Seite einzuwirken, wie es bisher noch gar nie versucht worden ist.

So sehr die politische Opposition nämlich alle Mittel verwendet, um ihre Lösungsvorschläge, ihre Ansprüche als die richtigen und die anderen als falsch darzustellen, so wenig ändert dies daran, dass auch sie von der gleichen Sucht getrieben wird. Die Sucht nach Macht ist ein ubiquitäres Phänomen, alle politischen Parteien sind davon besessen, und deshalb sollte man das Suchtproblem der herrschenden Gruppe jeweils viel direkter angehen, als zu warten, bis es von äußeren oppositionellen Einflüssen zerstört wird.

9. Literatur

Argelander H (1971) *Der Flieger.* Suhrkamp, Frankfurt/Main

Dumont R (1962) *L'Afrique noire est mal partie.* Éd. du Sevil, Paris

Freud S (1900) *Traumdeutung*

Freud S (1938) *Abriss der Psychoanalyse*

Glover E (1933) *War, Sadism and Pacifism.* George Allen & Unwin Ltd., London

Gmür M (1991) *Glücksspiel und Spielsucht in der Schweiz.*

Kershaw I (2000) *Hitler.* Deutsche Verlags-Anstalt, München

Lawrence TE (2005) *Die sieben Säulen der Weisheit.* Deutscher Taschenbuch Verlag, München

Orwell G (1986) *Tage in Burma.* Diogenes Verlag, Zürich

Parin P, Morgenthaler F, Parin-Matthèy G (1992) *Die Weissen denken zu viel, 3. überarbeitete Aufl.* Fischer, Frankfurt am Main

Parin P, Parin-Matthèy G (2005) *Psychoanalyse und politische Macht.* In: Paul Parin, Lesereise 1955 bis 2005, Edition Freitag, Berlin, S 55–76 und http://www.paul-parin.info

Parin P (2005) *Der alte Mann und der neue Krieg.* S 139–153

Reichmayr J, Wagner U, Ouederrou C, Pletzer B (2003) *Psychoanalyse und Ethnologie. Biographisches Lexikon der psychoanalytischen Ethnologie, Ethnopsychoanalyse und interkulturellen psychoanalytischen Therapie,* Psychosozial-Verlag, Gießen

Volkan VD (1999) *Zur Psychoanalyse nationaler, ethnischer und religiöser Konflikte.* Psychosozial-Verlag, Gießen

Wirth HJ (2002) *Narzissmus und Macht.* Psychosozial-Verlag, Gießen

Autorenverzeichnis

Herausgeber

Batthyány, Dominik, Dr. phil., 1971 in Wien geboren, Psychotherapeut i. A., Studium der Philosophie in Wien und an der Internationalen Akademie für Philosophie, Liechtenstein; 1996 bis 1999 Viktor-Frankl-Institut Wien, schriftliches Archiv; ab 1999 Research Assistant am Wittgenstein Archive, Cambridge; ab 2001 bei einem Finanz-Informations Dienstleister in Frankfurt/Main tätig; 2002 bis 2004 erneut Wittgenstein Archive, Cambridge; seit 2007 Leitung der Abteilung Prävention im „Grünen Kreis" – Verein zur Rehabilitation und Integration suchtkranker Personen.

Pritz, Alfred, Univ.-Prof. Dr. phil., geboren 1952, Rektor und Professor an der Sigmund Freud PrivatUniversität Wien (SFU); Psychotherapeut (u. a. Psychoanalyse, Gruppenpsychoanalyse, Dynamische Gruppenpsychotherapie), Klinischer und Gesundheitspsychologe, Präsident des World Council for Psychotherapy.

Autorinnen und Autoren

Becker, Tilman, Prof. Dr., geboren 1954 in Tuttlingen, Geschäftsführender Leiter der Forschungsstelle Glücksspiel an der Universität Hohenheim, Stuttgart; Inhaber des Lehrstuhls Agrarmärkte und Agrarmarketing an der Universität Hohenheim; Interessensschwerpunkte: Verbraucherverhalten, Entscheidungstheorie; Mitglied im Wissenschaftlichen Beirat Verbraucher- und Ernährungspolitik beim Bundesministerium für Ernährung, Landwirtschaft und Verbraucherschutz.

Berner, Wolfgang, Univ.-Prof. Dr. med., Jahrgang 1944, Direktor des Instituts für Sexualforschung und Forensische Psychiatrie des Universitätsklinikums Hamburg-Eppendorf; Facharzt für Psychiatrie und Psychotherapie, Psychoanalytiker (DPV); gemeinsam mit Andreas Hill, Niels Habermann, Dietrich Klusmann und Peer Briken Publikation des Beitrags „Criminal recidivism in sexual homicide perpetrators" im „International Journal of Offender Therapy and Comparative Criminology" (2008; 52:5–20).

Böning, Jobst, Prof. Dr., geboren 1939, verheiratet, drei Kinder; Medizinstudium in Bonn, Wien und Würzburg; Facharzt für Psychiatrie und Neurologie, Habilitation 1976; Leiter Klinische Suchtmedizin bis zur Emeritierung 2005; Mitglied der Ethikkommission, 1994 bis 2003 Vizepräsident der Universität Würzburg, ehemaliger Präsident Deutsche Gesellschaft für Suchtforschung und Suchttherapie, Ehrenvorsitzender Bayerische Akademie für Suchtfragen, Vorsitzender Deutsche Hauptstelle für Suchtfragen und Fachbeirat Glücksspielsucht; Arbeitsschwerpunkte: Anthropologie, Psychopathologie und Neurobiologie stofflicher und nichtstofflicher Süchte, Pharmakopsychiatrie, Neuropsychophysiologie.

Braakmann, Diana, Dr., geboren 1976 in Herford, Nordrhein-Westfalen; Universitätsassistentin im Doktoratsstudiengang Psychotherapiewissenschaft an der Sigmund Freud PrivatUniversität Wien (SFU); psychotherapeutische Tätigkeit (Verhaltenstherapie, Dialektisch-Behaviorale Therapie) mit Schwerpunkt Behandlung der Borderline-Persönlichkeitsstörung; besonderes Forschungsinteresse für den Bereich dissoziativer Phänomene.

Breuer, Simone, Dipl.-Psych., 1978 in Köln geboren, Studium an der Universität zu Köln; Mitarbeiterin im Psychologischen Institut der Deutschen Sporthochschule Köln und im angegliederten Deutschen Forschungszentrum für Leistungssport (momentum); Tätigkeits- und Forschungsschwerpunkte: Entwicklung und Anwendung sportpsychologischer Diagnostik und Intervention im Jugendleistungssport.

Briken, Peer, PD Dr. med., Jahrgang 1969, Facharzt für Psychiatrie und Psychotherapie, Forensische Psychiatrie; Oberarzt am Institut für Sexualforschung und Forensische Psychiatrie des Universitätsklinikums Hamburg-Eppendorf und Geschäftsführer der Deutschen Gesellschaft für

Sexualforschung; gegenwärtig Leitung eines Forschungsprojekts zu „Sexuell grenzverletzenden Minderjährigen". Gemeinsam mit Andreas Hill und Wolfgang Berner veröffentlichte er den Artikel „Can sex become addictive?" in „MMW Fortschritte der Medizin" (2008; 150:32–34).

Fischer, Gabriele, Univ.-Prof. Dr., geboren 1960, Fachärztin für Psychiatrie und Neurologie; Leiterin der Drogenambulanz, Suchtforschung und -therapie der Universitätsklinik für Psychiatrie und Psychotherapie an der Medizinischen Universität Wien (AKH); Vorsitzende des Universitätsrates der Medizinischen Universität Innsbruck, Mitglied des Obersten Sanitätsrates der Republik Österreich und Leiterin der Kommission zur Qualitätssicherung in der Suchterkrankung (Bundesministeriums für Gesundheit, Familie und Jugend); Konsulentin der WHO, UNO und des Europaparlaments; Autorin zahlreicher Publikationen.

Fritz, Jürgen, Prof. Dr., Jahrgang 1944, Professor für Spiel- und Interaktionspädagogik sowie komplexer Kommunikation an der Fachhochschule Köln, Fakultät für Angewandte Sozialwissenschaften, Institut für Medienforschung und Medienpädagogik; Leiter des Forschungsschwerpunktes „Wirkung virtueller Welten"; Arbeitsschwerpunkte: Theorie des Spiels, Kooperation im Team, Online-Communities; qualitative Forschungsprojekte zu virtuellen Spielwelten, Planung, Durchführung und Evaluation von Spielaktionen, Didaktik und Methodik des Spiels.

Gelo, Omar, Dr., geboren 1975 in Gallarate, Italien; Universitätsassistent im Doktoratsstudiengang Psychotherapiewissenschaft an der Sigmund Freud PrivatUniversität Wien (SFU); Forschungsinteresse im Bereich Psychotherapieforschung in der Untersuchung des therapeutischen Prozesses, mit besonderer Berücksichtigung der Metaphorik, der emotional-kognitiven Regulation und der Anwendung der dynamischen Systemtheorie; darüber hinaus interessiert in der Psychotherapie-Integration, der empirischen Untersuchung von therapeutischen Wirkfaktoren und in der vergleichenden Prozess-Outcome Forschung.

Grüsser-Sinopoli, Sabine M., Univ.-Prof. Dr. rer. nat., 1964 in Berlin geboren, am 3. Januar 2008 in Mainz überraschend verstorben. Professorin für Medizinische Psychologie und Medizinische Soziologie an der Klinik für

Psychosomatische Medizin und Psychotherapie der Johannes Gutenberg-Universitätsklinik in Mainz; international führende Expertin im Bereich nicht-stoffgebundener Sucht; Studium der Ethnologie, Psychologie, Ur- und Frühgeschichte, sowie Humanmedizin an der FU Berlin, Abschluss Mag. Artium; Gründerin und Leiterin der international renommierten Interdisziplinären Suchtforschungsgruppe Berlin (ISFB), Charité Berlin; ihre wissenschaftliche Tätigkeit umfasste Grundlagen- und anwendungsbezogene Forschung bei Alkohol-, Cannabis- und Opiatabhängigkeit, pathologischem Glücksspiel, Computerspiel- und Internetabhängigkeit sowie emotionalem Lernen und kortikaler Plastizität. Werke z. B.: „Verhaltenssucht: Diagnostik, Therapie, Forschung", Verlag Hans Huber, Bern 2006.

Hill, Andreas, PD Dr. med., Jahrgang 1962, Facharzt für Psychiatrie und Psychotherapie, Forensische Psychiatrie; Von 2000 bis 2008 Oberarzt am Institut für Sexualforschung und Forensische Psychiatrie des Universitätsklinikums Hamburg-Eppendorf; 2008 unter anderem Herausgabe des Buches „Lust-voller Schmerz. Sadomasochistische Perspektiven", Psychosozial-Verlag, Gießen, gemeinsam mit Peer Briken und Wolfgang Berner; seit Januar 2009 in freier Praxis als Psychotherapeut und Gutachter in Hamburg.

Kleinert, Jens, Univ.-Prof. Dr., geboren 1964, Dipl.-Sportlehrer; approb. Arzt; Leiter des Psychologischen Instituts der Deutschen Sporthochschule Köln; 2004 bis 2006 Professor für Sport und Gesundheit am Institut für Sportwissenschaft der Universität Würzburg; seit 2006 Professur für Sport- und Gesundheitspsychologie an der DSHS Köln; Arbeitsschwerpunkte: Gesundheitsforschung, Teamforschung, Risikoverhalten, Befindlichkeit, Talentförderung.

Müller, Astrid, Dr. med., Dipl.-Psych., Jahrgang 1963, Oberärztin und Leitende Psychologin an der Psychosomatischen und Psychotherapeutischen Abteilung des Universitätsklinikums Erlangen; Studium der Medizin an der Russischen Staatlichen Medizinischen Universität in Moskau; Thromboseforschung und Promotion an der Technischen Universität Dresden; anschließend Ausbildung zur Psychologischen Psychotherapeutin (Verhaltenstherapie) und Promotion in Psychologie an der Universität Bamberg; Leiterin des Forschungsprojektes „Pathologisches Kaufen" an der Universität Erlangen; Studium der Ethnologie, Psychologie, Ur- und Frühgeschichte, sowie Humanmedizin an der FU Berlin, Abschluss Mag. Artium; Expertin im Bereich „Pathologisches Kaufen" mit zahlreichen wissenschaftlichen Publikationen; Arbeitsschwerpunkte: Verhaltensexzesse, Essstörungen, Persönlichkeitsstörungen und Psychotherapieforschung; 2008 Veröffentlichung eines evaluierten kognitiv-verhaltenstherapeutischen Gruppentherapiemanuals zur Behandlung von pathologischem Kaufen, deutscher Ärzte-Verlag.

Müller, Kai W., Dipl.-Psych., geboren 1979 in Wiesbaden, wissenschaftlicher Mitarbeiter an den Kliniken der Johannes Gutenberg-Universität Mainz, Ambulanz für Spielsucht; Forschungsschwerpunkte: neuro-, sozial- und persönlichkeitspsychologische Aspekte von stoffungebundenen Abhängigkeitserkrankungen, Analysen zum Suchtpotenzial einzelner Computerspiele, sowie emotionale Verarbeitungsmechanismen von spielbezogenen Reizen.

Musalek, Michael, Univ.-Prof. Dr., 1955 in Wien geboren, seit 1986 Facharzt für Psychiatrie und Neurologie, seit 1993 Psychotherapeut; 1989 bis 2001 stationsführender Oberarzt an der Psychiatrischen Universitätsklinik in Wien; 1990 Venia docendi für das gesamte Gebiet der Psychiatrie; seit 1997 außerordentlicher Universitätsprofessor für Psychiatrie an der Medizinischen Universität Wien; seit 2001 Primarius am Anton-Proksch-Institut, seit 2004 dessen Ärztlicher Direktor; Präsident der Österreichischen Gesellschaft für Psychiatrie und Psychotherapie; Mitglied des Executive Committee of the European Psychiatric Association (Secretary for Sections).

Neuner, Michael, Dr. oec., geboren 1962 in Karlsruhe, Studium der Wirtschafts- und Sozialwissenschaften an der Universität Stuttgart Hohenheim; danach Assistent am Lehrstuhl für Konsumtheorie und Verbraucherpolitik (Prof. Dr. Gerhard Scherhorn); anschließend Assistent am Institut für Sozialwissenschaften und Methodenlehre, Dissertationsschrift über „Verantwortliches Konsumentenverhalten: Individuum und Institution"; Mitarbeiter der Identity Foundation, Düsseldorf; danach Forschungsverantwortlicher am Transatlantik-Institut der FH Ludwigshafen; derzeit Senior Consultant bei ServiceBarometer AG, München; Gründungsmitglied der Forschungsgruppe Kaufsucht der Universität Hohenheim; Veröffentlichungen u. a. zu den Themen Kaufsucht, Konsumkompetenz, Verbraucherpolitik, Wirtschaftsethik, Politischer Konsum, kulturelle Globalisierung, Unternehmerisches Denken und Handeln, Wirtschaftselite.

Parin, Paul, Dr. med., Dr. h.c., geboren 1916 in Polzela, Slowenien; Schriftsteller, Psychoanalytiker und Ethnologe; Studium der Medizin in Graz und Zagreb, 1943 Promotion in Zürich, 1944 bis 1945 im Rahmen der Schweizer Ärzte- und Sanitätshilfe bei der jugoslawischen Befreiungsarmee; 1946 bis 1952 Ausbildung in Neurologie und Psychoanalyse in Zürich; 1958 Mitbegründer des Psychoanalytischen Seminars Zürich; 1954 Forschungsreisen nach Westafrika; gemeinsam mit Goldy Parin-Matthèy und mit Fritz Morgenthaler Begründer der Ethnopsychoanalyse; ethnopsychoanalytische Hauptwerke: „Die Weißen denken zuviel; Psychoanalytische Untersuchungen bei den Dogon in Westafrika" (1963) und „Fürchte deinen Nächsten wie dich selbst; Psychoanalyse und Gesellschaft am Modell der Agni in Westafrika" (1971); 1992 Erich-Fried-Preis, 1997 Sigmund-Freud-Preis für wissenschaftliche Prosa der Deutschen Akademie für Sprache und Dichtung, 1999 Sigmund-Freud-Preis der Stadt Wien; Ehrendoktor der Universität Klagenfurt. (Siehe auch: www.paul-parin.info)

Poppe, Hubert, Dr. med., geboren 1962 in Wien; ab 1981 Medizinstudium an der Universität Wien, Promotion 1992, danach Ausbildung zum Facharzt für Psychiatrie und Neurologie; seit 1999 am Anton-Proksch-Institut (API) im stationären und ambulanten Bereich und als niedergelassener Facharzt tätig; Fachreferent zum Thema Internetsucht seit 1999; seit März 2004 Oberarzt am API, Abteilung II; seit April 2006 Leitender Oberarzt der Suchtberatung Wiener Neustadt; Koordinator des Bereichs Spielsucht/Internetsucht am Anton-Proksch-Institut.

Poppelreuter, Stefan, Dr., geboren 1964 in Neuss, Diplom-Psychologe; Bereichsleiter für die TÜV Rheinland/Impuls GmbH in den Bereichen empirische Sozialforschung sowie Personal- und Organisationsberatung; Schwerpunkte: Corporate Social Responsibility (CSR) und „Arbeit und Gesundheit"; Experte in den Bereichen Stoffungebundene Süchte und Stoffgebundene Abhängigkeiten; bis 2001 Wissenschaftlicher Mitarbeiter in der Abteilung für Wirtschafts- und Organisationspsychologie des Psychologischen Instituts der Universität Bonn und 1996 Promotion mit einer Dissertation zum Thema „Arbeitssucht".

Raab, Gerhard, Prof. Dr. oec., geboren 1960 in Wiesbaden, Diplom-Kaufmann, Diplom-Psychologe; Studium der Wirtschaftswissenschaften und Psychologie an den Universitäten Mainz und Hagen; 1988 bis 1992 wissenschaftlicher Mitarbeiter an der Universität Hohenheim und Promotion zum Doktor der Wirtschaftswissenschaft; 1992 bis 1997 Strategiereferent und Projektleiter im Vorstandsstab der DG BANK Deutsche Genossenschaftsbank AG in Frankfurt am Main; seit 1989 Mitglied der Hohenheimer Forschungsgruppe „Kaufsucht", seit 1997 Professor für Marketing und Psychologie an der Fachhochschule Ludwigshafen, seit 1999 geschäftsführender Direktor des Transatlantik-Instituts an dieser Hochschule Forschungsschwerpunkte: Konsumentenverhalten, impulsives und pathologisches Kaufverhalten, Neuroökonomie.

Reboly, Katharina R., BA pth., geboren 1981 in Graz, wissenschaftliche Assistentin an der Sigmund Freud PrivatUniversität Wien (SFU) und als Psychotherapeutin i. A. (Psychoanalyse) an der Ambulanz der SFU tätig; neben dem Studium der Psychotherapiewissenschaften intensive Beschäftigung mit dem „Messie-Syndrom", psychotherapeutischen Aspekten der Organtransplantation und der Akademisierung der Psychotherapie in Forschung und Lehre; 2006 Marianne-Ringler-Preis zur Förderung wissenschaftlicher Arbeiten auf dem Gebiet der Psychotherapie; 2007 Mitherausgeberin des Buches „Das Messie-Syndrom. Phänomen, Diagnostik und Therapie des pathologischen Sammelns", Verlag SpringerWienNewYork.

Roth, Kornelius, Dr. med., geboren 1952 in Göttingen, verheiratet, zwei Kinder; Facharzt für Psychosomatische Medizin und Psychotherapie, Facharzt für Psychiatrie und Psychotherapie; nach langjähriger, auch leitender, Kliniktätigkeit, in eigener Praxis tätig, mit Behandlungsschwerpunkt im Sucht- und Traumabereich; spezielle Psychotraumatherapie (DeGPT – Deutschsprachige Gesellschaft für Psychotraumatologie eV) und Tätigkeit als EMDR (Eye Movement Desensitization and Reprocessing) Therapeut und Supervisor („accredited consultant of the EMDR Europe Association"); Weiterbildner und Lehrtherapeut an Ausbildungsinstituten für Ärzte und Diplompsychologen; u.a. verschiedene Publikationen über „Sexsucht", 2007 „Sexsucht. Krankheit und Trauma im Verborgenen", Ch. Links Verlag, Berlin.

Schiava-Winkler, Ursula della, Mag., Jahrgang 1965, verheiratet, drei Kinder; Consultant, Trainer und Coach in der Industrie, im Gesundheits-, Versicherungs- und Bankensektor im deutsch- und englischsprachigen Raum;

Arbeitsschwerpunkte: Begleitung von Veränderungsprozessen in Unternehmen, von Teams und Einzelpersonen zum Thema Persönlichkeitsentwicklung und Kompetenz- und Performancesteigerung; Absolventin der Psychotherapiewissenschaft der Sigmund Freud PrivatUniversität Wien (SFU); Leitung des Arbeitskreises für Organisationsentwicklung im Rahmen des ÖAGG – Österreichischer Arbeitskreis für Gruppentherapie und Gruppendynamik.

Springer, Alfred, Psychotherapeut (Psychoanalyse, ÖÄK-Diplom Psychotherapeutische Medizin); Facharzt für Neurologie und Psychiatrie; habilitiert für Psychiatrie und Psychotherapie; Leiter des Ludwig Boltzmann-Instituts für Suchtforschung am Anton Proksch-Institut (Kalksburg/Wien). Wissenschaftliche Publikationen aus den Bereichen Suchtforschung, Theorie der Abhängigkeiten, Substitutionsbehandlung, Sexualwissenschaft, Psychoanalyse, Kultur-/Sozialgeschichte, Jugendkultur, mediale Repräsentation der Abhängigkeit in der Populärkultur und Präventionsforschung; Expertisen zu heroingestützter Behandlung und zu Konsumräumen; Buchveröffentlichungen: „Pathologie der geschlechtlichen Identität", „Kokain", „Die Wiener Drogenszene"; Zuletzt Text über Sucht (stoffgebunden und stoffungebunden) und toxische Psychose im Film: Requiem für einen Traum" in Doering und Möller: Frankenstein und Belle de Jour. Springer, 2008; Herausgeber der Wiener Zeitschrift für Suchtforschung.

Städele, Michaela, Dipl.-Psych., geboren 1979 in Freital; bis 2008 Studium der Psychologie an der Rheinischen Friedrich-Wilhelms-Universität Bonn mit dem Schwerpunkt Arbeits-, Organisations- und Wirtschaftspsychologie; im Rahmen der Diplomarbeit „Die zwanghafte/anankastische Persönlichkeitsstörung und ihr Zusammenhang mit der Arbeitssucht", betreut von Dr. Stefan Poppelreuter, eingehende Beschäftigung mit der Arbeitssucht-Problematik.

Thalemann, Carolin Nastasja, Dipl.-Psych., geboren 1978 in Luxemburg, verheiratet, ein Kind; Psychologiestudium (Humboldt-Universität zu Berlin, Schwerpunkt Klinische Psychologie); Kinder- und Jugendlichenpsychotherapeutin – Verhaltenstherapie (i.A.); wissenschaftliche Mitarbeit in der Interdisziplinären Suchtforschungsgruppe Berlin (ISFB), Forschungsschwerpunkt Verhaltenssucht; aktuelle Tätigkeit: Psychologin in Praxis für Kinder- und Jugendpsychiatrie; Gemeinsam mit Frau Prof. Grüsser-Sinopoli Autorin des Werkes „Verhaltenssucht: Diagnostik, Therapie, Forschung", Verlag Hans Huber, Bern 2006.

Thalemann, Carolin Nastasja, Dipl.-Psych., 1978 in Luxemburg geboren, Diplom-Psychologin, Kinder- und Jugendlichenpsychotherapeutin – Verhaltenstherapie (i. A.); Psychologiestudium an der Humboldt-Universität zu Berlin, Schwerpunkt Klinische Psychologie; Wissenschaftliche Mitarbeit in der Interdisziplinären Suchtforschungsgruppe Berlin (ISFB); Forschungsschwerpunkt: Verhaltenssucht; aktuelle Tätigkeit: Psychologin in Praxis für Kinder- und Jugendpsychiatrie.

Weimar, Robert, Univ.-Prof. Dr. mult., geboren 1932 in Köln; hatte den Lehrstuhl für Wirtschaftsrecht, Department of Law, Universität Siegen inne; ebenso lehrte er an den Universitäten Köln, Düsseldorf, Karlsruhe, Lüneburg, Krems und Wien; derzeit Kursleiter für Medizinische Psychologie an der Medizinischen Fakultät der Universität Heidelberg; Psychotherapeutische Tätigkeit (u. a. Psychoanalyse) in eigener Praxis.

Witting, Tanja, Dr. phil., geboren 1972, Diplom-Sozialpädagogin; lehrt als Studienrätin im Hochschuldienst das Fach Medienpädagogik an der Fachhochschule Köln, Fakultät für Angewandte Sozialwissenschaften, Institut für Medienforschung und Medienpädagogik; Arbeitsschwerpunkte: Kinderfernsehen und die Wirkung virtueller Welten; Leiterin von Forschungsprojekten u. a. über „Bedeutung der Inhalte von Computerspielen für die Spieler" und „Spielfiguren in virtuellen Spielwelten"; im Rahmen der Dissertation (KoPäd Verlag) empirische Untersuchung des Phänomens der Transferprozesse beim Bildschirmspiel und Auseinandersetzung mit der Frage, wie Computerspiele ihre Nutzer beeinflussen.

Wölfling, Klaus, Dipl.-Psych., Jahrgang 1971, zwei Kinder; Diplom in Psychologie an der Humboldt-Universität zu Berlin; stellvertretende Leitung der Interdisziplinären Suchtforschungsgruppe Berlin (ISFB) um Frau Prof. Grüsser-Sinopoli an der Charité-Universitätsmedizin Berlin; seit 2007 wissenschaftlicher Mitarbeiter und Dozent für Medizinische Psychologie im Fachbereich Medizin; seit März 2008 Psychologische Leitung der „Ambulanz für Spielsucht" an der Klinik und Poliklinik für Psychosomatische Medizin und Psychotherapie am Klinikum der Johannes Gutenberg-Universität Mainz; Fachreferent und Ausbilder Psychotherapie; Forschungsschwerpunkte: ätiopathologische Charakterisierung von nichtstoffgebundenen Süchten, neurowissenschaftliche Korrelate von Abhängigkeitserkrankungen, Wirksamkeitsforschung von Psychotherapie.

Zanki, Malgorzata, MMag., 1951 in Warschau geboren, Studium der Germanistik, Philosophie und Psychologie; Klinische und Gesundheitspsychologin; wissenschaftliche Mitarbeiterin an der Medizinischen Universität Wien, Universitätsklinik für Psychiatrie und Psychotherapie; Mitarbeit bei Forschungsprojekten, Lehrtätigkeit an der Medizinischen Universität Wien, Spielsuchtexpertin: Beratung, Therapie und Betreuung für Glücksspielsüchtige in der Suchtambulanz AKH und telefonisch über Helpline „Glücksspielsucht".

Zwaan, Martina de, Univ. Prof. Dr. med., geboren 1961, Fachärztin für Psychiatrie und Psychotherapie und für Psychosomatische Medizin und Psychotherapie; Leiterin der Abteilung für Psychosomatik und Psychotherapie des Universitätsklinikums Erlangen; Forschungsschwerpunkte: im Bereich Essstörungen und Adipositas; in diesem Zusammenhang Sprecherin zweier vom Bundesministeriums für Bildung und Forschung (BMBF) geförderten Forschungsverbünde; insgesamt drei Jahre Aufenthalt in den USA, dort bereits Anfang der 90er Jahre Beschäftigung mit „pathologischem Kaufen"; 2001 Durchführung der ersten kontrollierten Psychotherapiestudie zum Thema „pathologisches Kaufverhalten" gemeinsam mit Prof. J. E. Mitchell in Fargo.

Index

Abhängigkeit 288, 309, 318–320, 323
Abhängigkeitsdiagnose 3
Abstinenzunfähigkeit 143, 144
Arbeitssucht 141–147, 149–161, 164
Ätiologiemodell 300–304

Browser-Games 313

Compulsive Buying 112
Computerspielsucht 291, 292, 294–301, 304, 307
Copingverhalten 299, 302
Cybersex 223, 227, 247, 258
Cyberspace 257, 258, 263, 264, 273, 279

Desorganisation 124, 130, 134, 135, 138, 139
Diagnose 169
Diagnostik 289
diagnostische Kategorien 293–296
Differenzialdiagnose 68
dopaminerges Belohnungssystem 8
Dosissteigerung 144

Entzugserscheinungen 141, 143, 144
epidemiologische Studien 84
episodische (autobiografische) Gedächtnis 56
erlebens- und erfahrensgesteuerte neuronale Plastizität 53

E-Sport 312
Ethnopsychoanalyse 328, 329, 339, 340, 343, 344, 349, 350, 355
Ethnopsychoanalyse der Macht 328–350
Exodus 318–322
exzessive belohnungssuchende Verhaltensweisen 49
Exzessives Spiel 318

Fantasie 243
Flow 184, 194, 196, 201, 203
Funktionalität des Glücksspielverhaltens 76

Gen-Umwelt-Interaktion 57
Glücksspiel 83–86, 88, 89, 92–94
Glücksspielsucht 94

Hoarding 126–128, 134, 136–140
Hochleistung 175
Horten 125, 130, 133, 135

Impulsivität 115
Impulskäufe 109
Impulskontrollstörung 97, 103, 112
Impulskrankheit 25, 32, 35, 38, 40
„incentive salience-theory of addiction" 11
individuell gelerntes Suchtgedächtnis 52
integrative Vulnerabilität 59

internationale Klassifikations-
   schemata   20-23
Internet   281-283, 287-289
Internetabhängigkeit   257-272, 274-277,
   279
Intervention   173, 174
Interventionsmöglichkeiten   321

Kasuistik   304
Kaufattacken   115
Kaufsucht   95-103, 105-107, 109, 120
Kaufverhalten   96-101, 103, 107
Kaufzwang   109
klassische Konditionierung   10
Klientenbefragung   86-89
kognitive Verhaltenstherapie   118
Konsum   95, 105
Konsumorientierung   116
Kontrollverlust   143, 144, 151, 153
Konzentration   183
Krankheitsmodell   36
Kriterien des Therapieerfolges   80

Lernprozesse   75

Macht   325, 326, 328, 331-338, 340-344,
   346-350, 352-355
Medienpädagogik   274
Mehrfachsüchtigkeit   249
Messie-Syndrom   123, 124, 129-131,
   133-137, 139, 140

negatives Vermeidungslernen   51
neuronale Konditionierungs- und
   Bahnungsprozesse   49
Neuroökonomie   102
Neurophysiologie   29-35

Onanie   242
Oniomanie   109, 116
Online-Rollenspiele   273, 304
Online-Spiele   309-312, 314-317, 323
operante Konditionierung   10

Paraphilie   222-224, 228, 231

pathologisches Spielverhalten   85, 92
Persistente Online-Welten   312-313
Pharmakologische Behandlung   80
Pornografie   242
positives Verstärkungslernen   51
Prävalenz   83-86, 91-93, 282
Prävalenzrate   84-86
Prävalenzschätzungen   83, 84
Prävention   287, 288
problematisches Spielverhalten   85
psychische Komorbidität   109
Psychoanalyse   32
Psychoanalytische Politikwissen-
   schaft   325-354

Risikofaktoren   299
Rückfälle   76

Sammelsucht   124-132
Schamsucht   242
Selbsthilfegruppen   254
Selbstkontrolle   98, 99, 102
Selbstregulationsfähigkeit   98, 102
Selbstwirksamkeit   184
Sexrausch   249
Sexsucht   219, 239
Sexualpräferenz   222, 223
sexuelle Abstinenz   253
sexueller Missbrauch   219, 226, 248
sexuelles Trauma   248
Sportsucht   191
stoffungebundene Sucht   155
Störung der Impulskontrolle   109, 114,
   116, 117
Stress-Modell   59
sorgfältiger Persönlichkeitsstil   149, 150,
   152
Sucht   95-98, 102-104, 281, 282, 288
„suchtaffine" Persönlichkeitsmerkmale   58
Suchtpotenzial   312-317
Suchtprozess   252
Suchttheorie   24, 31, 34, 35, 39
Sucht und Macht   350
Symptomatik   167
Symptomwechsel   186, 187

Therapeutenbefragung 90
Therapie 286, 287
therapiebezogene Diagnostik 71
Therapienachfrage 83, 84, 92
Toleranzentwicklung 143, 144
Trauma 248
Trias Lernen, Gedächtnis und Sucht 55
Typen der Arbeitssucht 168–169

Verhaltensexzesse 109
Verhaltenssucht 296–297

Verlauf 172
Vermüllungssyndrom 125
Virtualität 258
Vulnerabilität 69

zwanghafte Persönlichkeitsstörung 150, 152, 161
zwanghaftes Horten 114
Zwangshandlung 97, 103

SpringerPsychotherapie

Dominik Batthyány, Otto Zsok (Hrsg.)

Viktor Frankl und die Philosophie

2005. XV, 318 Seiten
Broschiert **EUR 44,95**, sFr 70,–*
ISBN 978-3-211-23623-9

Viktor E. Frankl hat sich in der Entwicklung der „dritten Wiener Schule der Psychotherapie" von der Philosophie und den großen Philosophen seiner Zeit inspirieren und beeinflussen lassen. Als Arzt und Philosoph hat er die seelenheilkundliche Bedeutung der Philosophie als liebende Suche nach der Weisheit in das medizinische und therapeutische Feld hineingetragen. Die „sinnzentrierte Psychotherapie" wurzelt in der philosophischen Tradition und wurde geformt – und geprüft – durch die Erfahrungen Frankls in den KZs von Auschwitz und Dachau.

Aus Anlass seines 100. Geburtstags werden die philosophischen Wurzeln und ihre Bedeutung für die Arbeit Viktor E. Frankls hier explizit besprochen. Das Buch verdeutlicht den philosophischen Hintergrund der Logotherapie und zeigt, wie Frankls „Lehre gegen die Sinn-Leere" von Philosophie und Philosophen inspiriert wurde, wo Frankls Position in der heutigen philosophischen Diskussion einen Beitrag zu leisten vermag und was die Logotherapie der Philosophie zu sagen hat.

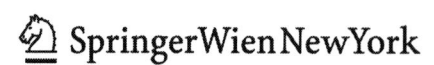

SpringerWienNewYork

SpringerPsychotherapie

Alfred Pritz et al. (Hrsg.)

Das Messie-Syndrom

Phänomen, Diagnostik, Therapie und Kulturgeschichte
des pathologischen Sammelns

2009. X, 324 Seiten. 21 z. T. farb. Abb.
Broschiert **EUR 39,95**, sFr 62,–*
ISBN 978-3-211-76519-7

Abgeleitet vom englischen Wort mess (= Unordnung) werden jene Menschen Messies genannt, die ihren Lebensbereich drastisch einschränken, indem sie zum Beispiel ihre Wohnungen mit Dingen überfüllen und unter Umständen sich auch die Organisation des Alltagslebens oft extrem erschweren. Da dieses Leiden nicht als psychische Störung erfasst wurde, ergibt sich derzeit ein Mangel an psychotherapeutischer Kompetenzentwicklung.
Dieses Buch widmet sich erstmals dem Phänomen und dokumentiert und bearbeitet diese psychische Entität. Die klinische und wissenschaftliche Definition, die dahinter liegenden psychodynamischen Prozesse und weitere Aspekte, wie die Auseinandersetzung mit Angehörigen werden ebenso beleuchtet, wie die Wirkung von Selbsthilfegruppen, die expertenunterstützte Angehörigengruppe und Gruppenpsychoanalyse für Messies. Ziel ist es, dem Messie-Phänomen näher zu kommen, um es besser zu verstehen und Konsequenzen für die effiziente psychotherapeutische Arbeit ableiten zu können.

SpringerWienNewYork

SpringerPsychotherapie

Alfred Pritz (Hrsg.)

Einhundert Meisterwerke der Psychotherapie

Ein Literaturführer

2008. 210 Seiten.
Gebunden **EUR 39,95**, sFr 62,–*
ISBN 978-3-211-25214-7

Bücher aus dem „Psychobereich" boomen – Jahr für Jahr erscheinen eine Vielzahl von neuen Titeln. Um sich im Dschungel orientieren zu können, wurde dieser Literaturführer zusammengestellt. Ausgewählt wurden nur jene Bücher, die für unterschiedliche Schulen relevant sind und zudem auch grundsätzliche Bedeutung über ihre Schulenspezifität hinaus haben.

Die Werke werden inhaltlich vorgestellt und bewertet sowie erklärt, warum gerade sie in dieses Buch Aufnahme fanden. Es bietet sowohl neugierigen AnfängerInnen, als auch AusbildungskandidatInnen und erfahrenen PsychotherapeutInnen eine fundierte Beschreibung von wesentlichen und grundlegenden Werken über die menschliche Seele und deren Behandlung.

Alfred Pritz, Präsident des Weltverbandes für Psychotherapie wurde bei der Herausgabe von Psychotherapeuten unterstützt.

SpringerWienNewYork